Fundamentos de Odontologia
Radiologia Odontológica e Imaginologia

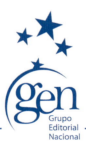

O GEN | Grupo Editorial Nacional – maior plataforma editorial brasileira no segmento científico, técnico e profissional – publica conteúdos nas áreas de ciências da saúde, exatas, humanas, jurídicas e sociais aplicadas, além de prover serviços direcionados à educação continuada e à preparação para concursos.

As editoras que integram o GEN, das mais respeitadas no mercado editorial, construíram catálogos inigualáveis, com obras decisivas para a formação acadêmica e o aperfeiçoamento de várias gerações de profissionais e estudantes, tendo se tornado sinônimo de qualidade e seriedade.

A missão do GEN e dos núcleos de conteúdo que o compõem é prover a melhor informação científica e distribuí-la de maneira flexível e conveniente, a preços justos, gerando benefícios e servindo a autores, docentes, livreiros, funcionários, colaboradores e acionistas.

Nosso comportamento ético incondicional e nossa responsabilidade social e ambiental são reforçados pela natureza educacional de nossa atividade e dão sustentabilidade ao crescimento contínuo e à rentabilidade do grupo.

Fundamentos de Odontologia
Radiologia Odontológica e Imaginologia

Organizadora

Marlene Fenyo-Pereira

Professora Titular da disciplina de Radiologia do Departamento de Estomatologia
da Faculdade de Odontologia da Universidade de São Paulo (FOUSP).

Coordenador da série

Oswaldo Crivello Junior

Professor do Departamento de Cirurgia, Prótese e Traumatalogia Maxilofaciais
da Faculdade de Odontologia da Universidade de São Paulo (FOUSP).

Terceira edição

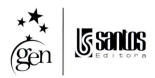

- A autora deste livro e a editora empenharam seus melhores esforços para assegurar que as informações e os procedimentos apresentados no texto estejam em acordo com os padrões aceitos à época da publicação, *e todos os dados foram atualizados pela autora até a data de fechamento do livro*. Entretanto, tendo em conta a evolução das ciências, as atualizações legislativas, as mudanças regulamentares governamentais e o constante fluxo de novas informações sobre os temas que constam do livro, recomendamos enfaticamente que os leitores consultem sempre outras fontes fidedignas, de modo a se certificarem de que as informações contidas no texto estão corretas e de que não houve alterações nas recomendações ou na legislação regulamentadora.

- Data do fechamento do livro: 15/12/2020

- A autora e a editora se empenharam para citar adequadamente e dar o devido crédito a todos os detentores de direitos autorais de qualquer material utilizado neste livro, dispondo-se a possíveis acertos posteriores caso, inadvertida e involuntariamente, a identificação de algum deles tenha sido omitida.

- **Atendimento ao cliente: (11) 5080-0751 | faleconosco@grupogen.com.br**

- Direitos exclusivos para a língua portuguesa
  Copyright © 2021 by
  EDITORA GUANABARA KOOGAN LTDA.
  Publicado pela Editora Santos, um selo integrante do GEN | Grupo Editorial Nacional
  Travessa do Ouvidor, 11
  Rio de Janeiro – RJ – 20040-040
  www.grupogen.com.br

- Reservados todos os direitos. É proibida a duplicação ou reprodução deste volume, no todo ou em parte, em quaisquer formas ou por quaisquer meios (eletrônico, mecânico, gravação, fotocópia, distribuição pela Internet ou outros), sem permissão, por escrito, da EDITORA GUANABARA KOOGAN LTDA.

- Capa: Bruno Sales
- Editoração eletrônica: IO Design

- Ficha catalográfica

CIP-BRASIL. CATALOGAÇÃO NA PUBLICAÇÃO
SINDICATO NACIONAL DOS EDITORES DE LIVROS, RJ

R121
3. ed.

Radiologia odontológica e imaginologia / organização Marlene Fenyo-Pereira, coordenador da série Oswaldo Crivello Junior. - 3. ed. - Rio de Janeiro : Santos, 2021.
320 p. ; 28 cm. (Fundamentos de odontologia)

Inclui bibliografia e índice
ISBN 9788527736572

1. Dentes - Radiografia. 2. Diagnóstico por imagem. I. Fenyo-Pereira, Marlene. II. Crivello Junior, Oswaldo. III. Série.

20-67854   CDD: 617.607572
                                                      CDU: 616.314-073

Meri Gleice Rodrigues de Souza - Bibliotecária - CRB-7/6439

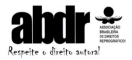

Autores

Adriana Soares de Oliveira

Cirurgiã-Dentista e Radiologista. Especialista em Radiologia pelo Departamento de Odontologia do Instituto de Ciências da Saúde da Universidade Paulista (ICS/UNIP). Mestre em Diagnóstico Bucal, área de concentração Radiologia Odontológica e Imaginologia, pelo Departamento de Estomatologia da Faculdade de Odontologia da Universidade de São Paulo (FOUSP).

Alessandra Coutinho Di Matteo

Cirurgiã-Dentista. Especialista em Radiologia Odontológica pela Fundação para o Desenvolvimento Científico e Tecnológico da Odontologia (Fundecto) em parceria com a Faculdade de Odontologia da Universidade de São Paulo (FOUSP). Mestre e Doutora em Diagnóstico Bucal pela USP.

Andrea Mantesso

Dentista. Especialista em Patologia Bucal pela Faculdade de Odontologia da Universidade de São Paulo (FOUSP) e em Dentística pela Faculdade de Odontologia da University of Michigan, EUA. Mestre em Odontologia, área de concentração Ciências Restauradoras, pela University of Michigan. Doutora em Odontologia, área de concentração Patologia Bucal, pela FOUSP. Professora *Full Time Lecturer* da disciplina de *Restorative Sciences* do Departamento de Cariology Restorative Sciences and Endodontics da University of Michigan.

Arthur Rodriguez Gonzalez Cortes

Cirurgião-Dentista. Especialista em Radiologia pela Faculdade de Odontologia de Ribeirão Preto da Universidade de São Paulo (FORP/USP). Mestre em Patologia e Doutor em Diagnóstico Bucal pela USP. Professor Associado da disciplina de Radiologia do Departamento de Cirurgia Dental da Faculdade de Odontologia da Universidade de Malta, República de Malta.

Aurea do Carmo P. A. de Freitas

Cirurgiã-Dentista. Mestre e Doutora em Diagnóstico Bucal, área de concentração Radiologia, pela Faculdade de Odontologia da Universidade de São Paulo (FOUSP).

Cesar Angelo Lascala

Professor Universitário. Especialista em Radiologia pela Faculdade de Odontologia da Universidade de São Paulo (FOUSP). Mestre em Clínicas Odontológicas e Doutor em Diagnóstico Bucal pela FOUSP. Professor Associado da disciplina de Radiologia do Departamento de Estomatologia da FOUSP.

Cibelle Gil

Cirurgiã-Dentista. Especialista em Radiologia Odontológica pela Fundação para o Desenvolvimento Científico e Tecnológico da Odontologia (Fundecto) em parceria com a Faculdade de Odontologia da Universidade de São Paulo (FOUSP). Mestre e Doutora em Ciências Odontológicas, área de concentração Radiologia, pela FOUSP.

Claudia Romano

Dentista. Especialista em Radiologia pela Pontifícia Universidade Católica do Rio de Janeiro (PUC-Rio). Mestre e Doutora em Radiologia Odontológica e Diagnóstico Bucal pela Universidade de São Paulo (USP). Professora Associada das disciplinas de Radiologia Oral I e II do Departamento de Odontoclínica da Universidade Federal Fluminense (UFF).

Claudio Costa

Cirurgião-Dentista. Especialista em Radiologia Odontológica e em Estomatologia pelo Conselho Federal de Odontologia (CFO). Mestre e Doutor em Diagnóstico Bucal pela Faculdade de Odontologia da Universidade de São Paulo (FOUSP). Professor Associado da disciplina de Radiologia do Departamento de Estomatologia da FOUSP.

Claudio Fróes de Freitas

Cirurgião-Dentista. Mestre em Clínicas Odontológicas e Doutor em Diagnóstico Bucal, área de concentração Radiologia Odontológica, pela Faculdade de Odontologia da Universidade de São Paulo (FOUSP). Professor Associado da disciplina de Radiologia do Departamento de Estomatologia da FOUSP.

Daniela Miranda Richarte de Andrade Salgado

Cirurgiã-Dentista. Especialista em Radiologia Odontológica e Imaginologia pela Fundação para o Desenvolvimento Científico e Tecnológico da Odontologia (Fundecto) em parceria com a Faculdade de Odontologia da Universidade de São Paulo (FOUSP). Mestre em Diagnóstico Bucal pela Faculdade de Odontologia da Universidade Paulista (FOUNIP). Doutora em Diagnóstico Bucal pela FOUSP.

Décio dos Santos Pinto Jr.

Cirurgião-Dentista. Especialista em Patologia Oral e Maxilofacial pela Fundação para o Desenvolvimento Científico e Tecnológico da Odontologia (Fundecto) em parceria com a Faculdade de Odontologia da Universidade de São Paulo (FOUSP). Mestre em Clínicas Odontológicas e Doutor em Patologia Oral e Maxilofacial pela FOUSP. Professor Associado 3 da disciplina de Patologia Oral e Maxilofacial do Departamento de Estomatologia da USP.

Denise Takehana dos Santos

Dentista Radiologista. Mestre em Radiologia Odontológica pela Universidade Estadual Paulista Julio de Mesquista Filho (Unesp), *campus* São José dos Campos. Doutora em Diagnóstico Bucal pela Faculdade de Odontologia da Universidade de São Paulo (FOUSP). Professora da disciplina de Radiologia Odontológica da Universidade Brasil (UniBrasil).

Emiko Saito Arita

Professora Universitária. Especialista em Radiologia pela Faculdade de Odontologia da Universidade de São Paulo (FOUSP). Mestre em Clínicas Odontológicas e Doutora em Radiologia pela FOUSP. Professora Livre-Docente e Associada da disciplina de Radiologia do Departamento de Estomatologia da FOUSP.

Evângelo Tadeu Terra Ferreira (*in memoriam*)

Professor Livre-Docente e Associado da disciplina de Radiologia do Departamento de Estomatologia da Faculdade de Odontologia da Universidade de São Paulo (FOUSP).

Felipe Varoli

Cirurgião-Dentista. Especialista em Radiologia Odontológica e Imaginologia pelo Conselho Federal de Odontologia (CFO). Mestre e Doutor em Radiologia Odontológica e Imaginologia pela Faculdade de Odontologia da Universidade de São Paulo (FOUSP). Professor Titular da disciplina de Imaginologia Dentomaxilofacial do Departamento de Ciências da Saúde da Universidade Paulista (UNIP) e da disciplina de Imaginologia Odontológica da Universidade Brasil (UniBrasil).

Israel Chilvarquer

Cirurgião-Dentista e Professor Universitário. Especialista em Radiologia pelo Conselho Regional de Odontologia (CRO) e pela University of Texas, EUA. Mestre e Doutor em Clínicas Odontológicas e em Radiologia pela Universidade de São Paulo (USP). Professor Associado e Livre-Docente da disciplina de Radiologia do Departamento de Estomatologia da USP.

Janaina Araújo Dantas

Cirurgiã-Dentista. Especialista em Radiologia Odontológica pelo Conselho Regional de Odontologia (CRO). Mestre e Doutora em Radiologia Odontológica pela Faculdade de Odontologia de Piracicaba da Universidade Estadual de Campinas (FOP/Unicamp). Professora das disciplinas de Propedêutica Clínica e Propedêutica Clínica Odontológica 1 e 2 do Departamento de Propedêutica das Faculdades da União Metropolitana de Educação e Cultura (Unime) de Salvador.

Jefferson Xavier de Oliveira

Professor Universitário. Especialista em Radiologia Odontológica e Imaginologia pela Associação Paulista de Cirurgiões-Dentistas (APCD). Mestre em Clínicas Odontológicas, área de concentração Radiologia, e Doutor em Diagnóstico Bucal, área de concentração Radiologia, pela Faculdade de Odontologia da Universidade de São Paulo (FOUSP). Livre-Docente e Professor Associado da disciplina de Radiologia do Departamento de Estomatologia da FOUSP.

Jorge Elie Hayek

Cirurgião-Dentista. Especialista em Radiologia Odontológica pela Universidade de São Paulo (USP). Mestre e Doutor em Diagnóstico Bucal pela USP. Professor da disciplina de Diagnóstico Bucal da Faculdade de Odontologia da Universidade Metodista.

Jorge Fumio Kanaji

Odontólogo. Especialista em Implantodontia pela Faculdade Mozarteum de São Paulo (FAMOSP). Mestre em Diagnóstico Bucal pela Universidade de São Paulo (USP).

Jurandyr Panella (*in memorian*)

Professor Titular da disciplina de Radiologia do Departamento de Estomatologia da Faculdade de Odontologia da Universidade de São Paulo (FOUSP).

Lilian Waitman Chilvarquer

Cirurgiã-Dentista. Especialista em Radiologia pela Universidade da São Paulo (USP). Pós-Graduada em Odontopediatria e Radiologia pela University of Texas, EUA. Mestre em Odontopediatria pela Faculdade de Odontologia da USP (FOUSP).

Luciana Cardoso Fonseca Terzis

Cirurgiã-Dentista. Especialista em Radiologia Odontológica e Imaginologia pela Universidade da São Paulo (USP) e em Odontologia Legal pela Pontifícia Universidade Católica de Minas Gerais (PUC Minas). Mestre em Estomatologia pela Universidade Federal de Minas Gerais (UFMG). Doutora em Diagnóstico Bucal pela USP. Professora Adjunta IV da disciplina de Radiologia do Departamento de Odontologia da PUC Minas.

Marcelo Cavalcanti

Professor Universitário. Doutor em Diagnóstico Bucal, área de concentração Radiologia Odontológica e Imaginologia, pela Universidade da São Paulo (USP). Professor Associado 3 da disciplina de Radiologia do Departamento de Estomatologia da USP.

Marcelo Dutra

Cirurgião-Dentista. Especialista em Radiologia Odontológica pela Organização Santamarense de Educação e Cultura (OSEC). Mestre e Doutor em Diagnóstico Bucal, área de concentração Radiologia, pela Faculdade de Odontologia da Universidade de São Paulo (FOUSP). Professor das disciplinas de Radiologia e Estomatologia do Departamento de Diagnóstico Bucal da Universidade Nove de Julho (Uninove).

Marcia Provenzano

Cirurgiã-Dentista. Especialista em Radiologia Odontológica pela Universidade Estadual do Rio de Janeiro (UERJ). Mestre e Doutora em Odontologia, área de concentração Diagnóstico Bucal, pela Faculdade de Odontologia da Universidade de São Paulo (FOUSP).

Marcio Yara Buscatti

Cirurgião-Dentista. Especialista em Radiologia Odontológica pela Universidade de São Paulo (USP). Mestre e Doutor em Diagnóstico Bucal pela USP. Professor da disciplina de Imaginologia Odontológica e Diagnóstico Bucal da Universidade Paulista (UNIP) e da Universidade Nove de Julho (Uninove).

Mário Sérgio Saddy

Mestre e Doutor em Diagnóstico Bucal pela Faculdade de Odontologia da Universidade de São Paulo (FOUSP).

Michel Lipiec

Cirugião-Dentista. Especialista em Radiologia pela Faculdade de Odontologia de Bauru.

Nilson Pena

Cirurgião-Dentista. Doutor em Radiologia Odontológica pela Universidade Estadual de Campinas (Unicamp).

Patrícia de Medeiros Loureiro Lopes

Cirurgiã-Dentista. Especialista em Ortodontia e Ortopedia Facial e em Radiologia Odontológica e Imaginologia pela Universidade Cidade de São Paulo (Unicid). Mestre em Ortodontia e Ortopedia Facial pela Unicid. Doutora em Diagnóstico Bucal pela Faculdade de Odontologia da Universidade de São Paulo (FOUSP). Professora Adjunta II das disciplinas de Radiologia Odontológica e de Radiologia Odontológica e Imaginologia do Departamento de Clínica e Odontologia Social (DCOS) da Universidade Federal da Paraíba (UFPB).

Paulo Sérgio Flores Campos

Professor. Doutor em Diagnóstico Bucal, área de concentração Radiologia Odontológica e Imaginologia, pela Universidade de São Paulo (USP). Professor Titular da disciplina de Radiologia da Faculdade de Odontologia da Universidade Federal da Bahia (UFBA).

Ricardo Raitz

Cirurgião-Dentista. Especialista em Patologia Bucal e em Estomatologia pelo Conselho Regional de Odontologia de São Paulo (CROSP). Mestre em Odontologia, área de concentração Patologia Bucal, e Doutor em Diagnóstico Bucal, área de concentração Radiologia, pela Faculdade de Odontologia da Universidade de São Paulo (FOUSP). Professor Titular da disciplina de Patologia do Departamento de Saúde da Universidade Municipal de São Caetano do Sul (USCS).

Roberto Heitzmann Rodrigues Pinto

Cirurgião-Dentista. Especialista em Radiologia Odontológica e Imaginologia pela Fundação para o Desenvolvimento Científico e Tecnológico da Odontologia (Fundecto) em parceria com a Faculdade de Odontologia da Universidade de São Paulo (FOUSP) e em Estomatologia pela Associação dos Cirurgiões-Dentistas de Campinas (ACDC). Mestre e Doutor em Diagnóstico Bucal, área de concentração Radiologia, pela FOUSP. Professor Titular da disciplina de Radiologia da Universidade Santa Cecília.

Roberto Saade

Dentista. Especialista em Radiologia Odontológica pela Fundação para o Desenvolvimento Científico e Tecnológico da Odontologia (Fundecto) em parceria com a Faculdade de Odontologia da Universidade de São Paulo (FOUSP). Mestre em Diagnóstico Bucal, área de concentração Radiologia Odontológica, pela USP.

Rodrigo C. Mosca

Cirurgião-Dentista. Especialista em Radiologia Odontológica pela Faculdade de Odontologia da Universidade de São Paulo (FOUSP). Mestre, Doutor e Pós-Doutorado em Biotecnologia pelo Instituto de Pesquisas Energéticas e Nucleares da Comissão Nacional de Energia Nuclear (IPEN/CNEN) da USP. Pós-Doutorado em *Photobiomodulation Therapy* pela University at Buffalo, School of Dental Medicine, EUA.

Rubens Will Graziano

Cirurgião Bucomaxilofacial do Hospital Municipal Arthur Ribeiro de Saboya. Especialista em Cirurgia Bucomaxilofacial.

Thásia Luiz Dias Ferreira

Cirurgiã-Dentista. Especialista em Radiologia Odontológica e Imaginologia pela Fundação para o Desenvolvimento Científico e Tecnológico da Odontologia (Fundecto) em parceria com a Faculdade de Odontologia da Universidade de São Paulo (FOUSP) e em Estomatologia pelo Conselho Regional de Odontologia de São Paulo. Mestre e Doutora em Diagnóstico Bucal pela FOUSP. Professora Doutora das disciplinas de Diagnóstico Bucal I e II e de Anatomofisiologia Geral do Departamento de Odontologia da Universidade de Guarulhos.

Apresentação da Série

No início do anos 2000, recebi a proposta de coordenar uma série de livros que contemplasse conteúdos essenciais para a formação do aluno de graduação de Odontologia. Um desafio que se mostrou muito mais complexo do que me parecia na época. Os autores deveriam ser docentes da Universidade de São Paulo e os textos deveriam refletir as filosofias desenvolvidas ao longo de anos de frutífera e inesgotável dedicação ao ideal desta Universidade, que é a geração de conhecimentos. Dezessete anos depois, a série é composta por 13 volumes, englobando quase todas as áreas da Odontologia.

Nessas quase duas décadas, tive a satisfação de observar que os objetivos iniciais propostos se realizaram. Muitos desses livros se tornaram referência não apenas nos cursos de graduação, mas também de pós-graduação, especialização, assim como nas referências básicas de diferentes concursos públicos e nos de acesso a residências multiprofissionais e especializações de diferentes instituições públicas e privadas, em alguns casos até fora de nossas fronteiras. Tudo isso veio como reflexo das palavras no texto da apresentação do primeiro livro lançado em 2006: "Os alunos de graduação, a quem, sobretudo, dedicamos estes livros, deverão encontrar em suas páginas a informação fundamental para que possam adquirir os alicerces iniciais da profissão que optaram por exercer. Já o profissional da área poderá rever conceitos importantes para a sua atividade clínica". A série *Fundamentos de Odontologia*, que inicialmente era composta de livros clínicos de autores ligados à Faculdade de Odontologia da Universidade de São Paulo, que acaba de comemorar seus 120 anos de fundação, avançou para a área básica e veio servir também a áreas correlatas à Odontologia. Reitero meus agradecimentos a todos que acreditaram naquela ideia, hoje uma realidade que vem colaborar na melhora dos indicadores da saúde bucal da população brasileira. Desejo que outros livros da coleção continuem sendo escritos para alicerçar mais solidamente a boa prática odontológica e enriquecer a literatura odontológica brasileira.

Prof. Dr. Oswaldo Crivello Junior
Coordenador da série
Fundamentos de Odontologia

Apresentação

Há 15 anos no mercado, consagrado por atender as demandas de estudantes, professores e profissionais em Odontologia, *Radiologia Odontológica e Imaginologia* vem sendo revisado e atualizado para acompanhar os grandes e rápidos avanços das novas tecnologias nesta área em contínua expansão.

Mantendo o objetivo de abordar os temas que fornecem o embasamento teórico-científico no estudo da aplicação dos exames de diagnóstico por imagem que alicerçam o aprendizado do aluno de um curso de graduação, bem como sedimentam o conhecimento dos que já atuam profissionalmente, não só como especialistas, mas na rotina de seu consultório, esta terceira edição foi reorganizada e ainda mais aprimorada. Seu conteúdo foi dividido, didaticamente, em 30 capítulos, em um novo projeto gráfico, moderno e elegante, que torna a leitura ainda mais agradável; todas as ilustrações foram refeitas e padronizadas; novas imagens foram incluídas; e seu texto, totalmente revisado e atualizado.

Convido o leitor a desfrutar deste conteúdo, que reflete o cotidiano dos experientes profissionais colaboradores e líderes nesta área do conhecimento. Boa leitura!

Marlene Fenyo-Pereira

Sumário

1 Histórico dos Raios X, *1*
Jefferson Xavier de Oliveira | Cibelle Gil | Marcelo Dutra | Adriana Soares de Oliveira

2 Física das Radiações, Tubos, Ampolas e Aparelhos de Raios X, *5*
Arthur Rodriguez Gonzalez Cortes

3 Efeitos Biológicos e Radioproteção, *11*
Marlene Fenyo-Pereira | Roberto Heitzmann Rodrigues Pinto

4 Filmes e Processamento Radiográficos, *20*
Cesar Angelo Lascala | Rodrigo C. Mosca

5 Fatores que Influenciam na Formação da Imagem Radiográfica, *37*
Marlene Fenyo-Pereira | Roberto Heitzmann Rodrigues Pinto | Claudia Romano

6 Técnicas Radiográficas Intraorais, *43*
Emiko Saito Arita | Felipe Varoli

7 Técnicas Radiográficas Extraorais, *57*
Marcelo Cavalcanti | Evângelo Tadeu Terra Ferreira | Luciana Cardoso Fonseca Terzis | Roberto Saade

8 Métodos Radiográficos de Localização, *67*
Claudio Costa | Felipe Varoli | Marcio Yara Buscatti | Daniela Miranda Richarte de Andrade Salgado

9 Radiografias Panorâmicas, *78*
Israel Chilvarquer | Jorge Elie Hayek | Lilian Waitman Chilvarquer | Marlene Fenyo-Pereira

10 Técnicas Radiográficas para Articulação Temporomandibular, *87*
Israel Chilvarquer | Lilian Waitman Chilvarquer | Jorge Elie Hayek | Marcia Provenzano | Marlene Fenyo-Pereira

11 Anatomia Radiográfica Dentomaxilomandibular, *98*
Thásia Luiz Dias Ferreira | Claudio Fróes de Freitas | Áurea do Carmo P. A. de Freitas

12 Anatomia Radiográfica Craniofacial, *110*
Marlene Fenyo-Pereira | Áurea do Carmo P. A. de Freitas | Alessandra Coutinho Di Matteo

13 Aspectos Radiográficos das Lesões do Órgão Dentário, *124*
Cesar Angelo Lascala | Rodrigo C. Mosca

14 Aspectos Radiográficos das Lesões do Periodonto, *132*
Cesar Angelo Lascala | Rodrigo C. Mosca

15 Aspectos Radiográficos das Lesões do Periápice, *140*
Cesar Angelo Lascala | Rodrigo C. Mosca

16 Anomalias Dentárias de Desenvolvimento, *143*
Paulo Sérgio Flores Campos | Jurandyr Panella | Nilson Pena | Janaina Araújo Dantas | Patrícia de Medeiros Loureiro Lopes

17 Tecido Ósseo | Aspectos Histofisiológicos, *160*
Décio dos Santos Pinto Jr.

18 Lesões Ósseas Inflamatórias, *163*
Ricardo Raitz | Andrea Mantesso

19 Lesões Ósseas Pseudotumorais, *169*
Ricardo Raitz | Andrea Mantesso

20 Lesões Ósseas Tumorais, *182*
Ricardo Raitz | Andrea Mantesso

xiv Fundamentos de Odontologia | Radiologia Odontológica e Imaginologia

21 Outras Lesões Intraósseas e Não Odontogênicas, *193*

Ricardo Raitz | Andrea Mantesso

22 Estudo Radiográfico dos Cistos dos Maxilares, *201*

Claudio Fróes de Freitas | Jurandyr Panella | Thásia Luiz Dias Ferreira

23 Estudo Radiográfico dos Tumores Odontogênicos e Não Odontogênicos, *209*

Claudio Fróes de Freitas | Thásia Luiz Dias Ferreira

24 Estudo Radiográfico das Fraturas e dos Corpos Estranhos, *219*

Evângelo Tadeu Terra Ferreira | Roberto Saade | Rubens Will Graziano

25 Tecido Ósseo | Osteoporose e Padrão Ósseo dos Maxilares, *227*

Emiko Saito Arita | Jorge Fumio Kanaji

26 Tomografia Computadorizada, *236*

Marcelo Cavalcanti | Denise Takehana dos Santos

27 Ressonância Magnética, *259*

Claudio Costa | Marcio Yara Buscatti | Felipe Varoli

28 Radiografia Digital, *266*

Israel Chilvarquer | Jorge Elie Hayek | Lilian Waitman Chilvarquer | Mário Sérgio Saddy | Michel Lipiec | Marlene Fenyo-Pereira

29 Radiologia nas Especialidades Odontológicas, *275*

Emiko Saito Arita | Marcelo Dutra

30 Diagnóstico por Imagem em Implantodontia, *286*

Israel Chilvarquer | Lilian Waitman Chilvarquer | Jorge Elie Hayek | Michel Lipiec | Claudio Costa

Índice Alfabético, *297*

Histórico dos Raios X

1

Jefferson Xavier de Oliveira, Cibelle Gil,
Marcelo Dutra e Adriana Soares de Oliveira

Introdução

Durante o século XIX, a física avançou bastante, e assuntos distintos começaram a convergir. Ao final desse século, assistiu-se a grandes desenvolvimentos em todas as áreas científicas, uma vez que a ciência começou a apresentar um aspecto mais público à medida que suas consequências práticas se tornavam mais evidentes na vida diária. As nações europeias muito contribuíram para esse desenvolvimento, destacando-se como líderes Alemanha, França e Inglaterra.

O período de 1895 a 1897 foi marcado por grandes descobertas, como a dos raios X (Röntgen, 1895, na Alemanha), a da radioatividade (Becquerel, 1896, na França) e a do elétron (Thomson, 1897, na Inglaterra).

Antes da descoberta dos raios X ocorreu uma importante sucessão de conquistas, as quais tornaram possível seu achado e seu papel como agente precursor e promotor de desenvolvimentos, não só na física e na química, mas também em cristalografia, medicina e indústria. A descoberta dos raios X revolucionou os conceitos da época, contribuindo para o surgimento de uma nova era na física: a física moderna.

Em uma revisão sucinta dos eventos anteriores à sua descoberta, podem ser citados:

- 550 a.C.: Tales de Mileto, filósofo e matemático grego, o primeiro a pesquisar as propriedades do magnetismo
- 400 a.C.: Demócrito e seus discípulos lançaram a concepção do átomo como partícula formadora de todas as substâncias
- 1600: W. Gilbert (Inglaterra), ao publicar seu trabalho *De Magnete*, relatou os fenômenos criados pelo magnetismo
- 1643: Torricelli, físico italiano, idealizou o barômetro, produzindo o chamado *vacuum* de Torricelli
- 1646: Guericke, sábio alemão, inventor da primeira máquina elétrica, estudou o fenômeno da repulsão elétrica entre os corpos
- 1675: Newton construiu um gerador eletrostático utilizando esferas de vidro
- 1705: Hauksbee observou a produção de descargas elétricas luminosas nos gases
- 1729: Gray descobriu a condução elétrica
- 1733: Du Fay descobriu dois tipos diferentes de eletricidade, no vidro e na resina
- 1747: Watson transmitiu a eletricidade através de longos condutores

- 1749: Abbé Nollet observou os primeiros efeitos da descarga elétrica no gás rarefeito
- 1750: Franklin definiu o que seria eletricidade negativa e positiva
- 1760: Canton construiu o eletroscópio empregado para medir quantidades de eletricidade
- 1785: Morgan, realizando experimentos no *vacuum*, possivelmente produziu raios X
- 1786: Galvani descobriu a eletricidade em animais
- 1800: Volta construiu a primeira bateria elétrica e estudou o fenômeno da velocidade dos elétrons na corrente elétrica
- 1815: Prout sugeriu que o hidrogênio é o elemento fundamental na constituição da matéria
- 1820: Oersted descobriu as relações que existem entre a eletricidade e o magnetismo. Ampère, matematicamente, provou a descoberta de Oersted e estudou a importância da quantidade de elétrons na corrente elétrica
- 1827: Ohm, estabelecendo as relações entre corrente elétrica, força eletromotriz e resistência, formulou a Lei de Ohm
- 1831: Faraday e Henry descobriram, independentemente, a indução eletromagnética
- 1833: Faraday formulou as Leis da Eletrólise e sugeriu os termos "ânodo"e "cátodo"
- 1836: Sturgeon e Page construíram a primeira bobina de indução
- 1850: Plücker observou a fluorescência no polo negativo (cátodo) dentro de um tubo a vácuo
- 1860: Geissler desenvolveu tubos a vácuo contendo vários gases
- 1864: Maxwell publicou um importante trabalho detalhando como as correntes elétricas e seus variados campos magnéticos estavam sempre interagindo, o que foi importante para explicar os efeitos magnéticos da eletricidade
- 1869: Hittorf observou muitas das propriedades dos raios catódicos, idealizando um tubo de gás que leva seu nome
- 1879: Crookes descobriu que os raios catódicos podiam ser defletidos e acreditava que eles se comportavam como quarto estágio da matéria
- 1886: Goldstein descobriu os chamados raios canais nos tubos de vácuo
- 1891: Hertz descobriu que os raios catódicos podiam atravessar lâminas metálicas delgadas, dizendo que eles não poderiam ser partículas, mas sim ondas. Lenard, que trabalhava com Hertz, construiu um tubo de descargas equipado com janela de alumínio e notou que os raios catódicos se tornavam difusos em poucos centímetros de ar

- 1895: Perrin repetiu as experiências de Hertz para detectar a carga elétrica transportada pelos raios catódicos e encontrou provas de que eles eram partículas negativamente carregadas.

Raios catódicos e raios X

Entre 1894 e 1895, Philipp von Lenard observou raios catódicos na parte externa do tubo, os quais afetavam placas fotográficas, descarregavam eletroscópios eletrizados, não apresentavam cargas elétricas, eram absorvidos no ar e, semelhantes à luz, podiam inclusive atravessar finas folhas de metal.

Os raios catódicos despertaram interesse em muitos cientistas, entre eles Wilhelm Conrad Röntgen (1845-1923), professor de física e reitor da Universidade de Würzburg, na Baviera, Alemanha. A previsão teórica da existência dos raios X já havia sido feita alguns anos antes, por Hermann von Helmholtz, que faleceu sem saber que sua previsão se tornaria realidade.

Em 8 de novembro de 1895, Röntgen, então com 50 anos, descobriu, enquanto trabalhava com raios catódicos, um novo tipo de radiação proveniente de um tubo de Crookes coberto por um cartão negro e excitado por bobinas de indução (Figura 1.1).

Seu laboratório de experimentos encontrava-se completamente escuro, e uma luz muito fraca apareceu, proveniente da tela de cianeto de bário. A fluorescência era visível até 2 m de distância; então, desconhecendo sua origem, denominou-a "raios X", como é comumente encontrada nos textos sobre o assunto.

Com sua descoberta, Röntgen verificou que os raios X poderiam sensibilizar uma placa fotográfica. Assim, realizou diversos experimentos, explorando as diferentes capacidades de os materiais serem atravessados pelos raios. Ao obter tais radiografias, Röntgen foi pioneiro nas três principais áreas nas quais as imagens radiográficas seriam amplamente utilizadas. Inicialmente, uma fotografia radiográfica de sua caixa de madeira fechada, contendo uma bússola, mostrou nitidamente seu conteúdo, antecipando, assim, o sistema de funcionamento da aparelhagem de segurança de todos os aeroportos (Figura 1.2). Em outra experiência, tirou a radiografia de seu rifle de caça e observou uma pequena falha interna (Figura 1.3). Com isso, ele antecipou mais um dos usos atuais dos raios X: descobrir falhas internas em peças industriais. Em 22 de dezembro, cerca de 45 dias após a descoberta dos raios X, Röntgen fez uma radiografia da mão de sua esposa, expondo-a durante 15 minutos (Figura 1.4).

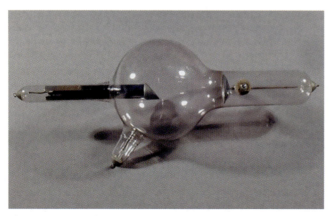

Figura 1.1 Ampola de Crookes semelhante à que Röntgen utilizou em sua descoberta.

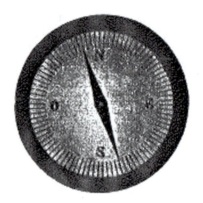

Figura 1.2 Foto da radiografia feita por Röntgen de uma bússola localizada dentro de uma caixa, apresentada em seu primeiro artigo sobre os raios X. Fonte: Röntgen, 1896.

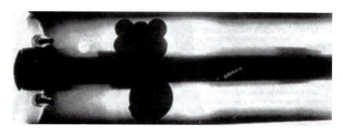

Figura 1.3 Radiografia feita por Röntgen de seu rifle de caça. Fonte: Röntgen, 1896.

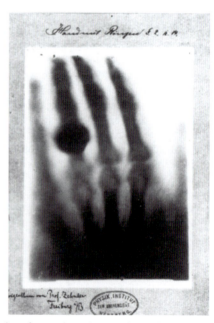

Figura 1.4 Radiografia tomada por Röntgen da mão de sua esposa e apresentada em seu primeiro artigo sobre os raios X. Fonte: Röntgen, 1896.

Após sua constatação, Röntgen escreveu um artigo publicado no Sitzungsberichte der Würzburger Physik – Medic, Gesellschaft, com o título *Eine neue Art von Strahlen*.

No final de 1895, Henri Poincaré recebeu informações preliminares enviadas por Röntgen e, na sessão da Academia de Ciências, em 20 de janeiro de 1896, mostrou as primeiras fotos desse artigo.

A única conferência em que Röntgen se pronunciou, apesar dos inúmeros convites e solicitações de instituições da Alemanha, de toda a Europa e da América, ocorreu na Sociedade de Física Médica de Würzburg, em 23 de janeiro de 1896.

Um clima de expectativa e entusiasmo envolvia o auditório, e Röntgen teve a ideia de pedir ao anatomista da universidade, Albert von Köelliker, a permissão para fazer uma radiografia de sua mão (Figura 1.5). Momentos depois, a imagem foi mostrada debaixo de estrondosos aplausos da assistência, o que levou Köelliker a declarar, sob forte emoção, que, durante 40 anos como membro daquela Sociedade, jamais assistira a uma apresentação igual e já previa a importância dos novos raios no diagnóstico clínico.

Em março de 1896, Arthur Stanton, inglês, fez a tradução da declaração de Röntgen para o seu idioma no Journal of the Franklin Institute e, referindo-se à sua descoberta, escreveu: "*The X rays (as I will call the rays, for the sake of brevity).*"

A letra X, correspondente à identificação desses raios, foi usada apenas para abreviar, e não para justificar que a denominação se devia ao fato de Röntgen não saber realmente do que se tratava.

Após a descoberta, o cientista estudou suas propriedades, que, até os dias atuais, permanecem válidas. Os novos raios são invisíveis e produzem fluorescência em determinadas substâncias. Sua propagação ocorre em linha reta, à semelhança da luz, e impressiona chapas fotográficas, nunca é refletida ou refratada por métodos experimentais e difere dos raios catódicos por não sofrer desvios por um campo eletromagnético.

Após ser condecorado com inúmeras medalhas e títulos honoríficos, Röntgen recebeu o prêmio Nobel de Física em 1901, na Academia Karolinska de Ciências, em Estocolmo.

No entanto, a simplicidade dos primeiros aparelhos fez com que surgissem muitos amadores com instalações improvisadas, oferecendo fotografias com os misteriosos raios X. Assim, era comum entre namorados a troca de fotografias das mãos feitas com eles.

Além disso, lojas de material fotográfico ofereciam componentes para a montagem de um aparelho simples de raios X, que possibilitava reproduzir as experiências de Röntgen.

Durante os primeiros anos após a descoberta, os raios X foram considerados uma atração tecnológica e um meio visual. Enquanto a sua aplicação na prática médica não era plenamente estabelecida, a possibilidade de enxergar "um mundo invisível" encorajou pioneiros a explorar ativamente seus poderes visuais. Portanto, a primeira pergunta que o jornalista H. J. W. Dam fez a Röntgen foi: "o invisível é visível?"

Na única entrevista que o físico alemão concedeu depois de 1895 sobre a descoberta dos raios X, afirmou que o advento desse fenômeno foi visto por seus contemporâneos como inovador ao estilo de Jules Verne, como estampado no jornal austríaco Die Wiener Presse.

Os novos raios, que permitiam ver e tirar uma foto do interior de um corpo humano vivo, prometiam tornar-se um novo meio visual popular que desafiava os limites anteriores de visibilidade e invisibilidade. Somente depois que se tornaram conhecidos os efeitos nocivos da radiação sobre o organismo humano é que o seu uso se restringiu aos hospitais e às clínicas especializadas, inicialmente para fins diagnósticos e, posteriormente, também para fins terapêuticos no tratamento de neoplasias malignas.

No ano de 1896, foram realizadas experiências com raios X na América Latina, como a executada por Francisco Pereira Ramos, da Escola Politécnica de São Paulo. Usando uma bobina de Ruhmkorff e um tubo de Crookes, ele conseguiu obter a primeira chapa de raios X feita no Brasil.

Logo após a descoberta dos raios X, alguns médicos que haviam obtido radiografias de seus próprios crânios, simplesmente por curiosidade, observaram queda acentuada de cabelos, relacionando-a com a exposição aos raios X. Em fins de 1896, muita polêmica fora criada em relação aos efeitos nocivos da técnica, em decorrência de reportagens a respeito do surgimento de queimaduras na pele após a exposição. Então, Elihu Thomson expôs seu dedo mínimo esquerdo durante 30 min por dia a um feixe de raios X, usando uma distância entre o tubo e a pele menor que 3 cm. Após uma semana, ele começou a sentir dores e notou uma inflamação e subsequente formação de bolhas no dedo exposto. O pesquisador concluiu que a exposição aos raios X além de um determinado limite poderia causar danos sérios. Desde então, os cientistas perceberam a necessidade de estabelecer técnicas de medida da radiação e normas de proteção contra seus efeitos danosos.

Radiação X em odontologia

Relacionado com a odontologia, o uso dos raios X foi imediato, pois 14 dias após a descoberta, o Professor Friedrich Otto Walkhoff, da Universidade Braunschweig, na Alemanha, orientou o Prof. Giesel, da Universidade de Würzburg, a fazer uma radiografia de sua própria boca. Para tal, usou uma chapa fotográfica impermeável e a submeteu a uma exposição de 25 min, obtendo a primeira radiografia dentária da história (Figura 1.6). Em abril de 1896, W. J. Morton, de Nova Iorque, fez a primeira radiografia dentária nos EUA.

Em setembro do mesmo ano, Frank Harrison, um inglês, publicou no jornal da British Dental Association um artigo de como realizar radiografias dentárias. Em odontologia, o primeiro profissional que se dedicou aos raios X como elemento

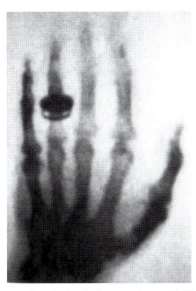

Figura 1.5 Radiografia da mão do anatomista von Köelliker.

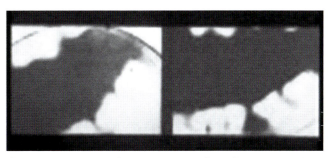

Figura 1.6 Primeira radiografia dentária da história feita pelo Físico Dr. Giesel, por solicitação do Dr. Otto Walkhoff, em dezembro de 1895.

indispensável no exame clínico foi Edmund Kells (1865-1928), nos EUA. Em seu trabalho publicado no Dental Cosmos, em agosto de 1899, ele já valorizava a importância de procedimentos técnicos corretos.

Suas primeiras radiografias dentais em pacientes foram obtidas utilizando películas cortadas em tamanhos pequenos. Kells também foi o primeiro a sugerir o uso de uma ou mais películas em cada envelope. Ele é considerado o mártir da radiologia odontológica, pois em virtude de ter realizado inúmeras pesquisas clínicas com a aplicação dos raios X, foi vítima de seus efeitos biológicos. Sofreu inúmeras lesões e teve amputadas falanges, dedos e a mão, fatos que o levaram ao suicídio.

Bibliografia

Dam HJW. The new marvel in photography. McClure's Magazine. 1896;6(5):403-16.

Dommann M. Durchsicht, Einsicht, Vorsicht: eine Geschichte der Röntgenstrahlen 1896-1963. Zürich: Chronos; 2003.

Freitas A, Rosa JE, Faria e Souza I. Radiologia odontológica. 6.ed. São Paulo: Artes Médicas; 2004. 833 p.

Goaz PW, White SC. Oral radiology: principles and interpretation. 4.ed. St Louis: Mosby; 1999. 657 p.

Kaplan I. Física nuclear. 2.ed. Rio de Janeiro: Guanabara Koogan; 1978. 633 p.

Knight N. The new light: X rays and medical futurism. In: Corn JJ (ed.). Imagining tomorrow: History, technology, and the american future. Cambridge: MIT Press; 1986.

Rosenthal E. Cem anos da descoberta dos raios X. São Paulo: IMOSP; 1995. 151 p.

Röntgen WC. On a new kind of rays. Nature. 1986;53:274-6.

Silva MF. Evolução histórica do conhecimento, utilização e aplicação dos raios X: a relação entre a ciência, tecnologia e sociedade. (Dissertação de Mestrado em Física). São Paulo: Instituto de Física da Universidade de São Paulo; 1989. 236 p.

Watanabe PCA, Arita ES. Imaginologia e radiologia odontológica. Rio de Janeiro: Elsevier; 2012.

Whaites E. Radiologia odontológica. 4.ed. Rio de Janeiro: Elsevier; 2009.

White SC, Pharoah MJ. Radiologia oral. 5.ed. Rio de Janeiro: Elsevier; 2007.

Física das Radiações, Tubos, Ampolas e Aparelhos de Raios X

2

Arthur Rodriguez Gonzalez Cortes

Física das radiações

Matéria e átomo

Tudo o que existe na natureza é composto por átomos (termo originado do latim, que significa "não divisível"), partículas consideradas fundamentais e que não podem ser divididos por processos químicos. Em geral, um átomo é combinado com outro átomo ou com um grupo de átomos, e tais combinações se chamam moléculas.

Considerando o modelo atômico de Rutherford e Bohr, os átomos são constituídos por um núcleo contendo: prótons, partículas subatômicas de carga elétrica positiva; nêutrons, partículas subatômicas de carga elétrica neutra; e elétrons, partículas subatômicas de carga elétrica negativa, ao redor do núcleo (Figura 2.1).

A matéria pode ser definida como tudo que ocupa lugar no espaço e apresenta inércia e massa, podendo interagir com uma força. De acordo com a organização de seus componentes, ela pode apresentar-se basicamente nos estados sólido, líquido ou gasoso, ou ainda como *elementos*, quando constituída de agrupamentos de espécies simples de átomos, ou como *compostos*, quando formada de um agrupamento de dois ou mais átomos diferentes.

Os nêutrons, descobertos por Chadwick, não têm carga elétrica e são portadores de massa; junto com os prótons, compõem o núcleo atômico. Partículas subatômicas foram descritas e são continuamente estudadas. O número de prótons, ou cargas positivas de um núcleo, é chamado de *número atômico* e é representado pelo símbolo "Z". O número total de prótons e nêutrons é denominado *massa atômica* e designado pelo símbolo "A". Esses números se relacionam de tal maneira que o número de prótons (massa $1,6740 \times 10^{-24}$ g) está em constante ligação com o número de elétrons nas camadas orbitais, resultando em um equilíbrio elétrico natural do átomo.

Movimentando-se ao redor do núcleo em altas velocidades, em trajetórias esféricas ou elípticas, estão os elétrons, com carga elétrica de $4,8 \times 10^{-10}$ statcoulomb. Dotados de níveis energéticos, eles ocupam determinadas camadas conhecidas como "orbitais" ou "bandas", assim descritas para melhor representação. Tais orbitais conservam distâncias a partir do núcleo e são designadas por letras, não havendo elemento com mais de sete orbitais. Existe um número máximo de elétrons para cada órbita, conforme Figura 2.2.

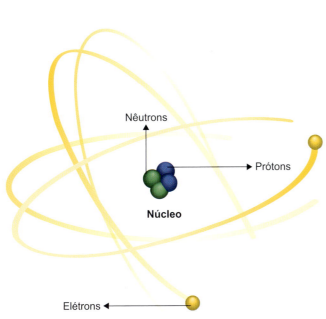

Figura 2.1 Estrutura atômica.

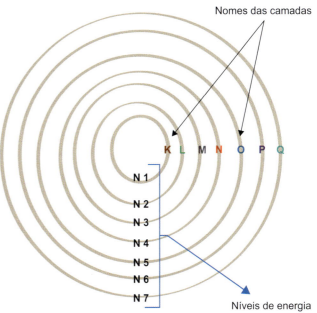

Figura 2.2 Eletrosfera. Número máximo de elétrons por orbital: K = 2; L = 8; M = 18; N = 32; O = 32; P = 18; Q = 2.

A força eletrostática de atração entre o núcleo, de carga positiva, e os elétrons, negativos, compensa a força centrífuga devido à velocidade destes. Assim, para que um elétron seja desalojado, é necessário que a sua energia de ligação com o núcleo seja superada. Essa energia é característica de cada camada, sendo também diferente para cada átomo. As camadas mais internas têm maior energia de ligação, pois é maior a força de atração exercida pelo núcleo. A camada de elétrons mais externa de um átomo é denominada "camada de valência" e é composta pelos elétrons de valência com menor energia de ligação com o átomo (Figura 2.3) e mais sujeitos ao processo de ionização.

Ionização

Quando a radiação tem energia suficiente para remover um dos elétrons orbitais de átomos neutros, transformando-o em um par de íons, diz-se que ela é *ionizante*.

O número de elétrons em um átomo é igual ao número de prótons no núcleo; portanto, ele é eletricamente neutro. Assim, quando um átomo perde um elétron, perde também seu equilíbrio elétrico, tornando-se um íon positivo, enquanto o elétron livre passa a atuar como um íon negativo.

O processo de converter átomos em íons é chamado de *ionização* (Figura 2.4). Dentre os vários mecanismos possíveis para isso, deve-se ressaltar que elétrons podem ser removidos de átomos por aquecimento ou interação com fótons de raios X.

Natureza das radiações

Radiação é um tipo de energia emitido por uma fonte, que se propaga de um ponto a outro sob a forma de partículas com ou sem carga elétrica, ou ainda sob a forma de ondas eletromagnéticas (Figura 2.5).

As partículas ou radiações corpusculares são originárias de desintegrações nucleares e radioatividade natural, ou provocadas por meios artificiais. Radiações alfa e beta e raios catódicos são exemplos de partículas, as quais possuem massa e carga elétrica. Algumas dessas partículas, como as alfa, os elétrons e os pósitrons, são emitidas espontaneamente de núcleos atômicos

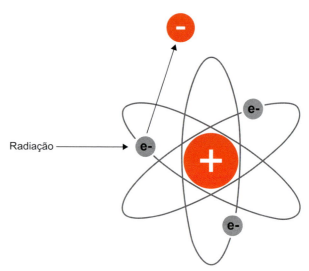

Figura 2.4 Processo de ionização.

em busca de mais estabilidade energética. Esse fenômeno é denominado *desintegração* ou *decaimento nuclear*.

As ondas eletromagnéticas são constituídas de campos elétricos e magnéticos oscilantes (perpendiculares entre si) que se propagam no vácuo em velocidade constante, igual a 300.000 km/s, que é a velocidade da luz. São exemplos de ondas eletromagnéticas as de rádio, TV, micro-ondas, a infravermelha, a luz visível, a radiação ultravioleta, os raios X e os raios gama. Essas radiações diferem entre si pelo seu comprimento de onda e pela sua frequência.

A radiação eletromagnética é caracterizada pelo movimento de energia pelo espaço e não possui massa. Algumas das suas propriedades encontram explicação na teoria ondulatória, enquanto outras são esclarecidas pela teoria quântica.

Pela teoria quântica, a transferência de energia das radiações eletromagnéticas não ocorre em forma de ondas, mas em pequenas "quantidades" de energia chamadas de *fótons*, as quais dependem do seu comprimento de onda. Assim, quanto menor o comprimento de onda, maior o *quantum* de energia e o seu poder de ionização (Figura 2.6). Sendo quantizada, a energia de uma onda eletromagnética só pode assumir valores discretos.

Como os fótons apresentam velocidade, sua energia pode ser expressa em unidade de energia cinética, que é o elétron-volt, representado por "eV", ou por seu múltiplo, "keV". A energia "E" de um fóton é calculada pela fórmula:

$$E = h \times f$$

A letra *h* é uma constante universal chamada constante de Planck e vale $4,14 \times 10^{-15}$ eV/s, e *f* é a frequência da onda eletromagnética. A energia de uma onda eletromagnética é a de um fóton dessa onda, isto é, 1 keV quando a energia de um fóton dessa onda for 1 keV. Sendo a energia de um fóton diretamente

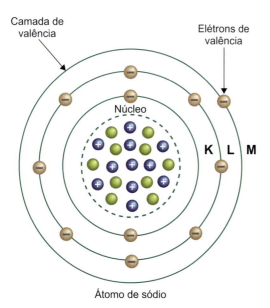

Figura 2.3 Camada de valência do átomo.

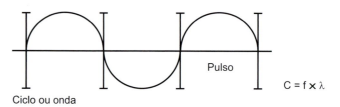

Figura 2.5 Diagrama de corrente.

2 | Física das Radiações, Tubos, Ampolas e Aparelhos de Raios X

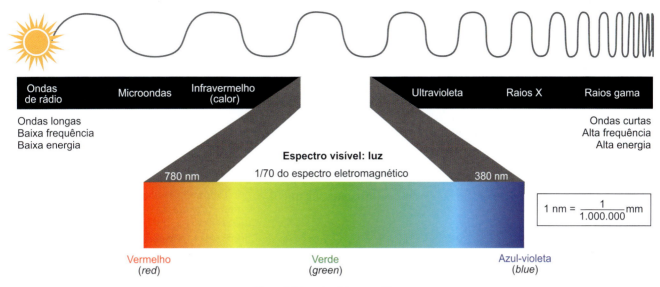

Figura 2.6 Espectro eletromagnético.

proporcional à frequência da onda eletromagnética, quanto maior a frequência da onda, maior a energia de seus fótons. Portanto, como os exemplos de ondas eletromagnéticas foram elencados em ordem crescente de frequência, assim estarão as energias de seus fótons, mostrando que os raios X e gama são os mais energéticos. Esses fótons são os mais relevantes por serem ionizantes.

Raios X

Os raios X apresentam diversas propriedades comuns ao espectro visível, dentre as quais:

- Caminham em linha reta
- Têm a velocidade da luz no vácuo (300.000 km/s)
- São divergentes
- Não são desviados pelos campos elétricos e magnéticos
- Podem sensibilizar chapas fotográficas
- Podem penetrar em corpos opacos
- Em condições normais, não sofrem refração e reflexão
- Produzem ionizações nos sistemas biológicos
- Produzem fluorescência.

Produção dos raios X

Os raios X são produzidos quando elétrons com alta energia cinética provenientes do filamento colidem com um alvo (ânodo) e perdem energia. Esses elétrons, então, devem ser acelerados e ganhar energia cinética, o que ocorre em razão da diferença de potencial (tensão) aplicada aos polos de um tubo de raios X. Como se trabalha com uma corrente alternada, os elétrons são acelerados por várias tensões, partindo do zero até a quilovoltagem-pico (kVp).

Os raios X podem ser produzidos por dois fenômenos, os quais são inferidos como todos os fenômenos da mecânica quântica. São eles: radiação Bremsstrahlung e radiação característica.

Radiação Bremsstrahlung

A radiação Bremsstrahlung é produzida quando os elétrons acelerados se aproximam dos núcleos atômicos do alvo, sofrendo a ação de forças coulombianas, e são desviados; nesse desvio, os elétrons têm uma desaceleração brusca e perdem suas energias, que correspondem aos fótons de raios X. O desvio dos elétrons, ou deflexão, é acompanhado de perda de energia cinética, a qual é transformada em radiação (Figura 2.7).

A energia dos fótons de raios X pode ter qualquer energia dos elétrons incidentes, que dependerão da diferença de potencial (ddp) aplicada aos eletrodos. A radiação Bremsstrahlung também é conhecida como raios X comuns ou radiação branca.

Radiação característica

Provém da interação de elétrons incidentes com elétrons orbitais dos átomos do alvo (tungstênio da área focal). Se na interação ocorrer a remoção de elétrons das camadas mais internas dos átomos do alvo, seu lugar será rapidamente preenchido por elétrons das camadas mais externas. Da transição dos elétrons das camadas externas para as internas, ocorre a produção de fótons de raios X, cujas energias representam exatamente as diferenças entre os níveis de energia dos elétrons orbitais. Uma vez que cada elemento tem níveis de energia específicos, a energia desse raio X característico é própria do material de que é feito o alvo.

A radiação característica é a menor porção emitida em um tubo de raios X (Figura 2.8). As duas formas de produção de raios X citadas anteriormente sobrepõem-se, havendo cerca de 10 a 28% de radiação característica no feixe útil, com tensões de 80 a 150 kVp.

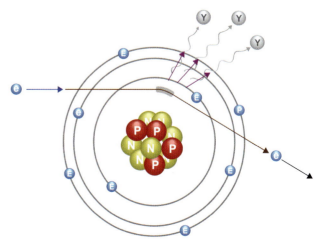

Figura 2.7 Produção da radiação Bremsstrahlung.

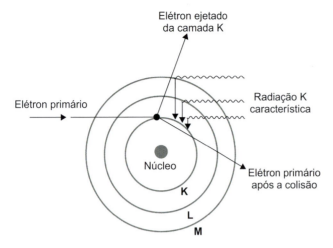

Figura 2.8 Produção da radiação característica.

Tubos, ampolas e aparelhos de raios X

Os requisitos para a produção de raios X são:

- Fonte de elétrons
- Acelerador de elétrons
- Anteparo ou alvo.

Inicialmente, os elétrons eram produzidos pela ionização parcial do volume gasoso obtido pela diminuição de pressão interna e a subsequente passagem de corrente elétrica. Então, eles eram altamente repelidos pela alta tensão de mesmo sinal negativo do cátodo, determinando choque direto com as paredes de vidro do tubo e formando raios X e calor. Essa formação calorífera ocasionava invariavelmente fusão ou trincas nas paredes de vidro, acarretando a necessidade de um aparato mais resistente a tais ocorrências físicas.

Diante disso, um novo tipo de tubo surgiu, o chamado Hittorf-Crookes (Figura 2.9). Sua área de colisão dos elétrons (anticátodo) era metálica (de modo que eles eram orientados no cátodo com formato côncavo), além de ter câmaras reguladoras de gás interno ou assistente anódio e osmorregulação por liberação de gás (Villard).

Entretanto, o vácuo não apresentava uniformidade, e o volume interno gasoso era heterogêneo; consequentemente, havia baixa formação e penetração de raios X, pois os elétrons provinham de remanescentes gasosos, dificultando diretamente a padronização de imagens.

Em 1913, o engenheiro William David Coolidge idealizou um tubo dotado de cátodo metálico, ou filamento de tungstênio, gerador de uma nuvem eletrônica tal qual o efeito termoiônico descrito por Thomas Edison, em que o filamento aquecido no vácuo por uma corrente de baixa tensão produziria fluxo de elétrons ao seu redor (Figura 2.10). Concomitantemente, as bobinas de Ruhmkorff foram substituídas pelas espiras induzidas ou indutoras, mais conhecidas como transformadores de alta e baixa tensões. Os tubos Coolidge também apresentavam ânodo com inclinação de 45°, e, posteriormente, de 20°, estabelecendo o princípio do foco linear ou efeito Benson. Esse invento de Coolidge também ficou conhecido como tubo termoiônico, tubo Coolidge universal ou tubo de cátodo incandescente. Em síntese, esse tipo de tubo com cerca de 20 cm tinha os seguintes princípios de trabalho:

- Produção de nuvem de elétrons no filamento de tungstênio aquecido, alojado em uma calota côncava de molibdênio (cátodo) ligado ao transformador de baixa tensão
- Aplicação de alta diferença de potencial entre os polos (transformador de alta tensão)
- Aceleração dos elétrons em direção ao ânodo (campo elétrico)
- Choque brusco com o alvo (pastilha de tungstênio incluída em um bloco de cobre), também denominado área focal
- Formação de calor e raios X.

Cabe salientar que, naquela época, devido ao uso de corrente contínua, os aparelhos trabalhavam agregados a grandes retificadores, tornando-os pesados e de difícil transporte. Assim, o mesmo Coolidge, em 1917, atendendo a exigências principalmente feitas por grupos militares americanos que atuavam na Primeira Guerra Mundial, desenvolveu um aparelho capaz de funcionar em corrente alternada, conhecido como

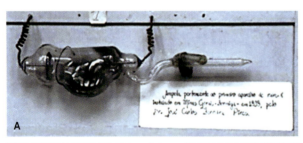

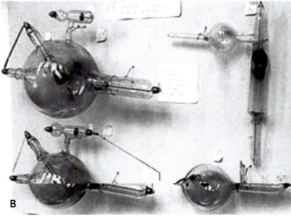

Figura 2.9 Diferentes formatos e tamanhos de tubos de Hittorf-Crookes.

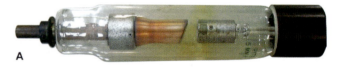

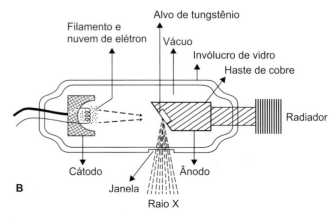

Figura 2.10 Ampola de raios X (**A**) e seu desenho esquemático (**B**).

tubo autorretificador (sistema de transformadores), sendo o mesmo utilizado atualmente.

Seu princípio básico está associado a um sistema de resfriamento efetivo ligado ao ânodo (calor dissipado em óleo que envolve as aletas de refrigeração), o que possibilita a ligação das extremidades do transformador de alta tensão nesse polo e no oposto. Isso promove a formação de raios X apenas durante a primeira metade de um ciclo da onda de energia elétrica, que cessa na segunda metade em decorrência da inversão de polaridade.

Área focal ou ânodo

Em função da alta temperatura formada, o ânodo deve ter alto número atômico e elevado coeficiente de fusão, além de ser bom condutor térmico. O tungstênio apresenta as duas primeiras características, mas não dispersa a variação calorífica local, sendo necessária a sua inclusão em um bloco de cobre interligado a aletas mergulhadas em óleo. Essa área focal conta com uma inclinação já mencionada de 20°, denominada *foco linear*. Assim, são emitidos feixes de elétrons com 7 mm de largura por 2 mm de espessura, totalizando uma área de choque de 14 mm^2 com o ânodo.

Transformadores

Os tubos autorretificadores possibilitam o uso de corrente alternada e a consequente simplificação dos aparelhos, principalmente os odontológicos, em função da substituição das antigas bobinas de Ruhmkorff pelos chamados transformadores de baixa e alta tensões (Figura 2.11).

O transformador fundamentalmente é constituído de duas bobinas de fio de cobre dispostas em espiras agregadas a hastes de ferro e separadas entre si. O número de espiras determinará a elevação ou diminuição da corrente elétrica por indução, à custa de um campo eletromagnético gerado no enrolamento primário pela passagem de energia elétrica. Assim, se o número de espiras primário for menor e elas forem mais espaçadas entre si, e se o secundário ou induzido for maior e menos espaçado, será obtido aumento proporcional ao índice do campo magnético (alta tensão, kVp), com a razão inversa diretamente vinculada à diminuição da tensão. No autotransformador, uma bobina realiza o trabalho de duas. Em síntese, o transformador de baixa tensão está ligado ao filamento no cátodo (miliamperagem [mA]), e o de alta tensão, ao circuito de diferença de potencial aplicada entre os dois polos (Figura 2.12).

Aparelhos odontológicos

Os aparelhos utilizados para tomadas radiográficas em odontologia são dotados de uma ampola (Coolidge) de vidro pirex plumbífero, na qual existe uma saída ou janela por onde atravessam os fótons de raios X. Os fótons de maior comprimento de onda são previamente filtrados por um anteparo de alumínio e direcionados ou colimados por meio de dispositivos internos de chumbo (colimadores ou diafragmas). A mA e a kVp em aparelhos modernos são fixas, tendo como variável o tempo de emissão (controladores digitais ou mecânicos). O circuito elétrico identifica a presença dos transformadores de alta e baixa tensões, dos estabilizadores de voltagem, do autotransformador e, por vezes, do voltímetro e do amperímetro. O cabeçote encontra-se conectado a um sistema de braços articulados em base móvel ou fixa e cilindro localizador de 20 ou 40 cm de comprimento. Os cones localizadores foram substituídos de acordo com a evolução técnica dos aparelhos, em função da formação de radiação secundária verificada por meio de dosimetria (Figura 2.13).

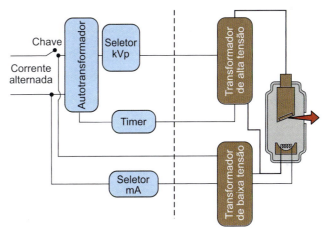

Figura 2.12 Esquema de funcionamento elétrico do aparelho de raios X com controle de quilovoltagem e miliamperagem.

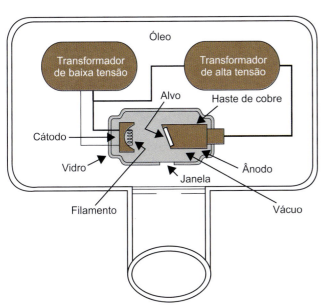

Figura 2.11 Esquema do aparelho de raios X.

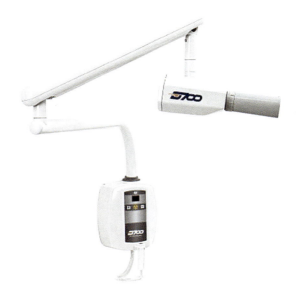

Figura 2.13 Aparelho moderno de raios X para uso odontológico.

Bibliografia

Barr JH, Stephens RB. Dental radiology: pertinent basic concepts and their applications in clinical practice. Philadelphia: Saunders; 1980.

Eisberg R, Resnick R. Física quântica – átomos, moléculas, sólidos, núcleos e partículas. 6.ed. Rio de Janeiro: Campus; 1988. 928 p.

Freitas A, Rosa JE, Faria e Souza I. Radiologia odontológica. 6.ed. São Paulo: Artes Médicas; 2004. 833 p.

Goaz PW, White SC. Oral radiology: principles and interpretation. 4.ed. St Louis: Mosby; 1999. 657 p.

Kaplan I. Física nuclear. 2.ed. Rio de Janeiro: Guanabara Koogan; 1978. 633 p.

Langland OE, Langlais RP. Imagem em odontologia. São Paulo: Santos; 2002.

Okuno E, Caldas IB, Chow C. Física para ciências biológicas e biomédicas. São Paulo: Harder & Row do Brasil; 1982. 490 p.

Rosenthal E. Cem anos da descoberta dos raios X. São Paulo: IMOSP; 1995. 151 p.

Silva MF. Evolução histórica do conhecimento, utilização e aplicação dos raios X: a relação entre a ciência, tecnologia e sociedade (Dissertação de Mestrado em Física). São Paulo: Instituto de Física da Universidade de São Paulo; 1989. 236 p.

Whaites E. Radiologia odontológica. 4.ed. Rio de Janeiro: Elsevier; 2009.

White SC, Pharoah MJ. Radiologia oral. 5.ed. Rio de Janeiro: Elsevier; 2007.

Efeitos Biológicos e Radioproteção

3

Marlene Fenyo-Pereira e
Roberto Heitzmann Rodrigues Pinto

Introdução

Todo tipo de radiação contém determinada dose de energia, que varia conforme sua frequência. A energia contida nas ondas de rádio, por exemplo, é pequena, mas os raios gama são os mais energéticos.

Os efeitos biológicos dependem sempre da transferência de energia aos tecidos, a qual, incidindo no organismo humano, provoca uma ação em maior ou menor grau, segundo a quantidade. Assim, os efeitos serão tão mais danosos quanto maior for a frequência da radiação, ou seja, quanto mais energia houver.

Os raios X são altamente energéticos, com a capacidade de atravessar as estruturas que compõem o corpo humano. São as denominadas *radiações ionizantes*; radiação devido à energia contida, e ionizante em função da característica de remover elétrons orbitais de átomos quando atravessam substâncias, tornando esses átomos instáveis, portadores de carga positiva, o que os leva a buscar estabilidade combinando-se com outros radicais e formando elementos que provocarão efeitos nocivos ao organismo.

Desse modo, a partir da exposição de uma pessoa aos raios X, ocorre um efeito biológico, que pode ser de ordem somática ou genética. Na realidade, pouco tempo depois da descoberta dos raios X por Röntgen, em 1895, começaram a surgir as primeiras suspeitas sobre os possíveis efeitos danosos dos raios X aos organismos vivos.

Revendo a história da radiologia, encontram-se relatos sobre alguns pesquisadores que, muito provavelmente, sofreram os efeitos nocivos provocados pelas radiações ionizantes; como exemplos, podem ser citados: Grubbé, que, em janeiro de 1896, apresentou dermatite nas mãos, atribuída ao uso excessivo de raios X, embora ele tenha sido o primeiro a empregar esse tipo de radiação com finalidade terapêutica; Thomas Edison, em 1896, quando observou úlceras na pele e queda de cabelo em um auxiliar, que faleceu pouco tempo depois; Marcuse, também em 1896, que publicou o primeiro estudo microscópico do efeito da radiação sobre tecidos biológicos; Rollins, em 1898, que, após observar eritemas desenvolvidos em suas mãos, testou os efeitos nocivos dos raios X em animais de laboratório e concluiu que esse tipo de radiação podia provocar queimaduras e levar à morte; Kassabran, em 1898, o qual faleceu vitimado por um carcinoma desenvolvido por causa dos efeitos radioativos; José Pires, que faleceu em 1912, vítima de leucemia, em decorrência da ação dos raios X; o próprio Röntgen, que morreu de câncer de duodeno em 1923; Edmond Kells (mártir da radiologia odontológica), que sofreu várias amputações e acabou cometendo suicídio em 1928; dentre tantos outros.

Como se pode observar, a história da radiologia está repleta de casos em que os efeitos deletérios dos raios X deixaram o seu rastro. No entanto, ainda hoje há vários profissionais que simplesmente ignoram ou não acreditam que as radiações ionizantes podem provocar efeitos nocivos nos organismos vivos e, por isso, deixam de tomar os devidos cuidados durante seu uso.

O ser humano vive em um ambiente repleto de fontes de radiações naturais e artificiais. Como fontes naturais, existem: radiação cósmica, que incorpora no organismo, com o DNA, o carbono 14; radiação solar; e elementos radioativos presentes no solo e na água, como urânio, tório e seus produtos de desintegração, além daqueles decorrentes de acidentes em edificações nucleares.

As fontes artificiais são representadas pelos raios X dos aparelhos médicos e odontológicos, radioisótopos artificiais, pesquisas científicas e industriais, aparelhos de rádio, televisão e micro-ondas, relógios e placas luminosas de propaganda, interruptores de luz, além de inúmeras outras. Como uma das piores fontes artificiais de radiação existem aquelas decorrentes das explosões nucleares, que provocam precipitação radioativa e uma série de danos ao ser humano e ao meio ambiente por meio da água, da vegetação e da alimentação, de modo geral.

Ação das radiações ionizantes sobre as células

A ação das radiações sobre as células pode ocorrer de duas maneiras:

- Direta: a ação da radiação faz-se diretamente sobre a célula, quebrando ligações químicas de moléculas biológicas, principalmente das macromoléculas (ácidos nucleicos e proteínas). Após a ionização e a quebra de uma ligação química, ocorrem novas combinações e arranjos entre as macromoléculas e as moléculas do meio, podendo originar macromolécula alterada pela inserção de novos íons ou radicais livres que surgiram das rupturas químicas ocorridas
- Indireta: cerca de 70% dos efeitos biológicos que ocorrem nas células por ação da radiação ionizante são do tipo

indireto. O melhor exemplo da ação indireta explica-se pelo mecanismo da radiólise, mesmo porque a célula tem 75% de água em sua composição. Quando uma molécula de água é atingida por um fóton de raios X, ela pode perder um elétron de um dos átomos e transformar-se em um íon instável (H_2O^+). O elétron livre pode ligar-se a outra molécula de água, originando outro íon instável (H_2O^-). Esses íons produzidos têm características altamente reativas, vindo a produzir uma série de reações com outras moléculas de água, entre si mesmos ou com outras moléculas que se encontrem no meio, originando substâncias altamente tóxicas ao meio, como o peróxido de hidrogênio, conhecido como água oxigenada (H_2O_2), ou o gás hidrogênio (H_2). Todo esse processo pode ser dividido em quatro fases distintas:

- Fase física: formação dos íons instáveis pela ação dos fótons
- Fase físico-química: formação de radicais livres, originando produtos quimicamente instáveis
- Fase química: reação dos radicais entre si e com outras moléculas, produzindo compostos tóxicos
- Fase biológica: ações provocadas nas biomoléculas, gerando os efeitos biológicos.

Unidades de medida das radiações

Segundo órgãos internacionais competentes, não existe dose de radiação inócua, toda dose provoca algum efeito. Poucos anos após a descoberta dos raios X, começaram a ser percebidos os problemas relacionados à exposição a eles, fato que levou a comunidade científica da época a organizar, em 1925, o Primeiro Congresso Internacional de Radiologia, em Londres. Naquela ocasião, foi criada a International Commission on Radiation Units and Measurements (ICRU). Em 1928, durante o Segundo Congresso Internacional de Radiologia, realizado em Estocolmo, fundou-se a International Commission on Radiological Protection (ICRP). Ambas passaram a normatizar e padronizar as grandezas referentes a doses de radiação, estabelecendo doses-limites, visando a preservar a saúde, tanto do profissional como do público em geral. Originalmente, as grandezas adotadas eram descritas como:

- Grandeza "exposição": Röntgen (R) é a quantidade de radiação capaz de provocar em 1 cm^3 de ar, nas condições normais de temperatura e pressão, o surgimento de íons carregados com uma unidade eletrostática de carga. É uma grandeza integrada no tempo, já que o número de cargas elétricas produzidas se eleva conforme aumenta o tempo de irradiação total do feixe de raios X, e a média em Röntgens reflete o tempo total de irradiação envolvido
- Grandeza "dose absorvida": *radiation absorbed dose* (rad) é a quantidade de radiação absorvida pelos tecidos irradiados, ou seja, a radiação emitida menos aquela que atravessou os tecidos. *Relative biological effectiveness* (rbe) relaciona o efeito biológico com o tipo de radiação ionizante incidente, uma vez que as duas unidades anteriores consideram apenas fenômenos físicos. Para cada tipo de radiação ionizante existe o efeito biológico correspondente
- Grandeza "dose equivalente": *Röntgen equivalent man* (rem) expressa a absorção de energia nos tecidos humanos, combinando os aspectos físicos e biológicos.

Em 1985, passou-se a adotar o chamado Sistema Internacional (SI), que corresponde a múltiplos das antigas unidades, o que resultou nos seguintes termos:

- Grandeza "exposição" – dose de efeito ionizante (X). Coulomb por quilograma (C/kg) representa puramente a quantidade de ionização produzida no ar. Define-se como o quociente entre a carga de todos os íons (dQ) de mesmo sinal produzidos em um volume de ar (dV) e a massa desse volume de ar (dm). A fórmula é: X = dQ/dm. Essa grandeza surgiu para substituir o R (Röntgen), mas este continua sendo amplamente utilizado como unidade de exposição: 1R = $2,58310^{-4}$ C/kg^{-1}
- Grandeza "dose absorvida ou unidade de dose absorvida" – dose de energia (D). Gray (Gy) é a unidade de medida da quantidade de energia (dW) imposta à matéria pela radiação ionizante por unidade de massa (dm) da matéria irradiada no local de interesse: D = dW/dm. A mais utilizada é a subunidade centigray (cGy), em uma forma simplista de fazer a conversão de unidades; assim, 1 cGy = 1 rad
- Grandeza "dose equivalente" – dose de efeito ou dose de efeito biológico (H). Sievert (Sv) surgiu em substituição ao *rem*, para avaliar a extensão do efeito biológico causado em função do tipo de radiação ionizante empregado. Para efeito de conversão, pode-se considerar 1 Sv = 100 rem.

Do mesmo modo que se utiliza na grandeza Gy, para o Sv, em geral, os valores são fornecidos em subunidades, correspondendo a miliSievert (mSv): 1 Sv = 1.000 mSv.

Fatores que regulam os efeitos das radiações ionizantes

Dose

É a quantidade de radiação incidente. O homem está continuamente exposto às radiações ionizantes naturais ou às radiações de fundo, representadas pelos raios cósmicos e radionuclídeos naturais, os quais se estima que sejam da ordem de 1 mSv/ano (100 mrem/ano). Além deles, o ser humano é exposto às radiações originadas artificialmente, que se estima, em média, serem 0,6 mSv/ano (60 mrem/ano), sendo que 90% dos casos são para uso médico.

A legislação brasileira, com base em recomendações internacionais, estipula doses máximas permissíveis ao nível ocupacional e ao público em geral. Assim, deve-se sempre considerar que, quanto maior a dose, maior o efeito.

Ritmo de aplicação

Os efeitos da radiação têm maiores repercussões quando as doses são aplicadas em pequenos intervalos de tempo. O período que decorre para que ocorra uma manifestação causada pela exposição a determinado tipo de radiação é chamado de período latente. Para os raios X, o período latente varia de acordo com a dose e pode chegar a 25 anos. O período de latência é mais curto para as doses grandes e maior para as doses menores.

Tamanho da área irradiada

Quanto maior a área irradiada em uma única exposição, mais danosos e mais rápido surgem os efeitos; logo, eles ocorrem em função da relação entre dose e área exposta. Diante disso, as seguintes situações podem ser ocasionadas:

- Grandes quantidades de radiação no corpo todo (exposição aguda): esses casos são difíceis de serem encontrados no uso de raios X com finalidade diagnóstica. Ocorrem nos acidentes nucleares ou em explosões atômicas. Por exemplo, uma exposição de 2 Gy no corpo inteiro em meia hora pode provocar náuseas, vômitos, diarreia, indisposição, cefaleia e anorexia em grande número de pessoas irradiadas, podendo ser mesmo letal para determinada parcela da população em um prazo de 1 ou 2 meses após a exposição. No entanto, essa dose poderia passar despercebida se aplicada em um período de 1 mês
- Grandes quantidades de radiação em áreas limitadas do corpo (exposição aguda ou crônica): nessa categoria estariam incluídos os pacientes portadores de neoplasias malignas e submetidos à radioterapia, que é a aplicação da radiação ionizante de forma terapêutica. Esses indivíduos são expostos a grandes doses em um intervalo de 3 a 14 dias. Os efeitos provocados por essa situação são reversíveis, causam a morte das células tumorais e a subsequente substituição por células normais
- Pequenas quantidades de radiação no corpo todo por longo período (exposição crônica): essa é a situação em que se encontra toda a população, que recebe as radiações das fontes naturais, incluindo também os profissionais que trabalham com radiação ionizante. Nesse último caso, na maioria das vezes, a radiação recebida é aquela produzida no ato de radiografar o paciente, que é a radiação secundária que pode alcançar todo o corpo do profissional. Para tanto, existem doses máximas permissíveis, abaixo das quais nenhum efeito é verificado. O Quadro 3.1 demonstra esses valores
- Pequenas doses de radiação em áreas limitadas do corpo (exposição aguda e crônica): manifesta-se pela repetição prolongada de pequenas doses sobre tecidos radiossensíveis. Nos primeiros anos de uso dos raios X em odontologia, muitos cirurgiões-dentistas foram mutilados ou perderam a vida por ignorar os efeitos deletérios dessa radiação e manter o filme dentro da boca do paciente com os seus próprios dedos. Isso porque os efeitos das pequenas doses vão se somando, e só depois de algum tempo ocorre a manifestação dos primeiros sinais e sintomas.

Tipo de radiação e idade

A radiação alfa é altamente ionizante, sendo 10 vezes mais nociva que os raios X. No que concerne à idade, quanto mais jovem o indivíduo, menos resistente aos efeitos das radiações ionizantes.

Quadro 3.1	Limites de doses, ocupacionais e de público.
Limites ocupacionais	**Dose (mSv)**
Corpo inteiro/ano	50
Corpo inteiro/mês	4
Média dos últimos anos/corpo inteiro	20
Extremidades	500
Cristalino	150
Limites de público	A dose efetiva anual não deve exceder 1 mSv

Adaptado de Proteção radiológica e controle de qualidade para odontologia. [CD-ROM]. São Carlos: Gnatus.

Tipo de órgão, tecido ou célula irradiada

Em 1906, dois cientistas franceses, Jean Bergonié e Louis Tribondeau, a partir de estudos realizados com testículos de cabritos, definiram a chamada Lei de Bergonié & Tribondeau, a qual estabelece que "a radiossensibilidade dos tecidos e das células é proporcional à sua capacidade de reprodução e inversamente proporcional ao seu grau de diferenciação". Dentre as células humanas mais radiossensíveis, estão:

- Células basais da epiderme
- Eritroblastos
- Células hematopoiéticas da medula óssea
- Espermatogônias (precursoras do espermatozoide)
- Células das criptas nas vilosidades intestinais.

Essas células têm a característica de se reproduzirem muito rápido, sendo indiferenciadas da função desempenhada quando maduras. Do mesmo modo se comportam as células neoplásicas, que se reproduzem muito rápido e desordenadamente, além de serem altamente sensíveis à radiação.

As células do corpo humano mais resistentes à radiação são as nervosas e as musculares, que já se apresentam com diferenciação e não se dividem. Dentro dessa definição, no entanto, há algumas exceções, como o linfócito, a célula diferenciada e com pouca divisão, mas altamente sensível à radiação, e os oócitos.

Efeitos biológicos

Considerando todos os fatores e mecanismos relacionados descritos até aqui, serão abordados os efeitos biológicos propriamente ditos, que podem ser de ordem somática ou genética e podem pertencer a duas categorias: determinísticos ou estocásticos.

Os efeitos somáticos acometem apenas o indivíduo que foi exposto. Afetam os organismos atingidos em sua estrutura ou funções imediatamente, podendo ter ações precoces, que surgem em 90 dias, e retardadas, que podem levar até mais de 25 anos para serem notadas. Os efeitos genéticos são aqueles que podem ocorrer nos descendentes dos indivíduos irradiados devido à irradiação das células germinativas, levando a mutações em gerações futuras do irradiado que sofreu alterações na bagagem genética.

Efeitos determinísticos

Dizem respeito à relação causa/efeito imediato entre a exposição ao tecido e o sintoma. Ocorrem para doses acima de um determinado nível (limiar), e seu grau de dano (gravidade) aumenta conforme a dose absorvida.

Em geral, as manifestações ocorrem em um período de latência curto, questão de horas a semanas. Um indivíduo exposto em corpo inteiro a uma dose aproximada de 3,5 Sv durante uma hora, por exemplo, apresentará os seguintes sintomas:

- Vômitos e diarreia: em poucas horas
- Febre, queda de cabelo e perda de peso: em algumas semanas
- Chance de morte em 50% dos casos: em 60 dias (se não houver tratamento).

Esses sintomas caracterizam a chamada síndrome aguda de radiação.

As doses de radiações capazes de desencadear efeitos determinísticos não se enquadram na faixa utilizada em diagnóstico, mas na aplicada em radioterapia. A probabilidade de ocorrência de um dano determinístico é nula para baixas doses, da ordem de até centenas de mGy.

Dentro dos efeitos determinísticos, há a morte da célula ou mesmo do organismo, podendo ser considerada aqui a aplicação da radiação no controle de neoplasias malignas, provocando a morte das células cancerosas.

Dentre os efeitos determinísticos causados por irradiação localizada em regiões do corpo humano, podem ser relacionados:

- Esterilidade: dependendo da dose recebida, poderá ser temporária ou permanente. O ovário é mais resistente que o testículo, mas as células germinativas daquele são mais sensíveis
- Catarata: o cristalino dos olhos é um dos tecidos mais radiossensíveis do corpo humano e encontra-se desprotegido de barreiras contra fontes externas. O termo *catarata* relaciona-se a mudanças na transparência do cristalino, em que ocorre uma opacificação causada por doses agudas localizadas, podendo demorar de 5 a 30 anos depois da exposição para se manifestar. Há uma relação direta da idade do indivíduo com a dose recebida. Assim, quanto maior a idade, menor o tempo de latência; e quanto maior a dose, menor o tempo. O limiar de dose para opacificação detectável do cristalino é 500 mGy em exposição aguda
- Eritema: queimaduras de pele semelhantes às queimaduras de sol, que podem surgir entre 4 e 10 dias após a irradiação. A dose única de 2 Gy pode provocar eritema em poucas horas
- Alopecia: depilações, em geral, provocadas por doses agudas localizadas, que podem ser temporárias ou permanentes. Chegou-se a utilizar os raios X para executar depilações permanentes em mulheres
- Osteorradionecrose: é uma das complicações mais sérias da exposição da região de cabeça e pescoço às radiações; porém, atualmente, são menos frequentes. A ação da radiação sobre o tecido ósseo provoca danos permanentes aos osteócitos e ao sistema microvascular. Então, o osso torna-se hipóxico, hipovascular e hipocelular, ficando suscetível à infecção e resultando em osso não cicatrizado, morto. A mandíbula é afetada com mais frequência, provavelmente porque a maxila tem maior suprimento sanguíneo. Radiograficamente, as regiões comprometidas apresentam áreas radiolúcidas com contorno mal definido, podendo conter área de relativa radiopacidade como resultado da separação entre o osso necrosado e o osso preservado. O paciente pode apresentar os seguintes sinais e sintomas: dor intratável, perfuração da cortical, formação de fístula, ulceração e fratura patológica.

Os procedimentos odontológicos devem ser executados antes das sessões de radioterapia, para não desencadear o processo. A prevenção é a melhor opção; por isso, antes de o paciente iniciar as sessões de radioterapia, deve-se proceder ao tratamento de todos os dentes, restaurando-os ou extraindo-os, de modo a eliminar todos os focos infecciosos da cavidade bucal.

Além disso, a recomendação de excelente higiene bucal deve ser passada ao paciente. Se houver condições, a radioterapia só deve ter início 3 semanas depois de executados os procedimentos odontológicos, o que diminui muito a probabilidade de ocorrer a osteorradionecrose (Figura 3.1).

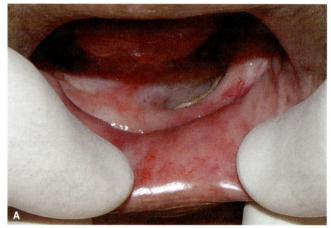

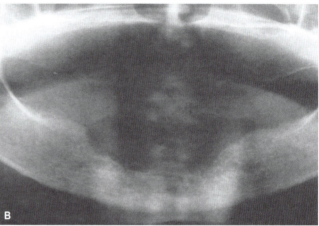

Figura 3.1 Osteorradionecrose. **A.** Aspecto clínico intrabucal. **B.** Aspecto radiográfico. Cortesia do Prof. Luciano Dib.

Efeitos estocásticos

São efeitos não aparentes e que dependem de longos períodos de latência, meses ou anos. Estão relacionados com a exposição a baixas doses, cuja probabilidade de ocorrência aumenta com o aumento da dose absorvida. Não há relação entre dose e gravidade do quadro clínico, e não há limiar de dose. Os efeitos estocásticos são considerados no campo das probabilidades, e sua ocorrência é sempre estudada do ponto de vista epidemiológico. A probabilidade do surgimento dos efeitos depende do valor total da dose acumulada, sem que esse valor determine a gravidade do efeito.

Ao estudar um grupo de pessoas submetidas à radiação, os testes estatísticos demonstram a probabilidade de ocorrerem efeitos biológicos nesse grupo. Como os períodos de latência são extensos, não há como prever se determinado indivíduo desenvolverá alguma manifestação, sendo que essa probabilidade sempre aumenta proporcionalmente à dose a que foi exposto. Os exemplos mais conhecidos de efeitos estocásticos são descritos a seguir:

- Radiodermite: inicia-se com o eritema e evolui se houver persistência na exposição à radiação, surgindo coceira, formigamento ou insensibilidade, formação de bolhas muito dolorida e, com seu rompimento, ferimentos de difícil cicatrização, o que pode levar à amputação de membros
- Probabilidade de indução ao câncer: é muito difícil estabelecer valores de estimativa de indução ao câncer por

radiação, uma vez que é uma doença comum, o que dificulta determinar que certo caso foi induzido pela radiação. Desse modo, tenta-se correlacioná-los a estudos desenvolvidos com grupos que foram expostos a altas doses, como aqueles envolvidos em explosões ou acidentes atômicos, pacientes radioterápicos e pessoas com contato ocupacional. Transportando dados coletados para os exames radiográficos de rotina, pode-se dizer que o risco estimado de um câncer fatal se desenvolver devido a duas exposições intraorais interproximais ou a uma radiografia panorâmica é da ordem de um tumor para cada 2 milhões de exposições. Como já mencionado, existem órgãos mais sensíveis à radiação do que outros, sendo o sistema hematopoiético e o epitélio do trato digestório os primeiros a serem afetados em doenças de radiação agudas. O trato digestório, os pulmões, a medula óssea, a tireoide e as mamas são considerados órgãos críticos quando se considera a indução de tumores como possíveis efeitos das radiações.

Os efeitos genéticos são de natureza estocástica e, por isso, incluídos no campo estatístico das probabilidades. Portanto, é impossível estabelecer uma relação causa-efeito. São aqueles provocados pela ação da radiação que podem alterar o conteúdo do DNA das células, podendo ser transmitidos a gerações futuras. A radiação nos órgãos reprodutores pode modificar o DNA do espermatozoide ou do óvulo e causar anormalidade congênita nos descendentes da pessoa exposta. As mutações resultam de qualquer alteração repentina em um gene ou cromossomo e podem manifestar-se somente várias gerações depois.

Apesar de saber-se que a radiação pode provocar alterações genéticas, não há evidências que demonstrem a associação dela a tais efeitos em humanos. Os dados a que se tem acesso são resultados de pesquisas desenvolvidas a partir do acompanhamento de vítimas de explosões e acidentes atômicos, e experimentos com ratos. A radiação não é o único agente que pode causar mutações genéticas; por isso, não se deve assumir que qualquer defeito genético apresentado por uma criança seja resultado de exposição à radiação sofrida pelos pais. Não há limiar de dose para efeitos genéticos.

Efeitos teratogênicos

Os efeitos produzidos no feto ou embrião pela exposição durante a gestação são denominados *teratogênicos*. O feto é particularmente sensível aos efeitos da radiação, principalmente na fase de organogênese (2 a 9 semanas após a concepção); assim, podem ocorrer anormalidades congênitas e deficiência mental, embora, nesse período, geralmente resulte na morte fetal. Dessa fase até o final da gestação pode ocorrer malformação no tecido ou órgão que se encontra em desenvolvimento no momento da exposição; por isso, a dose máxima permitida para gestantes é regulamentada por lei: 2 mSv. A dose total durante o desenvolvimento intrauterino não deve ultrapassar 200 mSv, e o responsável pelo serviço deve ser notificado da gestação.

Riscos estimados das radiografias odontológicas

Muitos dos efeitos descritos não são um risco em exames radiográficos odontológicos, já que alguns deles necessitam de altas doses, conhecidas como dose limiar (limite), muito

mais altas do que aquelas praticadas em odontologia. Catarata provocada por radiografias odontológicas é uma probabilidade muito remota, pois a dose de indução seria próxima a 2.000 mSv, e durante o exame teríamos 0,5 mSv para a radiografia periapical e 0,09 mSv para a panorâmica. Efeitos genéticos também são pouco prováveis; afinal, doses estimadas para resultar em mutações encontram-se na faixa de 1.000 mSv. A dose gonadal em exames radiográficos "boca toda" é 0,002 mSv, insignificante para se considerar que possa provocar qualquer alteração. O maior risco a que se está exposto é a indução ao câncer por radiação. Não existe dose limiar para tal; porém, estatisticamente, os raios X aumentam a probabilidade de um paciente morrer de câncer. A radiografia odontológica colabora para essa probabilidade em pequena quantidade, na razão de um câncer fatal por 1 milhão de exames radiográficos odontológicos.

Radioproteção

Na primeira parte deste capítulo, discorreu-se sobre os efeitos biológicos dos raios X. A partir de agora, serão abordadas as normas de proteção vigentes para o uso desse tipo de radiação. Pode-se dar início a esse assunto formulando três questões básicas:

- Por que proteger?
- A quem proteger?
- Como se deve proteger?

As respostas, simples e objetivas, são:

- Por causa dos efeitos nocivos provocados pelos raios X no organismo
- O paciente, o profissional e o meio ambiente
- Utilizando todos os meios disponíveis para essa finalidade.

Avaliando a relação risco/benefício quanto ao emprego dos raios X, admite-se que eles podem e devem ser utilizados desde que devidamente controlados e tomando-se as devidas precauções. A dose de exposição sobre o paciente, o profissional e o meio ambiente sempre deve ser a mínima possível, mas em hipótese alguma dificultando o processo de diagnóstico. O princípio de otimização estabelecido pela ICRP (1977) determina que se pratique a filosofia ALARA, a qual recomenda que as doses sejam "tão baixas quanto racionalmente exequível". De acordo com Freitas et al. (2004), as radiações não devem ser temidas, e sim controladas. Reforçando essa colocação, Pinto (1995) ressalta que as radiações ionizantes, apesar de não serem visíveis, devem ser lembradas e que, por isso, precisam ser utilizadas com parcimônia.

Quando se fala sobre meios de proteção contra as radiações ionizantes, é necessário lembrar-se da manutenção do controle de qualidade em radiologia odontológica, pois é imprescindível que os exames radiográficos apresentem condições satisfatórias de diagnóstico. Erros radiográficos significam repetições, ou seja, representam a necessidade de expor o paciente, o profissional e o meio ambiente a novas doses de radiações.

Também para a atenuação dos efeitos nocivos dos raios X, a vigilância sanitária preconiza uma série de normas que devem ser cumpridas para a instalação de aparelhos radiográficos no ambiente de trabalho.

Proteção do paciente

Armazenamento dos filmes radiográficos e líquidos processadores

Ao comprarmos os filmes radiográficos e líquidos processadores, devemos observar atentamente o prazo de validade estabelecido pelos fabricantes e, ainda, para mais durabilidade desses itens, armazená-los em geladeira ou em lugares livres de altas temperaturas e produtos que exalam odores fortes, protegidos de luzes artificiais ou naturais e distantes da área onde se utilizam as radiações X. O emprego de filmes ou líquidos deteriorados pode acarretar repetições radiográficas.

Utilização de filmes radiográficos de maior sensibilidade

O emprego de filmes radiográficos mais sensíveis (grupos E e F) representa menos tempo de exposição aos raios X. Os filmes do grupo E requerem cerca de 40% menos radiação do que os do grupo D. Os filmes do grupo F apresentam um comportamento semelhante ao do grupo E, quando processados manualmente, e mais sensibilidade quando processados automaticamente.

Processamento químico adequado dos filmes radiográficos

O processamento químico é a etapa em que ocorre a maioria dos erros radiográficos, mas é aquela que recebe menos atenção por parte do profissional. Esse procedimento exige processar as radiografias em lugares onde não ocorre a entrada de luz, seja em câmaras escuras ou caixas portáteis. Nas câmaras escuras, deve-se fazer uso das lanternas de segurança e dos filtros de luz adequados ao tipo de filme que está sendo processado, além de utilizar o método de revelação manual temperatura-tempo ou, de preferência, o automático. Os cuidados durante o processamento radiográfico manual são fundamentais; assim, os tempos de imersão do filme no revelador, o banho intermediário, o fixador, o banho final e a secagem devem ser cuidadosamente observados. Quando se fizer uso das caixas portáteis, elas devem estar totalmente vedadas contra a entrada de luz externa, e o local onde se introduzem as mãos deve apresentar condições de conservação adequadas. As soluções químicas devem ser trocadas periodicamente, observando-se sempre o seu nível nos recipientes. Condições de higiene da câmara escura, das caixas portáteis e de seus componentes devem ser observadas rigorosamente.

Arquivamento dos exames radiográficos

Os exames radiográficos devem ser arquivados de maneira adequada, ou seja, guardados dentro de envelopes identificados, datados e preferencialmente dispostos em cartelas plásticas flexíveis e transparentes. Esses cuidados representam a não repetição dos exames radiográficos em função de perdas e danos, como riscos e manchas, por exemplo, além da manutenção adequada dessa documentação, tendo em vista o seu valor legal.

Aparelhos radiográficos

Os aparelhos radiográficos devem estar calibrados adequadamente e ser submetidos à manutenção periódica para a observação de radiação de vazamento ou de escape, energia efetiva e rendimento do aparelho e camada semirredutora de alumínio. Além disso, esses aparelhos também devem apresentar, obrigatoriamente, alguns dispositivos ou acessórios, como serão descritos a seguir.

Na saída do feixe útil de radiação, ou seja, entre a janela de vidro e o início do cilindro localizador, deve existir um filtro de alumínio (Figura 3.2), que tem a finalidade de barrar os raios X que apresentam comprimentos de ondas maiores; esse tipo de radiação não é capaz de atravessar as estruturas anatômicas e sensibilizar os filmes radiográficos, mas aumenta a dose de radiação recebida pelo paciente. Nos aparelhos radiográficos de até 70 quilovoltagem (kVp), a espessura desse filtro de alumínio deve ser de 1,5 mm; acima dessa kVp, deve-se utilizar um filtro com espessura de 2,5 mm. Essa filtração reduz cerca de 50% a dose de radiação desnecessária que o paciente receberia.

Outro acessório indispensável nos aparelhos de raios X é o colimador ou diafragma (Figura 3.3). Esse componente é confeccionado com chumbo e está localizado na abertura do cabeçote do aparelho. Tem 2 mm de espessura e apresenta uma abertura central para limitar a passagem do feixe principal de radiação.

A função desse dispositivo é restringir as áreas expostas à radiação, limitando, assim, a produção da radiação secundária. A área exposta aos raios X na face do paciente não deve ter mais de 7 cm de diâmetro ou 6 cm na extremidade do localizador. Em casos de colimadores retangulares, a área exposta da face do paciente aos raios X será ainda menor, cerca de 60 a 70%, quando comparada com as exposições produzidas pelos colimadores cilíndricos.

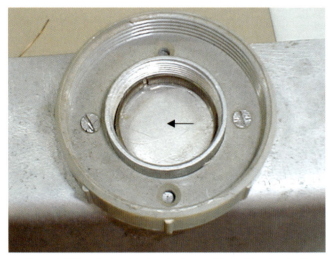

Figura 3.2 Filtro de alumínio localizado na saída do feixe de raios X.

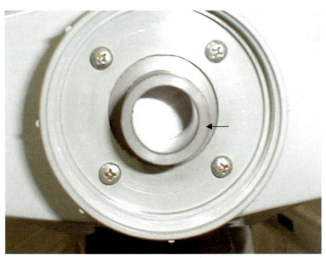

Figura 3.3 Diafragma de chumbo.

Localizadores curtos cilíndricos ou retangulares (Figura 3.4) são os mais utilizados, apesar de os longos reduzirem ainda mais a exposição do paciente aos raios X em função da menor divergência do feixe principal da radiação. Os localizadores cônicos estão proibidos, pois provocam a formação de radiação secundária quando os raios X colidem nas suas paredes. Alguns aparelhos radiográficos apresentam cilindros localizadores revestidos por chumbo.

Os marcadores de tempo, ou *timer*, devem preferencialmente ser eletrônicos, pois seu uso melhora sensivelmente a precisão do tempo de exposição aos raios X. Em relação à kVp, os aparelhos atuais não devem ser inferiores a 70 kVp, de acordo com a Portaria nº 453/98 do Ministério da Saúde.

Técnicas radiográficas

As técnicas radiográficas devem ser criteriosamente indicadas e adequadas a cada paciente, bem como realizadas com cuidado. Radiografias desnecessárias ou repetidas significam maior dose de radiação para o paciente. Por isso, radiografias de rotina não devem ser realizadas de maneira aleatória, a não ser quando indicadas clinicamente. O mesmo é sugerido para exames radiográficos no pós-operatório com a finalidade de comprovar o tratamento realizado, prática comum exigida por alguns planos de saúde odontológico. Gestantes e crianças merecem atenção especial, e as radiografias nesses casos só devem ser realizadas quando forem estritamente necessárias.

Os posicionadores ou mantenedores de filmes periapicais e interproximais (Figura 3.5) devem, sempre que possível, ser utilizados. Isso porque o emprego desses dispositivos facilita a realização das radiografias intraorais quando se avaliam o posicionamento e a estabilidade dos filmes na boca do paciente. Todavia, existem casos em que o uso do posicionador é impraticável; então, a observação da posição da cabeça do paciente, do filme e do localizador, a respeito aos ângulos verticais e horizontais, bem como dos pontos de incidência dos raios X, deve ser seguida criteriosamente. A técnica periapical pelo paralelismo também deve ser indicada sempre que possível, pois em função do aumento da distância foco/filme e da menor divergência dos raios X, provoca menos exposição da face do paciente.

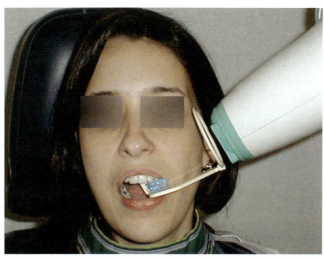

Figura 3.5 Paciente portando o posicionador para a execução da técnica periapical.

É interessante ressaltar o uso das radiografias panorâmicas, pois elas possibilitam a observação da maxila, da mandíbula e das áreas adjacentes com uma única exposição e requerem cerca de 10% do tempo de exposição necessário para se realizar uma "boca toda", ou seja, 14 radiografias periapicais.

Avental e colar plumbíferos

O uso dos aventais plumbíferos durante a realização das técnicas radiográficas é obrigatório e tem como principal objetivo proteger as gônadas contra a radiação secundária, embora o tecido hemocitopoiético do tórax e do abdômen também fique protegido. Para a realização de radiografias panorâmicas, o avental de chumbo deve proteger as regiões ventral e dorsal do paciente, em função do ciclo técnico dos aparelhos utilizados.

O colar plumbífero é recomendado para proteger a glândula tireoide, principalmente em crianças e adultos jovens, em que essa estrutura fica mais próxima ou dentro do feixe de radiação primário (Figura 3.6).

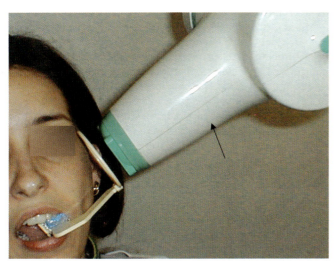

Figura 3.4 Cilindro localizador.

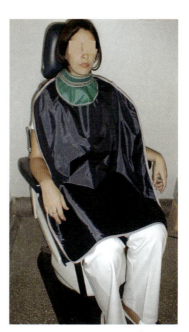

Figura 3.6 Paciente protegida com avental e colar cervical plumbificados.

Esclarecimento do paciente

Esclarecer o paciente sobre a necessidade da sua colaboração durante a realização dos exames radiográficos para evitar repetições e, consequentemente, mais exposição à radiação é um método simples e bastante eficaz de proteção, além de proporcionar tranquilidade a ele.

Radiografias digitais pelos sistemas direto e semidireto

Com o advento dos sistemas radiográficos digitais, o tempo de exposição necessário para a obtenção das radiografias sofreu uma redução sensível. Enquanto nos exames convencionais é necessário utilizar tempos com base em segundos ou décimos de segundo, nas radiografias digitais esse tempo é calculado em centésimos de segundo. Entretanto, para que isso ocorra, o aparelho radiográfico utilizado também deve ser digital (Figura 3.7).

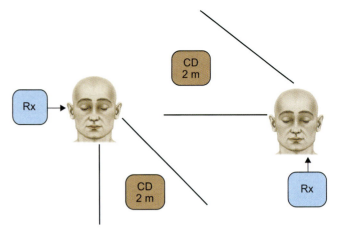

Figura 3.8 Posições de segurança para o profissional durante a exposição. CD: cirurgião-dentista.

Proteção do operador

O operador de raios X está sujeito a receber doses de radiação primária, de radiação de vazamento ou de escape do aparelho de raios X e de radiação secundária proveniente do paciente. Assim, a maioria dos cuidados utilizados para a proteção do paciente também é indicada para proteger o profissional. Entretanto, alguns deles são específicos.

Em casos em que o cirurgião-dentista deve permanecer no recinto durante a realização dos exames radiográficos, ele deve posicionar-se ao lado ou atrás do paciente, em um ângulo entre 90° e 135° referente ao feixe primário, a 2 m da cabeça do indivíduo (Figura 3.8). Caso não seja possível, recomenda-se utilizar biombos de chumbo com uma espessura de 2 mm e visor também de vidro plumbífero (Figura 3.9).

O dispositivo para acionar os aparelhos radiográficos, ligados por um fio, deve viabilizar a saída segura do operador do ambiente onde está sendo realizado o exame ou possibilitar que ele permaneça a uma distância de pelo menos 2 m. Desse modo, fica proibido o uso de aparelhos que apresentam um dispositivo de retardo, sem fio, pois, algumas vezes, esse aparato pode falhar e o profissional acabar ficando exposto à radiação.

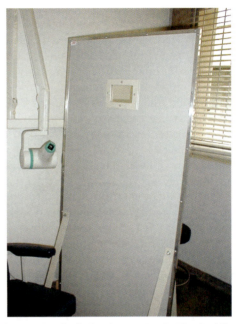

Figura 3.9 Biombo de chumbo com visor de vidro plumbífero.

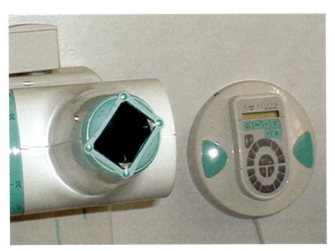

Figura 3.7 Aparelho radiográfico digital.

Em hipótese alguma o profissional deve segurar o filme na boca do paciente nem segurar o cabeçote ou o localizador do aparelho quando este apresenta alguma falha técnica de estabilidade. Em casos em que o paciente esteja impossibilitado de manter o filme durante a realização da técnica, esse procedimento deve ser realizado pelo acompanhante, desde que devidamente esclarecido e também protegido com avental de chumbo.

O uso de dosímetros é indicado para os profissionais que trabalham diretamente com radiações ionizantes (Figura 3.10). Nesses casos, esse monitoramento deve ser feito por empresas especializadas.

Proteção do meio ambiente

Durante a realização dos exames radiográficos, é conveniente que o paciente fique posicionado de modo que o feixe de radiação primário incida em direção a uma parede, e nunca uma

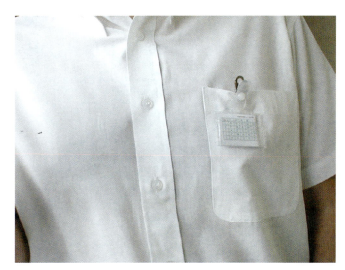

Figura 3.10 Dosímetro utilizado pelo profissional.

porta ou abertura que dê acesso a um local onde possa haver outras pessoas.

Atenção especial também deve ser dada às divisórias nos consultórios, que devem ser de um material que proteja as áreas adjacentes contra as radiações. Em casos de divisórias de alvenaria, elas devem ter, no mínimo, 8 cm de espessura e revestimento de chumbo ou barita. Nas divisórias pré-fabricadas, deve haver uma camada de manta de chumbo de 1 ou 2 mm de espessura no seu interior.

Apesar das recomendações, a quantidade de exposição depende da kVp, da capacidade de absorção das divisórias de ambiente, da quantidade de radiografias que são realizadas e do tipo de ocupação dos ambientes adjacentes.

Embora os líquidos processadores não emitam nenhum tipo de radiação nem sejam portadores desse tipo de energia, é conveniente ressaltar que eles não devem ser dispensados no esgoto comum, pois afetam seriamente o meio ambiente.

Para concluir este capítulo, ressalta-se que um exame radiográfico só poderá ser requisitado e/ou realizado quando houver indicação médico-odontológica, denominada princípio justificado. Além disso, quando for realizado, sempre deverá ser com a menor dose possível de radiação, obedecendo ao princípio de minimização.

Bibliografia

Álvares LC, Tavano O. Curso de radiologia em odontologia. 4.ed. São Paulo: Santos; 2000.
Biral AR. Radiações ionizantes para médicos, físicos e leigos. Florianópolis: Insular; 2002. 232 p.
Boscolo FN, Almeida SM. Riscos radiobiológicos e radioproteção em odontologia. In: Opinion makers – radiologia. São Paulo: VM Comunicações; 2002. p. 44-51.
Capelozza ALA, Álvares LC, Tavano O et al. Higiene das radiações: radiologia preventiva. In: Álvares LC, Tavano O. Curso de radiologia em odontologia. 4.ed. São Paulo: Santos; 1998. p. 45-54.
Freitas A, Rosa JE, Souza IF. Radiologia odontológica. 6.ed. São Paulo: Artes Médicas; 2004.
Freitas L. Radiologia bucal – técnicas e interpretação. 2.ed. São Paulo: Pancast; 2002. 391 p.
Freitas L, Becker L. Natureza e produção dos efeitos biológicos. In: Freitas A, Rosa JE, Souza IF. Radiologia odontológica. 5.ed. São Paulo: Artes Médicas; 2000. p. 67-92.
Hasegawa Jr. TK, Matthews Jr. M, Frederiksen N. Pregnancy, x-rays and risks – the radiology dilema. Tex Dent J. 2002;119(10):1049-51.
Langland OE, Langlais RP. Princípios do diagnóstico por imagem em odontologia. São Paulo: Santos; 2002. p. 291-309.
Mota HC, Araújo AMC, Peixoto JE et al. Proteção radiológica e controle de qualidade em radiologia dentária: a utilização segura da radiografia na prática odontológica. Rio de Janeiro: IRD/CNEN; 1994. 58 p.
Neville BW, Damm DD, Allen CM et al. Patologia oral & maxilofacial. Rio de Janeiro: Guanabara Koogan; 1998. 705 p.
Okuno E, Yoshimura E. Física das radiações. São Paulo: Oficina de Textos; 2010.
Pasler FA. Radiologia odontológica. 3.ed. Rio de Janeiro: Medsi; 1999.
Pasler FA, Visser H. Radiologia odontológica: procedimentos ilustrados. 2.ed. Porto Alegre: Artmed; 2001.
Padilha LG. Capacitação e formação do odontólogo em radioproteção no estado do Rio de Janeiro. Dissertação do Curso de Pós-graduação em Metodologia do Ensino Superior. Fundação Técnico-educacional Souza Marques, Rio de Janeiro; 1995. 78 p.
Paula MVQ. Implantação a distância de programa de radioproteção e controle de qualidade da imagem radiográfica odontológica intrabucal. [Tese de Doutorado.] Rio de Janeiro: Centro Biomédico do Instituto de Biologia da UERJ; 2000.
Pinto RHR, Pereira HT, Rubira CMF. Avaliação de diferentes tipos de divisórias de ambiente odontológico. In: Anais do IV Congresso da Associação Brasileira de Radiologia Odontológica. Goiânia: Associação Brasileira de Radiologia Odontológica; 2001. p. 142.
Pinto RHR, Silva PRD, Corrêa MCCSF et al. Nova legislação para radiologia odontológica: avaliação dos alunos da Unimar. Rev Ciên Odontol. 1999;2(2):47-52.
Proteção radiológica e controle de qualidade para odontologia. [CD-ROM]. São Carlos: Gnatus.
Rosenthal E. Cem anos da descoberta dos raios X: 1895-1995. São Paulo: IMOSP; 1995.
Whaites E. Princípios de radiologia odontológica. 4.ed. Tradução de Ana Luiza Machado Pinto et al. Rio de Janeiro: Elsevier; 2009.
White SC, Pharoah MJ. Radiologia oral: fundamentos e interpretação. 7.ed. Rio de Janeiro: Elsevier; 2015.

4 Filmes e Processamento Radiográficos

Cesar Angelo Lascala e Rodrigo C. Mosca

Introdução

A odontologia, em todas as suas especialidades, utiliza a radiografia com a finalidade de avaliação inicial, controle e avaliação final do tratamento. Portanto, o conhecimento adequado sobre os filmes e as etapas envolvidas na produção da imagem radiográfica se faz necessário para diminuir a possibilidade de erros e, assim, obter-se alta qualidade diagnóstica.

Filme intraoral

A radiografia pode fornecer detalhes importantes para o sucesso de um tratamento, desde que sua indicação e execução sejam precisas. Para isso, é importante saber o tipo de filme a ser usado e sua característica técnica, de modo a diferenciar os detalhes dos artefatos inerentes à aquisição da imagem. O filme é considerado intraoral quando acomodado dentro da cavidade oral (Figura 4.1).

Estrutura

O filme é constituído de uma base de poliéster recoberta por uma emulsão em ambos os lados, com uma lâmina de chumbo em um deles. É envolto por uma fina camada de papelão preto e embalado em um material plástico, colorido, conforme a especificação do produto (Figura 4.2).

Base

A principal função da base (película) é o suporte para a emulsão; por isso, ela deve ser rígida, porém flexível, para se acomodar na cavidade oral. As primeiras bases foram fabricadas com acetato de celulose, mas logo foram substituídas porque causavam combustão espontânea. Atualmente, é fabricada com espessura de 0,2 mm, de poliéster polietileno tereftalato

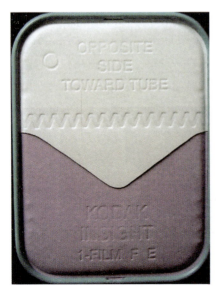

Figura 4.1 Filme intraoral.

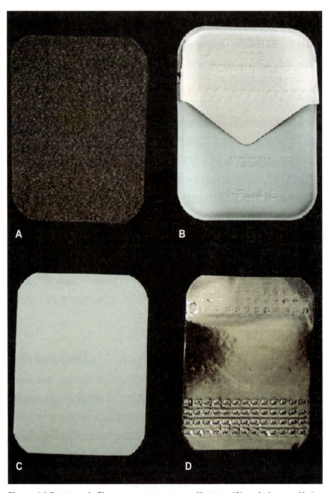

Figura 4.2 Estrutura do filme, composta por: papelão preto (**A**), embalagem plástica (**B**), película radiográfica (**C**) e lâmina de chumbo (**D**).

transparente, com uma coloração azulada ou esverdeada (conforme o fabricante), pois se acredita que tal coloração melhore a visualização de detalhes. A base deve ainda apresentar baixa combustão, conforme as normas de segurança da American Standard Association (ASA).

Sobre a base, em ambos os lados, é aplicada uma fina camada de um tipo de material adesivo, para a fixação da emulsão. Esse adesivo é chamado de *substrato*. Em um dos cantos da base existe um pequeno relevo com formato redondo (picote), que serve de orientação para diferenciar os lados direito e esquerdo do paciente.

Emulsão

A emulsão é constituída de dois componentes principais: os sais halogenados de prata e a matriz, onde se encontram os sais suspensos.

Os sais são compostos, principalmente, por cristais de brometo de prata e, em menor grau, por cristais de iodeto de prata. O iodeto é adicionado por ter cristais com diâmetro maior do que os de brometo, com a finalidade de desorganizar a estrutura regular dos cristais de brometo, aumentando, assim, a sensibilidade aos raios X. A sensibilidade do filme depende de estrutura, organização, tamanho e formato, bem como de determinada quantidade de um composto de enxofre.

A matriz, na qual se encontram os sais suspensos, é formada por uma substância coloide gomosa com aspecto gelatinoso. Apresenta como características a absorção de produtos químicos presentes no processamento radiográfico, não se dissolve em água e endurece ao final do procedimento.

Uma película protetora é colocada por sobre a emulsão, para evitar contaminação e prevenir estragos acidentais, como "riscar" a radiografia. Esta emulsão é colocada em ambos os lados para que a sensibilidade seja maior, diminuindo o tempo de exposição do paciente.

Embalagem

A embalagem do filme tem como finalidade protegê-lo mecânica e quimicamente de parte da radiação secundária responsável pelo véu (*fog*), que dificulta a interpretação da imagem radiográfica. Envolvendo a película, é adicionado um fino papel-cartão preto para proteger a emulsão mecanicamente e impedir a exposição à luminosidade, pois, além de ser sensível aos raios X, ela também é sensível à luz.

Por cima de um dos lados do conjunto película-papel-cartão, é colocada uma lâmina de chumbo fina que ajuda a impedir a ação da radiação secundária produzida pelos tecidos bucais. Ainda é definida uma marca em relevo, parecida com marcas de pneus no asfalto, para indicar se houve erro na técnica durante a aquisição da imagem.

Em adição, esse novo conjunto é envolto por um invólucro plástico selado, onde há diferenciação entre o lado que contém a lâmina de chumbo e o lado sensível aos raios X, que o protege quimicamente dos fluidos salivares.

Formatos

Existem três formatos de filmes intraorais: periapical, interproximal e oclusal (Figura 4.3). O periapical é subdividido em três tipos, 0, 1 e 2, conforme seu tamanho e indicação. O interproximal apresenta apenas um tipo, mas os filmes periapicais têm sido adaptados para essa finalidade, com ótimos resultados. Por fim, o oclusal também apresenta apenas um tipo (Quadro 4.1).

Os filmes periapicais podem ainda ser classificados em simples, quando em sua embalagem for acondicionado apenas um filme, e duplo, quando forem adicionados dois filmes à sua embalagem (Figura 4.4). Com o uso do filme duplo, tem-se a finalidade de se obterem, em apenas uma exposição, duas imagens radiográficas em filmes diferentes, possibilitando o arquivamento de um deles, o intercâmbio entre as especialidades e a comparação futura no decorrer do tratamento.

Sensibilidade

A sensibilidade do filme intraoral corresponde à quantidade necessária de radiação X para que se forme a imagem radiográfica com uma densidade padrão. A velocidade do filme é expressa frequentemente como o recíproco (Röntgen-recíproco [R]) da exposição requerida para produzir uma densidade

Quadro 4.1	Especificações de formatos dos filmes intraorais (Eastman Kodak Company©, Rochester, Nova Iorque).
Formato/nº do tipo	**Dimensão**
Periapical tipo 0	22 × 35 mm
Periapical tipo 1	24 × 40 mm
Periapical tipo 2	31 × 41 mm
Interproximal tipo 3	27 × 54 mm
Oclusal tipo 4	57 × 76 mm

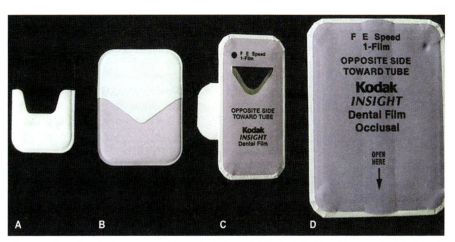

Figura 4.3 Tamanhos dos filmes intraorais. **A.** Periapical infantil. **B.** Periapical adulto. **C.** Interproximal. **D.** Oclusal.

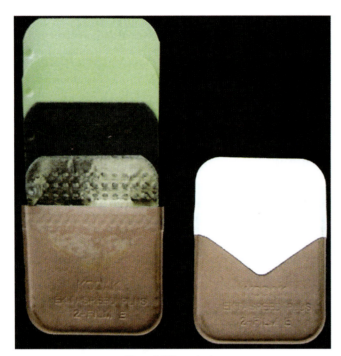

Figura 4.4 Filmes duplos.

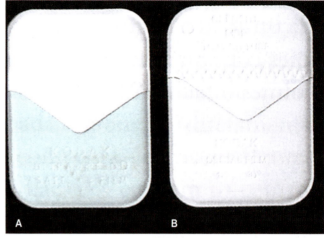

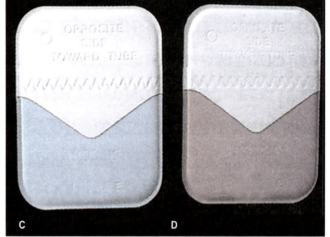

Figura 4.5 Filmes de sensibilidades C (**A**), D (**B**), E (**C**) e E-F (**D**).

óptica de 1 acima do véu bruto. O Röntgen é uma unidade de medida de exposição definida como a quantidade de raios X capaz de produzir, em 1 cm³ de ar (nas condições normais de temperatura e pressão [CNTP]), íons possuídos de uma unidade eletrostática de carga negativa ou positiva.

Os filmes "rápidos" requerem uma dose relativamente menor para produzirem a densidade 1, enquanto os filmes "lentos" requerem uma dose relativamente maior para produzirem a mesma densidade. A sensibilidade do filme está ligada diretamente ao tamanho, à organização e aos formatos dos cristais de brometo de prata, como os de iodeto de prata.

A sensibilidade dos filmes é expressa por letras que designam seus grupos (Quadro 4.2 e Figura 4.5).

Filme extraoral

Por definição, o filme extraoral é aquele que necessita de acondicionamento em um chassi e é posicionado fora da cavidade bucal do paciente. Tem como finalidade o estudo do complexo maxilofacial.

Quadro 4.2	Especificações dos filmes intraorais (Eastman Kodak Company©, Rochester, Nova Iorque).
Grupo	**Escala de velocidade em R**
A	Lento — 1,5 a 3
B	3 a 6
C	6 a 12
D	12 a 24
E	24 a 48
F*	Rápido — 48 a 96

*Velocidade alcançada utilizando-se filme de velocidade E, mas processado em processadora automática, segundo a Eastman Kodak Company©, Rochester, Nova Iorque. Adaptado de ADA, 1983.

Classificação e estrutura

O filme extraoral é classificado em dois tipos distintos, mas com a mesma função: filmes *screen* e *no screen*.

Filme *screen*

O filme *screen* é fabricado para ser mais sensível à luz visível do que aos raios X, porque ele é colocado entre duas telas intensificadoras quando é feita a exposição. Sua base é a mesma utilizada no filme intraoral, mas sem o relevo em um dos cantos, uma vez que, para a identificação do lado do paciente, são acondicionadas no chassi porta-filmes as letras "D" (direito) e "E" (esquerdo). Já a emulsão não apresenta diferenças significativas.

Os filmes são acondicionados em caixas especiais para 100 unidades, protegidos da luz e umidade. Algumas marcas comerciais ainda os separam com uma película de papel, para evitar danos entre eles e facilitar o manuseio do operador.

Filme *no screen*

O filme *no screen* é aquele que, como o filme intraoral, necessita da radiação para a formação da imagem. Possui mais prata metálica em sua emulsão e, assim, produz um alto contraste. É usado principalmente em partes do corpo que precisam desse alto contraste, como as articulações, e requerem de 2 a 3 vezes mais tempo de exposição para produzirem a imagem.

Formato

Para o complexo maxilofacial, são usados cinco tamanhos diferentes, com indicações distintas (Quadro 4.3).

Sensibilidade

Assim como há semelhança entre a estrutura dos filmes intra e extraorais, a sensibilidade também é parecida. Usam-se os mesmos conceitos; entretanto, como as áreas a serem estudadas no complexo bucomaxilofacial diferem-se entre si, são fabricados filmes com alto contraste e velocidade média, de imagem com menos nitidez, mas com alta velocidade etc. Essas combinações são necessárias porque, em uma radiografia cefalométrica, é importante ter uma imagem com a presença de tecido mole sem perder detalhes do tecido duro. A velocidade também está ligada diretamente ao tipo de tela intensificadora usada.

Acessórios para a incidência radiográfica extraoral

Toda incidência radiográfica extraoral é realizada em aparelhos especiais que dependem de acessórios para o acondicionamento do filme, para a posição correta do paciente no aparelho, entre outros. Basicamente, são necessários três tipos de acessórios: o chassi porta-filmes, a tela intensificadora e a placa de Lysholm (antidifusora).

Chassi porta-filmes

O chassi é um suporte composto por duas placas com dobradiças entre si para sua abertura, onde o filme é colocado entre duas telas intensificadoras (*ecrans*). Pode ser fabricado com plástico ou metal com baixo número atômico, como o alumínio, para não interferir na exposição aos raios X. Pode apresentar-se rígido ou flexível, dependendo do aparelho, e nos tamanhos correspondentes aos filmes extraorais. Ainda deve apresentar as letras "D ou R" (direito) e "E ou L" (esquerdo) para identificar o lado do paciente (Figura 4.6).

Telas intensificadoras (*ecrans*)

Desde a descoberta dos sais inorgânicos, observou-se que alguns (fósforos) emitiam luz visível (fluoreciam) quando expostos aos raios X. Assim, chegou-se à conclusão de que a fluorescência era proporcional à intensidade dos raios X. Então, pesquisadores desenvolveram telas contendo esses sais inorgânicos, a fim de sensibilizar o filme e produzir a imagem radiográfica (Figura 4.7A).

Função

Sua função é converter os raios X absorvidos em fótons de luz (Figura 4.7B), o que é chamado de *conversão intrínseca*.

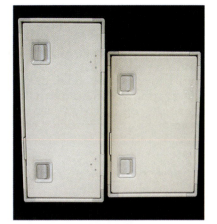
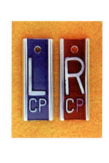
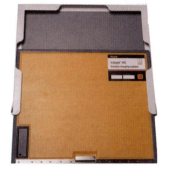
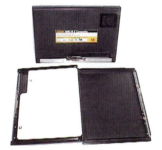

Figura 4.6 Chassi porta-filmes.

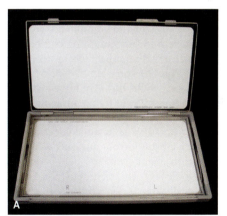
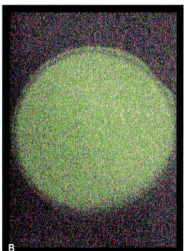

Figura 4.7 A. Tela intensificadora. **B.** Luz emitida pela tela intensificadora quando irradiada.

Quadro 4.3	Especificações de tamanho dos filmes extraorais (Eastman Kodak Company©, Rochester, Nova Iorque).
Formato/nº do tipo	**Dimensão**
A	13 × 18 mm
B	18 × 24 mm
C	24 × 30 mm
D	30 × 40 mm
E (panorâmico)	15 × 30 mm

24 Fundamentos de Odontologia | Radiologia Odontológica e Imaginologia

Como visto anteriormente, o grupo dos filmes *screen* são mais sensíveis à luz do que aos raios X. Diante disso, a presença das telas intensificadoras chegam a reduzir em até 60 vezes a dose de raios X necessária para a formação da imagem latente em relação aos filmes *no screens*.

Nos filmes intraorais não há necessidade do uso de telas intensificadoras porque a imagem formada teria menor nitidez (detalhes) e também devido ao alto custo de produção, uma vez que elas não são descartáveis.

Composição

As telas intensificadoras são feitas sobre uma base plástica de poliéster com espessura de 0,25 mm. Podem ser refletivas, intensificando sua sensibilidade, mas resultando em uma imagem com menor grau de nitidez, ou não refletivas, nas quais é aplicada uma camada de dióxido de titânio, diminuindo sua sensibilidade, mas resultando em uma imagem com maior grau de nitidez. Sobre essa base é aplicada outra camada responsável diretamente pela fluorescência, composta por cristais fluorescentes que, quando expostos aos raios X, emitem uma luz verde, azulada ou ultravioleta (UV), conforme a sua composição. Essa camada é dividida em três grupos principais: tungstato de cálcio ($CaWO_0$), platinocianeto de bário e elementos de terras raras.

O termo *terras raras* é usado para designar os óxidos de escândio (Sc, 21), ítrio (Y, 39), lantânio (La, 57) e dos 14 elementos seguintes ao lantânio na tabela periódica de elementos químicos, como, por exemplo, desde o cério (Ce, 58) até o lutécio (Lu, 71) inclusive. O último grupo também inclui európio (Eu, 63), gadolínio (Gd, 64), térbio (Tb, 65) e túlio (Tm, 69). A série de elementos com número atômico de 58 a 71 é conhecida como lantanídeos. O elemento químico fósforo produz pouca fluorescência e tem sido substituído na composição das telas intensificadoras de terras raras pelo térbio ativado oxissulfídeo de gadolínio (Gd_2O_2S:Tb), como também pelo túlio ativado lantânio oxibromídeo (LaOBr:Tm). Ainda a substituição de 0,3% dos átomos de gadolínio pelo térbio aumenta a fluorescência da tela. Outro grupo de terras raras também tem sido usado, como o tantálio (Ta, 73). Sua fórmula genérica é $LnTaO_0$, em que o Ln pode ser substituído por qualquer elemento das terras raras. É conhecido comercialmente pelo o uso ítrio tantálio ativado pelo túlio ($YTaO_5$:Tm) ou nióbio (Nb, 41) ($YTa\,O_5$:Nb).

As telas intensificadoras são produzidas em maior quantidade com elementos de terras raras, pela eficiência de seus cristais. Elas são capazes de absorver 60% dos fótons que atravessaram o paciente e colidiram com o chassi porta-filmes e ainda conseguem converter 20% da energia de absorção fotoelétrica ou do efeito Compton dos fótons incidentes em energia luminosa, em comparação com as telas de $CaWO_0$, cuja porcentagem é de aproximadamente 5%, o que converteria os raios X (50 KeV) para em torno de 850 fótons de luz. Metade desse valor é transmitido à emulsão, mas é suficiente para a produção da imagem latente.

Devido ao alto número atômico dos elementos químicos na composição das telas intensificadoras, a maior parte da energia absorvida é proveniente do efeito fotoelétrico. Esse efeito no átomo diminui constantemente com o aumento da energia dos raios, mas aumenta abruptamente quando próximo à camada K do átomo. Por esse motivo, são usados o lanthanum (Ln 54) e o gadolínio (Gd 64), pois têm número atômico menor do que o do tungstênio (W 74). Entretanto, com a maior absorção de energia pelo efeito fotoelétrico, há liberação de mais radiação característica, o que interfere na nitidez da imagem radiográfica.

As telas intensificadoras podem ser classificadas em rápidas, médias e lentas. Os fatores que determinam sua "velocidade" são a absorção dos raios X, a eficiência na conversão dos raios X em luz e a espessura dos cristais, que varia de 100 a 200 mm. As telas rápidas são 2 vezes mais sensíveis do que as médias, que são 2 vezes mais sensíveis que as lentas (função 2x). Entretanto, para se ter maior sensibilidade, perde-se em nitidez. Assim, uma combinação entre o filme e a tela intensificadora faz com que se tenha menor dose de exposição sem perder a nitidez da imagem formada. Para isso, existem combinações específicas entre o filme a ser usado e a tela intensificadora, a fim de se obter o resultado esperado (Quadro 4.4).

Sobre a camada de fósforo é aplicada uma camada protetora de plástico com espessura de aproximadamente 8 μm. Sua finalidade é possibilitar a limpeza da tela sem danificar os cristais, uma vez que qualquer impureza que estiver presente prejudica a formação da imagem, pois impede a produção da luz que sensibilizará o filme.

Placas antidifusoras

Apesar dos inúmeros esforços de se obter uma imagem com mais nitidez, com densidade e contraste satisfatórios para uma interpretação mais precisa, ainda se perde qualidade de imagem devido aos efeitos indesejáveis dos raios X, a radiação secundária. Por isso, foram desenvolvidas alternativas para minimizar tal efeito, e as mais aceitas são as placas de Lysholm e de Potter-Bucky.

Quadro 4.4	Combinação das telas intensificadoras (*ecrans*) com os filmes extraorais.		
Fabricante	*Ecrans*	**Filme**	**Velocidade (sensibilidade)**
Eastman Kodak	**Lanex (esverdeada)**		
	Rápido	T-Mat G, T-Mat L	100
	Médio	T-Mat G, T-Mat L	250
	Regular	T-Mat G, T-Mat L	400
	Ektavision	Ektavision	400
Imation	**Trimax (esverdeada)**		
	Rápido	XLA+, XDA+	100
	Detalhe rápido	XLA+, XDA+	300
	Médio	XLA+, XDA+	400
	Regular	XLA+, XDA+	600
	Quanta (azulada)		
	Detalhe	Cronex 10T, 10TL	100
	Detalhe rápido	Cronex 10T, 10TL	200
	Rápido	Cronex 10T, 10TL	400
	Super-rápido	Cronex 10T, 10TL	800
Sterling	**Ultra-vision (ultravioleta)**		
	Detalhe	Ultra-Vision G, L	100
	Detalhe rápido	Ultra-Vision G, L	200
	Rápido	Ultra-Vision G, L	400
	Super-rápido	Ultra-Vision G, L	800

T-Mat G, XDA+, 10T: detalhes médios, velocidade média, alto contraste; Ektavision, Ultra-vision: alto detalhe, velociade alta; T-Mat L, XDA+, 10TL: detalhes médios, velocidade média, latitude ampla.

Adaptado de White e Pharoah, 2000.

Placa de Lysholm (estacionária)

Em 1926, o Dr. Erik Lysholm, no hospital de Karolinska, em Estocolmo, desenvolveu uma grade com tiras de chumbo ligadas entre si por meio de um material inerte à radiação X. Essas tiras são orientadas de modo que o feixe principal de raios X passe pelo material inerte fixado entre elas, e a radiação secundária se choque nas mesmas, sendo absorvido antes de chegar ao filme. Na década de 1930, a placa foi melhorada pelo Dr. Sven Ledin, permanecendo até hoje como a conhecemos.

As placas de Lysholm (Figura 4.8) são fabricadas conforme a densidade linear, a distância focal, a relação entre o filme e a tela intensificadora (*ecran*) e o tamanho do filme. Entretanto, três características devem ser observadas: a relação de grade, a densidade da tira e a distância foco-filme. Basicamente, são constituídas de 85 pares de tiras de chumbo (material absorvedor dos raios X), e o alumínio é o material de ligação entre as tiras, formando uma grade. A espessura das tiras pode variar de 0,030 a 0,050 mm, e elas são acondicionadas em um chassi rígido com tampa de alumínio de 0,20 mm de espessura, ou de fibra de carbono com espessura de 0,24 mm. O uso do alumínio é compreendido devido ao seu baixo número atômico, sendo quase que inerte aos raios X, tanto como a fibra de carbono.

A disposição das tiras que formam a grade pode variar de acordo com a finalidade. Podem ser encontradas como uma secção prismática, ou seja, arranjadas verticalmente no plano da grade e paralelas entre si, porém em contraste com a grade focal, convergindo a um ponto focal (Figura 4.9 A). Essa disposição deve ser usada em distâncias foco-filme inferiores ou iguais a 100 cm, pois o uso em distâncias maiores pode resultar em: densidade radiográfica na área central da imagem, formação de penumbra ao seu redor e casos específicos nos quais não se pode ter um alinhamento perfeito entre a placa e o filme, como, por exemplo, radiografias de urgências e emergências em pronto-socorro.

Ainda sobre essa primeira grade é colocada uma outra com a mesma disposição das tiras, mas formando um ângulo de 90º (Figura 4.9 B). No caso da odontologia, as tiras são dispostas paralelas a favor do feixe primário de raios X (Figura 4.9 C); com isso, o efeito inerente à radiação secundária é minimizado.

Placa de Potter-Bucky (dinâmica)

A placa de Potter-Bucky foi inventada por Gustav Bucky e aperfeiçoada por Potter em 1920 e é usada em aparelhos de ânodo rotatório. Apresenta a mesma composição e estrutura da placa de Lysholm, mas seu funcionamento é diferente por ser uma placa dinâmica, enquanto a de Lysholm é estacionária. Em relação à função, ambas apresentam a mesma característica, que é impedir ou minimizar os efeitos da radiação secundária na formação da imagem.

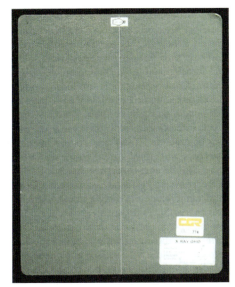

Figura 4.8 Placa de Lysholm.

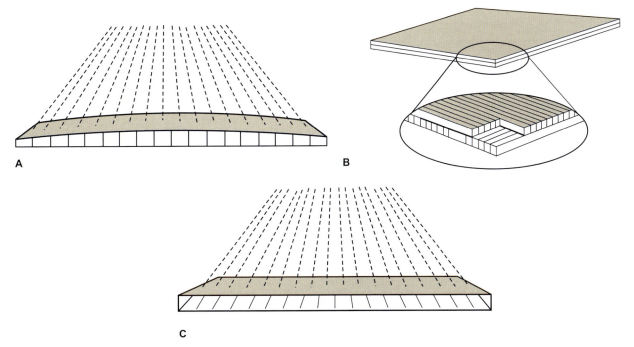

Figura 4.9 A. Disposição das tiras de chumbo na formação da grade. **B.** Disposição da segunda placa formando um ângulo de 90º. **C.** Disposição das tiras de chumbo na formação da grade usada em odontologia.

Seu funcionamento é bastante simples: a placa é posta em movimento, oscilando de um lado a outro, antes da exposição aos raios X, ou quando o ânodo começa a girar. Para isso, dois requisitos devem ser preenchidos. Primeiro, a placa deve mover-se rápido o suficiente para atenuar a penumbra formada pelas tiras de chumbo; segundo, o movimento da placa não deve ser síncrono com os pulsos do gerador dos raios X.

Filme dosimétrico

Filmes dosimétricos são aqueles utilizados para medir a exposição à radiação sofrida por profissionais e têm uma sensibilidade aos raios X que depende da energia dos fótons do aparelho operado pelo profissional. Essa sensibilidade aparece devido à camada K da prata (Ag, 46) no filme, que ocorre a 25 keV, que é a energia média dos fótons de um feixe de raios X a 60 quilovoltagem-pico (kVp), quando a resposta do filme é máxima para essa voltagem.

Existem outras maneiras de mensurar a exposição aos raios X, e a mais usada é a dosimetria termoluminescente. Constitui-se de pastilhas de fluoreto de lítio (LiF), material de estado sólido que armazena parte da energia dos raios X nas armadilhas eletrônicas. Nos dosímetros termoluminescentes (TLD, *thermoluminescent dosimeters*), os elétrons são liberados por meio da aplicação de aquecimento entre 200 e 300°C, que, depois da exposição, resulta em emissão de luz proporcional à exposição à radiação. O LiF é usado em função do seu baixo número atômico efetivo (Zef = 8,3), fazendo com que seja razoavelmente equivalente ao tecido biológico.

Um aparelho de leitura é constituído essencialmente do circuito de aquecimento do dosímetro, de uma válvula fotomultiplicadora destinada a transformar a menor quantidade de luz emitida em corrente elétrica e de um circuito de medida de corrente indicando a dose recebida pelo dosímetro em uma escala graduada em escala graduada em R (Röntgen) ou $2,58 \times 10^{-4}$ C/kg (coulomb por quilograma pelo Sistema Internacional – SI).

A resposta do TLD em função da energia do fóton é razoavelmente constante e muito melhor que a do filme, pois tem intervalo dinâmico alto e pode medir doses tão baixas quanto 1 rad (0,010 Gy), ou tão altas quanto 100 rad (1 Gy).

Imagem latente

A imagem latente corresponde ao processo físico-químico na formação da imagem. Para entender a formação da imagem latente, é preciso esclarecer que o agente que, de fato, reduz os íons do cristal de brometo de prata na emulsão não é diretamente o próprio fóton incidente, mas sim os fótons resultantes dos efeitos de absorção fotoelétrico e de Compton. Também é importante saber que, antes da exposição aos fótons, a prata que está na emulsão se encontra como íons de prata emaranhados com os íons de halogenato, tais como os do brometo e do iodeto.

A passagem de um fóton por um cristal de brometo de prata enquanto ocorrem os efeitos de absorção transmite uma grande quantidade de energia (energia cinética). Embora haja muita energia nesse processo, ela é usada de maneira ineficaz; entretanto, a quantidade é suficiente para fazer o cristal atravessar uma imagem latente estável.

O efeito fotoelétrico ou o de Compton, enquanto sendo o resultado de absorção ou interação de um fóton, pode ter um caminho bastante longo na emulsão e fazer a reação química de poucos ou muitos cristais. O número de cristais expostos pela interação do fóton pode variar de 1, para fótons de cerca de 10 keV, a possivelmente 50 ou mais para 1 meV. Porém, para 1 meV e fótons de energia mais altos, há pouca probabilidade de uma interação que transfere a energia total a cristais em uma emulsão. Geralmente, um fóton de alta energia atravessa sem interação com a emulsão. Por essa razão, em média, de 5 a 10 cristais reagem quimicamente por fóton de alta energia.

Comparativamente, para baixos valores, cada incremento de exposição faz, em média, o mesmo número de cristais reagir. Entretanto, na Figura 4.10, a densidade *versus* exposição pode ser essencialmente linear até densidades de 2 ou valores numéricos pouco maiores.

Todos os íons são usados no processo de oxirredução, mas aqui serão abordados os íons do brometo (Br⁻) como exemplo. Quando há exposição aos raios X, o íon do Br⁻ é convertido a um átomo de Br neutro pelo efeito de absorção de energia, acarretando a liberação de um elétron. Este elétron pode ser capturado ou "aprisionado" nas "armadilhas do elétron", presente devido às imperfeições do cristal ou aos agentes sensibilizantes, tais como o sulfureto de prata, que estão presentes na emulsão. Tais armadilhas são capazes de catalisar a redução da prata, produzindo mais elétrons livres. O elétron de Ag⁺ capturado ou aprisionado transforma-se em prata metálica Ag (neutro), a qual se torna uma nova armadilha para a captura de um novo elétron. Assim, a carga negativa atrai um íon de prata, o que leva à formação de um núcleo da prata com dois átomos. Ocorre, então, a produção de mais e mais prata metálica, criando pontos de cristal de halogenato de prata. Esses pontos, que contêm pouca quantidade de prata metálica, dão forma à imagem latente. Para a formação da imagem latente em imagem visível, é necessário o processo de revelação e fixação da imagem.

Características da imagem radiográfica

O estudo da formação da imagem radiográfica é composto por vários fatores intrínsecos e extrínsecos. Fazem parte dos fatores intrínsecos a densidade, o contraste, a latitude (propriedades da exposição do filme) e os artefatos inerentes. São considerados fatores extrínsecos a curva característica, o ruído da imagem radiográfica e a atenuação da imagem.

Exposição do filme radiográfico

A exposição pode ter significados distintos, segundo o contexto no qual está empregada. Pode ser utilizada de acordo com certas condições de exames radiográficos, como a corrente da ampola (miliamperagem [mA]) e o tempo (segundos), o que é caracterizado como "mAs". Também pode designar a quantidade de radiação efetiva que sensibiliza determinada parte do filme. Portanto, a *exposição* é definida como a quantidade de energia efetiva que sensibiliza o filme e produz determinada densidade radiográfica após seu processamento químico. Pode-se ainda especificar as exposições em absolutas e relativas. Desta última, obtem-se um ponto como referência para todas as outras exposições, o que a torna mais útil que a exposição absoluta.

Existem dois fatores que interferem diretamente na exposição do filme: espessura e densidade do objeto. O fator *espessura* torna-se importante porque, quanto mais espesso for o objetivo, maior será a alternação dos raios X, resultando em uma imagem com pouca densidade e contraste. Por esse motivo, são usadas diferentes combinações entre tempo (segundos), corrente da ampola (mA) e produção dos raios X (kVp) para determinadas situações, como radiografias para criança ou adulto ou até mesmo pessoas edêntulas.

O fator *densidade* do objeto exerce muita influência na produção da imagem, pois um item com grande densidade produz grande atenuação dos raios X quando direcionado diretamente a ele. Em outras palavras, uma restauração metálica é mais densa que a dentina, o esmalte e o osso alveolar e, portanto, absorve maior quantidade de fótons. Por isso, a atenuação dos raios X é maior, produzindo nas regiões correspondentes uma imagem mais clara comparada com outras estruturas – a imagem radiopaca. Objetos com uma densidade menor produzem uma imagem mais escura, pois os fótons incidentes são menos absorvidos, podendo até atravessá-los, formando a imagem radiolúcida.

Densidade radiográfica

Densidade refere-se ao grau ou graduação de escurecimento dos filmes expostos aos raios X. A formação da prata metálica, como descrita anteriormente, bloqueia a passagem da luz, conferindo a aparência escura ao filme. A transparência relativa das distintas áreas da radiografia depende de sua distribuição no filme, e essa variação da quantidade de luz transmitida (transparência) faz com que seja visível a imagem. Assim, quanto maior for o depósito de prata metálica no filme, maior será a absorção de luz e menor será seu grau de transparência.

Um densitômetro compara a intensidade da luz que penetra em determinada área de um lado do filme processado com a respectiva intensidade que emerge do outro lado. Logo, a densidade pode ser mensurada por meio de uma equação matemática logarítmica, com a proporção entre a intensidade do feixe luminoso da luz incidente (L_O) comparada com a quantidade de luz transmitida (L_T) através da radiografia. Essa equação é denominada *densidade óptica*.

$$\text{Densidade óptica} = \text{Log}_{10} \frac{L_O}{L_T}$$

Para entender melhor a equação, tomemos como exemplo uma área da radiografia em que a passagem de luz é de 1/10. A proporção entre a luz incidente e a luz transmitida é 10/1, ou seja, 10%. O logaritmo de 10 (10^1) é 1; portanto, a área estudada tem densidade 1. Em outra área em que a passagem de luz é 1/100, a proporção será 100. O logaritmo de 100 (10^2) é 2; logo, sua densidade é 2.

Curva característica

A relação entre a densidade óptica do filme e a função logarítmica da exposição correspondente é chamada de *curva característica*, usada para mostrar as propriedades de exposição do filme, como contraste, latitude e sensibilidade. A principal vantagem de empregar uma escala logarítmica é que as exposições cuja proporção seja constante sempre estarão separadas pela mesma distância (0,3) na escala, independentemente de seus valores absolutos, sem importar se foram, respectivamente, 10 e 20 erg/cm² ($\log_{10} = 1$, $\log_{20} = 1,3$) ou 2 e 4 miliroentgens ($\log_2 = 0,3$, $\log_4 = 0,6$).

Esta curva, também conhecida como curva H&D, é formada por três regiões distintas: base, patamar e porção linear. Na base e no patamar, as variações de densidade óptica são pequenas em função das variações na exposição, proporcionando um contraste inferior. A porção linear corresponde à faixa de exposição útil (latitude), onde a densidade óptica é proporcional à exposição.

Conforme o gráfico da Figura 4.10, valores menores que 0,6 ou maiores que 3 unidades de densidade óptica são considerados inadequados para interpretação, pois não apresentam diferenciação de detalhes.

Contraste da imagem radiográfica

O termo *contraste da imagem radiográfica* é utilizado para descrever a gama de densidades existentes em uma radiografia. Também é definido como a diferença de densidade entre as áreas mais escuras (mais densas) e as mais claras (menos densas). Quando essa diferença é muito grande, denomina-se *alto contraste*, pois poucas nuances de cinza estão presentes entre a imagem preta e a branca, caracterizando uma curta escala de cinza. Já quando se tem uma imagem composta por áreas de cinza-claro e cinza-escuro, além de pequenas diferenças entre si, denomina-se *baixo contraste*, pois muitas nuances de cinza estão presentes. O contraste da imagem radiográfica é a composição de três fatores: contraste da matéria, contraste do filme e radiação secundária.

O *contraste da matéria* está relacionado com a proporção da energia (kVp) e a intensidade (mA) dos raios X. O fator principal para alterar o contraste da matéria é a kVp, pois, como já se sabe, quanto maior a kVp, menor o comprimento de onda dos raios X e maior seu poder de penetração. Como o alvo-anteparo será atravessado com maior número de fótons, a imagem radiográfica resultante será mais densa (escura), produzindo uma curta escala de cinza (alto contraste).

Outra maneira de alterar o contraste da imagem radiográfica é com a mudança da mA e do tempo de exposição, mantendo a kVp constante. Essas alterações mudam a localização na curva característica. O contraste da matéria relaciona-se com o tipo de filme utilizado, as condições de processamento químico e o nível de densidade radiográfica.

O *contraste do filme* normalmente é medido como o gradiente comum (declive) da parte útil para diagnóstico da curva característica, e neste declive se encontra o maior gradiente comum e, portanto, maior contraste.

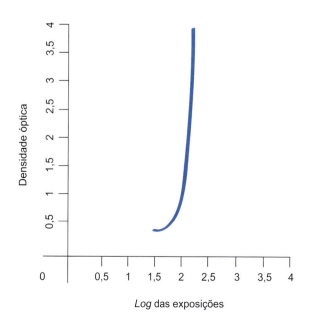

Figura 4.10 Curva característica da exposição direta do filme.

A *radiação secundária* é um efeito inerente dos raios X, causado pela ação dos fótons do feixe principal, que, interagindo com a matéria, resultam no efeito de Compton e/ou no efeito fotoelétrico. Tal interação é responsável pelo velamento radiográfico (*fog*). O uso das placas antidifusoras minimiza os efeitos indesejáveis da radiação secundária; entretanto, quando se utiliza a exposição direta (radiografia intraoral), o velamento causa maior grau de escurecimento e, consequentemente, perda na escala de contraste, dificultando uma interpretação precisa da imagem radiográfica formada.

Latitude da imagem radiográfica

A latitude da imagem radiográfica refere-se à associação mensurada de uma gama de exposições que podem ser registradas como densidades distinguíveis em um filme, formando uma imagem satisfatória. A latitude e o contraste são inversamente proporcionais, ou seja, quanto maior o contraste, menor a latitude.

A latitude pode ser dividida em duas categorias: latitude de exposição e latitude do filme. A latitude de exposição refere-se à kVp. Quando o profissional aumenta a kVp, produz uma imagem com larga latitude, mas com baixo contraste; entretanto, a diminuição da kVp produz uma imagem menos densa, com uma latitude ligeiramente mais larga e contraste pouco menor.

Com essa regra, pode-se entender a latitude do filme. Suponhamos que três filmes foram expostos, ao mesmo tempo, com 40, 70 e 100 kVp, respectivamente, todos com a mesma intensidade. Nessa situação, o contraste da matéria seria igual nos três casos, sendo a única diferença um contraste maior no filme de 40 em relação ao de 70, e o de 70 maior em relação ao de 100 kVp. Seguindo o mesmo raciocínio, o filme com contraste maior tem a menor latitude de exposição. Relacionando-os à curva característica dos filmes, observa-se que as suas amplitudes estão dentro da margem de uma radiografia com qualidade satisfatória para diagnóstico.

Ruído da imagem radiográfica

Muitos detalhes da estrutura do paciente não são visualizados na imagem radiográfica devido à técnica utilizada e ao "ruído" inerente. Este último é causado pela radiação secundária resultante da interação do efeito de Comptom com o paciente. O "ruído" tem uma aparência de densidade desigual no filme, que foi uniformemente exposto aos raios X. Pode-se observar melhor o "ruído" nas radiografias extraorais ao usarmos o conjunto de filme com telas intensificadoras rápidas.

Existem duas vertentes para explicar melhor a interação do efeito de Comptom com o paciente: os artefatos e o matiz radiográficos. Os artefatos têm inúmeras causas, pois são defeitos causados desde a manipulação incorreta do filme, erros de processamento radiográfico, danificações na emulsão etc. O matiz radiográfico refere-se a três componentes: matiz estrutural, matiz quântico e granulosidade do filme.

O matiz estrutural é a flutuação de densidade resultante de irregularidades da estrutura das telas intensificadoras, tais como aglutinamento dos cristais, embora seja para esta aglutinação. Considerando a natureza dos raios X, podem ser referidos como pequenos pacotes de energia, denominados *quanta*, e seu efeito no aspecto da radiografia denomina-se matiz quântico.

O matiz quântico é a flutuação estatística no número de fótons por unidade do feixe de raios X absorvido pela tela intensificadora, responsável pela formação da imagem. Quando essa vertente está presente, a nuance no contraste é bastante limitada, e pequenos detalhes não são registrados.

Fazendo-se uma analogia, pode-se imaginar um muro com muitos blocos de tijolo, que corresponde ao conjunto de tela intensificadora e filme. Em seguida, imagina-se o orvalho da manhã sobre esse muro, cujas gotas de água correspondem ao pacote de energia (*quanta*), e a quantidade de água sobre o muro representa a densidade radiográfica. Se o orvalho da manhã for fraco, se observado a uma distância longa, será difícil diferenciar cada pequena gota, tampouco sua distribuição; porém, se houver uma chuva forte, haverá gotas maiores e, à mesma distância, será possível fazer a diferenciação.

Por meio dessa analogia, pode-se extrapolar para a formação da imagem radiográfica, porque, mediante a um grande número de fenômenos de absorção, não se pode distinguir facilmente entre uma área e outra e os efeitos dos pacotes de energia, pois as flutuações aleatórias de densidade entre áreas contínuas são muito pequenas. Entretanto, quando há relativamente poucos pacotes de energia absorvidos para se produzir a mesma densidade média, as diferenças entre uma área e outra podem ser vistas sem dificuldades.

Toda essa teoria do matiz quântico pode ser caracterizada por um método estatístico (estatística de Poisson). Supondo que 10.000 *quantas* atinjam uma tela intensificadora e produzam luz visível ao acaso, e que 100 *quantas* atinjam outra tela intensificadora e produzam luz visível ao acaso, mas possam absorver a quantidade emitida por unidade de superfície para produzirem uma densidade média de 1, o desvio relativo da exposição entre uma unidade de superfície e outra seria maior no caso do sistema mais rápido, pois requer menos quantidade de absorção do *quanta*. Em igualdade de condições, esse maior desvio é percebido na forma de um matiz quântico maior na combinação "mais rápida" entre tela intensificadora e filme.

Quando são usados químicos em altas temperaturas no processamento da imagem radiográfica, pode ocorrer sua granulação, também responsável pelo "ruído", tanto quanto a granulação causada pelo uso de telas intensificadoras rápidas que contenham cristais grandes. Entretanto, esse efeito pode ser diminuído com o uso de telas que contenham o térbio (Tb, 65), devido à sua característica de reduzir o matiz quântico.

Existem seis fatores que influenciam na formação do matiz quântico: sensibilidade do filme, contraste do filme, rendimento de conversão das telas intensificadoras em luz visível ou UV, absorção da tela intensificadora, qualidade dos raios X (radiação X "dura" ou "mole") e difusão da luz formada pela tela intensificadora.

Atenuação da imagem

Para entender a atenuação da imagem, é preciso conhecer o seu oposto, a definição da imagem (nitidez). Ela pode ser compreendida como a capacidade de poder observar detalhes presentes na radiografia com maior definição, ou seja, diferenciar estruturas anatômicas com facilidade, como, por exemplo, a lâmina dura do alvéolo dental do cemento do dente.

O termo *definição da imagem* é usado em qualquer análise de imagem, como nas radiográficas, fotográficas e digitais, podendo ser radiográficas ou fotográficas. Em uma analogia com a informática, quando se deseja uma imagem com alta definição, usa-se a expressão "300 dpi". Esse "dpi" significa *dot per inch*, ou seja, pontos por polegada. Desse modo, em cada polegada há 300 pontos binários (ver Capítulo 28); portanto, quanto mais pontos por polegada houver, mais nítida será a imagem.

Em radiologia, para mensurar o nível de detalhes por meios físicos (em condições perfeitas de densidade, contraste e latitude), o filme produz uma imagem latente, caracterizada por pares de linha. Estes são medidos radiografando um objeto com finas tiras de chumbo milimétricas, alternadas com um espaço com mesma espessura das tiras. Conforme há a percepção das tiras, há um número correspondente ao delas; assim, é possível classificar o filme, quanto a sua nitidez, em pares de linha por milímetro, de modo que, quanto maior o número de pares de linha, mais detalhes o filme pode gravar em uma imagem latente. Um filme intraoral pode ter até 10 pares de linha, enquanto, nos extraorais panorâmicos, a quantidade pode chegar a 5 pares de linha, dependendo da combinação de tela intensificadora e filme. Portanto, para entendermos a atenuação da imagem, quanto menos pares de linha for possível visualizar (dentro do limite físico do filme), maior será sua atenuação.

A atenuação pode ser causada por: receptor de imagem, como o conjunto de tela intensificadora e filme, movimento da fonte de raios X durante a aquisição da imagem e a atenuação geométrica.

Receptor de imagem

No sistema de exposição direta (filmes intraorais), os cristais presentes na imagem determinam a sua nitidez, de modo que, quanto mais finos são os cristais, maior é a nitidez do filme. Como já visto em relação à sensibilidade do filme, quanto maior os cristais da emulsão, mais "rápidos" são os filmes, embora com menos nitidez.

No sistema de exposição indireta (conjunto de tela intensificadora e filme), um pouco da nitidez é perdida, porque a luz visível e a UV emitida pela tela é espalhada além do local de origem, expondo uma área do filme maior em largura do que o cristal. Este espalhamento de luz causa a perda dos detalhes mais tênues. Como nos filmes intraorais, as telas "muito rápidas" possuem cristais maiores, mas perdem em nitidez. Isso se deve à dispersão da luz visível ou UV formada pelo choque eletrônico (elétrons) entre os fótons incidentes e os cristais presentes nas telas intensificadoras.

Quando se pensa em filmes com dupla emulsão, logo são associados à sensibilidade, que está ligada ao tamanho e à espessura dos cristais. Entretanto, uma informação importante deve ser lembrada: a imagem latente formada está presente em ambos os lados do filme, ou seja, nas duas emulsões temos a mesma imagem latente, e sua soma resulta em apenas uma imagem visível depois de processada quimicamente. Esse princípio é conhecido como *Paralaxe*, onde há uma pequena variação no tamanho e na posição do objeto formado na imagem latente. Nos filmes intraorais esse princípio na formação da imagem é desprezível, mas nos extraorais é mais evidente, pois contribui para a perda de nitidez da imagem, uma vez que cada tela intensificadora produz determinada quantidade de luz, dependendo dos fótons incidentes e de sua reflexão. Contudo, esse problema foi eliminado com a aplicação de uma tinta antirreflexiva, que absorve luz.

Movimento da fonte de raios X

Quando a fonte de raios X é movimentada, o alvo do ponto focal é magnificado (aumentado), diminuindo a nitidez da área. Também se perde nitidez quando o filme ou objeto é movimentado durante a exposição aos raios X.

Atenuação geométrica

A nitidez do filme pode ser aumentada obedecendo a quatro fatores geométricos. O *ponto focal* deve ser o menor possível e permissível em função do aquecimento do ânodo; a *distância do alvo e do ponto focal* (fonte emissora de raios X) deve ser a maior possível para evitar a penumbra; a *distância entre alvo-anteparo* deve ser a menor possível; e o *movimento da fonte emissora de raios X e do receptor* deve ser síncrono e o menor possível.

Processamento do filme radiográfico

A maneira correta de desembalar o filme e manuseá-lo na câmara escura, bem como o cuidado ao adicioná-lo aos acessórios para seu processamento são fatores importantes para a transformação da imagem latente em imagem visível.

Recapitulando o processo de formação da imagem latente, a passagem de um fóton por um cristal de brometo de prata, enquanto ocorrem os efeitos de absorção, transmite uma enorme quantidade de energia (energia cinética). Quando ocorre a exposição à radiação X, o Br^- é convertido a um átomo de bromo pelo efeito de absorção de energia que há na liberação de um elétron.

Manuseio do filme a ser processado

Filme intraoral

Existem três tipos de processamento químico para os filmes intraorais: o método manual em câmara escura, a câmara escura portátil e o processamento automático. Este último será discutido posteriormente, pois é o mesmo para filmes intra e extraorais.

O filme é composto pela película coberta por um papel-cartão preto, com uma lâmina de chumbo em um dos lados e envolto por uma embalagem plástica. Ao abrirmos o invólucro do filme, separamos o papel-cartão e a lâmina de chumbo da película. Para retirar a película desse conjunto devemos apreendê-lo pelas laterais e nunca pelo seu centro, porque a umidade presente na luva de procedimento pode prejudicar a emulsão e, posteriormente, a interpretação da imagem radiográfica.

Filme extraoral

Os filmes extraorais podem vir embalados um a um, ou então em caixas hermeticamente fechadas. Tanto no caso dos filmes individuais como em caixas, as embalagens estão protegidas da umidade, da radiação X e da luz. Nos filmes individuais, a embalagem é muito parecida com a de um filme intraoral; porém, um papel-cartão preto um pouco mais grosso envolve o filme, tendo como função prevenir o contato direto da embalagem com a emulsão e evitar pequenas dobras, que poderiam "quebrar" a emulsão e prejudicar a formação da imagem. Esse conjunto é colocado dentro de um envelope de cartolina rígida e fechado hermeticamente para evitar a umidade e a entrada de luz.

Para manuseá-lo usamos o mesmo princípio empregado com o filme intraoral: devemos apreendê-lo pelas laterais, jamais pelo centro, porque a umidade presente na luva de procedimento pode prejudicar a emulsão e, depois, a interpretação da imagem radiográfica. O filme então é colocado dentro do chassi porta-filmes, entre as duas telas intensificadoras. Ao retirá-lo do chassi, deve-se utilizar o mesmo procedimento, a fim de se evitarem danos à emulsão.

O filme extraoral não apresenta nem picote nem lado definido; portanto, há que se realizar a identificação da película. Isso é possível graças à colocação de uma tira de chumbo na parte externa do chassi, com a finalidade de preservar um canto do filme onde será realizada a identificação. Esse procedimento é feito na câmara escura antes do processamento químico, utilizando um aparelho identificador que emite uma luz (Figura 4.11). Esta atravessa a etiqueta, que contém todos os dados do paciente e do exame, a saber: nome do paciente, data do exame, número do prontuário etc.

Métodos de processamento manual

Câmara escura

A câmara escura, ou quarto escuro, deve ser adequada para receber os equipamentos necessários ao processamento químico do filme. Um tamanho considerado ideal seria de 1,5 a 2 m. Porém, o fator mais importante é que o ambiente seja "à prova de luz", ou seja, não permita que haja a transmissão de luz do meio externo para dentro da câmara. Para que isso ocorra, o quarto não deve apresentar janelas, mas precisa ter exaustores para a eliminação do material volátil do processamento químico e do calor gerado pela secadora da processadora automática. A ventilação na câmara escura se faz necessária para as condições ideais das soluções reveladora e fixadora, e também para que a temperatura interna não ultrapasse 32,2°C, porque os filmes, quando armazenados na câmara escura (não expostos à radiação X), podem ser sensibilizados pelo calor ou ter sua densidade alterada para um escurecimento maior (*fog*).

Para o fechamento desse quarto, podem ser instalados dois tipos de porta: a do tipo labirinto, que é mais onerosa e só pode ser adotada se houver espaço; e a com vedação das juntas e extremidades com borrachas grossas, que unem a porta às paredes de contato e o chão. A porta deve ter, ainda, uma tranca interna para que não haja abertura acidental.

Luz de segurança

Do lado de dentro, a câmara escura deve ser equipada com uma luz branca no teto e a luz de segurança no local de trabalho. As luzes de segurança são dispositivos indispensáveis, pois fornecem a iluminação necessária e permitida para o processamento dos filmes sem que haja seu velamento.

As emulsões dos filmes radiográficos são sensíveis principalmente às luzes verde e azul, localizadas no espectro visível de cores, e menos sensíveis às luzes da região oposta do espectro, amarelas e vermelhas. Entretanto, uma excessiva exposição às luzes de segurança resulta em velamento não uniforme; por isso, três fatores devem ser cuidadosamente considerados: os tipos de filtro, a intensidade da luz de segurança e o tempo do filme exposto à luz de segurança.

Tipos de filtro

A escolha do tipo de lâmpada com o filtro correto fornece a cor da luz apropriada para que não ocorra o velamento do filme. O filtro é fabricado nas cores vermelho e âmbar, exclusivamente. Como o amarelo está mais próximo do verde no espectro visível de cores do que do vermelho, as bases que devem ser usadas nas emulsões não podem ser sensíveis à luz amarela.

Nunca se deve usar lâmpadas com o bulbo vermelho ou grená. Com o intuito de se evitar menor quantidade de luz incidente, o filtro Wraten® Series 6B, da Eastman Kodak®, transmite luz predominantemente da porção amarelo-vermelho do espectro de luz visível e também uma pequena porção de luz verde. Esse filtro é indicado para filmes intraorais de sensibilidade "D" e filmes extraorais *screen* usados com telas intensificadoras de tungstato de cálcio. O filtro GBX-2, da Eastman Kodak®, é o mais usado, pois é indicado para filmes intraorais de sensibilidade "E" e filmes extraorais *screen* usados com telas intensificadoras de terras raras.

Intensidade da luz de segurança

A intensidade da iluminação da lâmpada de segurança é mensurada em watts (W) – unidade de medida de potência elétrica – em cada unidade de tempo do bulbo incandescente e pela distância da bancada de trabalho.

A lâmpada de segurança, quando diretamente sobre a bancada de trabalho, deve ser no padrão de 7,5 W, a uma distância de aproximadamente 122 cm. Uma distância menor pode ser utilizada, desde que compensada com uma lâmpada de menos watts. A lei do quadrado inverso pode ser aplicada à iluminação, ou seja, a intensidade da luz varia inversamente ao quadrado da distância. Por exemplo, se temos um valor x de intensidade a 122 cm, então há $4x$ de intensidade a 61 cm de distância e $1/4x$ de intensidade a 244 cm. Porém, a intensidade da lâmpada varia também com a distância: a uma distância de aproximadamente 183 cm, a lâmpada indicada é a de 15 W, enquanto a uma distância de aproximadamente 153 cm, a lâmpada indicada é a de 10 W.

Tempo do filme exposto à luz de segurança

Os filtros são fabricados em cristal recoberto com uma emulsão com cor e densidade próprias para os tipos de filme. Entretanto, se o filme exposto à radiação X ficar muito tempo sob a luz de segurança, poderá apresentar um velamento não uniforme após o seu processamento. Isso ocorre principalmente nos filmes extraorais, por serem mais sensíveis à luz (devido ao uso de telas intensificadoras – filmes *screen*) do que os filmes intraorais.

Um método para testar quanto tempo um filme pode permanecer sob a luz de segurança é remover seis filmes de suas embalagens e colocar uma moeda em seu centro, expondo cada um deles à luz de segurança individualmente nos seguintes tempos: 1 min, 1 min e 30 s até 3 min, com intervalos de 30 s. Segue-se fazendo o processamento químico normalmente e, após seu término, deve-se observar cada um dos filmes. Se for possível determinar as bordas da moeda, a luz de segurança não está adequada; em um dos três fatores mencionados deve haver alguma falha.

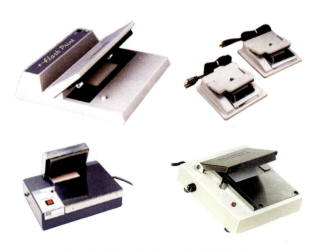

Figura 4.11 Exemplos de aparelhos identificadores.

Tanques de processamento

Os tanques de processamento são fabricados em aço inox e apresentam diferentes tamanhos e capacidades. No seu fundo, dispõem de um tipo de torneira para remoção dos produtos químicos e ainda apresentam uma tampa para impedir o velamento acidental com a luz do quarto (Figura 4.12).

Para que o filme seja processado sem danificação de sua emulsão, usam-se as colgaduras, que têm como função a apreensão do filme. Elas diferem no tamanho e no tipo para os diferentes filmes extraorais e intraorais. Para estes, existem as colgaduras por apreensão e as envolventes; para aqueles, há colgaduras em diferentes tamanhos. As colgaduras por apreensão deixam pequenas marcas no filme, podendo dificultar o diagnóstico; além disso, se o filme não estiver bem preso, pode cair no fundo do tanque, sendo necessária a repetição da exposição à radiação X. A colgadura envolvente não apresenta esses problemas.

Para a secagem das radiografias, podem ser utilizadas estufas especiais, secagem com ventiladores ou mesmo ao natural. Todos os métodos são eficientes, mas o melhor é aquele que não interfere na interpretação radiográfica e tem a menor despesa.

Nos filmes extraorais, a identificação do paciente com o nome, a data de nascimento e a data do exame realizado é obrigatória para fins legais; para isso, é usado um identificador de radiografias, aparelho que emite luz amarela com uma intensidade variável. Antes de ser colocado em contato com a solução reveladora, o filme (na posição em que se encontra na placa de chumbo no chassi porta-filmes) é colocado no aparelho identificador junto à etiqueta com os dados preenchidos. Como um carimbo, abaixa-se a tampa, e a luz do aparelho não transpõe as informações escritas, sensibilizando, assim, a área correspondente à etiqueta sem informações.

Câmara escura portátil

A câmara escura portátil obedece à mesma Portaria Federal nº 453, de 1º de junho de 1998, da Agência Nacional de Vigilância Sanitária (Anvisa); entretanto, há especificações diferentes, enumeradas em parágrafos, que estabelecem que a câmara escura portátil deve ser constituída de uma caixa retangular feita de plástico ou fibra de vidro que impeça a transmissão da luz (material opaco), para evitar o velamento do filme a ser processado.

Na sua parte anterior, existem dois orifícios recobertos por um tecido preto, para impedir a transmissão da luz. Em seu interior, encontram-se quatro recipientes feitos de aço inox (inerte aos produtos químicos do processamento), destinados ao revelador, à água do banho intermediário, ao fixador e à água do banho final. Uma convenção estabeleceu, para não haver erros de processamento, que o pote do revelador deve ficar sempre à direita do operador; a água do banho intermediário e o fixador, no centro; e a água do banho final, à esquerda (Figura 4.13).

Para o manuseio da película na câmara escura portátil, utiliza-se uma colgadura simples (Figura 4.14), fabricada em metal inoxidável, quando for processado um filme apenas ou um filme oclusal. Quando forem utilizados dois ou mais filmes, é indicado o emprego da colgadura CAL (desenvolvida na Faculdade de Odontologia da Universidade de São Paulo), fabricada em polietileno com encaixes macho-fêmea intercambiáveis para duas a sete radiografias periapicais. Seu uso se torna indispensável porque assim as radiografias processadas quimicamente apresentam a mesma densidade e o mesmo contraste. A câmara escura é usada principalmente em consultórios, onde o espaço físico é reduzido.

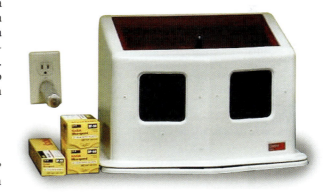

Figura 4.13 Câmara escura portátil.

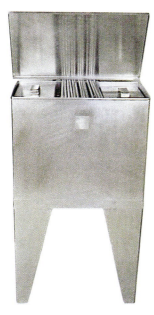

Figura 4.12 Tanque de processamento em aço inox.

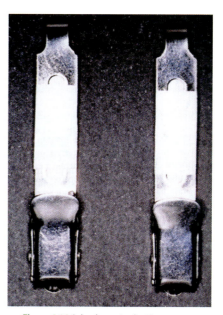

Figura 4.14 Colgaduras simples tipo grampo.

Soluções químicas para o processamento

As soluções químicas para o processamento radiográfico são o revelador e o fixador (Figura 4.15).

Revelador

A função do revelador é converter a imagem latente em imagem visível. Tem capacidade de converter os cristais expostos de brometo de prata em prata metálica e, ao mesmo tempo, não produz nenhum efeito perceptível nos cristais de brometo de prata não expostos. Essa remoção do brometo de prata é conhecida quimicamente como *redução*. A redução química tem afinidade com o oxigênio e deve liberar os metais dos seus sais orgânicos. Seus componentes básicos são: solventes, agentes reveladores, ativadores, conservadores, restringentes e endurecedores.

Solventes

A água é o constituinte básico do solvente de um revelador. Tem como função dissolver e ionizar os compostos químicos do revelador e ainda é absorvida pelo matiz (gelatina) da emulsão da película, para que os agentes reveladores dissolvidos possam penetrar e chegar até os cristais de halogenato de prata.

Agentes reveladores

Dois são os agentes constituintes dos reveladores, o *elon* e a *hidroquinona*. O elon, ou metol (álcool – sulfato de monometil para-aminofenol), é um produto derivado da manufatura de tintas tratadas com metil e álcool. Sua função é produzir os tons médios de cinza na imagem radiográfica. Sofre pouca influência da temperatura e age rapidamente.

A hidroquinona ($1,4$-$C_6H_4(OH)_2$-p-d hidroxibenzeno) é um produto derivado da benzina, um carvão-piche destilado. Sua função é produzir o contraste agudo da imagem radiográfica. Tem ação lenta, sua eficiência está na faixa entre 18 e 22°C, e é instável.

Ativadores (alcalinos)

Os agentes reveladores não têm capacidade de agir por si sós. Por isso, a presença dos ativadores, que são alcalinos, é necessária, pois aumenta e amolece a emulsão, de modo que os agentes redutores possam trabalhar com mais eficiência. O carbonato de sódio (Na_2CO_3) é o mais utilizado; entretanto, outros agentes, como carbonato de potássio, hidróxido de sódio e hidróxido de potássio, podem ser usados como ativadores. O carbonato de sódio apresenta uma única restrição, a de que o filme seja revelado em uma solução aquecida, pois pequenas bolhas de CO_2 podem ser formadas quando o filme é transferido para o banho intermediário frio. Essas bolhas podem formar pequenos pontos na emulsão dos filmes, que "quebram" a imagem radiográfica normal. Os reveladores rápidos têm o metaborato de sódio, que é altamente alcalino e não produz bolhas quando aquecido.

Conservadores

O conservador é um antioxidante que tem a função de retardar a oxidação, principalmente da hidroquinona pelo oxigênio, da solução alcalina do revelador. Ele tende a manter a proporção de revelador, contribuindo para evitar o manchamento da emulsão. O sulfito de sódio (Na_2SO_3) é utilizado pela sua natural atração pelo oxigênio, o que prolonga a vida útil da solução reveladora.

Restringentes

O brometo de potássio (KBr) e o iodeto de potássio (KI) são utilizados como restringentes, ou agentes antivelamento. Os íons de bromo protegem os cristais não expostos à radiação X da ação do revelador e minimizam a formação do véu (*fog*). Em certas ocasiões eles agregam outros compostos químicos para completar a atividade antivelamento dos íons de bromo e iodo.

Endurecedores

No uso de processadoras automáticas, são adicionados agentes endurecedores, responsáveis por endurecer a emulsão na solução alcalina do revelador que se encontra em alta temperatura, impedindo que haja um excessivo inchaço da emulsão e um dano da película ao passar pelos rolos da processadora automática.

Fixador

Depois que a película é revelada adequadamente, os cristais de halogenatos de prata expostos à radiação X se convertem em prata metálica. A fim de completar o processo, é necessário eliminar da película os cristais de brometo de prata residuais não expostos sem danificar a imagem, para a película não se descolorir e escurecer com o tempo, devido à exposição à luz. O fixador também tem a função de endurecer a gelatina. Como no revelador, seus componentes básicos são: solvente, agente conservador, agentes fixadores, agente endurecedor, acidificante e agentes absorventes de choque.

Solvente

A água é o solvente usado e tem como função dissolver os demais ingredientes e se difundir na emulsão, levando o agente fixador, dissolvendo os complexos de hipossulfito de prata e, assim, contribuindo para eliminá-los.

Agente conservador

O sulfito de sódio (Na_2SO_2) é o sal usado como conservador para evitar a decomposição do agente fixador. Ele mantém o contrapeso químico dos produtos presentes no fixador e é utilizado em função da sua natural atração pelo oxigênio, o que prolonga a vida útil da solução fixadora.

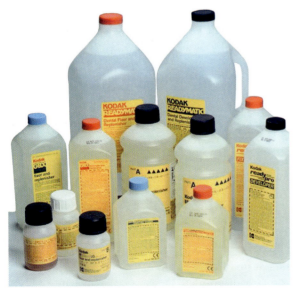

Figura 4.15 Apresentação de soluções de processamento.

Agentes fixadores

Têm como função dissolver e eliminar da emulsão os sais de prata não revelados. Essa ação muda as áreas expostas da película, não deixando a imagem da prata preta produzida pelo revelador. Os dois agentes mais usados são o hipossulfito de sódio ($Na_2S_2O_3$) e o tiossulfato de amônia ($K_2S_2O_3$).

Agente endurecedor

Em geral, é usado um sal de alumínio, como o alúmen de potássio ($KAl[SO_4]_2 \cdot 12[H_2O]$), o sulfato de alumínio e o potássio ($KAl[SO_4]_2$), ou o cloreto de alumínio $AlCl_3$. Tem como função impedir que a emulsão se inche excessivamente durante a lavagem intermediária e diminuir o tempo de secagem da emulsão.

Acidificante

O ácido acético (CH_3COOH) é utilizado para acelerar a ação das outras substâncias químicas presentes no fixador e neutralizar qualquer remanescente alcalino do revelador.

Agentes absorventes de choque

Existem certos compostos químicos, chamados de absorventes de choque, que podem ser adicionados a uma solução para manter a acidez ou a alcalinidade requerida e que contribuem para que as reações tenham melhores resultados. Os absorventes de choque são incluídos nos fixadores para estabilizar a acidez ante a adição de certas quantidades de revelador, que é alcalino e que é carregado pela película. Sem os absorventes de choque, o alcaloide transportado pela película neutralizaria o ácido do fixador e interferiria com a atividade do mesmo.

Técnica de processamento químico

Existem dois tipos de processamento químico, o manual e o automático. Ambos são idênticos para os filmes intra e extraorais. A grande diferença entre o processamento manual e o automático, se bem realizadas as duas técnicas, está no tempo final; no método manual, leva-se em torno de 30 min para se obter a radiografia para interpretação, enquanto, no automático, gasta-se cerca de 2 min.

Processamento químico manual

A técnica de processamento químico na câmara escura portátil é similar ao aplicado na câmara escura; entretanto, as soluções químicas apresentam algumas diferenças, apesar de terem a mesma constituição. Enquanto as soluções para a câmara escura portátil estão prontas para o uso, as soluções para os tanques da câmara escura necessitam de adição de água, pois geralmente são concentradas e precisam ser diluídas.

Existe o método manual de revelação tempo-temperatura, no qual, uma vez mensurada a temperatura do revelador, aplica-se uma tabela fornecida pelo próprio fabricante da película, que determinará o tempo ideal de revelação; este é um método padronizado.

Outro método de revelação é o visual, que deve ser aplicado quando não se conhece a temperatura da solução ou não se está de posse da tabela. Essa técnica consiste na introdução da película no revelador e no acompanhamento visual da formação da imagem em intervalos de 10 em 10 s.

As etapas podem ser assim enumeradas:

1. Colocar as soluções (fixador e revelador) nos tanques.
2. Preencher os tanques até um nível que cubra por inteiro o filme, ou então até o cabo da colgadura.
3. Colocar o filme na colgadura seguindo as recomendações sobre manuseio dos filmes intra e extraorais.
4. Na utilização do método tempo-temperatura, deve-se checar a temperatura das soluções, iniciar o processo mergulhando o filme na solução reveladora e ajustando o cronômetro segundo orientações do fabricante, ou a utilização do método visual.
5. Agitar a colgadura dentro da solução reveladora por aproximadamente 5 s, com o intuito de remover as bolhas de ar que possam aderir à emulsão.
6. Após o tempo determinado na solução reveladora, a colgadura com o filme passa por um banho intermediário por aproximadamente 10 a 15 s, para remoção do excesso de solução reveladora, a fim de se evitar a contaminação da solução fixadora.
7. Remover a colgadura com o filme do banho intermediário e introduzi-lo no tanque com a solução fixadora. Obedecer às recomendações do fabricante em relação ao tempo e agitar a colgadura durante 5 s a cada 30 s até o fim do processo. Ao agitar a colgadura, são eliminadas as bolhas de ar presentes, facilitando o contato do fixador com a emulsão do filme.
8. Após o tempo determinado na solução fixadora, a colgadura com o filme passa por um banho final por aproximadamente 10 min, para remoção final dos resíduos da solução fixadora, que continuam agindo. Terminado o banho final, a colgadura com o filme é colocada em um lugar arejado para sua secagem, que será determinada quando a emulsão apresentar-se dura e brilhante. Outros métodos podem ser usados na secagem do filme, como as estufas especiais que usam ar quente e ventiladores de ar frio. O importante é o ar estar sempre se movendo na mesma direção, para evitar que gotas de água sequem mais lentamente, formando pequenas imperfeições na emulsão do filme e prejudicando a interpretação radiográfica.

Aparelhos de processamento químico automático

Os aparelhos podem ser destinados exclusivamente a filmes intraorais ou extraorais, ou a ambos. Nos três casos o processo é o mesmo e as soluções envolvidas são as mesmas.

Um mecanismo de rolos transporta os filmes entre as soluções químicas. O filme, diferentemente do que ocorre no processo manual, passa primeiro pela solução reveladora, pela solução fixadora, pelo banho final e pela secagem. As soluções são aquecidas, tornando o processo mais ágil (Figura 4.16).

Constituição

Os aparelhos são constituídos basicamente de galões de revelador e fixador, saídas próprias para descarte das soluções, tanques de revelador, fixador e água, entrada para água corrente, sistema de secagem e sistema de transporte. Como se trata de um processo automatizado, existem ainda placas eletrônicas e dispositivos para regulação da temperatura das soluções.

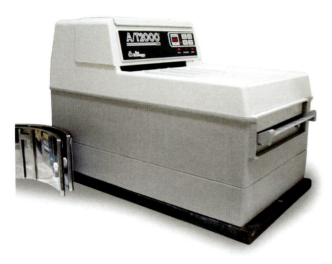

Figura 4.16 Aparelho de processamento químico automático.

Sistema de transporte

A função do sistema é transportar o filme entre as soluções químicas, o banho final e a secagem. Um sistema de rolos emborrachados, para evitar a danificação da emulsão, é acionado por um motor que se mantém a uma velocidade constante. Se o filme passar a uma velocidade constante pelas soluções químicas, como o tempo de revelação e fixação é o mesmo, haverá uma fixação ou uma revelação inadequada. Para que não haja problema, o tanque da solução reveladora é maior do que o tanque da solução fixadora, que é maior do que o tanque da água, os quais são menores do que o tanque de secagem. Assim, o filme fica mais tempo em contato com a solução reveladora do que com a solução fixadora.

Outra característica importante é a agitação constante e vigorosa que o sistema promove nas soluções químicas, contribuindo com uma notável uniformidade no processo. Além disso, de maneira eficaz, ele elimina parte das soluções em cada processo, porque mantém o filme prensado entre os rolos, evitando a contaminação e prolongando a vida útil das soluções.

Sistema de circulação da água

Basicamente são duas as funções do sistema de circulação da água, o banho final nos filmes e a estabilização da temperatura das soluções químicas do processamento. Como foi visto, quando a temperatura das soluções é elevada, o tempo de processamento é menor; porém, quando a temperatura está muito elevada, prejudica a densidade e o contraste da imagem radiográfica. Parte da água passa por um termostato para seu aquecimento, enquanto a outra parte mantém-se em sua temperatura natural. Elas são misturadas para a obtenção de uma temperatura média e passam por um regulador, responsável pelo fluxo adequado e constante.

Sistema de recirculação

As soluções reveladora e fixadora são constantemente renovadas por um processo de recirculação, que desempenha uma função primordial, pois mantém a temperatura das soluções sempre constante e evita a diminuição de sua vida útil.

No tanque das soluções reveladora e fixadora existem dispositivos reguladores de temperatura. Quando a temperatura das soluções encontra-se acima do determinado, um outro dispositivo, acoplado aos reguladores, é acionado para bombear mais soluções reveladora e fixadora aos respectivos tanques. Outro dispositivo verifica os níveis das soluções; caso eles se encontrem abaixo do nível estabelecido, é acionado para completá-los. Essa recirculação também é importante, pois ajuda na homogeneização das soluções.

Recuperação da prata e descarte dos produtos

A recuperação da prata das soluções químicas é regulamentada por lei. Os produtos químicos não podem ser despejados no esgoto doméstico e/ou industrial, o que objetiva impedir a contaminação do meio ambiente, sendo esse procedimento considerado um crime ambiental bastante sério atualmente. Além disso, a prata recuperada tem valor comercial, revertendo-se em lucro, o que torna importante a coleta desses produtos usados e o recolhimento por empresas especializadas no encaminhamento de preservação ambiental e recuperação da prata.

Como abordado anteriormente, parte da prata presente na emulsão é dissolvida pelo fixador, e uma quantidade menor é carregada até o banho final. Existem três métodos de recuperação da prata presente no fixador: a recuperação eletrolítica, a precipitação química e a substituição metálica.

Recuperação eletrolítica

O fixador é dispensado em um tanque com dois eletrodos (cátodo e ânodo), por onde passa uma corrente elétrica, fazendo com que a prata se deposite no cátodo. Existem aparelhos que podem ser ligados diretamente aos aparelhos de processamento automático, fazendo uma conversão constante da prata, enquanto o restante do fixador é reaproveitado no processamento. O fixador recuperado tem determinada capacidade de fixação e não deve ser reaproveitado muitas vezes, para que não se perca a qualidade da imagem radiográfica.

Precipitação química

São adicionados compostos na solução fixadora, de modo que precipitem a prata em forma de sedimentos de sulfetos de prata, entre outros compostos. Por meio de decantação e filtração são removidos os sedimentos, e o restante da solução fica inutilizada.

Substituição metálica

Por meio desse método, a prata presente no fixador usado é substituída por outro metal. Este é adicionado na solução fixadora, que é ácida, causando uma reação química na qual a prata livre se precipita e, pelo método de decantação, é removida da solução.

Existem outros modos de recuperação da prata, mas esses três métodos se mostraram mais eficazes e com menor ônus.

Qualidade da imagem radiográfica

O conceito de qualidade da imagem tem como propósito descrever, por meio de um julgamento subjetivo, a combinação entre densidade, contraste, ruído, atenuação e latitude radiográfica, para se obter maior quantidade de informações diagnósticas sem expor o paciente à radiação X desnecessariamente.

Quando se altera um dos fatores mencionados, pode-se perder informações importantes na produção da imagem e determinar uma interpretação equivocada.

A qualidade da imagem está relacionada diretamente com a sensibilidade do filme, a qualidade da radiação X em relação aos filmes extraorais com o conjunto de telas intensificadoras e filme, a composição do objeto estudado, o correto uso das soluções do processamento químico (recomendações do fabricante) e sua vida útil.

Erros na aquisição, no manuseio e no processamento químico da imagem radiográfica

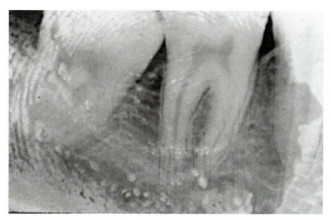

Figura 4.17 Exemplo de falha técnica por falta de lavagem final adequada.

Ao interpretar uma imagem radiográfica, o profissional deve estar atento a possíveis erros na aquisição dessa imagem para um diagnóstico preciso. Muitos deles são causados por descuidos; entretanto, uma grande porcentagem refere-se ao tempo inadequado (excesso ou falta) de introdução das películas na solução reveladora. Foram selecionadas algumas imagens para elucidar os erros mais comuns e prevenir eventuais falhas (Figura 4.17).

Os erros mais comuns são: tempo inadequado de processamento no revelador, deixando a radiografia pouco ou muito densa, ou no fixador, afetando o contraste; e negligência na atenção ao banho final, o que torna a película oxidada por resquícios dos químicos não removidos da emulsão (Figura 4.18). Outros erros técnicos são: excesso de temperatura das soluções de processamento (Figura 4.18); danos mecânicos na película, que removem a emulsão; excessos de colgaduras no mesmo tanque, levando ao aparecimentos de imagens das mesmas nas películas, entre outros (Figura 4.19).

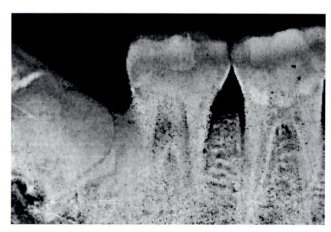

Figura 4.18 Reticulação ou descolamento da emulsão por excesso de temperatura das soluções de processamento.

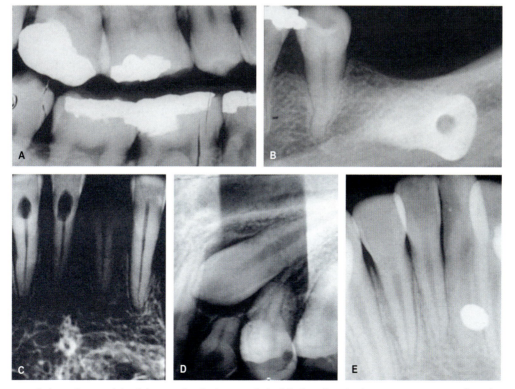

Figura 4.19 A. Riscos na película por dano mecânico. **B.** Imagem de colgadura na película. **C.** Radiografia muito densa por tempo excessivo de revelação. **D.** Duas películas na mesma colgadura. **E.** Contaminação por fixador antes da revelação da película.

Bibliografia

American Dental Association (ADA). Council on Dental Materials and Devices. Dentist's desk reference: materials, instruments, and equipament. 2.ed. Chicago: American Dental Association; 1983.

Bureau of Radiological Health. Radiographic film processing: a self-teaching workbook. HEQ Publication (FDA). 1981;81:(8)146.

Burke K, Sutton D. Optimization and deconvolution of lithium fluoride TLD-100 in diagnostic radiology. Br J Radiol. 1997;70:261-71.

Cesar PRSM, Lascala CA, Matson E. Riscos radiobiológicos produzidos pela técnica periapical do paralelismo. Rev APCD. 2002;56(1).

Council on Dental Materials and Devices. Revised American Dental Association specification nº 22 for intraoral dental radiographic film adapted. JADA. 1970;80:1066.

Council on Dental Materials, Instruments and Equipment. Recomendations for radiographic darkrooms and darkrooms practices. JADA. 1982;6(104):886-7.

Exposure and processing for dental radiography. Kodak Dental Radiography Series. 1993:413:1-93.

Frommer HH. Radioly in dental practice. St. Louis: Mosby; 1981.

Fuchs AW. Principles of radiographic exposure and processing. 2.ed. Springfield: Charles C. Thomas; 1969.

Gould RG, Gratt BM. A radiographic quality control system for the dental office. Dentomaxillofac Radiol. 1982;11:123-7.

Hashimoto K, Thunthy KH, Weinberg R. Automatic processing: effects of temperature and time changes on sensitometric properties of ultraspeed and ektaspeed films. Oral Surg Oral Med Oral Pathol. 1991;71:120-4.

Hurtgen TP. Safelighting in dental darkroom. Dent Radiogr Photogr. 1979;52:9-15.

Jayasinghe RD, Weerakoon BS, Perera R. Evaluation of development time effect on X-ray film density. International Journal of Modern and Alternative Medicine Research. 2015;3:1-4.

Kodak. Elementos de radiografia. Kodak Publication; 1980. M1-18Sp.

Langland OE, Sippy FH. Textbook of dental radiography. Springfield: Charles C. Thomas; 1973.

Ludwing GW, Prener JS. Evaluation of Gd2O2S:Tb as a phosfor for the input screen of X-ray image Intensifier. IEEE Trans Nucl Sci. 1972;3(19).

Mosca RC, Buscatti MY, Costa C et al. Controle de infecção cruzada em radiologia. In: IV Conabro. Goiânia, GO; 2001. p. 72.

Mosca RC, Ohde CB, Costa C. Erros de técnica versus interpretação radiográfica. In: XII Jabro. Búzios, RJ; 2002.

Ohde CB, Mosca RC, Costa C. Contribuição para o estudo dos erros de técnica radiográfica e sua interação com o diagnóstico diferencial. Anais da Faculdade de Odontologia de Riberão Preto da Universidade de São Paulo, Riberão Preto. 2001; 2:49.

Photolab. Desing. Kodak Publication, n. K-13, 1978.

Processing chemistry for medical imaging. Kodak Publication, n. 5 N-327, 1995.

Recovering silver from photographic materials. Kodak Publication, n. J-10, 1980.

Sensitometric proprieties of X-ray films. Kodak Publication, 1974.

Silver recovery with the Kodak Chemical recovery cartridge, type P. Kodak Publication, n. J-9, 1979.

Tavano O. Filmes e processamento radiográfico. In: Freitas A, Rosa EJ, Souza IF. Radiologia odontológica. 4.ed. São Paulo: Artes Médicas; 1998.

The use of water in photographic processing. Kodak Publication, n. J-53, 1978.

Thornley PH, Stewardson DA, Rout PG et al. Assessing the quality of radiographic processing in general dental practice. Br Dent J May. 2006;200(13):515-9.

Thunty KH, Fortier AP. Electolytic recovery of silver from dental radiographic films. J Ala Dent Assoc. 1990;74:13-8.

White SC, Pharoah MJ. Oral radiology: principles and interpretation. 4.ed. St. Louis: Mosby; 2000.

Fatores que Influenciam na Formação da Imagem Radiográfica

5

Marlene Fenyo-Pereira, Roberto Heitzmann Rodrigues Pinto e Claudia Romano

Introdução

Uma radiografia tecnicamente correta, ou seja, com condições adequadas para auxiliar no processo de diagnóstico, deve apresentar as seguintes características:

- Máximo de nitidez
- Grau médio de densidade e contraste
- Mínimo de distorção.

Nitidez ou detalhe

A radiografia realizada deve apresentar o máximo de detalhes e nitidez do objeto radiografado, dos mais sutis aos mais evidentes. O detalhe, ou nitidez, está diretamente associado ao tamanho da área focal do aparelho radiográfico, ao movimento do aparelho e/ou do paciente e/ou do filme durante a execução da técnica, ao tipo de filme empregado e ao processamento químico utilizado.

Densidade

Pode-se definir a densidade como o grau de escurecimento da radiografia e, em função dessa propriedade, como a quantidade de luz que passa por ela. Em radiografias com alta densidade (escura), a passagem de luz é reduzida, ao passo que, naquelas com baixa densidade (clara), essa passagem de luz é aumentada (Figura 5.1).

A densidade das radiografias relaciona-se principalmente com a miliamperagem (mA) do aparelho, assim como ao tempo de exposição aos raios X, à distância foco/filme/objeto, à composição e espessura do objeto radiografado, à quilovoltagem (kV) e ao "véu" ou *fog*, que, por sua vez, liga-se ao processamento radiográfico.

Radiografias com alta densidade podem ocorrer devido a superexposição à radiação, super-revelação e pequena distância foco/filme/objeto. Já as com densidade baixa ocorrem em casos de subexposição às radiações e sub-revelação. Nas duas situações, os exames radiográficos ficam com pouca capacidade de auxiliar no processo de diagnóstico.

Contraste

Pode ser definido como a diferença entre as cores branca e preta, bem como os diferentes tons de cinza entre elas. Portanto, radiografias com contraste alto são aquelas em que a diferença entre o preto e o branco é muito marcante, ou seja, a escala de tons de cinza entre essas cores é muito curta (Figura 5.2A). Em contrapartida, as radiografias com contraste baixo são aquelas em que a diferença entre o branco e o preto é muito sutil, resultando em uma escala de tons de cinza muito longa (Figura 5.2B). O principal fator que influencia no contraste é a kV; entretanto, a mA e o "véu" ou *fog* também contribuem para sua formação.

Distorção

A distorção radiográfica pode ser entendida como qualquer modificação na forma original do objeto ou da área radiografada, seja alongamento ou encurtamento.

Dois fatores que podem causar distorção são distância e posicionamento entre foco, filme e objeto. Preferencialmente, o objeto deve estar o mais paralelo e próximo possível do filme,

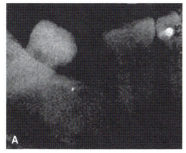 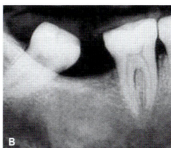 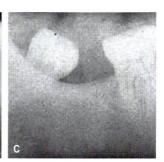

Figura 5.1 Exemplos de densidade radiográfica. **A.** Densidade alta. **B.** Densidade média. **C.** Densidade baixa.

38 Fundamentos de Odontologia | Radiologia Odontológica e Imaginologia

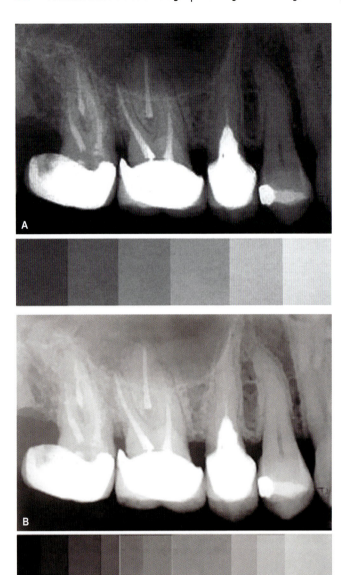

Figura 5.2 Exemplos de contraste. **A.** Contraste alto e escala curta de tons de cinza. **B.** Contraste baixo e escala longa de tons de cinza.

e o ponto focal deve ficar o mais distante e perpendicular possível do filme e do objeto. Desse modo, os posicionamentos do filme, do objeto e do ponto focal dos raios X devem ser observados atentamente, pois desvio dos raios centrais, filmes posicionados incorretamente, áreas de interesse descentralizadas, técnicas inadequadas, ângulos verticais e horizontais incorretos, entre outros aspectos, fatalmente causarão distorções na imagem radiográfica.

Portanto, para que sejam obtidas radiografias com os quesitos citados, fatores relacionados com aparelho radiográfico, objeto, geometria, filme e processamento exercem um papel fundamental e devem ser observados com muito cuidado e atenção.

Fatores relacionados com o aparelho radiográfico

Miliamperagem

A mA de um aparelho radiográfico é responsável pela quantidade de elétrons presentes na "nuvem" que se forma após a descarga elétrica, ao redor do filamento de tungstênio do cátodo da ampola de raios X. Assim, quanto maior a mA do aparelho radiográfico, maior a quantidade de elétrons que darão origem aos raios X quando atingirem o ponto focal do ânodo, ocorrendo o contrário quando for um aparelho com baixa mA (Figura 5.3). Esse movimento dos elétrons é denominado *efeito Forrest*. A maioria dos aparelhos radiográficos utilizados em odontologia apresenta mA fixa, que varia entre 7 e 10 mA.

Tempo de exposição

O tempo de exposição aos raios X pode ser controlado pelo operador e é determinado em segundos. Quanto maior esse tempo, mais radiação o filme radiográfico recebe, o que acarreta densidade maior da radiografia (escura), ao passo que, quanto menor o tempo de exposição, menos radiação estará incidindo sobre o filme, originando uma radiografia de densidade baixa (clara; Figura 5.4).

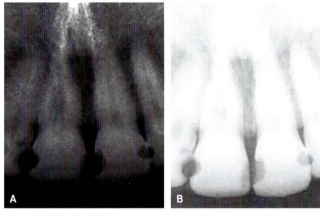

Figura 5.3 Efeito da miliamperagem na qualidade das imagens. **A.** Miliamperagem alta. **B.** Miliamperagem baixa.

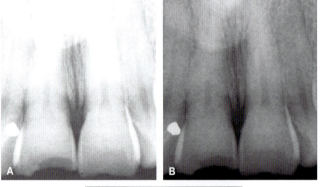

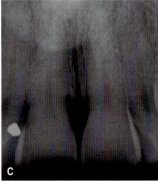

Figura 5.4 Efeito da alteração do tempo de exposição na qualidade das imagens. **A.** Tempo de exposição curto. **B.** Tempo de exposição correto. **C.** Tempo de exposição longo.

O tempo de exposição está diretamente vinculado à mA, formando o binômio mAs. Essa é a única maneira de controlar a quantidade de radiação emitida pelo aparelho radiográfico.

Quilovoltagem

A kV define a qualidade dos raios X quanto ao seu comprimento de onda (maiores ou menores), o qual determina a aceleração dos elétrons no cátodo e o seu poder de penetração nos objetos ou nos tecidos. Quanto maior a aceleração, menores são os comprimentos de onda dos raios X e, portanto, maior o poder de penetração deles.

Os aparelhos radiográficos utilizados em odontologia apresentam quilovoltagem-pico (kVp) fixa; assim, o autotransformador corrige os casos de oscilações da energia que chega ao transformador de tensão alta. De acordo com a portaria nº 453/98 da Secretaria da Vigilância Sanitária do Ministério da Saúde, os aparelhos atuais devem operar entre 60 e 70 kVp.

Tendo em vista que a kV é responsável pelo comprimento de onda dos raios X e, consequentemente, pelo poder de penetração deles, ela responde pelo contraste observado na radiografia. Desse modo, pode-se definir que, quanto mais baixa a kVp do aparelho radiográfico e maior o comprimento de onda dos raios X produzidos por ele, menor será o poder de penetração desses raios, resultando em uma radiografia com contraste alto. Em contrapartida, quanto mais alta for a kVp do aparelho, menor será o comprimento de onda e maior o poder de penetração dos raios X produzidos, acarretando radiografias de baixo contraste (Figura 5.5).

Distância

Quanto mais distante estiver a fonte dos raios X do objeto/filme, menor será a intensidade e o poder de penetração da radiação ionizante. Essa variação de intensidade e poder de penetração obedece à "lei das proporções inversas", ou seja, a sua intensidade é inversamente proporcional ao quadrado da distância. Desse modo, quando a distância foco/filme/objeto for aumentada, o tempo de exposição aos raios X também deverá ser aumentado; caso contrário, a radiografia ficará com densidade baixa. Em contrapartida, uma radiografia com densidade alta será obtida quando a distância foco/filme/objeto for diminuída e o tempo de exposição permanecer inalterado. Por exemplo, uma radiografia periapical pela bissetriz deve ser realizada com uma distância foco/filme/objeto de 20 cm e 0,5 s de tempo de exposição, dependendo do filme, aparelho, biótipo do paciente e da região a ser radiografada; entretanto, ao realizarmos uma radiografia periapical pelo paralelismo, devemos aumentar a distância foco/filme/objeto para 40 cm, e o tempo de exposição deve ser quadruplicado, passando para 2 s, a fim de se obter uma radiografia com densidade similar.

Fatores relacionados com o objeto

Número atômico, densidade física e espessura (nem sempre relevante) do objeto apresentarão maior ou menor absorção de raios X, determinando a formação das imagens radiopacas (RO) e radiolúcidas (RL) de uma radiografia.

Número atômico

Maior ou menor absorção dos raios X dependerá do número atômico dos elementos que constituem o objeto. O dente, por exemplo, é formado de tecidos moles e duros. Os tecidos moles representados pela polpa são compostos por hidrogênio, carbono, nitrogênio e oxigênio, elementos com baixo número atômico; portanto, pouca radiação será absorvida, dando origem às imagens RL. Em contrapartida, o esmalte e a dentina são constituídos principalmente de cálcio e fósforo, elementos com alto número atômico e que absorvem muita radiação, originando, desse modo, as imagens RO.

Também devem ser lembrados os materiais restauradores e protéticos, principalmente os metálicos, além dos produtos forradores e obturadores e os pinos de implantes, cujos constituintes apresentam número atômico alto e, portanto, irão gerar as imagens RO de uma radiografia.

Densidade física

Quanto maior a densidade do objeto, maior a absorção dos raios X e vice-versa, ou seja, quanto menor a densidade, menor a absorção dos raios X.

Espessura

Quanto maior a espessura do objeto, maior a absorção dos raios X e vice-versa, ou seja, quanto menor a espessura, menor a absorção dos raios X.

Todavia, a espessura do objeto nem sempre é relevante; por exemplo, o esmalte dentário, cuja camada não é muito espessa, mas apresenta número atômico alto e densidade alta, dando origem às imagens RO.

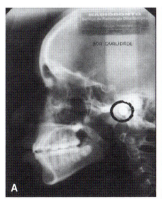 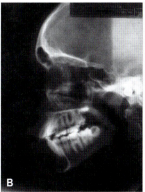 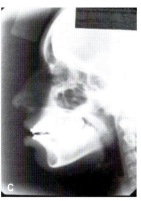

Figura 5.5 Variação de contraste. **A.** Contraste médio. **B.** Contraste baixo. **C.** Contraste alto.

Fatores geométricos

Na busca da imagem perfeita, deparamo-nos com a projeção geométrica, responsável pela resolução da imagem. Princípios de óptica devem ser respeitados, levando-se em consideração que, assim como a luz, os raios X propagam-se em linha reta. Os fatores geométricos são regidos pela inclinação da fonte de radiação (foco) e pela posição do objeto a ser radiografado e do anteparo (filme).

Formação das imagens radiográficas

Os princípios de formação das imagens radiográficas estão descritos a seguir:

- Quanto maior for a distância foco-objeto, menor será a ampliação da imagem. Esse princípio está diretamente relacionado com nitidez, densidade e penetração. Assim, ao distanciarmos de maneira indefinida o foco do objeto, poderemos não ter a penetração suficiente dos raios X para o registro da imagem (Figura 5.6)
- Quanto menor for a área focal, menor será a área de penumbra, fator responsável pelo detalhe ou nitidez. A área focal ideal deve ser reduzida a um ponto; entretanto, fatores técnicos impossibilitam tal recurso. Desse modo, idealizou-se o foco linear (efeito Benson), em que a inclinação da área focal deve formar um ângulo de 20° com o plano vertical, reduzindo virtualmente o "foco linear" (retangular) em "foco efetivo" (quadrangular), aumentado sua eficácia (Figura 5.7)
- Quanto menor a distância objeto-filme, menor a ampliação da imagem, interferindo na definição (Figura 5.8)
- A incidência do feixe central de raios X deve ser perpendicular ao objeto e ao filme. A distorção da imagem está diretamente ligada a esse fator (Figura 5.9)
- O filme deve estar o mais paralelo possível ao objeto a ser radiografado, evitando a distorção da imagem. Devido à dificuldade de posicionar o filme radiográfico exatamente paralelo ao longo eixo do dente, utiliza-se a técnica radiográfica periapical da bissetriz. De acordo com a Lei de Cieszynski ou da Isometria, devemos incidir perpendicularmente o feixe central de raios X à bissetriz formada entre o longo eixo do dente e o longo eixo do filme radiográfico, suprindo, assim, as três últimas exigências descritas anteriormente (Figura 5.10).

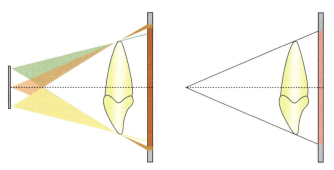

Figura 5.7 Esquema demonstrando que, diminuindo-se o tamanho da área focal, menor será o grau de penumbra na imagem.

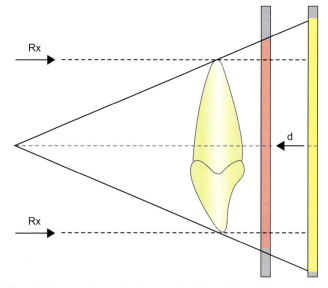

Figura 5.8 Esquema demonstrando que, ao diminuir a distância (d) entre o objeto e o filme, menor será o grau de ampliação da imagem.

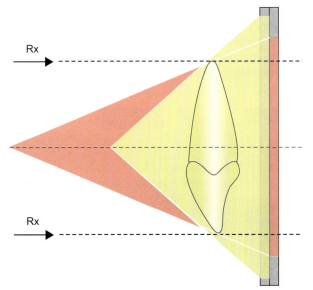

Figura 5.6 Esquema demonstrando que, ao aumentar a distância focal, haverá menor ampliação da imagem.

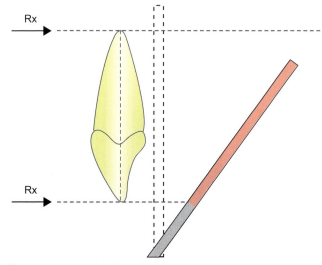

Figura 5.9 Esquema demonstrando a necessidade de paralelismo entre o dente e o filme, além do feixe perpendicular a ambos.

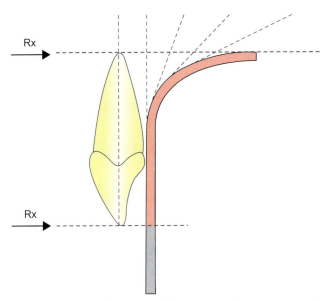

Figura 5.10 Distorções da imagem podem ser provocadas por encurvamento do filme.

Movimentação

O paciente, o aparelho de raios X e o filme devem permanecer imóveis no momento da execução de uma incidência radiográfica. Isso porque o movimento do aparelho de raios X leva ao aumento da área focal, interferindo na nitidez da imagem. A não observância desses fatores contribui para a perda de delimitação das estruturas radiografadas (Figura 5.11).

Fator filme

O filme radiográfico pode interferir no contraste conforme o tamanho e a dispersão dos grãos de brometo de prata, de modo que, quanto menor o tamanho e maior o número dos cristais de brometo de prata, maior a nitidez da imagem. O aumento do tamanho desses cristais está diretamente ligado à sensibilidade do filme radiográfico. Filmes menos sensíveis possuem cristais de prata menores e dão ao filme maior contraste e detalhe, enquanto os mais sensíveis apresentam cristais de prata maiores, proporcionando radiografias com menos contraste e nitidez.

A dupla camada de emulsão passou a ser adotada para aumentar a sensibilidade e dar mais rapidez ao processamento e à secagem; entretanto, em função de os raios X serem divergentes, o registro da imagem será diferenciado em cada emulsão, causado pela formação de penumbra.

Quanto à espessura da base, para evitar sobreposição das imagens e formação de penumbra causada pelo uso de dupla emulsão, a base dos filmes não deve ultrapassar 0,2 mm.

Fator processamento

O método mais indicado para o processamento radiográfico é o automático, pois seu uso possibilita uma padronização da qualidade radiográfica. O processamento manual deve ser realizado em câmaras escuras totalmente à prova de luz e utilizando-se, de preferência, o método temperatura-tempo.

Lanterna de segurança

A lanterna de segurança torna possível enxergar dentro da câmara escura e manipular o filme radiográfico sem correr o risco de um velamento indesejável. O filtro de segurança GBX2 é o mais indicado para ser utilizado nas câmaras escuras, seja para o processamento de filmes intraorais ou para os extraorais, pois ele emite uma luz no final do espectro vermelho, ou seja, uma iluminação de baixa intensidade e de comprimento de onda longo. Os filmes radiográficos são menos sensíveis aos comprimentos de onda vermelho e amarelo, e mais sensíveis aos espectros azul e verde. O filtro ML-2 só deve ser utilizado para filmes intraorais lentos.

Para evitar o velamento dos filmes radiográficos, a lanterna de segurança da câmara escura deve ser colocada 1,5 m acima da bancada de manuseio dos filmes, e a lâmpada utilizada deve ter, no máximo, 15 watts de potência.

Soluções processadoras

As soluções processadoras devem estar com suas temperaturas padronizadas, de acordo com a tabela temperatura-tempo. Temperaturas muito altas ou muito baixas e um processamento muito extenso ou muito rápido interferem no contraste radiográfico.

A validade das soluções processadoras é determinada pela oxidação e pelo número de películas processadas. Para prolongar a vida útil das soluções processadoras, é necessário o uso de tampas nos tanques de processamento.

Filmes

Os filmes radiográficos devem ser acondicionados em lugares ventilados e sem umidade, não sendo expostos à luz solar ou actínica. As caixas devem ser envoltas em plástico e mantidas na geladeira, de preferência na gaveta ou na última prateleira, lembrando, porém, que, quando o filme for utilizado, deverá estar à temperatura ambiente, e nunca "gelado". Também deve ser observada a data de vencimento do filme, que é registrada na embalagem pelo fabricante. Os filmes mantidos em dispensadores metálicos blindados estão protegidos de radiação secundária.

Véu ou *Fog* | Radiação secundária

A radiação secundária é o principal fator responsável pela formação do "véu" ou *fog* (Figura 5.12). A espessura do objeto, o tamanho da área de incidência e a kVp, quando aumentados, favorecem a formação de radiação secundária.

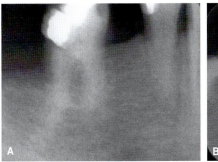
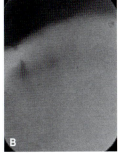

Figura 5.11 Exemplo de movimentação durante o exame.

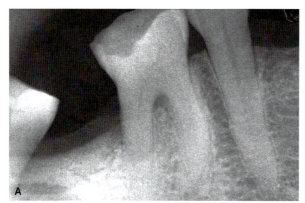
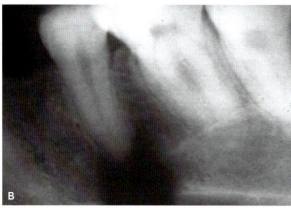

Figura 5.12 Imagens apresentando véu ou *fog*.

Filtros de alumínio, posicionadores de filmes e sensores radiográficos e elementos que compõem a cavidade bucal são os principais produtores de radiação secundária nas incidências intraorais.

Para reduzir a formação da radiação secundária, podem ser usados cilindros abertos em substituição aos cones localizadores e colimadores de chumbo com diâmetro máximo de 6 cm.

Para minimizarmos as radiações secundárias nas radiografias extraorais, são utilizadas grades antidifusoras. Elas são compostas por lâminas de chumbo e de plástico, dispostas alternadamente e sobrepostas parcialmente, diminuindo a divergência do feixe de raios X por meio da absorção destes pelas lâminas de chumbo.

Bibliografia

Álvares LC, Tavano O. Curso de radiologia em odontologia. 5.ed. São Paulo: Santos; 2009.
Brasil. Agência Nacional de Vigilância Sanitária. Resolução RDC 330 de 20 de dezembro de 2019. Brasília: Ministério da Saúde; 2019.
Freitas L. In: Freitas A, Rosa JE, Souza IF. Radiologia odontológica. 6.ed. São Paulo: Artes Médicas; 2004.
Pasler FA. Radiologia odontológica. 3.ed. Rio de Janeiro: Medsi; 1999.
Whaites E. Princípios de radiologia odontológica. 4.ed. Rio de Janeiro: Elsevier; 2009.
White SC, Pharoah MJ. Radiologia oral – princípios e interpretação. 7.ed. Rio de Janeiro: Elsevier; 2015.

Técnicas Radiográficas Intraorais

Emiko Saito Arita e Felipe Varoli

Introdução

A denominação *técnica intraoral* é empregada para a técnica radiográfica na qual o filme é mantido dentro da cavidade oral do paciente no momento da obtenção das radiografias. As técnicas intraorais podem ser divididas conforme descrito a seguir:

- Técnica radiográfica intraoral periapical da bissetriz
- Técnica radiográfica intraoral periapical do paralelismo
- Técnica radiográfica intraoral interproximal
- Técnica radiográfica intraoral oclusal.

A prática de qualquer técnica radiográfica exige uma série de requisitos para a sua execução. Por essa razão, é muito importante o conhecimento das características e do funcionamento correto dos aparelhos de raios X, do posicionamento da cabeça do paciente e do filme radiográfico para cada técnica específica, das áreas e dos ângulos de incidência do feixe de raios X para cada região, além das especificações dos filmes utilizados.

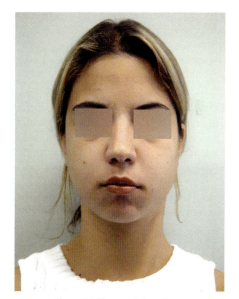

Figura 6.1 Plano sagital mediano.

Posicionamento da cabeça do paciente

O posicionamento correto da cabeça do paciente para cada técnica é imprescindível para a obtenção de uma boa radiografia. Para posicionar a cabeça do paciente, são empregados planos antropológicos e linhas de referência:

- Plano sagital mediano (PSM): Divide a cabeça verticalmente em lados direito e esquerdo. Externamente (na face do paciente), equivale à linha de orientação mediana. Este plano deve estar perpendicular ao plano horizontal, tanto em exames da maxila como da mandíbula (Figura 6.1).
- Plano de Camper: passa pelo pório e pela espinha nasal anterior, representado externamente pela linha de orientação que vai do trago à asa do nariz (Figura 6.2)
- Linha trago-comissura labial: linha de orientação que vai do trago à comissura labial (Figura 6.3).

Distância focal e tempo de exposição

A distância focal (área focal-filme) é um fator variante nas técnicas intraorais. Na técnica periapical da bissetriz, indica-se

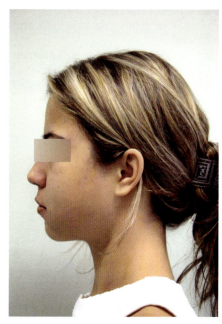

Figura 6.2 Linha de orientação trago-asa do nariz (plano de Camper).

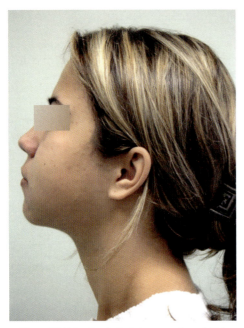

Figura 6.3 Linha de referência trago-comissura labial.

uma distância focal de 20 cm, obtida pela aproximação do cilindro do aparelho na face do paciente. Na técnica periapical do paralelismo, a distância focal é de 40 cm, utilizando-se o cilindro localizador longo. A distância focal na técnica interproximal é de 20 cm, quando se utiliza localizador curto, e 40 cm com o emprego do localizador longo. O tempo de exposição dos feixes de raios X varia de acordo com a indicação do fabricante do filme radiográfico.

Ângulos de incidência do feixe de raios X

Nas técnicas radiográficas intraorais, devido à conformação anatômica dos maxilares e suas variações, o exame radiográfico da maxila e mandíbula é dividido em regiões. Em cada região, o feixe de raios X deve incidir com angulações diferentes para se obter uma imagem radiográfica do órgão dentário com menor grau de encurtamento, alongamento ou sobreposição de estruturas. São dois os ângulos de incidência: ângulo vertical e ângulo horizontal.

Os ângulos verticais são obtidos direcionando o feixe de raios X em relação à linha de oclusão ou plano oclusal, sendo ângulos positivos (+) no exame da maxila e ângulos negativos (–) no exame da mandíbula.

Os ângulos horizontais estão relacionados ao PSM e são obtidos movimentando-se o cilindro do aparelho de raios X horizontalmente, sendo direcionado paralelo às faces proximais dos dentes para evitar a sobreposição das mesmas.

Técnicas radiográficas intraorais periapicais

Indicações

As técnicas periapicais da bissetriz e do paralelismo são indicadas para o estudo radiográfico do órgão dentário, da região periapical e das estruturas contíguas. Por meio dessas técnicas, é possível pesquisar processos de cáries, excesso ou falta de materiais restauradores, relação entre as dentições decídua e permanente, mineralizações e nódulos pulpares, reabsorções radiculares internas e externas, traumatismos dentários, anomalias dentárias, lesões periapicais e outras doenças ósseas. Neste exame, utiliza-se o filme periapical (3 × 4 cm) para uso em adultos ou para uso pediátrico (2 × 3 cm).

Exame periapical completo

O exame radiográfico periapical (bissetriz e paralelismo) completo é conhecido como "exame de boca toda". Para a sua execução, a maxila e a mandíbula são divididas em sete regiões, totalizando 14 filmes periapicais. Algumas escolas podem seguir outras padronizações das regiões e, consequentemente, quantidades de filmes diferentes, variando de 14 a 18 radiografias.

Posicionamento do filme radiográfico

Para se obterem radiografias de dentes posteriores, o filme periapical deve ser posicionado com o seu maior eixo (4 cm) paralelo ao plano horizontal (ou plano oclusal do paciente). Nas radiografias dos caninos ou incisivos, o filme é mantido com seu longo eixo na vertical.

A face branca do envoltório do filme é o lado da exposição e deve estar voltada para o feixe de raios X. O "picote" (saliência localizada no extremo do envoltório) deve estar sempre direcionado para o plano oclusal dos dentes; seu posicionamento correto indicará o lado radiografado: direito ou esquerdo (Figura 6.4).

Procura-se posicionar o filme cerca de 3 a 5 mm além das bordas oclusais ou incisais, abrangendo os dentes de cada região a ser examinada. Em um exame periapical, os filmes são distribuídos na cavidade oral com a disposição descrita a seguir.

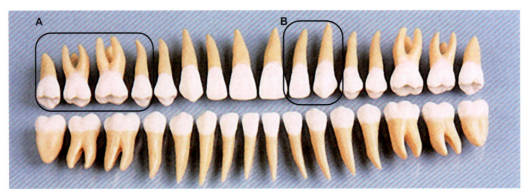

Figura 6.4 Posicionamento dos filmes para dentes posteriores (**A**) e anteriores (**B**).

- Na maxila:
  - Região dos molares superiores (lados direito e esquerdo)
  - Região dos pré-molares superiores (lados direito e esquerdo)
  - Região do canino e incisivo lateral superiores (lados direito e esquerdo)
  - Região dos incisivos centrais superiores
- Na mandíbula:
  - Região dos molares inferiores (lados direito e esquerdo)
  - Região dos pré-molares inferiores (lados direito e esquerdo)
  - Região do canino inferior (lados direito e esquerdo)
  - Região dos incisivos inferiores.

Nota-se a diferença entre mandíbula e maxila no tocante às regiões dos dentes anteriores. Os incisivos centrais superiores compõem uma região, enquanto o incisivo lateral superior é radiografado com o canino superior, diferentemente da mandíbula, onde todos os incisivos ocupam uma só região.

Técnica periapical do paralelismo

Idealizada por Price (1904), foi estudada e divulgada por F. W. McCormack e D. W. McCormack, sendo aprimorada mais tarde por Gordon M. Fitzgerald. Denominada antigamente como "técnica do cone longo" (os cones foram substituídos por cilindros abertos), baseia-se no princípio do paralelismo entre o longo eixo de implantação do dente e o filme.

Nessa técnica, o filme é sustentado por um suporte porta-filme conhecido como posicionador, que facilita o paralelismo entre o filme e o dente (Figura 6.5). Por razões anatômicas, o filme fica localizado mais afastado da face lingual dos dentes. Desse modo, o feixe central dos raios X é direcionado perpendicularmente ao plano do filme, produzindo imagens radiográficas com o mínimo de distorções geométricas dos dentes.

Existem várias marcas e modelos no mercado, como XCP, da Dentsply/Rin (EUA), Hanshin (Japão; Figura 6.6), Superbite, da Hawe-Neos (Suíça), além dos similares nacionais. Devido ao uso de posicionadores, a técnica do paralelismo dispensa o posicionamento rígido da cabeça do paciente, as angulações verticais e horizontais e as áreas de incidência predeterminadas (Figura 6.7).

Técnica periapical da bissetriz

Também conhecida como técnica da "isometria", foi introduzida por Cieszynski em 1907 e consiste em "direcionar o feixe de raios X perpendicularmente ao plano bissector formado pelo plano do dente e pelo plano do filme". Por isso, ela é conhecida como técnica da bissetriz (Figura 6.8). A denominação periapical se deve à sua indicação, a mesma da técnica do paralelismo, que é obter uma imagem de todo o órgão dentário, da região periapical e das estruturas adjacentes.

Nessa técnica, o feixe de raios X deve incidir perpendicularmente ao plano bissector formado pelo plano do filme e pelo plano do dente porque, se o feixe central de raios X incidir perpendicularmente ao longo eixo do filme, a imagem do objeto sairá encurtada (Figura 6.9 A). Por outro lado, quando o feixe incidir perpendicularmente ao longo eixo do dente, sua imagem será alongada (Figura 6.9 B).

Ao contrário da técnica do paralelismo, a bissetriz exige um posicionamento correto da cabeça do paciente, das angulações vertical e horizontal e das áreas de incidência dos raios X.

A apreensão do filme é executada pelo próprio paciente: na maxila, com o dedo polegar da mão do lado oposto a ser radiografado e o restante dos dedos espalmados, apoiados na face; na mandíbula, a manutenção é feita com o dedo indicador, também com a mão do lado oposto, e o dedo polegar deve apoiar o mento, ficando os demais dedos fechados. O filme deve permanecer reto (sem se curvar ou se dobrar), para evitar distorções da imagem radiográfica, e ultrapassar as superfícies oclusais ou incisais cerca de 3 a 5 mm. As regiões, o número e a posição dos filmes são idênticos aos da técnica do paralelismo (Quadros 6.1 e 6.2; Figuras 6.10 a 6.19).

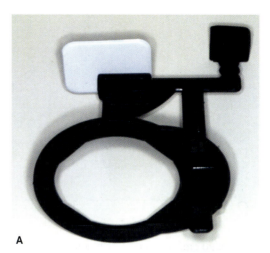

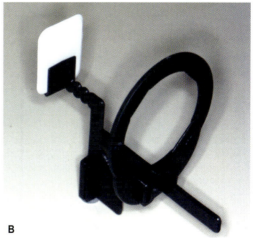

Figura 6.5 Suporte porta-filmes para a técnica de paralelismo.

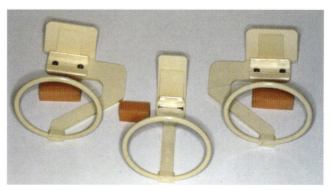

Figura 6.6 Posicionadores radiográficos de filmes Hanshin destinados à técnica de paralelismo para regiões posteriores e anteriores.

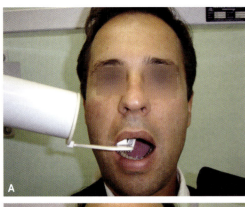

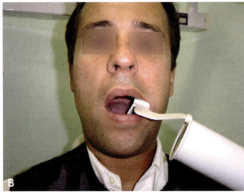

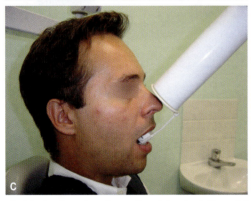

Figura 6.7 Posição da cabeça do paciente e do posicionador de filmes. **A.** Exame da região dos pré-molares inferiores. **B.** Exame da região dos pré-molares superiores. **C.** Exame da região dos incisivos centrais superiores.

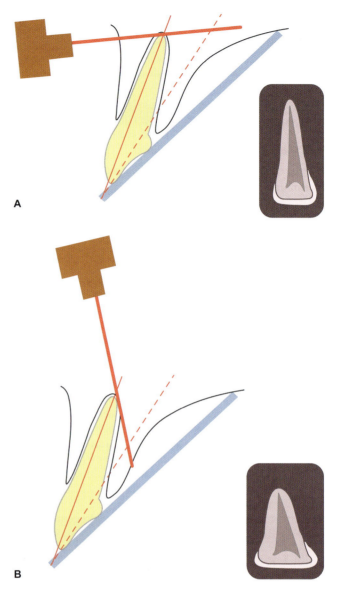

Figura 6.9 Esquema do feixe de raios X com incidência incorreta. **A.** Encurtamento da imagem. **B.** Alongamento da imagem.

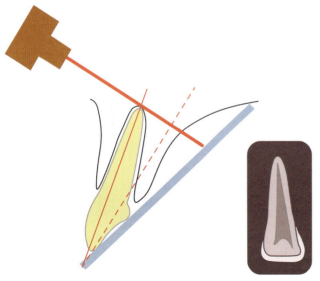

Figura 6.8 Técnica da bissetriz. O feixe de raios X deve incidir perpendicularmente ao plano bissector formado pelos planos do dente e do filme.

Quadro 6.1	Técnica da bissetriz – maxila.		
Região	**Ângulo vertical**	**Ângulo horizontal**	**Área de incidência**
Incisivos centrais	+50° a 55°	0°	Ápice nasal
Canino e incisivo lateral	+45° a 50°	60° a 75°	Asa do nariz
Pré-molares	+30° a 40°	70° a 80°	Encontro da linha que desce do centro da pupila com a linha trago-asa do nariz
Molares	+20° a 30°	80° a 90°	Encontro da linha que desce 1 cm atrás da comissura palpebral externa com a linha trago-asa do nariz

Posicionamento da cabeça do paciente: plano sagital mediano (PSM) perpendicular ao plano horizontal e plano de Camper paralelo ao plano horizontal. Apreensão do filme: dedo polegar da mão do lado oposto a ser radiografado; os demais dedos em posição de continência.

Considerações

A distância focal na técnica do paralelismo é maior; quanto maior a distância focal, menor o grau de ampliação da imagem radiográfica.

O uso de suporte porta-filmes facilita a execução da técnica do paralelismo, pois dispensa o posicionamento rígido da cabeça do paciente, as angulações verticais e horizontais e as áreas de incidência do feixe de raios X. A não utilização de posicionadores, a consequente necessidade de angulações e áreas de incidência, e a dificuldade de visão direta do filme e dos dentes tornam a técnica da bissetriz mais suscetível a erros.

Quanto maior a distância focal, mais tempo de exposição dos raios X será necessário. Todavia, atualmente, com o uso de filmes cada vez mais sensíveis, os tempos de exposição nas duas técnicas são muito próximos, sem levar em conta que, na técnica da bissetriz, as repetições são mais comuns.

O custo dos suportes porta-filmes (modelos nacionais) é relativamente baixo, e as repetições de radiografias utilizando-os são raras.

Quadro 6.2 Técnica da bissetriz – mandíbula.

Região	Ângulo vertical	Ângulo horizontal	Área de incidência
Incisivos	−15° a −20°	0°	Sulco mentolabial
Canino	−10° a −15°	45° a 50°	Encontro da linha que desce da asa do nariz com a linha que passa 2 cm acima da borda da mandíbula
Pré-molares	−5° a −10°	70° a 80°	Encontro da linha que desce do centro da pupila com a linha que passa 0,5 cm acima da base da mandíbula
Molares	0° a −5°	80° a 90°	Encontro da linha que desce 1 cm atrás da comissura palpebral externa com a linha que passa 0,5 cm acima da base da mandíbula

Posicionamento da cabeça do paciente: plano sagital mediano (PSM).

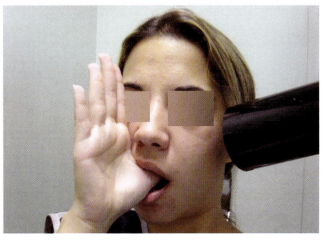

Figura 6.10 Posicionamento da cabeça do paciente, direção e área de incidência do feixe de raios X, região dos molares superiores.

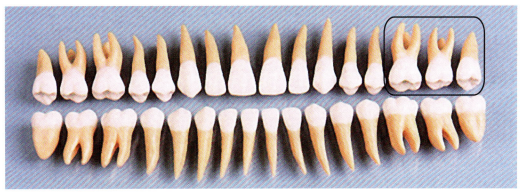

Figura 6.11 Posicionamento do filme; região dos molares superiores do lado esquerdo.

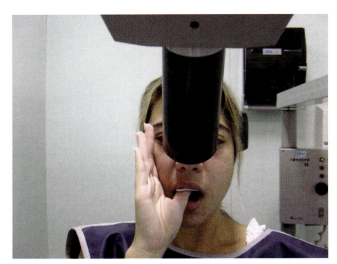

Figura 6.12 Posicionamento da cabeça do paciente e do filme, direção e área de incidência do feixe de raios X; região dos incisivos centrais superiores.

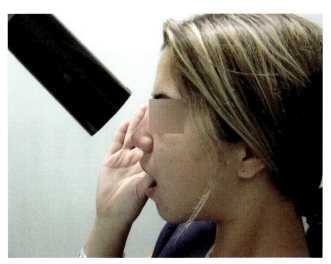

Figura 6.13 Execução da radiografia da região dos incisivos centrais superiores, vista lateral.

É evidente, após essas considerações, que a técnica do paralelismo é a técnica periapical que apresenta mais vantagens, exceto em casos de desconforto ao paciente (náuseas) e durante o tratamento endodôntico, cujos materiais utilizados (sugador, lima, grampo) dificultam o emprego de posicionadores.

Técnica radiográfica intraoral interproximal

Idealizada por Howard Rapper (1925) e também conhecida como técnica *bite-wing*, ela utiliza, atualmente, o filme periapical número 2 (3 × 4 cm). O filme *bite-wing*, utilizado antigamente, era maior em comprimento e menor em altura que o periapical (2,7 cm de altura e 5,4 cm de comprimento), o que possibilitava, portanto, o registro radiográfico das coroas dos molares e pré-molares na mesma região. Com o emprego do filme periapical, esses dentes são radiografados separadamente.

A técnica consiste no uso de uma aleta ou asa de mordida acoplada ao filme, que, ao se posicionar sobre as faces oclusais dos dentes posteriores, com a mordida firme da aleta, o filme é mantido em posição paralela aos dentes (Figuras 6.20 e 6.21).

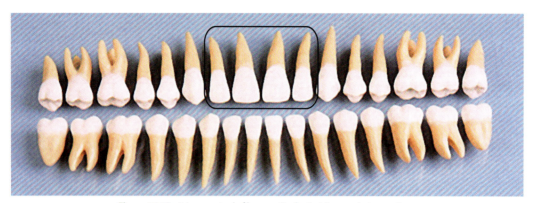

Figura 6.14 Posicionamento do filme; região dos incisivos centrais superiores.

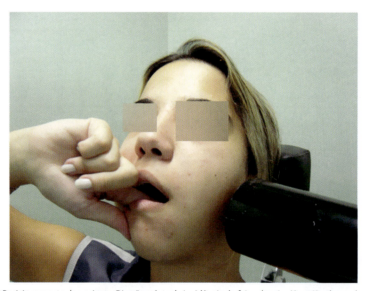

Figura 6.15 Posicionamento do paciente. Direção e área de incidência do feixe de raios X; região dos molares inferiores.

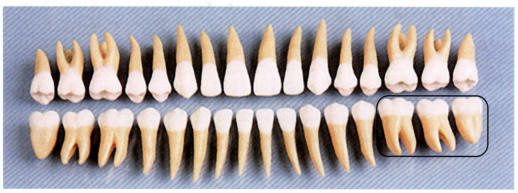

Figura 6.16 Posicionamento do filme; região dos molares inferiores do lado esquerdo.

6 | Técnicas Radiográficas Intraorais | 49

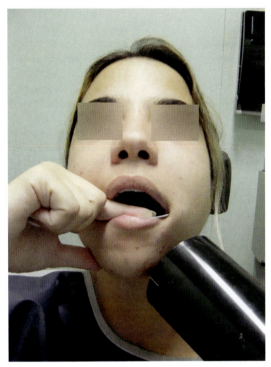

Figura 6.17 Posicionamento do paciente e do filme. Direção e área de incidência do feixe de raios X; região do canino inferior.

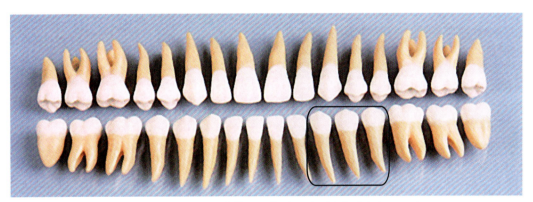

Figura 6.18 Posicionamento do filme; região do canino inferior do lado esquerdo.

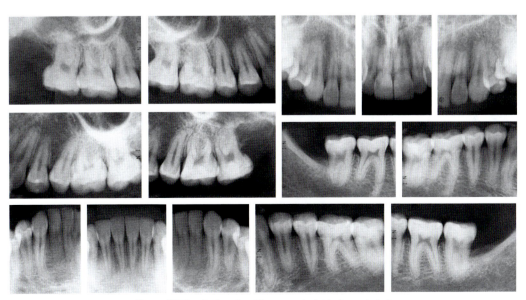

Figura 6.19 Resultado radiográfico por meio da técnica periapical.

Indicações

A técnica interproximal está indicada em: exame radiográfico das faces proximais de dentes posteriores para pesquisa de cáries (proximais e incipientes) e excesso ou falta de material restaurador e exame radiográfico da crista óssea alveolar para a pesquisa de reabsorção, indicativa de doença periodontal.

Atualmente, a radiografia interproximal é obtida de preferência por meio de suportes porta-filmes, que dispensam o posicionamento correto do paciente, das angulações verticais e horizontais e das áreas de incidência. Sua haste, em forma de letra "T", orienta o cilindro localizador do aparelho de raios X como se dividisse o filme em duas partes iguais (superior e inferior).

O posicionador para a radiografia interproximal é composto por uma estrutura para manter o filme paralelo ao dente, além de suporte ou plataforma para mordida e uma haste que orienta o direcionamento do feixe central de raios X. O PSM deve estar perpendicular ao plano horizontal, e a linha de orientação trago-comissura labial, paralela ao plano horizontal.

Quando essa técnica é empregada sem o posicionador, a aleta de mordida adaptada ao filme deve ser posicionada sobre a superfície oclusal dos pré-molares ou molares (de acordo com a região de interesse), de maneira que o paciente possa mordê-la com firmeza. O feixe de raios X é direcionado com ângulo vertical de 8 a 10°, paralelo aos espaços interproximais e perpendicular ao filme (Figuras 6.22 a 6.26).

Técnica radiográfica intraoral oclusal

Idealizada por Simpson (1916), esta técnica utiliza o filme oclusal (5,7 × 7,5 cm), que é posicionado sobre as superfícies oclusais dos dentes. Devido à sua maior dimensão, o filme possibilita uma avaliação de áreas mais extensas da maxila e mandíbula.

Indicações

A radiografia intraoral oclusal é indicada nas seguintes situações:

- Estudo radiográfico de grandes áreas patológicas não observadas inteiramente no exame periapical
- Observação de dentes supranumerários, raízes residuais e corpos estranhos em pacientes edêntulos, para posterior confecção de próteses totais

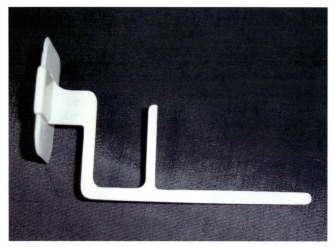

Figura 6.20 Suporte porta-filmes para a técnica interproximal.

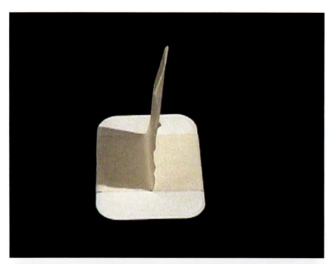

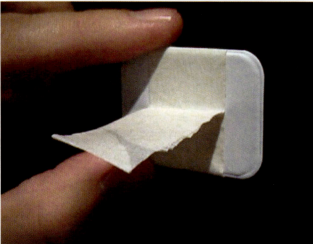

Figura 6.21 Aleta ou asa de mordida adaptada para a técnica interproximal.

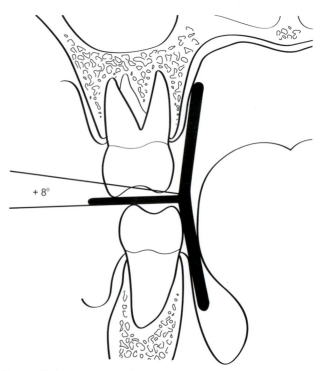

Figura 6.22 Técnica interproximal com aleta de mordida para dentes posteriores e ângulo de incidência vertical.

- Observação de sialólitos (litíase salivar). Indica-se menos tempo de exposição aos raios X. Cerca de 80% dos sialólitos encontram-se no ducto excretor da glândula submandibular (ducto de Wharton), por ser mais sinuoso
- Observação de dentes não irrompidos e/ou impactados, devendo ser conjugada com outras técnicas de localização
- Estudo radiográfico de anomalias maxilares, como fissura palatina e toro palatino e mandibular
- Estudo radiográfico de fraturas maxilomandibulares
- Controle radiográfico do crescimento dos maxilares (expansão do palato duro)
- Estudo radiográfico de áreas patológicas no sentido vestibulolingual, para detectar abaulamento ósseo.

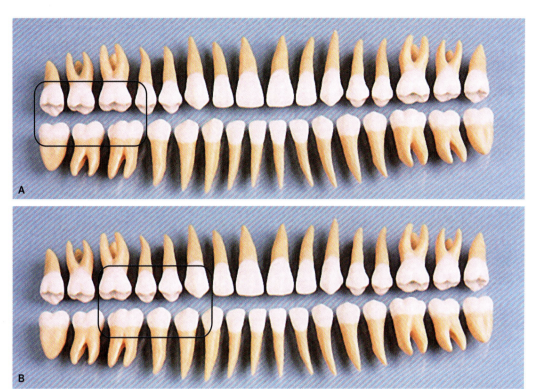

Figura 6.23 Posicionamento do filme na técnica interproximal; região dos molares (**A**) e dos pré-molares (**B**) do lado direito.

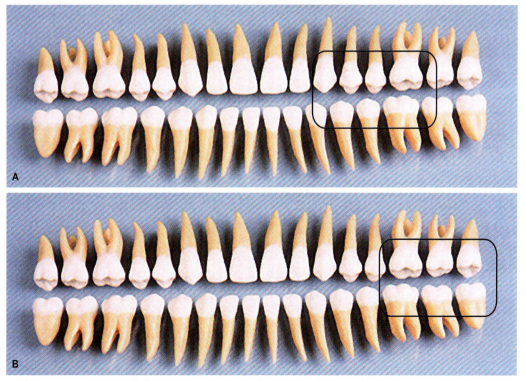

Figura 6.24 Posicionamento do filme na técnica interproximal; região dos molares (**A**) e dos pré-molares (**B**) do lado esquerdo.

O filme oclusal pode ser utilizado, quando necessário, fora da cavidade oral, visando ao estudo de fraturas dos ossos nasais e dedos da mão, ou até permitindo o registro radiográfico da região de corpo e ramo da mandíbula. Além disso, pode ser empregado para determinar a posição das raízes em deslocamentos acidentais para o seio maxilar durante cirurgia dental.

Posicionamento da cabeça do paciente

No exame oclusal da maxila, o PSM do paciente deve estar perpendicular ao plano horizontal, e a linha de orientação trago-asa do nariz, paralela ao plano horizontal. No exame oclusal da mandíbula, o PSM deve estar perpendicular ao plano horizontal, e o plano oclusal dos dentes superiores, em 90° com o plano horizontal, obtidos com a inclinação da cabeça para trás.

Posicionamento do filme oclusal

De acordo com a área de interesse, os exames oclusais são divididos em totais e parciais. Nos exames totais de maxila e mandíbula, o maior eixo do filme (7,5 cm) é mantido perpendicular ao PSM do paciente; e nos exames parciais de maxila e mandíbula, o maior eixo do filme posiciona-se paralelo ao PSM e deslocado para o lado e para a região de interesse a ser examinada. Em ambos os exames, o "picote" do filme deve estar voltado para vestibular (para fora da cavidade oral).

Quanto à apreensão do filme, o paciente dentado irá mantê-lo com o fechamento suave da boca, para não danificar a película. Paciente edêntulo, na maxila, irá pressioná-lo contra o rebordo superior com os dedos polegares das duas mãos, e os demais dedos abertos. Já na mandíbula, pressionará o filme contra o rebordo inferior com o auxílio dos dedos indicadores de ambas as mãos, e os demais dedos fechados (Figura 6.27).

Se compararmos os exames oclusal e periapical no tocante ao tempo de exposição, este será maior na técnica oclusal, devido à maior espessura das estruturas atravessadas pelos raios X. Como em outros exames, o tempo de exposição será o preconizado pelo fabricante e dependerá, entre outros fatores, da sensibilidade do filme radiográfico. Os exames oclusais divididos por regiões e suas respectivas angulações e áreas de incidência estão listados nos Quadros 6.3 e 6.4 e nas Figuras 6.28 a 6.37.

- Radiografia oclusal da mandíbula: PSM perpendicular ao plano horizontal e plano oclusal dos dentes superiores em ângulo reto (90°) em relação ao plano horizontal, obtido com a inclinação da cabeça para trás

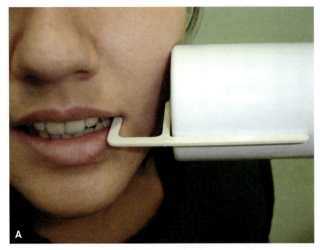
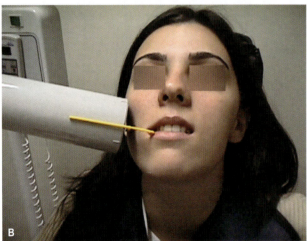

Figura 6.25 Posicionamento do paciente na técnica radiográfica interproximal; região dos pré-molares (**A**) e dos molares (**B**).

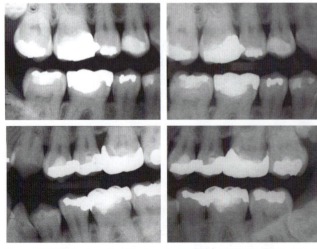

Figura 6.26 Resultado radiográfico interproximal das regiões dos molares e pré-molares de ambos os lados.

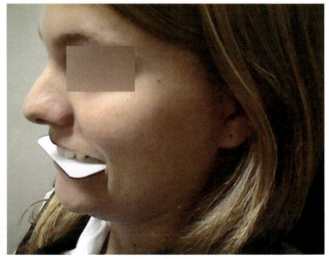

Figura 6.27 Manutenção do filme para oclusal total da maxila em paciente dentado.

6 | Técnicas Radiográficas Intraorais   53

- Radiografia oclusal para a região da sínfise: PSM perpendicular ao plano horizontal e plano oclusal dos dentes superiores formando ângulo de 45° com o plano horizontal, obtido com a inclinação da cabeça para trás

- Apreensão do filme: dentado (fechamento da boca, mordendo-o suavemente); edêntulo (dedos indicadores pressionando-o contra o rebordo ósseo inferior e demais dedos fechados.

Quadro 6.3 Exame oclusal de maxila.

Região	Ângulo vertical	Ângulo horizontal	Área de incidência
Total	+65°	0°	Glabela (porção mais proeminente da fronte)
Incisivos	+65°	0°	Metade do dorso do nariz
Canino	+65°	45°	Forame infraorbitário
Pré-molares e molares	+65°	90°	Forame infraorbitário
Assoalho do seio maxilar	+80°	0°	Forame infraorbitário
Túber da maxila	+45°	135° ou 45°	3 cm atrás da comissura palpebral externa

Posicionamento da cabeça do paciente: plano sagital mediano (PSM) perpendicular ao plano horizontal e linha trago-asa do nariz paralelo ao plano horizontal. Apreensão do filme: dentado (fechamento da boca, mordendo-o suavemente), edêntulo (dedos polegares pressionando-o contra o rebordo ósseo superior e demais dedos abertos).

Quadro 6.4 Exame oclusal de mandíbula.

Região	Ângulo vertical	Ângulo horizontal	Área de incidência
Total	−90° (feixe de raios X perpendicular ao plano do filme)	0°	Porção mediana do assoalho bucal
Parcial (lado direito ou esquerdo)	−90° (feixe de raios X perpendicular ao plano do filme)	0°	Porção mediana do assoalho bucal (deslocado para a direita ou esquerda)
Sínfise mandibular	−55°	0°	Sínfise mandibular (linha mediana do mento)

Posicionamento da cabeça do paciente:
- Radiografia oclusal da mandíbula: plano sagital mediano (PSM) perpendicular ao plano horizontal e plano oclusal dos dentes superiores em ângulo reto (90°) em relação ao plano horizontal, obtido com a inclinação da cabeça para trás
- Radiografia oclusal para a região da sínfise: PSM perpendicular ao plano horizontal e plano oclusal dos dentes superiores formando ângulo de 45° com o plano horizontal, obtido com a inclinação da cabeça para trás

Apreensão do filme: dentado (fechamento da boca, mordendo-o suavemente); edêntulo (dedos indicadores pressionando-o contra o rebordo ósseo inferior e demais dedos fechados.

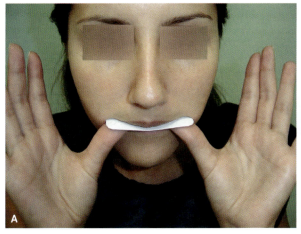
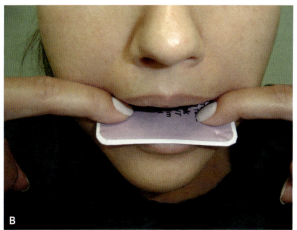

Figura 6.28 Manutenção do filme para oclusal total da maxila (**A**) e da mandíbula (**B**) em paciente edêntulo total.

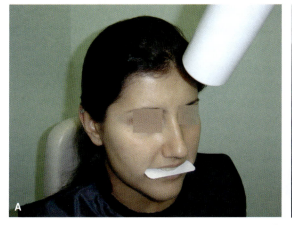
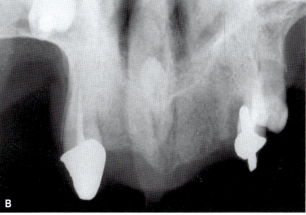

Figura 6.29 A. Posicionamento do filme e incidência do feixe de raios X para oclusal total da maxila. **B.** Resultado radiográfico.

54 Fundamentos de Odontologia | Radiologia Odontológica e Imaginologia

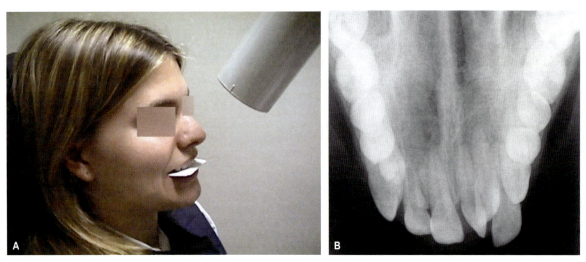

Figura 6.30 A. Posicionamento do paciente, direção e área de incidência do feixe de raios X para dentes incisivos superiores. **B.** Resultado radiográfico oclusal parcial.

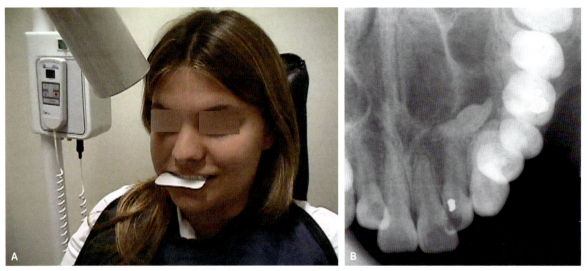

Figura 6.31 A. Posicionamento do filme e incidência do feixe de raios X para caninos superiores. **B.** Resultado radiográfico oclusal parcial.

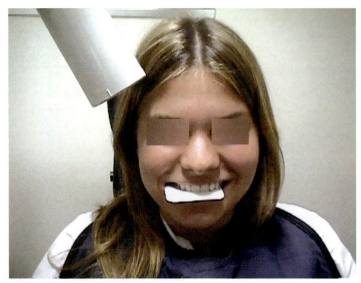

Figura 6.32 Posicionamento do filme e incidência do feixe de raios X da região dos pré-molares e molares superiores.

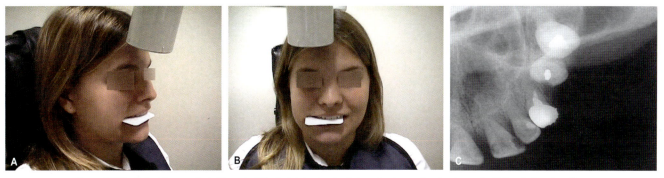

Figura 6.33 A e **B.** Posicionamento do filme e incidência do feixe de raios X da região do assoalho do seio maxilar. **C.** Resultado radiográfico.

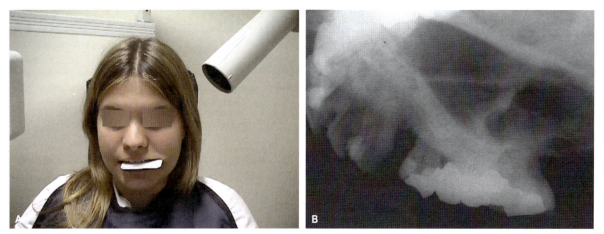

Figura 6.34 A. Posicionamento do filme e incidência do feixe de raios X da região do túber da maxila. **B.** Resultado radiográfico oclusal parcial.

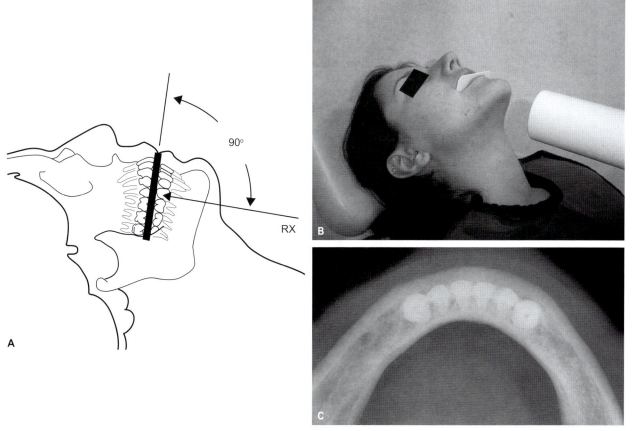

Figura 6.35 A e **B.** Posicionamento do filme e do paciente e incidência do feixe de raios X para oclusal total da mandíbula. **C.** Resultado radiográfico.

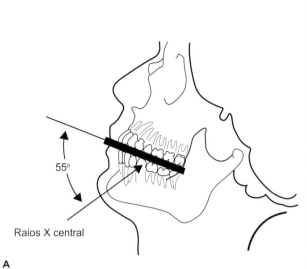
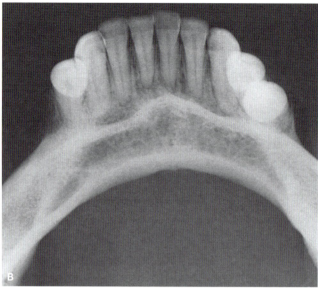

Figura 6.36 A. Posicionamento do filme e incidência do feixe de raios X para a região da sínfise mandibular. **B.** Resultado radiográfico.

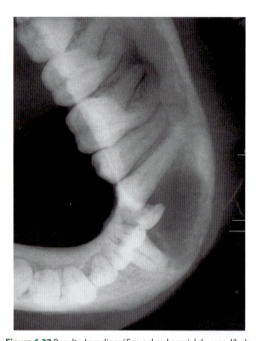

Figura 6.37 Resultado radiográfico oclusal parcial da mandíbula.

Bibliografia

DeLyre WR, Johnson ON. Bitewing examintion. In: Essentials of dental radiography for dental assistants and hygienists. 5.ed. Norwalk, CT: Appleton and Lange; 1995. p. 277-87.

Freitas A, Varoli OJ, Torres FA. Técnicas radiográficas intrabucais. In: Freitas A, Rosa JE, Souza IF. Radiologia odontológica. 5.ed. São Paulo: Artes Médicas; 2004. p. 101-63.

Gibilisco JA, van Grevenhof D. Técnicas radiográficas. In: Gibilisco JA. Diagnóstico radiográfico bucal de Stafne. Trad. Sylvio Bevilacqua. 5.ed. Rio de Janeiro: Discos CBS; 1986. p. 379-430.

Haring JI, Lind LJ. Dental radiography: principles and techniques. Philadelphia: Saunders; 1996. p. 224-318.

Jones PE, Warner B. A teaching method for paralleling technique. Oral Surg. 1976; 42:126-34.

Langland OE, Langlais RP. Principles of dental imaging. Baltimore: Williams & Wilkins; 1997. p. 85-143.

Manson-Hing LR. Intraoral radiographic technics. In: Fundamentals of dental radiography. 3.ed. Philadelphia: Lea & Febiger; 1990. p. 45-72.

Shawkat A. Intraoral radiographic examinations. In: Goaz PW, White SC. Oral radiology – principles and interpretation. 3.ed. Baltimore: Mosby; 1994. p. 151-218.

Watanabe PCA, Arita ES. Imaginologia e radiologia odontológica. Rio de janeiro: Elsevier; 2012. 515 p.

Whaites E. Princípios de radiologia odontológica. 4.ed. Rio de Janeiro: Elsevier; 2009. 408 p.

Wuehrmann AH, Manson-Hing LR. Técnicas radiográficas intrabucais. In: Radiologia dentária 5.ed. Rio de Janeiro: Guanabara Koogan; 1981. p. 66-91.

Técnicas Radiográficas Extraorais

7

Marcelo Cavalcanti, Evângelo Tadeu Terra Ferreira,
Luciana Cardoso Fonseca Terzis e Roberto Saade

Introdução

As técnicas radiográficas denominadas extraorais são todas aquelas nas quais o filme é posicionado fora da boca do paciente, possibilitando radiografias que favoreçam uma avaliação mais ampla das regiões craniofaciais. Muitas vezes, elas são associadas às técnicas intraorais para a obtenção de uma imagem mais rica em detalhes. Em algumas situações, sua indicação é imprescindível como auxiliar para um diagnóstico mais conclusivo.

Assim como em todas as radiografias, o ideal é que a imagem tenha a melhor definição possível, bem como densidade e contraste de grau médio. Para tal resultado, é preciso conhecer bem os fatores que interferem na formação da imagem, no processamento químico adequado das películas, no posicionamento do paciente e nas medidas de proteção às radiações ionizantes. Outro cuidado importante na execução das técnicas radiográficas extraorais é a remoção de objetos metálicos ou quaisquer outros que o paciente porte sobre a região a ser radiografada, pois eles se projetam na imagem, dificultando ou mesmo impedindo uma análise correta.

Essas radiografias podem ser solicitadas com diversos propósitos; todavia, a complexidade anatômica do esqueleto facial exigiu que diversos tipos de incidências fossem criados. Por isso, neste capítulo, pretende-se demonstrar as principais técnicas radiográficas extraorais de interesse odontológico e as suas indicações.

Indicações

De maneira geral, as técnicas extraorais são indicadas para:

- Coadjuvantes das radiografias intraorais no estudo das alterações em maxila e mandíbula
- Localização, identificação e delimitação de fraturas nos pacientes traumatizados
- Localização de corpos estranhos, dentes inclusos e raízes residuais
- Exames com contraste para as glândulas salivares (sialografias)
- Pesquisa de cálculos salivares nos ductos excretores das glândulas parótida e submandibular

- Delimitação de grandes áreas patológicas
- Avaliação em ortodontia, ortopedia funcional e cirurgia ortognática
- Avaliação radiográfica nos pacientes com *trismus* ou com outra impossibilidade de abrirem a boca, ou mesmo com "náusea" e intolerância à colocação do filme intraoral
- Exame radiográfico dos pacientes com necessidades especiais
- Recém-nascidos ou lactentes (são invariavelmente indicados)
- Acompanhamento radiográfico pós-operatório em diversos procedimentos.

Características

Comparando-se as projeções extraorais com as intraorais, pode-se observar que existem algumas diferenças, as quais são necessárias para a realização das radiografias extraorais. De modo geral, as principais são:

- Tipo de equipamento de raios X utilizado
- Regime de trabalho do equipamento
- Tipo de filme radiográfico utilizado
- Posição do paciente para as tomadas radiográficas.

Tipo de equipamento de raios X utilizado

Os aparelhos utilizados nas radiografias extraorais possuem um gerador de raios X capaz de produzir um feixe de alta intensidade, com cerca de 150 a 200 miliamperagem (mA) e também com alto poder de penetração, de 80 a 100 quilovoltagem-pico (kVp). Em contrapartida, os aparelhos de uso odontológico intraorais têm potência máxima de 70 kVp.

Regime de trabalho do equipamento

Os aparelhos extraorais contam com um equipamento que trabalha com kVp e mA variáveis, o que não acontece com os odontológicos. Assim, a escolha dos fatores energéticos, como a mA, a kVp e o tempo de exposição, varia de acordo com o tipo de técnica que se pretende realizar, a compleição física e a idade do paciente, a espessura e o tipo da região a ser radiografada, e a distância focal.

Tipo de filme radiográfico utilizado

A radiografia extraoral tem também um mecanismo de registro de imagem um pouco diferente da intraoral. Os filmes são posicionados em estojos de alumínio ou plástico, denominados "chassi", em cujo interior há duas placas emulsionadas com uma substância que se fluoresce ou luminesce sob ação da radiação X, que são as placas intensificadoras, ou *ecrans*. Os filmes, agora denominados *screen*, são mais sensíveis à luz do que aos raios X.

O uso dos *ecrans* é fundamental nas tomadas extraorais, pois possibilita uma redução significativa da dose de raios X recebida pelo paciente. Os filmes utilizados para essas tomadas radiográficas de interesse odontológico podem ter diferentes tamanhos: 13 × 18 cm, 18 × 24 cm, 20 × 25 cm e 24 × 30 cm.

Posição do paciente para as tomadas radiográficas

O processamento pode ser feito tanto manualmente quanto por meio das processadoras automáticas. Estas têm a vantagem de padronizar e agilizar o processamento, oferecendo uma radiografia com imagem de melhor qualidade.

Para o posicionamento adequado do paciente, é preciso conhecer os planos imaginários que atravessam o corpo humano na posição anatômica (Figura 7.1). Um plano é definido como superfície retilínea que passa, no mínimo, por três pontos:

- Plano sagital mediano (PSM): plano vertical que divide o corpo em lados direito e esquerdo
- Plano frontal ou coronal: plano vertical que divide o corpo em partes anterior e posterior
- Plano horizontal (transversal ou axial): qualquer plano que atravesse o corpo formando ângulos retos com os planos sagital ou coronal, dividindo-o em porções superior e inferior.

Na realização das tomadas radiográficas extraorais, o paciente pode estar em decúbito dorsal ou ventral (deitado de costas ou de barriga para baixo), ou na posição ortostática (em pé). Em odontologia, em geral, o paciente encontra-se na posição ortostática. É importante ressaltar que as radiografias das cavidades sinusais devem ser realizadas com o paciente na posição ortostática, pois, assim, prováveis níveis líquidos existentes nas cavidades sinusais podem ser mais bem avaliados.

Por fim, considera-se que a distância focal (distância foco-filme) utilizada pode ser estabelecida em cerca de 0,80 m para a maioria das técnicas de crânio, com exceção da radiografia cefalométrica, que é obtida com o paciente fixado a um cefalostato e na qual se utiliza de 1,5 a 2 metros.

Medidas de proteção radiológica

As medidas para minimizar a exposição aos raios X são: indicação correta, domínio das técnicas empregadas, uso de aventais plumbíferos, filtração, colimação e processamento adequado. Agindo com esses cuidados, as margens de erros são reduzidas e, em consequência, preserva-se o paciente de doses desnecessárias.

Técnicas extraorais | Incidências

As incidências radiográficas extraorais são classificadas em três grupos:

- Laterais:
  - Perfil duro de crânio
  - Exame para ângulo e ramo da mandíbula
  - Exame da região de corpo da mandíbula
  - Modificação de Djian para ângulo e ramo da mandíbula
  - Modificação de Djian para corpo da mandíbula
  - Cefalométricas
- Frontais ou coronais:
  - Mandíbula (posteroanterior [PA])
  - Seios maxilares (PA)
  - Seios frontal e etmoidal (PA)
- Axiais:
  - Direta (submentovértice)
  - Invertida (ou Hirtz invertida).

As técnicas radiográficas extraorais realizadas com filme oclusal são:

- Incidência para exame de ângulo e ramo da mandíbula
- Incidência para o corpo da mandíbula
- Incidência para a região do osso nasal.

Radiografias em norma lateral

Perfil duro de crânio

Sinonímia. Lateral simples de crânio; lateral de crânio verdadeira.
Indicações. Fraturas do crânio ou de sua base; fraturas do terço médio da face, quando se suspeita de um provável deslocamento da maxila para baixo ou para a parte posterior; exame do seio maxilar, esfenoidal e frontal; condições que afetem a

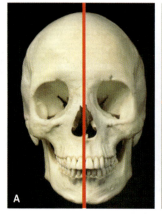 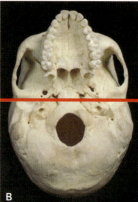 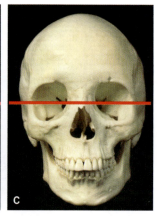

Figura 7.1 Planos de orientação para a obtenção das radiografias extraorais. **A.** Plano sagital mediano (PSM), que orienta as incidências em *norma lateral*. **B.** O plano indica as tomadas radiográficas em *norma frontal* ou *coronal*. **C.** O plano que orienta as radiografias em *norma axial*.

calota craniana, tais como: doença de Paget, mieloma múltiplo, metástases ósseas, hiperparatireoidismo; condições que afetem a sela túrcica, como tumores da glândula pituitária na acromegalia (Figura 7.2).
Fatores técnicos. Dependem da idade e compleição física do paciente; todavia, usa-se uma quilovoltagem acima de 70 kVp e cerca de 0,3 a 0,4 s de exposição, com um aparelho de 15 mAs. A distância focal recomendada é de 80 cm.
Posição do chassi porta-filme. Em suporte vertical (estativo) e/ou dispositivo de Potter-Bucky.
Posição da cabeça do paciente. O paciente é posicionado com o PSM paralelo ao chassi, de modo que o lado da face que se pretende estudar toque nele.
Área de incidência do feixe principal. Arco zigomático do lado oposto.
Direção do feixe de raios X. Ângulo vertical de 0° e ângulo horizontal de 90° em relação ao PSM.

Exame para ângulo e ramo da mandíbula

Sinonímia. Lateral de mandíbula para ângulo e ramo.
Indicações. Pesquisa de doenças nessa região, tais como: fraturas, corpos estranhos, dentes não irrompidos, cálculos salivares no ducto de Wharton, lesões císticas ou tumorais, e como alternativa quando imagens intraorais não puderem ser obtidas em virtude de *trismus* ou náusea intensa, ou mesmo se o paciente estiver inconsciente.
Fatores técnicos. Pode ser realizada com um aparelho de raios X odontológico, utilizando-se a mesma técnica com a qual se faria uma radiografia oclusal, estabelecendo-se uma distância focal de 50 cm.

Posição do chassi porta-filme. O paciente segura o chassi paralelo ao PSM junto à área de interesse, do lado da mandíbula que se pretende estudar.
Posição da cabeça do paciente. O paciente pode ser mantido sentado verticalmente na própria cadeira odontológica, mantendo uma inclinação da cabeça de 60° em relação ao plano horizontal, ou pode-se realizar o exame conforme as ilustrações (Figura 7.3).
Área de incidência do feixe principal. Gônio (região do ângulo) da mandíbula, do lado oposto ao que está sendo estudado.
Direção do feixe de raios X. Ângulo vertical de 0° e ângulo horizontal de 0° em relação ao PSM.

Exame da região de corpo da mandíbula

Sinonímia. Lateral oblíqua para mandíbula, ou simplesmente lateral para corpo da mandíbula.
Indicações. Pesquisa de doenças nessa região, tais como: fraturas, corpos estranhos, dentes não erupcionados, cálculos salivares na parte mais anterior do ducto de Wharton, lesões císticas ou tumorais; ou como alternativa, quando imagens intraorais não puderem ser obtidas em virtude de *trismus* ou náusea intensa, ou mesmo se o paciente estiver inconsciente.
Fatores técnicos. Pode ser realizada com um aparelho de raios X odontológico, utilizando-se a mesma técnica na qual se faria uma radiografia intraoral oclusal, estabelecendo-se uma distância focal em 50 cm.
Posição do chassi porta-filme. O paciente segura o chassi lateralmente à face, do lado da mandíbula que se pretende estudar,

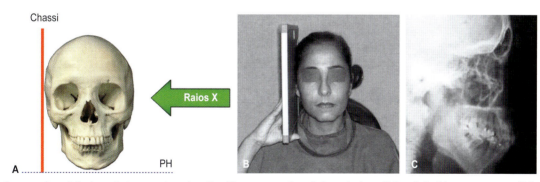

Figura 7.2 A. Esquema da posição do paciente para a tomada radiográfica em *norma lateral*, chamada de perfil duro. **B.** Posicionamento em perfil duro. **C.** Resultado radiográfico obtido. PH: plano horizontal.

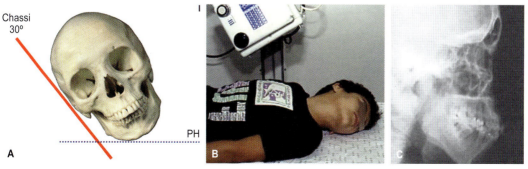

Figura 7.3 A. Esquema da posição do paciente para a tomada radiográfica em *norma lateral*, chamada de exame para ângulo e ramo da mandíbula. **B.** Posicionamento do paciente em uma mesa de exames, em decúbito dorsal (obs.: distância focal incorreta e paciente sem avental plumbífero, apenas posando para a fotografia). **C.** Resultado radiográfico obtido. PH: plano horizontal.

girando ligeiramente a cabeça para que o ápice nasal (ponta do nariz) toque o chassi.

Posição da cabeça do paciente. O paciente pode ser mantido sentado verticalmente na própria cadeira odontológica, mantendo uma inclinação lateral da cabeça de 60° em relação ao plano horizontal. Pode-se também realizar o exame conforme as ilustrações (Figura 7.4).

Área de incidência do feixe principal. Gônio (região do ângulo) da mandíbula do lado oposto ao que está sendo estudado.

Direção do feixe de raios X. Ângulo vertical de 0° e ângulo horizontal de 0° em relação ao PSM.

Exame da região de ângulo e ramo da mandíbula pela modificação de Djian

Sinonímia. Técnica de Djian para ângulo e ramo da mandíbula.
Indicações. São as mesmas da técnica lateral de mandíbula para ângulo e ramo já descrita, mas é utilizada quando o paciente apresenta, por exemplo, algum tipo de traumatismo de coluna cervical que o impeça de inclinar a cabeça a 60° para os lados direito ou esquerdo, ou alguma lesão que também cause limitação desse movimento.
Fatores técnicos. Pode ser realizada com um aparelho de raios X odontológico, utilizando-se a mesma técnica com a qual se faria uma radiografia intraoral oclusal, mantendo-se a distância focal em 50 cm.
Posição do chassi porta-filme. O paciente segura o chassi paralelo ao PSM junto à área de interesse, do lado da mandíbula que se pretende estudar.
Posição da cabeça do paciente. O paciente pode ser mantido sentado verticalmente na própria cadeira odontológica, não inclinando lateralmente a cabeça.

Área de incidência do feixe principal. Gônio (região do ângulo) da mandíbula do lado oposto ao que está sendo estudado.
Direção do feixe de raios X. Ângulo vertical de -30° e ângulo horizontal de 0° em relação ao PSM (Figura 7.5).

Exame da região de corpo da mandíbula pela modificação de Djian

Sinonímia. Técnica de Djian para corpo da mandíbula.
Indicações. São as mesmas da técnica lateral de mandíbula para corpo já descrita, mas é utilizada quando o paciente apresenta, por exemplo, algum tipo de traumatismo de coluna cervical que o impeça de inclinar a cabeça a 60° para os lados direito ou esquerdo, ou alguma lesão que também cause limitação desse movimento.
Fatores técnicos. Pode ser realizada com um aparelho de raios X odontológico, utilizando-se a mesma técnica na qual se faria uma radiografia intraoral oclusal, estabelecendo-se a distância focal em 50 cm.
Posição do chassi porta-filme. O paciente segura o chassi lateralmente à face, do lado da mandíbula que se pretende estudar, tendo-se o cuidado de tocar o chassi com o ápice nasal (ponta do nariz) ou girando-se ligeiramente a cabeça, ou ainda inclinando-se o chassi para que isso ocorra.
Posição da cabeça do paciente. O paciente pode ser mantido sentado verticalmente na própria cadeira odontológica, não inclinando lateralmente a cabeça.
Área de incidência do feixe principal. Gônio (região do ângulo) da mandíbula do lado oposto ao que está sendo estudado.
Direção do feixe de raios X. Ângulo vertical de -30° e ângulo horizontal de 0° em relação ao PSM (Figura 7.6).

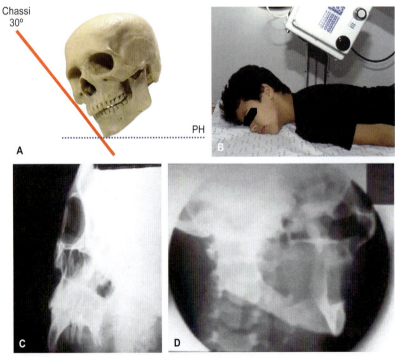

Figura 7.4 A. Esquema da posição do paciente para a tomada radiográfica em norma lateral, chamada de exame radiográfico para a região de corpo da mandíbula. **B.** Posicionamento do paciente em uma mesa de exames em decúbito ventral (obs.: distância focal incorreta e paciente sem avental plumbífero, apenas posando para a fotografia). **C.** Resultado radiográfico obtido. **D.** Caso clínico de osteomielite com sequestro ósseo em paciente idoso. PH: plano horizontal.

7 | Técnicas Radiográficas Extraorais 61

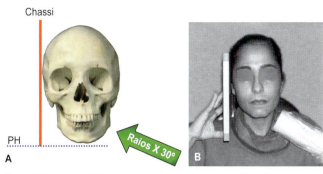

Figura 7.5 No exame de ângulo e ramo da mandíbula, na modificação proposta por Djian, não se realiza a inclinação da cabeça do paciente a 60° em relação ao plano horizontal; todavia, o feixe principal é posicionado com uma angulação de 30° e direcionado para o ponto gônio do lado oposto. PH: plano horizontal.

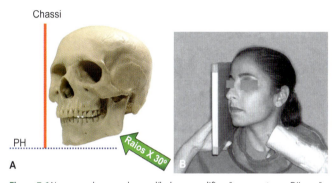

Figura 7.6 No exame de corpo da mandíbula, na modificação proposta por Djian, não se realiza a inclinação da cabeça do paciente a 60° em relação ao plano horizontal, mas o feixe principal é posicionado com uma angulação de −30° e direcionado para o ponto gônio do lado oposto. PH: plano horizontal.

Radiografia cefalométrica

Sinonímia. Telerradiografia.

Indicações. São radiografias padronizadas e reprodutíveis de crânio. As principais indicações, do ponto de vista da ortodontia e da cirurgia ortognática, são:

- Em ortodontia: a "cefalometria" confirma as anormalidades esqueléticas e/ou de tecidos moles no diagnóstico inicial; ajuda a estabelecer o plano de tratamento; controla o progresso desse tratamento; no final, avalia os resultados alcançados
- Em cirurgia ortognática: avalia o pré-operatório; auxilia o plano de tratamento; e verifica, no pós-operatório, os resultados cirúrgicos.

Fatores técnicos. Essa radiografia tem a característica de ser padronizada e poder ser reproduzível; para tanto, utiliza-se um dispositivo chamado "cefalostato" ou "craniostato", que mantém a cabeça do paciente em uma posição definida. Emprega-se uma distância focal maior, de cerca de 1,5 a 2 m, e o aparelho é regulado para realizar uma exposição com cerca de 90 kVp e 15 mAs, em um segundo de tempo médio de exposição, que dependerá do tipo de filme e de *ecran* utilizados.

Posição do chassi porta-filme. Chassi também posicionado junto ao cefalostato e paralelo ao PSM do paciente.

Posição da cabeça do paciente. Mantido em um "cefalostato", com o PSM perpendicular ao plano horizontal, e plano de Frankfurt paralelo ao plano horizontal.

Área de incidência do feixe principal. Na região do meato acústico externo ou no ponto *trágus*, do lado oposto àquele que está sendo examinado.

Direção do feixe de raios X. Ângulo vertical de 0° em relação ao plano de Frankfurt, e ângulo horizontal de 90° em relação ao PSM do paciente (Figura 7.7).

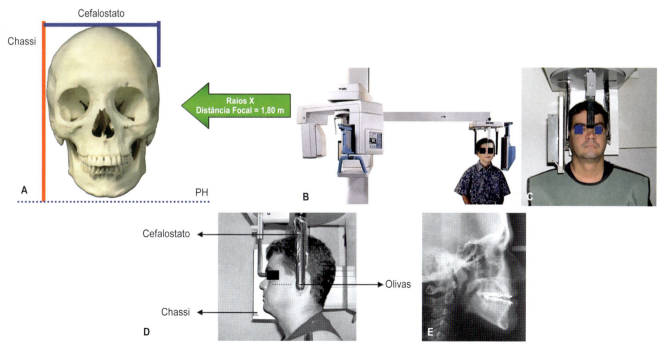

Figura 7.7 A. Posicionamento para uma projeção cefalométrica lateral de crânio, com o PSM paralelo ao plano do chassi e perpendicular ao plano horizontal. **B.** Vista frontal do paciente no aparelho, onde o cabeçote de raios X e o cefalostato encontram-se em uma posição fixa (afastados cerca de 1,80 m). **C.** Vista de frente do conjunto paciente/cefalostato. **D.** Vista de perfil do conjunto paciente/cefalostato, com o plano de Frankfurt (tracejado) paralelo ao plano horizontal. **E.** Resultado radiográfico obtido. PH: plano horizontal.

Radiografias em norma frontal (ou coronal)

Posteroanterior de mandíbula

Sinonímia. PA de mandíbula.
Indicações. Fraturas da mandíbula em região do ângulo, do ramo ascendente, do pescoço do côndilo e do terço posterior do corpo; lesões císticas ou tumorais dessas mesmas regiões, para a observação de expansões chamadas laterolaterais; hipo e hiperplasias mandibulares e outras deformidades maxilofaciais.
Fatores técnicos. Dependem da idade e da compleição física do paciente; todavia, usa-se uma quilovoltagem acima de 70 kVp e cerca de 0,3 a 0,4 segundo de exposição com um aparelho de 15 mAs; a distância focal recomendada é 80 cm.
Posição do chassi porta-filme. Em suporte vertical (estativo) e/ou dispositivo de Potter-Bucky.
Posição da cabeça do paciente. Ele fica de frente para o chassi, com o seu PSM perpendicular ao filme, tocando a fronte e o nariz no chassi; a linha que vai do meato acústico externo à comissura palpebral externa (linha cantomeatal, ou linha de Reid) deve permanecer paralela ao plano horizontal ou perpendicular ao chassi. Tal posição é chamada de fronto-naso-placa.
Área de incidência do feixe principal. Os raios X devem incidir na coluna cervical 3 cm abaixo da protuberância occipital externa, à altura do ramo da mandíbula.
Direção do feixe de raios X. Ângulo horizontal de 0° e paralelo ao PSM do paciente, e ângulo vertical também de 0° e paralelo à linha cantomeatal (Figura 7.8).

Posteroanterior para seios maxilares

Sinonímia. Técnica de Waters; occipitomentual padrão; mento-naso-placa; occipitonasal.
Indicações. Exame radiográfico do seio maxilar; fraturas do terço médio da face, tais como as do tipo: Le Fort I, II e III, do complexo zigomático, do complexo nasoetmoidal e da órbita; fraturas do processo coronoide; exame dos seios frontal e etmoidal; exame do seio esfenoidal (feito com o paciente mantendo a boca bem aberta. Essa modificação recebe o nome de "Waters-Waldron").
Fatores técnicos. Dependem da idade e da compleição física do paciente; todavia, usa-se uma quilovoltagem acima de 70 kVp e cerca de 0,3 a 0,4 segundo de exposição com um aparelho de 15 mAs; a distância focal recomendada é 80 cm.
Posição do chassi porta-filme. Deve ser mantido em um suporte vertical (estativo) e/ou Potter-Bucky, também vertical.
Posição da cabeça do paciente. Fica de frente para o chassi, com o seu PSM perpendicular ao filme; deve encostar a região do mento no chassi, mas não a ponta do nariz, e sim afastá-la cerca de 1 cm. Essa radiografia deve ser tomada de preferência com o paciente em posição ortostática, para que possíveis conteúdos líquidos dentro dos seios maxilares possam ser observados na imagem. A linha cantomeatal, ou linha de Reid, deve permanecer em ângulo de 45° com o chassi.
Área de incidência do feixe principal. Região da protuberância occipital externa em direção à espinha nasal anterior.
Direção do feixe de raios X. Ângulo horizontal de 0° em relação ao PSM do paciente e ângulo vertical também de 0° em relação ao plano horizontal, ou 90° em relação ao chassi (paciente em posição ortostática; Figura 7.9).

Posteroanterior para seios frontal e etmoidal

Sinonímia. Técnica de Caldwell; PA de crânio.
Indicações. Exame dos seios frontal e etmoidal; fraturas da calota craniana; lesões tumorais ou outras que podem afetar o crânio, tais como: doença de Paget, mieloma múltiplo, hiperparatireoidismo; calcificações e corpos estranhos intracranianos.
Fatores técnicos. Dependem da idade e da compleição física do paciente; todavia, usa-se uma quilovoltagem acima de 70 kVp e cerca de 0,3 a 0,4 segundo de exposição com um aparelho de 15 mAs; a distância focal recomendada é 80 cm.
Posição do chassi porta-filme. Deve ser mantido em um suporte vertical (estativo) e/ou Potter-Bucky também vertical.
Posição da cabeça do paciente. Fica de frente para o chassi, com o seu PSM perpendicular ao filme, tocando a fronte e o nariz no chassi. A linha que vai do meato acústico externo à comissura palpebral externa (linha cantomeatal, ou linha de Reid) deve permanecer paralela ao plano horizontal ou perpendicular ao chassi; essa posição é chamada fronto-naso-placa. A radiografia deve ser tomada de preferência com o paciente em posição ortostática, para que possíveis conteúdos líquidos dentro dos seios possam ser observados na imagem.
Área de incidência do feixe principal. Protuberância occipital externa.
Direção do feixe de raios X. Paralela à linha cantomeatal (ou linha de Reid), da protuberância occipital externa à fossa orbitária (Figura 7.10).

Radiografias em norma axial

Axial direta

Sinonímia. Submentovértice; axial de Hirtz; Hirtz direta; mento-bregma; incidência basal; incidência de base de crânio.

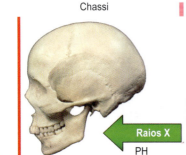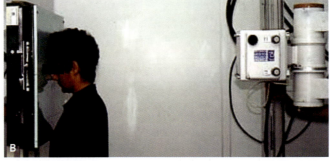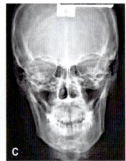

Figura 7.8 A. Posição da cabeça do paciente para a tomada radiográfica posteroanterior de mandíbula. A área de incidência do feixe principal de raios X localiza-se 3 cm abaixo da protuberância occipital externa. **B.** Paciente em posição ortostática e distância focal de 80 cm (sem proteção plumbífera, apenas posando para a fotografia). **C.** Resultado radiográfico obtido. PH: plano horizontal.

7 | Técnicas Radiográficas Extraorais   63

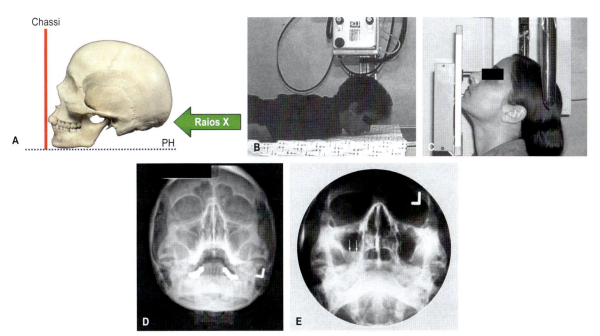

Figura 7.9 A. Esquema do posicionamento do paciente para o exame radiográfico posteroanterior de seios maxilares. **B.** Paciente em decúbito ventral na mesa de exames (sem proteção, apenas posando para a foto). **C.** Em posição ortostática. **D.** Resultado radiográfico obtido. **E.** Nesse tipo de radiografia, se o paciente é preferencialmente colocado em posição ortostática, prováveis conteúdos líquidos de dentro das cavidades sinusais podem ser visíveis. PH: plano horizontal.

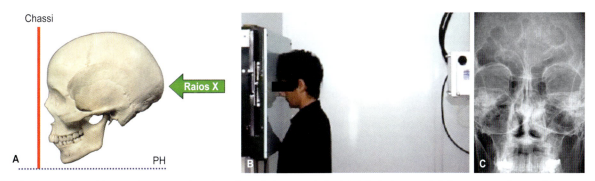

Figura 7.10 A. Esquema de posicionamento para uma tomada posteroanterior para seio frontal. **B.** Paciente em posição (apenas posando para a foto, sem proteção). **C.** Resultado radiográfico obtido. PH: plano horizontal.

Indicações. Exames do seio esfenoidal; lesões osteolíticas ou expansivas que afetem a região do palato, a região pterigoide e a base do crânio; pesquisa de fraturas de arco zigomático em radiografias obtidas com uma redução dos fatores de exposição. Essa incidência direta tem a mesma imagem radiográfica final da Hirtz indireta ou bregma-mento, mas esta ou aquela são escolhidas em função da idade do paciente e da facilidade de posicionamento da cabeça dele para a tomada radiográfica, em uma ou em outra posição.

Fatores técnicos. Dependem da idade e da compleição física do paciente; todavia, usa-se uma quilovoltagem acima de 70 kVp e cerca de 0,4 a 0,5 segundo de exposição com um aparelho de 15 mAs.

Posição do chassi porta-filme. É mantido em suporte vertical (estativo) e/ou Potter-Bucky também vertical, ou o exame pode ser realizado em uma mesa de exames, conforme as ilustrações.

Posição da cabeça do paciente. É posicionado de costas para o filme, com a cabeça bastante inclinada para trás, de tal modo que o vértice do crânio toque o chassi e a linha cantomeatal (linha de Reid) fique paralela ao filme.

Área de incidência do feixe principal. Abaixo da mandíbula, em uma linha imaginária que une os dois primeiros molares, com uma distância focal de 80 cm.

Direção do feixe de raios X. Da linha imaginária citada no item anterior em direção ao vértice (ponto *bregma*) do crânio (Figura 7.11).

Axial invertida

Sinonímia. Hirtz invertida; Hirtz indireta; bregma-mento; superoinferior; vértice-submento.

Indicações. Exames do seio esfenoidal; lesões osteolíticas ou expansivas que afetem a região do palato, a região pterigoide e a base do crânio; pesquisa de fraturas de arco zigomático em radiografias obtidas com redução dos fatores de exposição. Essa incidência indireta tem a mesma imagem radiográfica final da Hirtz direta ou submentovértice, mas esta ou aquela são escolhidas em função da idade do paciente e da facilidade de posicionamento da cabeça dele para a tomada radiográfica, em uma ou em outra posição.

Fatores técnicos. Dependem da idade e da compleição física do paciente; todavia, usa-se uma quilovoltagem acima de 70 kVp e cerca de 0,4 a 0,5 segundo de exposição com um aparelho de 15 mAs; a distância focal recomendada é 80 cm.

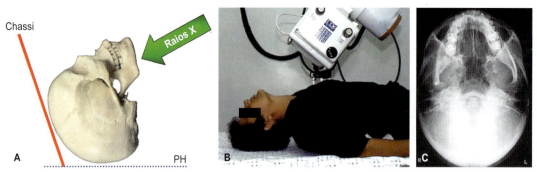

Figura 7.11 A. Esquema de posição para a técnica submentovértice. **B.** Paciente posicionado em decúbito dorsal sobre uma almofada para conseguir uma hiperextensão cervical (distância focal reduzida e paciente sem proteção, dispostos apenas para a foto). **C.** Resultado radiográfico obtido. PH: plano horizontal.

Posição do chassi porta-filme. Paralelo ao plano horizontal.
Posição da cabeça do paciente. Sentado, com a cabeça hiperestendida e a região do mento apoiada sobre o chassi; PSM perpendicular ao plano horizontal.
Área de incidência do feixe principal. No ponto *bregma* ou no vértice do crânio.
Direção do feixe de raios X. Do vértice do crânio à região da base da mandíbula (Figura 7.12).

Técnicas radiográficas extraorais realizadas com filme oclusal

Exame do ângulo e ramo da mandíbula

Sinonímia. Ângulo e ramo de mandíbula com filme oclusal.
Indicações. São as mesmas da radiografia convencional, feita com chassi porta-filme; contudo, pode ser improvisada no consultório odontológico para agilizar o atendimento e o estabelecimento do diagnóstico, já que pode ser realizada com um filme oclusal e o aparelho convencional odontológico.
Fatores técnicos. É realizada com um aparelho de raios X odontológico, utilizando-se a mesma técnica com a qual se faria uma radiografia oclusal, estabelecendo-se a distância focal de 50 cm.
Posição do filme. O filme do tipo oclusal é mantido pelo próprio paciente, na região de ângulo e ramo da mandíbula que se pretende estudar.
Posição da cabeça do paciente. Pode permanecer sentado verticalmente na própria cadeira odontológica, inclinando ligeiramente a cabeça.
Área de incidência do feixe principal. Gônio (região do ângulo) da mandíbula do lado oposto ao que está sendo estudado.
Direção do feixe de raios X. Ângulo vertical de -30° e ângulo horizontal de 90° (Figura 7.13).

Exame para região de corpo da mandíbula

Sinonímia. Região de corpo da mandíbula com filme oclusal.
Indicações. São as mesmas da radiografia convencional, feita com chassi porta-filme; contudo, pode ser improvisada no consultório odontológico para agilizar o atendimento e o estabelecimento do diagnóstico, já que pode ser realizada com um filme oclusal e com o aparelho convencional odontológico.
Fatores técnicos. É realizada com um aparelho de raios X odontológico convencional, utilizando-se a mesma técnica com a qual se faria uma radiografia intraoral oclusal, estabelecendo-se uma distância focal de 50 cm.
Posição do filme. O filme oclusal é mantido, pelo próprio paciente, lateral à face, na região de corpo da mandíbula.
Posição da cabeça do paciente. Ele pode ficar sentado verticalmente na própria cadeira odontológica, inclinando ligeiramente a cabeça.
Área de incidência do feixe principal. Gônio (região do ângulo) da mandíbula do lado oposto ao que está sendo estudado.
Direção do feixe de raios X. Ângulo vertical de -30° e ângulo horizontal de 90° (Figura 7.14).

Perfil da região do osso nasal

Sinonímia. Exame do osso nasal.
Indicações. É também uma improvisação que pode ser realizada no consultório odontológico, para examinar se existe ou não fratura do osso nasal após traumatismo. Cabe ressaltar que esse é o osso que mais se fratura em traumatismos de face, e tal procedimento de exame é muito útil em odontopediatria.

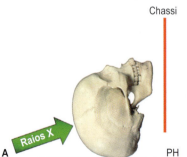 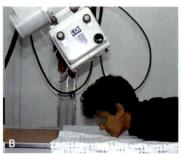 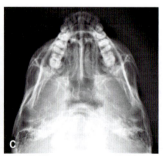

Figura 7.12 A. Esquema de posição para a técnica radiográfica axial invertida. **B.** Paciente posicionado em decúbito ventral (distância focal e paciente sem proteção, dispostos apenas para a foto). **C.** Resultado radiográfico dessa técnica. PH: plano horizontal.

7 | Técnicas Radiográficas Extraorais 65

Fatores técnicos. Pode ser realizado com aparelho de radiologia odontológica convencional, entre 60 e 70 kVp, com 10 mAs e tempo de exposição de 0,3 a 0,4 segundo.

Posição do filme. O filme do tipo oclusal é mantido, pelo próprio paciente, lateral à face, na altura do osso nasal, na região da comissura palpebral externa, mantendo-se o longo eixo do filme paralelo ao PSM do paciente.

Posição da cabeça do paciente. Pode ser radiografado na própria cadeira odontológica, mantendo-se sentado e com o tronco e a cabeça mais verticalizados, com o PSM perpendicular ao plano horizontal.

Área de incidência do feixe principal. Na região do osso nasal do lado oposto, com distância focal de 30 cm.

Direção do feixe de raios X. Perpendicular ao filme, com ângulo vertical de 0° e ângulo horizontal de 90° em relação ao PSM (Figura 7.15). Cabe novamente ressaltar que os diversos fatores técnicos sugeridos dependem muito das características do filme utilizado, das placas intensificadoras e do próprio rendimento de cada aparelho de raios X. Caso a imagem não fique satisfatória, pode-se utilizar o recurso de aumentar a quilovoltagem-pico em 5 kVp, no caso de a imagem radiográfica ficar pouco densa (clara), ou diminuir também em 5 kVp no caso de a imagem ficar muito densa (escura).

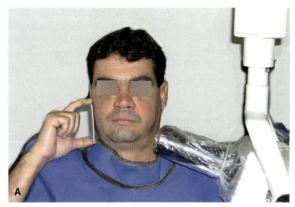
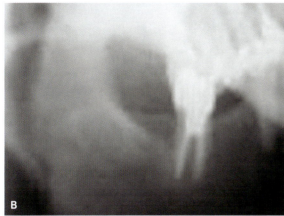

Figura 7.13 A. Exame de região de ângulo e ramo da mandíbula realizado com filme oclusal. **B.** Resultado radiográfico obtido.

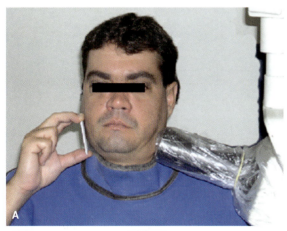
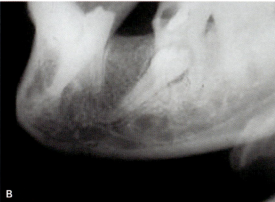

Figura 7.14 A. Exame de região de corpo da mandíbula realizado com filme oclusal. **B.** Resultado radiográfico obtido.

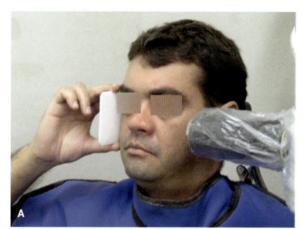
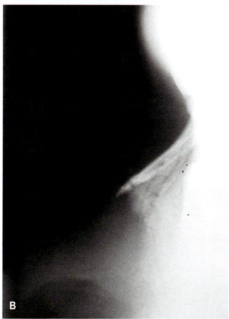

Figura 7.15 A. Incidência para o exame da região do osso nasal, realizado com um filme oclusal. **B.** Resultado radiográfico obtido.

Bibliografia

Álvares LC, Tavano O. Curso de radiologia em odontologia. 4.ed. São Paulo: Santos; 1998. p. 80-97.

Azevedo LR, Santana E, Dezotti MSG et al. Mixoma odontogênico: relato de caso e revisão da literatura. Revista da ABRO. 2000;1:21-5.

Bontranger KL. Tratado de técnica radiológica e base anatômica. 4.ed. Rio de Janeiro: Guanabara Koogan; 1999. p. 323-409.

Bontranger KL, Lampignano JP. Tratado de posicionamento radiográfico e anatomia associada. 6.ed. São Paulo: Mosby/Elsevier; 2006.

Cade JE. Periapical radiographs as an aid in diagnosing fractures of the mandibular angle. Gen Dent. 1995;43:248-50.

Cavalcanti MGP, Freitas C, Varoli OJ. A aplicação das técnicas radiográficas extrabucais convencionais e radiografias panorâmicas no estudo das fraturas mandibulares. Rev Paul Odontol. 1992;14:38-44.

Clark KC. Positioning in radiography. 8.ed. London: Ilford; 1964.

Freitas A, Rosa JE, Souza IC. Radiologia odontológica. 6.ed. São Paulo: Artes Médicas; 2004.

Gomes MA. Estudo das vias aéreas por meio de telerradiografias lateral e frontal. Revista da ABRO. 2000;1:15-19.

Kantor ML, Beideman RW, Benn DK et al. Characteristics of an oral and maxillofacial radiology department: report of the ad hoc Department Characteristics Committee of the American Academy of Oral and Maxillofacial Radiology. Oral Surg Oral Med Oral Pathol Oral Radiol Endod. 1997;84:708-12.

Langland OE, Langlais RP. Princípios do diagnóstico por imagem em odontologia. São Paulo: Santos; 2002.

Panella J et al. Radiografias extrabucais com filmes do tipo oclusal. Ars Cvrandi. 1980;7:377-82.

Potter GD, Gold RP. Radiographic analysis of the skull. Dental Radiography and Photography. 1976;49:27-39.

Rosa JE, Tavares D. Métodos radiográficos especiais para o dentista clínico. Rio de Janeiro: EPUME; 1988.

Scaf G, Sposto MR, Onofre MA et al. Prescrição radiográfica: uma análise em medicina bucal. Revista da ABRO. 2000;1:29-43.

Valvassori GE, Mafee MF, Carter BL. Imaging of the head and neck. New York: Thieme; 1995. 510 p.

Whaites E. Essentials of dental radiography and radiology. 2.ed. New York: Churchill Livingstone; 1996. p. 104-41.

White SC, Pharoah MJ. Oral radiology: principles and interpretation. 4.ed. St. Louis: Mosby; 1999. p. 227-41.

Wuehrmann AH, Manson-Hing LR. Radiologia dentária. 3.ed. Rio de Janeiro: Guanabara Koogan; 1977. p. 119-49.

Métodos Radiográficos de Localização

8

Claudio Costa, Felipe Varoli, Marcio Yara Buscatti e
Daniela Miranda Richarte de Andrade Salgado

Introdução

Apesar da existência de métodos de diagnóstico por imagem mais recentes e inovadores (p. ex., sistemas digitais, tomografias computadorizadas e ressonância magnética), o exame radiográfico convencional ainda é o mais utilizado na prática odontológica. Porém, infelizmente, a radiografia convencional, seja intra ou extraoral, limita-se a fornecer uma imagem bidimensional (2D) de uma estrutura tridimensional (3D). Portanto, sempre haverá o registro de apenas duas dimensões (altura e largura), faltando a terceira dimensão (profundidade), essencial para verificar a extensão completa de uma entidade anatômica ou patológica.

Outro fator inerente ao exame radiográfico é a sobreposição indesejável das imagens radiográficas de estruturas contíguas, que prejudica, muitas vezes, a interpretação radiográfica. Para solucionar esses inconvenientes, foram idealizadas técnicas especiais, de fácil execução, destinadas ao cirurgião-dentista clínico geral e possíveis de serem realizadas no próprio consultório. Tais procedimentos auxiliam principalmente a endodontia e a cirurgia, superando a sobreposição das imagens de raízes e condutos radiculares e localizando radiograficamente nas três dimensões estruturas cuja remoção se tornou necessária. Em alguns casos, são os métodos de diagnóstico por imagem de escolha, se pensarmos em complexidade do exame e na dose de radiação ao paciente.

Diante da variabilidade de métodos de localização, serão discutidos os mais praticados, adequados e acessíveis ao cirurgião-dentista clínico.

Método de Clark

Trata-se do método do princípio da paralaxe, técnica do deslizamento ou técnica do deslocamento horizontal do tubo.

Indicações

O método de Clark é indicado nas seguintes situações:

- Localização radiográfica de dentes não irrompidos, corpos estranhos e processos patológicos na maxila
- Localização radiográfica de pontos de reparo anatômico, como os forames incisivo e mentual, distinguindo-os de alterações periapicais
- Dissociação de raízes e condutos radiculares.

Procedimentos

A teoria de Clark (1909) consiste na variação da angulação horizontal de incidência do feixe de raios X. Por essa razão, o método também é conhecido como técnica do deslocamento horizontal do tubo. Em sua concepção, Clark baseou-se no princípio da *paralaxe*, assim resumido:

- Se dois objetos semelhantes forem observados em linha reta, o mais próximo encobrirá o mais distante
- Se nos deslocarmos para a direita ou para a esquerda, dissociaremos os objetos. Um deles acompanhará o nosso deslocamento, enquanto o outro irá movimentar-se em sentido contrário ao nosso deslocamento.

Pode-se concluir que o objeto mais próximo sempre se desloca em sentido contrário ao do observador, e o mais distante sempre o acompanha. O princípio da *paralaxe* é explicado na Figura 8.1.

Para expressar o pensamento de Clark, o objeto será substituído pela estrutura a ser examinada radiograficamente (dente não irrompido, corpo estranho), e o observador, pelo tubo de raios X (cabeçote do aparelho). Para o registro da imagem, o filme periapical será posicionado atrás das estruturas, e o tubo de raios X (cabeçote) irá deslocar-se para mesial ou para distal. Segundo o princípio da *paralaxe*, se o tubo de raios X se deslocar para mesial, a estrutura que acompanhar seu deslocamento (para mesial) estará mais distante. A estrutura projetada no sentido contrário (para distal) estará mais próxima do tubo, ou mais distante do filme radiográfico.

Para sua execução, o método de Clark necessita de duas incidências radiográficas utilizando-se filmes periapicais. Então, elas serão comparadas no tocante ao deslocamento do tubo e das estruturas.

A primeira incidência, denominada ortorradial, nada mais é que uma radiografia periapical da região onde a estrutura se localiza. Se a intenção é examinar um dente não irrompido entre os incisivos centrais superiores, a incidência ortorradial será, portanto, uma radiografia periapical da região dos incisivos centrais superiores, obtida, se possível, por meio da técnica do paralelismo.

A segunda incidência é chamada de mesiorradial, quando o tubo de raios X (cabeçote) for deslocado para mesial. Caso

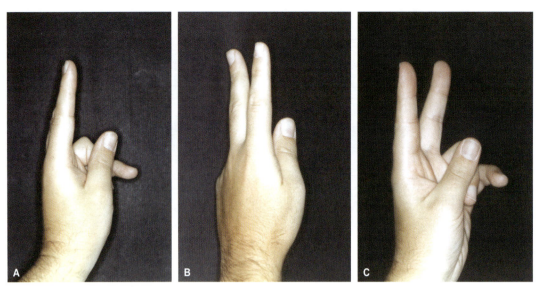

Figura 8.1 Princípio da *paralaxe* representado pelos dedos da mão. **A.** Dedos em linha reta. **B.** Deslocamento para a esquerda. **C.** Os dedos são vistos quando há deslocamento para a direita.

o desvio seja para distal, haverá uma incidência distorradial. Convém salientar que apenas o tubo (cabeçote) será movimentado, ou para mesial ou para distal, devendo-se posicionar os dois filmes radiográficos na mesma região (Figura 8.2).

Para evitar confusão na identificação das incidências e posteriores erros de interpretação, sugere-se que, durante a execução da técnica, o profissional marque levemente na face colorida do filme utilizado na primeira incidência a letra "O" (ortorradial), e as letras "M" (mesiorradial) ou "D" (distorradial) no segundo filme exposto aos raios X. O esquema que se segue (Figura 8.3) facilitará o entendimento do método de Clark e suas aplicações.

As Figuras 8.4 a 8.8 mostram o resultado do método de Clark na localização radiográfica de corpos estranhos e dentes não irrompidos e na dissociação de condutos radiculares.

Quanto à localização radiográfica dos forames mentual e incisivo, o procedimento é o mesmo: são executadas duas radiografias com angulações horizontais diferentes. Não é raro, em algumas incidências, a imagem dos forames se projetar no ápice radicular dos incisivos superiores ou dos pré-molares inferiores, o que poderia levar a uma interpretação errônea de lesão periapical. Executa-se, então, uma segunda radiografia, variando a angulação horizontal, e a imagem do forame afasta-se do ápice radicular. Se persistir junto ao ápice, o exame da lâmina dura e o teste de vitalidade pulpar tornam-se essenciais para o diagnóstico de lesão periapical.

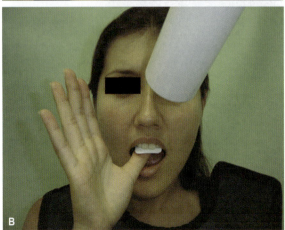

Figura 8.2 Posicionamento do paciente e do cilindro localizador nas incidências ortorradial (**A**) e distorradial (**B**).

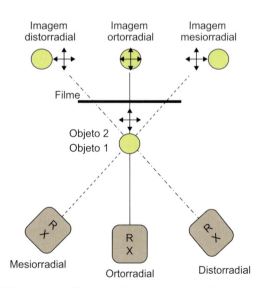

Figura 8.3 Imagens radiográficas de objetos sobrepostos de acordo com as incidências mesio, orto e distorradial.

8 | Métodos Radiográficos de Localização   69

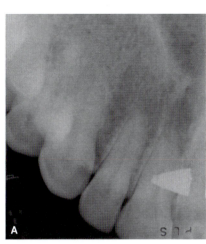
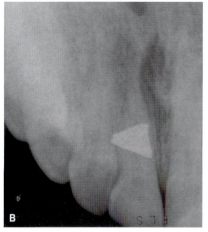

Figura 8.4 Na incidência ortorradial (**A**), o corpo estranho se sobrepõe ao dente incisivo central superior do lado direito. Na radiografia (**B**), o tubo de raios X foi deslocado para distal (distorradial), e pode-se observar que a imagem do corpo estranho se deslocou para mesial, posicionando-se entre os incisivos centrais superiores. Conclui-se, então, que o corpo estranho está localizado por vestibular (mais próximo do tubo) em relação aos dentes vizinhos, pois se deslocou no sentido contrário ao deslocamento do tubo.

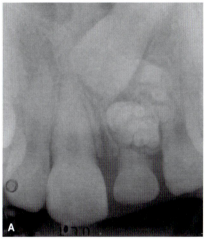
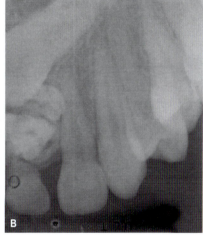

Figura 8.5 Odontoma impedindo a erupção do dente 21, sobrepondo-se às imagens dos dentes 61 e 22 (**A**). Na segunda radiografia (**B**), o tubo de raios X foi deslocado para distal, e o odontoma é observado sobrepondo apenas o dente 61. Comparando sua imagem com a primeira incidência (**A**), nota-se que a imagem do odontoma deslocou-se para mesial. Conclui-se, então, que o odontoma está localizado por vestibular (mais próximo do tubo) em relação aos dentes adjacentes, pois se deslocou no sentido contrário ao deslocamento do tubo.

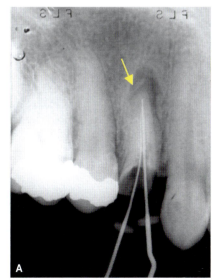
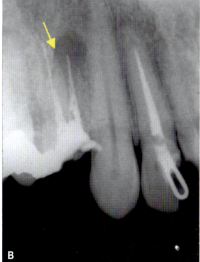

Figura 8.6 Na primeira radiografia (**A**), não é possível distinguir os condutos vestibular e o palatino do dente 24. Na incidência em **A** (mesiorradial), observam-se os dois condutos obturados do dente 24. O conduto em **B** é o palatino, pois acompanhou o deslocamento do tubo. Já o conduto em **A** está por vestibular (mais próximo do tubo), por ter se deslocado no sentido contrário ao deslocamento do tubo. É possível observar agora que a lesão periapical está associada à raiz (conduto) palatina.

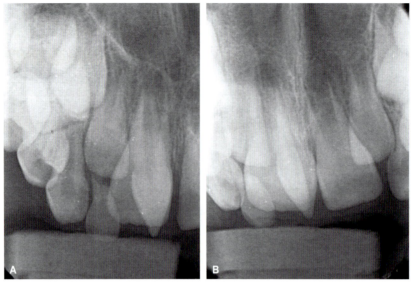

Figura 8.7 Na incidência ortorradial (**A**), observa-se o elemento dental supranumerário mesiodens entre os elementos dentais 11 e 21. Na segunda radiografia (**B**), na posição distorradial, observa-se o deslocamento da coroa em sentido contrário ao deslocamento do feixe de raios X. Portanto, a coroa do mesiodens encontra-se por vestibular.

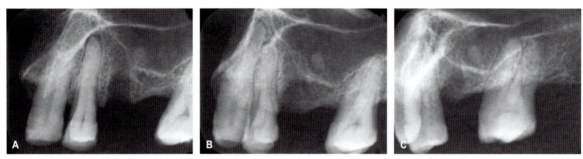

Figura 8.8 Na incidência ortorradial (**A**), observa-se a raiz residual junto ao assoalho do seio maxilar esquerdo. Na incidência mesiorradial (**B**), encontra-se a raiz residual mais próxima ao alvéolo, o que demonstra que ela acompanhou o deslocamento do feixe de raios X, estando, portanto, localizada por palatino. O mesmo pode ser observado na incidência distorradial (**C**).

Método de Miller-Winter

Devido às diferenças anatômicas da maxila e da mandíbula, em 1914, o Dr. Fred Miller idealizou um novo método para a localização radiográfica de estruturas mandibulares nas três dimensões. Descrito inicialmente como técnica de Miller, esse método foi mais tarde divulgado e popularizado por Winter, tornando-se mais conhecido como método de Miller-Winter (técnica do ângulo reto).

Indicações

A técnica é indicada na localização radiográfica de dentes não irrompidos (em geral, o terceiro molar inferior), de corpos estranhos e de processos patológicos na mandíbula.

Procedimentos

A técnica consiste no princípio da dupla incidência: uma radiografia periapical e outra oclusal cujas incidências são perpendiculares entre si. Primeiramente, executa-se a radiografia periapical da região em que se encontra a estrutura, obtida de preferência por meio da técnica do paralelismo. Para localizar um terceiro molar inferior não irrompido, por exemplo, a radiografia deve registrar a imagem por inteiro do referido dente. Essa incidência fornecerá a posição do dente em altura e largura (sentido mesiodistal). Faltará, então, a profundidade, ou seja, sua posição vestibulolingual, que é obtida por meio da segunda incidência: uma radiografia oclusal utilizando um filme periapical. Este deve repousar sobre a superfície oclusal dos molares inferiores o mais para distal possível, mantido em posição com um leve fechamento da boca do paciente. Aconselha-se posicionar o filme com o picote voltado para vestibular, a fim de facilitar a interpretação radiográfica.

O paciente deve inclinar a cabeça para trás, com seu plano sagital mediano perpendicular ao plano horizontal, para o feixe de raios X incidir perpendicularmente ao plano do filme. O tempo de exposição será maior na radiografia oclusal, devido à maior quantidade de estruturas a serem atravessadas pelos raios X.

O método de Miller-Winter não se limita à localização de terceiros molares inferiores não irrompidos. O mesmo procedimento também se aplica na localização de corpos estranhos, processos patológicos e dentes não irrompidos em outras regiões da mandíbula. As ilustrações a seguir (Figuras 8.9 a 8.13) facilitam o entendimento quanto à execução e interpretação do método de Miller-Winter. As Figuras 8.14 a 8.16 mostram o resultado do método de Miller-Winter na localização radiográfica de dentes não irrompidos e corpos estranhos na mandíbula.

8 | Métodos Radiográficos de Localização 71

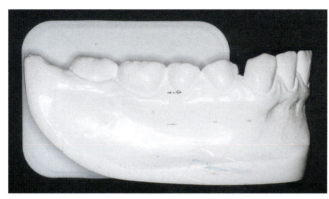

Figura 8.9 Posicionamento do filme para a execução da primeira radiografia do método de Miller-Winter (periapical convencional).

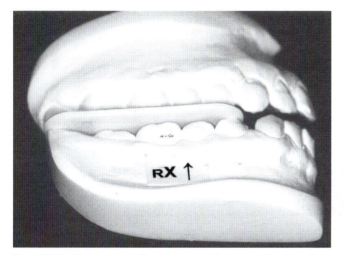

Figura 8.10 Posicionamento do filme para a execução da segunda radiografia do método de Miller-Winter (incidência oclusal com o uso de filme periapical).

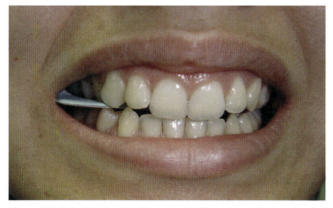

Figura 8.11 Paciente ocluindo o filme para mantê-lo em posição durante a incidência oclusal.

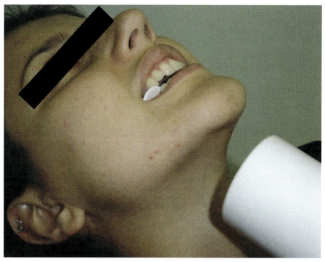

Figura 8.12 Posicionamento do paciente e do cilindro localizador durante a incidência oclusal.

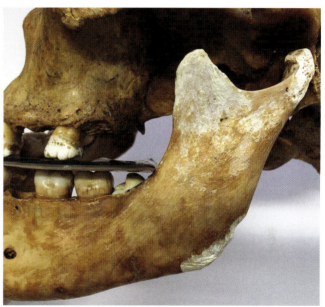

Figura 8.13 Posicionamento da película radiográfica em mandíbula seca.

e não observadas dificultam a remoção cirúrgica, podendo levá-la ao insucesso. Diante disso, em 1952, Margaret Hunt Donovan solucionou o impasse com um novo método.

Indicações

A técnica é indicada quando a radiografia oclusal do método de Miller-Winter não registra inteiramente o terceiro molar inferior não irrompido.

Procedimentos

Donovan alterou o posicionamento do filme radiográfico e, consequentemente, a incidência do feixe de raios X. Desse modo, o filme deve permanecer inclinado sobre o ramo da mandíbula. Com o dedo indicador da mão do lado oposto a ser radiografado, o paciente mantém a outra borda do filme apoiada na superfície mésio-oclusal do segundo molar inferior. Assim, o filme estará voltado para a região do trígono retromolar (Figuras 8.17 e 8.18).

Método de Donovan (modificação de Donovan)

Consideremos um terceiro molar inferior não irrompido, com seu longo eixo no sentido horizontal ou inclinado, de modo que sua coroa ou raiz se aproxime do ramo da mandíbula. A radiografia oclusal de Miller-Winter não registrará sua imagem inteiramente, pois o ramo da mandíbula limita um posicionamento do filme mais para distal.

O exame radiográfico deve mostrar sempre todo o órgão dentário, pois anomalias radiculares ou coronárias presentes

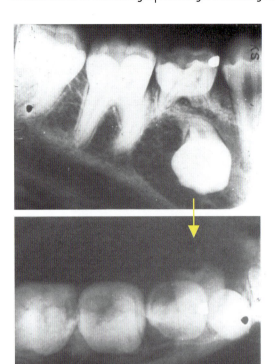

Figura 8.14 Na radiografia periapical (*em cima*), observa-se o dente 45 incluso, abaixo do segundo molar decíduo. A segunda incidência (oclusal, *embaixo*) revela que o dente incluso está com a coroa voltada para lingual.

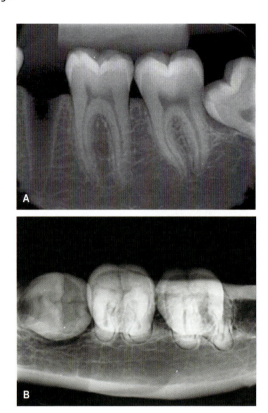

Figura 8.16 Na radiografia periapical (**A**), observa-se parcialmente a coroa do dente 38, mesioangulado. A incidência de Miller-Winter (**B**) demonstra sua proximidade com a cortical vestibular.

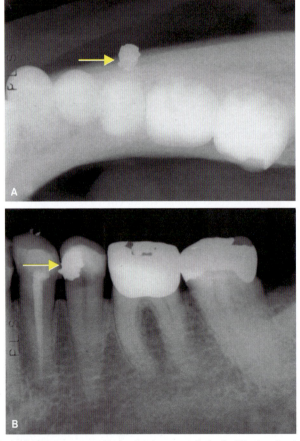

Figura 8.15 O corpo estranho localizado por vestibular (incidência oclusal, **A**) parecia ser uma restauração metálica com excesso no dente 35 na radiografia periapical (**B**).

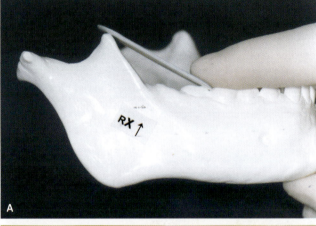

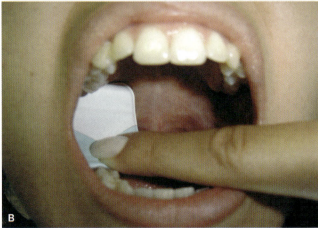

Figura 8.17 Posicionamento do filme radiográfico durante a execução da técnica de Donovan.

8 | Métodos Radiográficos de Localização 73

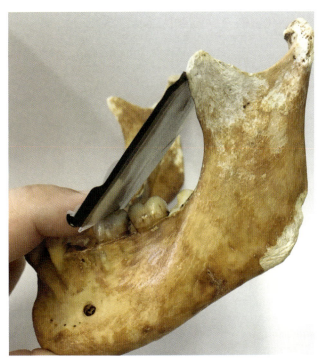

Figura 8.18 Posicionamento da película radiográfica em mandíbula seca, inclinando-a na região do trígono retromolar.

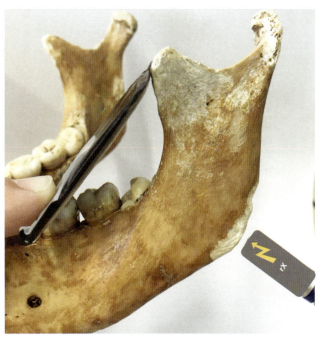

Figura 8.20 Incidência do feixe de raios X em região de ângulo da mandíbula.

O paciente deve inclinar a cabeça para trás e virar-se para o lado oposto a ser radiografado, para o feixe de raios X incidir perpendicularmente ao plano do filme no sentido do ângulo da mandíbula-ápice nasal (Figuras 8.19 e 8.20). Como a quantidade de estruturas atravessadas pelos raios X é ainda maior, essa técnica exige aumento do tempo de exposição. As Figuras 8.21 e 8.22 mostram o resultado do método de Donovan na localização radiográfica do terceiro molar inferior incluso mais para posterior.

Método de Parma

Dependendo da posição do terceiro molar inferior não irrompido, a radiografia periapical também não registra inteiramente sua imagem. Por isso, em 1936, Parma modificou o posicionamento do filme e solucionou o problema.

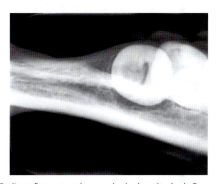

Figura 8.21 Radiografia mostrando o resultado do método de Donovan, realizada na mandíbula seca.

Indicações

O método é indicado quando a radiografia periapical convencional não registra inteiramente o terceiro molar inferior não irrompido.

Procedimentos

Na radiografia periapical convencional, o longo eixo do filme acompanha o plano oclusal do paciente. Então, Parma sugere que o filme seja inclinado, deixando sua borda distoinferior próxima do assoalho bucal, formando um ângulo entre o longo eixo do filme e o plano oclusal. Se a borda distoinferior do filme causar desconforto ao paciente na região do assoalho bucal, deve-se dobrá-lo para lingual (Figura 8.23A). Utiliza-se o mesmo tempo de exposição de uma radiografia periapical convencional. As Figuras 8.24 e 8.25 mostram o resultado do método de Parma no estudo radiográfico do terceiro molar inferior incluso mais para posterior. Portanto, para a localização radiográfica de um terceiro molar inferior não irrompido, indica-se o método de Miller-Winter. Caso a radiografia periapical não mostre inteiramente o referido dente, aplica-se o método de Parma. Se o mesmo ocorrer na radiografia oclusal de Miller-Winter, o impasse é solucionado utilizando a técnica de Donovan.

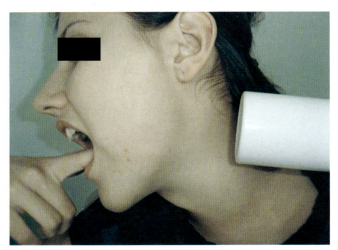

Figura 8.19 Posicionamento do paciente e do cilindro localizador durante a execução da técnica de Donovan.

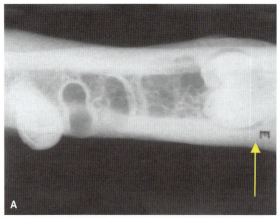
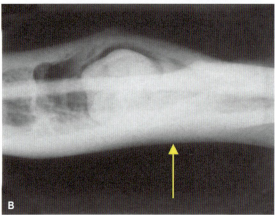

Figura 8.22 A radiografia oclusal (**A**) não mostra inteiramente o terceiro molar inferior. Seguindo a modificação proposta por Donovan (**B**), é possível observar inteiramente o mesmo dente.

Método de Le Master

Na técnica da bissetriz, devido à configuração anatômica e ao posicionamento do filme na região de molares superiores, a imagem do processo zigomático da maxila pode se projetar sobre o ápice dos molares superiores, dificultando a interpretação radiográfica. Diante disso, em 1924, C. A. Le Master idealizou uma técnica para solucionar a situação.

Indicações

O método é indicado quando ocorre sobreposição das imagens do processo zigomático da maxila e das raízes dos molares superiores.

Procedimentos

O método consiste na fixação de um rolete de algodão (rolete para isolamento relativo) na face ativa do filme radiográfico. Recomenda-se o uso de fita crepe para não descolar com a saliva.

O rolete é fixado na metade inferior do filme, afastando-o da coroa dentária, o que melhora as condições de paralelismo entre os longos eixos do filme e o dente (Figuras 8.26 e 8.27). Consequentemente, diminui-se a angulação vertical de incidência dos raios X e elimina-se a sobreposição das imagens do processo zigomático da maxila e do ápice dos molares superiores. As Figuras 8.28 e 8.29 mostram o resultado do método de Le Master, eliminando a imagem do processo zigomático da maxila sobre o ápice dos molares superiores.

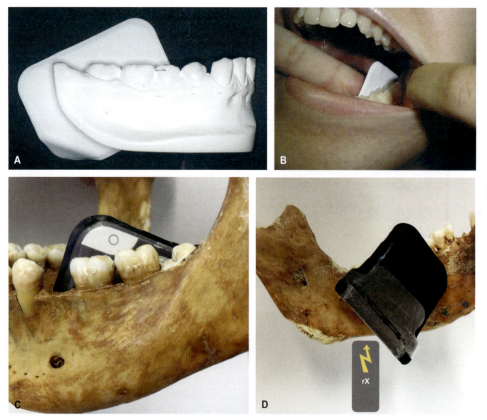

Figura 8.23 Posicionamento do filme durante a execução da técnica de Parma. **A** e **B**. Borda distoinferior dobrada para lingual. **C**. Vista frontal do posicionamento da película radiográfica em mandíbula seca. **D**. Vista posterior do posicionamento da película radiográfica em mandíbula seca.

8 | Métodos Radiográficos de Localização 75

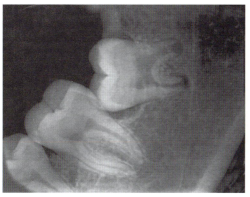

Figura 8.24 Radiografia mostrando o resultado do método de Parma, realizada na mandíbula seca.

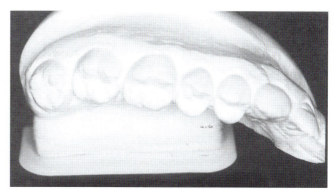

Figura 8.26 Posicionamento do filme radiográfico com o rolete de algodão para a execução da técnica de Le Master.

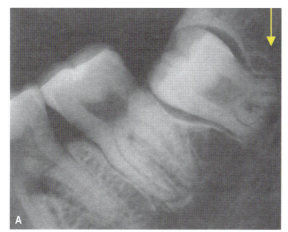

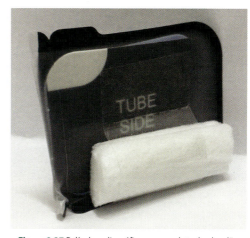

Figura 8.27 Película radiográfica com o rolete de algodão.

Indicações

O método é indicado para registrar imagens de trajetos fistulosos.

Procedimentos

Consiste na introdução de um cone de guta-percha na fístula até sofrer resistência à sua penetração. A imagem radiopaca do cone irá estender-se até a origem da infecção causadora da fístula.

A Figura 8.30 mostra o resultado radiográfico com a introdução do cone de guta-percha.

Técnicas radiográficas conjugadas

Consistem na execução de duas ou mais incidências radiográficas perpendiculares entre si.

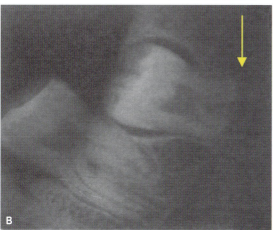

Figura 8.25 Na primeira incidência (**A**), não se observam as raízes do terceiro molar inferior. Inclinando-se o filme radiográfico (**B**), o problema é resolvido.

Indicações

A conjugação de técnicas é indicada para a localização radiográfica de corpos estranhos e processos patológicos do complexo craniofacial nas três dimensões (altura, largura e profundidade).

Utilização de cones de guta-percha

Uma infecção bucal oriunda da necrose pulpar ou da lesão periodontal pode disseminar-se pelas regiões periapical ou periodontal. Quando a secreção purulenta não é drenada via canal radicular ou espaço periodontal, pode perfurar a cortical óssea e originar uma fístula na mucosa vestibular ou lingual. Esse trajeto fistuloso que percorre o osso alveolar desde a origem da infecção até a fístula não é perceptível radiograficamente. Desse modo, o uso de cones de guta-percha fornece uma imagem radiopaca de todo o trajeto fistuloso.

Procedimentos

A estrutura de interesse a ser localizada pode ser observada por meio de exames radiográficos em normas frontal, axial e lateral. A norma frontal possibilita localizar a estrutura nos sentidos

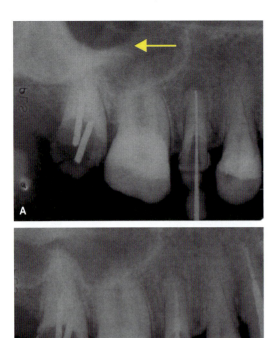

Figura 8.28 Na radiografia obtida pela técnica da bissetriz (**A**), observa-se a imagem do processo zigomático da maxila sobre o ápice dos molares superiores. Seguindo o procedimento preconizado por Le Master (**B**), o ápice do dente 17 pode ser estudado com mais detalhes, revelando sobreobturação.

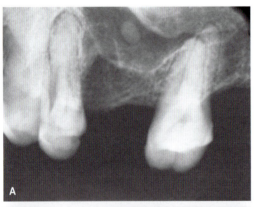

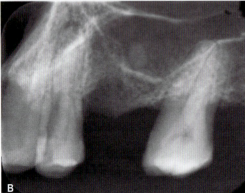

Figura 8.29 Na radiografia obtida pela técnica da bissetriz (**A**), observa-se a imagem do processo zigomático da maxila, projetada em seio maxilar esquerdo. Na radiografia obtida pela técnica de Le Master (**B**), pode-se observar com mais detalhes a região apical do elemento dental 26.

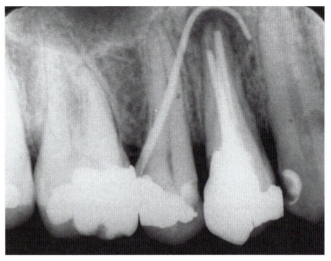

Figura 8.30 O cone de guta-percha revelou o trajeto fistuloso e terminou no ápice do dente causador da fístula (primeiro pré-molar superior). Clinicamente, a fístula foi observada próximo ao segundo pré-molar superior.

superoinferior e laterolateral (lado direito ou esquerdo); a norma axial fornece a imagem nos sentidos anteroposterior e laterolateral; e a norma lateral, nos sentidos anteroposterior e superoinferior. Cada incidência, portanto, viabiliza a localização da estrutura em apenas duas dimensões. Com isso, pode-se perceber que a dimensão ausente em uma norma está sempre presente em outra. Assim, combinando no mínimo duas radiografias em normas perpendiculares entre si, é possível obter a localização da estrutura nas três dimensões.

A Figura 8.31 mostra o resultado radiográfico quando do emprego de técnicas extraorais conjugadas.

Utilização de substâncias de contraste

Grandes áreas patológicas nem sempre são observadas detalhadamente nos exames radiográficos, embora imagem, forma, tamanho, delimitação e extensão sejam fundamentais na elaboração de hipóteses de diagnóstico. Dependendo da região em que se encontram, entretanto, tais características dificultam a interpretação radiográfica. Grandes lesões do tipo cístico, por exemplo, quando localizadas próximo ao seio maxilar, têm suas imagens sobrepostas à imagem radiolúcida do seio. O halo radiopaco que circunscreve a lesão sobrepõe-se à imagem da cortical do seio, e mais de uma incidência não soluciona a dificuldade de determinar a extensão da lesão. Nesses casos, é fundamental o emprego de substâncias de contraste.

Indicações

O contraste é indicado para fornecer uma imagem radiopaca de lesões císticas amplas, auxiliando quanto à extensão da lesão e ao comprometimento de estruturas contíguas.

Procedimentos

Aspira-se o líquido cístico e introduz-se, ao mesmo tempo, a substância de contraste na cavidade. No momento em que se aspira apenas líquido de contraste, significa que a cavidade está totalmente preenchida. Geralmente, são utilizadas como contraste substâncias oleosas à base de iodo, como o lipiodol®.

Efeitos prejudiciais do contraste ocorrem especialmente com soluções aquosas à base de iodo, embora relativamente raros. São considerados pacientes de risco os idosos, as crianças na primeira infância, diabéticos, indivíduos com insuficiência cardíaca ou renal e com histórico de alergia aos meios de contraste.

Após a injeção de contraste, é possível localizar a lesão nas três dimensões, conjugando técnicas radiográficas em normas perpendiculares. A Figura 8.32 apresenta um resumo didático sobre a utilização dos métodos de localização que podem ser empregados para auxiliar no diagnóstico durante o tratamento odontológico.

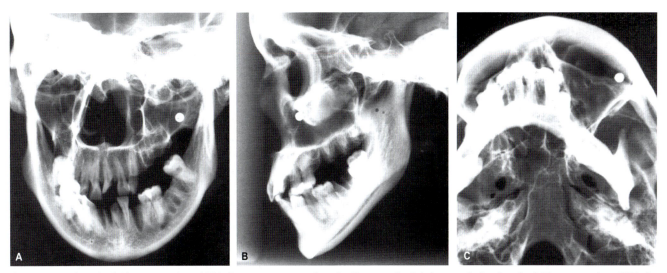

Figura 8.31 A radiografia obtida em norma frontal (**A**) indica que o corpo estranho se localiza na maxila, do lado esquerdo. A radiografia obtida em norma lateral (**B**) indica que o corpo estranho está mais anteriormente, abaixo do assoalho da órbita. A radiografia obtida em norma axial (**C**) indica que o corpo estranho se encontra na região do processo zigomático da maxila.

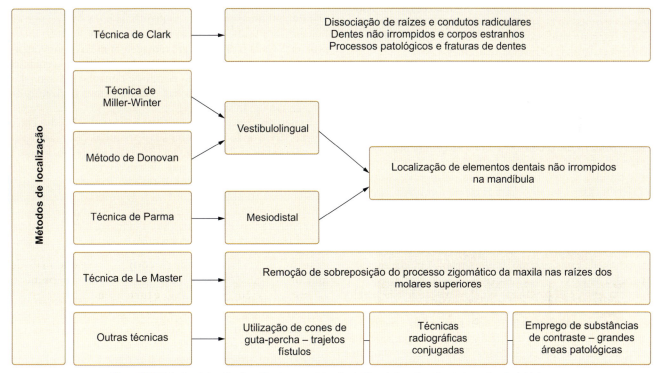

Figura 8.32 Métodos de localização utilizados para obtenção de diagnósticos durante o tratamento odontológico.

Bibliografia

Clark CA. A method of ascertaining the relative position of unerupted teeth by means of film radiographs. Odontology Section, Royal Society of Medicine Transactions. 1909-1910;3:87-9.

Donovan MH. Occlusal radiography of the mandibular third molar. Dent Radiogr Photogr. 1952;25(3):53-5.

Ennis LM, Berry HM, Phillips JE. Dental roentgenology. 6.ed. Philadelphia: Lea & Febiger; 1967. p. 265-306.

Freitas A, Nicodemo RA. Métodos de localização radiográfica. In: Freitas A, Rosa JE, Souza IF. Radiologia odontológica. 6.ed. São Paulo: Artes Médicas; 2004. p. 187-206.

Le Master CA. A modification of technique for roentgenographing upper molars: a speedy technique for roentgenographing the teeth. Dental Cosmos. 1924;66(4):433-6.

Parma C. Röntgenographie in der Zähne und der Kiefer. Berlin: Urban e Schwarzenberg; 1936.

Rosa JE, Tavares D. Métodos radiográficos especiais para o dentista clínico. Florianópolis: Editora da UFSC; 1984. 136 p.

9 Radiografias Panorâmicas

Israel Chilvarquer, Jorge Elie Hayek,
Lilian Waitman Chilvarquer e Marlene Fenyo-Pereira

Introdução

A radiografia panorâmica é uma técnica radiográfica que possibilita uma visão global de todas as estruturas que compõem o complexo maxilomandibular, ou seja, dentes, tecido ósseo de suporte e estruturas anatômicas adjacentes, tais como seios maxilares, articulações temporomandibulares (ATM) e cavidade nasal, com uma única exposição. Denomina-se pantomografia o processo de fazer o registro na película radiográfica de uma imagem nítida da superfície curva, que inclui dentes, maxilares e algumas estruturas adjacentes.

Histórico

As primeiras tentativas de obtenção de uma imagem de toda a maxila e mandíbula em uma só radiografia foram feitas no início do século XX. Em 1922, Zulauf descreveu um método que utilizava uma fonte de raios X de colimação linear estreita, a qual fazia a tomada radiográfica superior ou inferior. Esse aparelho foi por ele denominado *aparelho de raios X panorâmico*.

Hisatugu Numata, do Japão, construiu um aparelho mais delicado, para uso clínico, em 1933 e denominou o método de "radiografia parabólica", publicando seus resultados no mesmo ano. O filme era posicionado intraoralmente por via lingual, e o aparelho de raios X girava ao redor do paciente.

O princípio geral de utilizar uma colimação linear estreita para objetos curvos foi apresentado por Heckmann, na Alemanha, em 1939. Em 1946, Paatero apresentou o método da colimação linear estreita e as orientações básicas para a radiografia panorâmica, não considerando os trabalhos publicados anteriormente. Ele introduziu o filme na boca do paciente utilizando uma fonte de raios X estacionária e, com isso, resolveu os problemas técnicos apresentados pelos métodos anteriores. Posteriormente, Paatero percebeu que era possível realizar a parabolografia com o filme posicionado fora da boca. Nesse método, o filme e o paciente movimentam-se a uma mesma velocidade, e o feixe de raios X permanece estacionário. A técnica foi denominada *pantomografia*, que é a combinação das palavras panorâmica e tomografia.

Em 1949, Paatero publicou trabalhos com base nos princípios da radiografia panorâmica usando filmes extraorais e, no início de 1950, apresentou-se a uma empresa finlandesa com uma mandíbula seca na mão, mostrando a sua ideia e solicitando ajuda. Com o auxílio de um engenheiro, Nieminen, construiu um aparelho experimental "com dois eixos de rotação". Esse foi o início de uma série de trabalhos desenvolvidos pelos dois, que perdurou até a morte de Paatero, em 1963.

Em 1950, Nelsen e Kumpula desenvolveram uma técnica de radiografia panorâmica similar ao método parabolográfico de Paatero e a chamaram de *radiografia pantográfica*. Nessa técnica, um filme era colocado dentro da boca do paciente de maneira localizada, só na maxila ou só na mandíbula ou interproximal. Cada radiografia era tomada por meio de movimentos coordenados entre o tubo de raios X e a cadeira. No entanto, esse método foi abandonado devido ao tamanho reduzido das cavidades orais para acomodar o filme para a realização da tomada radiográfica.

Paatero foi convidado a trabalhar nos Estados Unidos entre 1950 e 1951, onde continuou suas pesquisas com radiografias panorâmicas. Trabalhou na Universidade de Washington com Nelsen e Kumpula, que desenvolveram um método usando dois eixos excêntricos de rotação. Paatero, porém, não gostou dessa solução e continuou suas próprias pesquisas na Finlândia. Em 1957, Hudson, Kumpula e Dickson registraram a patente de um sistema de duplo eixo excêntrico. Paatero introduziu o termo "pantomografia" (panorâmica tomográfica) e, mais tarde, "ortopantomografia" (tomografia panorâmica ortorradial). Essa última é a expressão que tem sido utilizada genericamente na Finlândia.

Em seu primeiro protótipo, o tubo ficava estacionário, e a cadeira do paciente é que girava. Esse aparelho também foi construído por Robert Nelsen; no entanto, Paatero não ficou satisfeito e desenvolveu outro em que o tubo rodava. Em 1957, um ortopantomógrafo foi criado (Figura 9.1), com três centros de rotação, e instalado na Clínica Odontológica da Universidade de Helsinque. Os testes clínicos prosseguiram até 1960.

Formação da imagem

A pantomografia é uma técnica radiográfica que envolve basicamente os movimentos sincronizados do tubo do aparelho de raios X e do filme em sentidos opostos e de tal maneira que o fulcro desse movimento incida sobre a estrutura que se deseja visualizar.

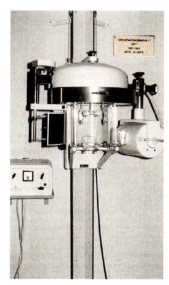

Figura 9.1 Ortopantomógrafo desenvolvido por Paatero.

A radiografia em corte é um termo genérico aplicado às técnicas que produzem uma imagem radiográfica de um segmento selecionado do paciente, enquanto as imagens das estruturas adjacentes são borradas (sem nitidez). Esse tipo de técnica pode ser obtido por um mecanismo que move o tubo de raios X e o filme em direções opostas simultaneamente, ou o paciente e o filme giram enquanto o tubo permanece imóvel. Laminografia, planigrafia e tomografia são algumas das variações de técnicas das radiografias em corte, e as diferenças entre elas são atribuídas à movimentação do tubo e do filme (retilíneos ou em curva), aliada ao posicionamento do filme em relação ao raio central.

Na planigrafia, o tubo de raios X e o filme rodam em função de um eixo que se localiza no nível do plano do corte selecionado. Durante a exposição, o movimento do filme e do tubo de raios X faz com que a imagem das estruturas que devem sair nítidas fiquem registradas sempre no mesmo local, pois é onde está localizado o eixo de rotação, em função do qual se faz o movimento.

As imagens das estruturas que não estão no plano de corte são registradas em locais diferentes do filme, dando como resultado imagens radiográficas borradas delas. No que diz respeito às estruturas no nível do plano de corte, o procedimento não difere muito da radiografia convencional. Entretanto, o movimento produz borramento das imagens das estruturas que não estão no plano selecionado, porque elas não estão imóveis em relação ao tubo de raios X e ao filme. Com o uso do fator movimento, é causado o borramento (perda de nitidez) das áreas que interferem na imagem das áreas que se deseja examinar, possibilitando um registro distinto das estruturas desejadas.

A maioria dos aparelhos panorâmicos utiliza esse princípio tomográfico com ligeiras modificações. Esses tipos especiais de aparelhos de raios X são destinados a registrar radiograficamente secções curvas dos tecidos bucais, em vez de planas; isso é necessário porque as arcadas dentárias são curvas.

Uma segunda diferença é que o eixo de rotação não está situado no mesmo nível da superfície de corte. Assim, deve-se salientar ainda um outro fator usado nas radiografias panorâmicas para melhorar a imagem radiográfica, que é a utilização da pequena distância e do paralelismo da área de interesse ao filme radiográfico e da proximidade das áreas que não devem aparecer nitidamente no filme em relação ao ponto focal dos raios X.

Nas unidades panorâmicas tomográficas, como é desejado apenas o registro das estruturas dentárias dos lados direito e esquerdo separadamente, isso é obtido com a movimentação do filme e do tubo de raios X em função de eixos de rotação selecionados, com velocidade linear igual. Dessa maneira, é possível ter um corte radiográfico no nível das estruturas dentoalveolares, planificá-las e colocá-las em um filme.

Brueggmann et al. (1967) elaboraram estudos matemáticos com relação à ampliação e distorção das imagens em elipsopantomografias, demonstrando que a ampliação vertical foi relativamente constante. Entretanto, quanto à ampliação horizontal, eles observaram variações na região dos molares em uma média de 7,5%.

A habilidade de medir distâncias lineares foi estudada por Zach et al. (1969), que utilizaram três dispositivos metálicos em forma de rede contendo, no seu interior, bolas de chumbo, os quais representavam os dentes e a linha média das arcadas dentárias. Com o uso desses dispositivos, eles conseguiram imitar experimentalmente a extensão dos planos de corte tomográfico de um aparelho ortopantomográfico e observaram que existia uma diferença consistente na distorção entre os lados direito e esquerdo.

Elfenbaun (1969) e Berkman (1971) afirmaram que a radiografia panorâmica possibilitava observar e analisar o desenvolvimento, a erupção e a esfoliação da dentição decídua; Perrelet e Garcia (1972) estabeleceram que a ampliação da imagem radiográfica no sistema ortopantomográfico era da ordem de 30 a 40% no plano horizontal, e de 29 a 30% no plano vertical; e Tronje (1982) concluiu que, quanto mais arredondado o objeto radiografado, menor a distorção. As ampliações no sentido horizontal são maiores que no vertical, e regiões angulares também apresentam pequenas ampliações.

Tais alterações decorrem do fato de o aparelho de raios X panorâmico ter dois centros de projeção simultâneos. Um é o centro de rotação imaginário, responsável pela projeção geométrica, e o outro é o centro oriundo da área focal do aparelho; associados eles levam ao "borramento" da imagem radiográfica.

Deve-se observar que as ampliações são fatores peculiares a cada aparelho, e achados como assimetria podem estar relacionados à colocação incorreta da cabeça do paciente no cefalostato ou a características inerentes ao próprio aparelho.

A ampliação da imagem radiográfica é determinada pela distância do ponto focal ao filme em conjunto com a distância do ponto focal ao plano tomográfico. Podem ser consideradas duas limitações a respeito desse sistema:

- O plano do filme encontra-se mais próximo da arcada dentária na região anterior em comparação com a região dos molares, o que leva à formação de imagens com ampliações visíveis nessa região
- O ângulo de incidência dos raios X apresenta um movimento duplo na região das três circunferências, produzindo sobreposições e diminuindo os detalhes na região dos caninos.

Os objetos localizados distante do plano do filme são ampliados e "borrados" em função da grande distância, enquanto aqueles muito próximos ao plano do filme ficam também "borrados" em função dos movimentos do aparelho. Na faixa intermediária, existe um plano de exatidão, conhecido por "plano tomográfico" ou "zona tomográfica".

A radiografia panorâmica é um excelente meio suplementar do exame radiográfico, que pode ser usado quase universalmente na investigação dos traumatismos maxilares.

Deve-se ter cuidado nas projeções laterais e panorâmicas no exame das regiões do corpo e da sínfise da mandíbula. Devido à projeção quase perpendicular do feixe central de raios X em relação à mandíbula, as fraturas oblíquas dirigindo-se no sentido lateral para medial podem não ser detectadas, a menos que exista deslocamento superoinferior.

Como desvantagem das radiografias panorâmicas frente a métodos convencionais (intraorais), podem ser citados a falta de detalhe e o alto grau de distorção. Observa-se que, embora a radiografia panorâmica ofereça uma imagem de ambos os lados da face sem superposição de estruturas, o posicionamento correto do paciente é um fator imperativo para a obtenção de uma imagem com detalhes. Além disso, erros de posicionamento contribuem para aumentar o grau de distorção inerente a essa técnica radiográfica.

Langland et al. (1989) realizaram um trabalho analisando 1.315 radiografias panorâmicas, observando quais fatores contribuem estatisticamente para apontar os erros. O maior índice (45,5%) correspondeu a erros no posicionamento do paciente, enquanto o menor ocorreu devido a outros fatores (filme parcialmente exposto).

Segundo esses mesmos autores, a radiografia panorâmica é um dos exames radiográficos mais solicitados pelo cirurgião-dentista em função de alguns fatores, como: ampla visão dos maxilares e de estruturas adjacentes, tais como fossas nasais, ATM e espaços aéreos; baixa dose de radiação; e facilidade de execução, tanto para o profissional quanto para o paciente, podendo esse exame ser realizado em pacientes em que a abertura bucal seja dificultada. Os autores propuseram-se a medir a distorção presente nas radiografias panorâmicas que se utilizam dos princípios ortopantomográfico e elipsopantomográfico, chegando à conclusão de que a imagem radiográfica obtida pelo método elipsopantomográfico apresenta menor grau de distorção em relação à imagem obtida pelo método ortopantomográfico, e, em relação à medida horizontal para os segmentos de arcos oclusais, há maior distorção da imagem nos segmentos anteriores.

Desenvolvimento dos equipamentos comerciais

Desde o advento da radiografia panorâmica, inúmeros foram os aparelhos inseridos no mercado, uns mais sofisticados que outros, por fabricantes diferentes, mas todos com base em princípios mais ou menos semelhantes. Atualmente, apesar de pequenas falhas, do alto preço e de algumas limitações, os aparelhos panorâmicos encontram-se como parte integrante do arsenal dos radiologistas.

Diversas técnicas e aparelhos foram propostos para proporcionar uma visão panorâmica das estruturas dentárias em uma só radiografia. As técnicas não foram planejadas para substituir a radiografia intraoral periapical, mas antes para providenciar informações complementares de diagnóstico.

A produção do ortopantomógrafo começou em 1960, iniciando em pequena escala e depois passando a larga escala. O aparelho fabricado foi comercializado com o nome de Palomex (Panoramic Layer Observing Machine for Export), em 1965. Nos EUA, Hudson, Kumpula e Nelsen continuaram suas experiências com os aparelhos de dois eixos excêntricos. Os testes clínicos completaram-se em 1958, e a S. S. White produziu o aparelho com o nome Panorex.

A radiografia panorâmica é o resultado de uma técnica que se utiliza dos princípios da tomografia, mas não pode ser

classificada como tal. É divulgada também como pantomografia, exatamente por se utilizar desses parâmetros, os quais determinam que o filme e o cabeçote do aparelho girem em sentidos opostos a uma mesma velocidade, de maneira que as estruturas que estejam em um ponto central chamado fulcro resultem definidas, e as que não se encontram nesse ponto estejam distorcidas.

Todos esses estudos fizeram com que surgissem vários mecanismos e aparelhos diferentes.

A radiografia panorâmica, de acordo com o aparelho usado na sua obtenção, é dividida em dois procedimentos: o estático e o dinâmico. Em uma radiografia convencional (estática), o objeto a ser examinado deve ser colocado entre a fonte de raios X e o filme, e esses três elementos são mantidos imóveis durante a exposição. Todas as estruturas através das quais passam os raios X são anotadas como sombras no filme. A movimentação durante a tomada radiográfica deixa a imagem borrada, e a superposição de várias estruturas dificulta o diagnóstico. Como exemplo de radiografias panorâmicas que utilizam esse princípio, há os aparelhos Panoramix, Panagraph e Status X.

Os procedimentos estáticos, também chamados não tomográficos, são os menos utilizados devido à maior distorção e ampliação da imagem apresentada, e também devido às grandes doses de raios X a que são submetidos os órgãos importantes, como tireoide, hipófise e glândulas salivares maiores.

Os procedimentos dinâmicos ou tomográficos utilizam o princípio da laminografia em superfície curva, em que as estruturas anatômicas que devem ser visualizadas são registradas em um plano selecionado, enquanto as partes interferentes são borradas e não discerníveis no filme.

Procedimentos estáticos

Enquanto Paatero desenvolvia suas pesquisas em Helsinque, em 1948 o Dr. Ott, na cidade de Berna (Suíça), idealizou um aparelho que era composto por um pequeno tubo de raios X colocado dentro da cavidade oral e que sensibilizava um filme que se encontrava fora, acompanhando as curvaturas da maxila e da mandíbula. Quando da apresentação desse trabalho, em 1953, não houve reconhecimento porque ocorreram queimaduras na cavidade oral do paciente, e a qualidade da imagem não foi satisfatória.

Posteriormente, Ott (1960) conseguiu construir um aparelho panorâmico não tomográfico que foi lançado no comércio com o nome Panagraph, o qual era constituído de dois componentes: um gerador de potência e o tubo de raios X. A partir de então, outros aparelhos foram lançados no mercado usando o mesmo princípio: Panoramix e Status X.

Esses três aparelhos são similares, com o tubo de raios X totalmente diferente daquele dos equipamentos convencionais. O ânodo com formato cônico é montado na extremidade de uma haste e produz radiação aproveitável em todas as direções, exceto para as áreas obstruídas por ele mesmo e pelo seu suporte. Dessa maneira, é necessário fazer exposições separadas para a maxila e a mandíbula, com o ânodo colocado na altura do segundo molar, junto ao palato, para o exame da maxila, e no dorso da língua para os dentes da mandíbula.

Esses aparelhos apresentam grandes desvantagens, tais como a ampliação da imagem, que chega a ser da ordem de 40%, devido à proximidade entre o ponto focal de raios X e os dentes; além disso, a área de exame é restrita, pouco maior que a abrangida pelas técnicas periapicais, não radiografando a região da ATM. Finalmente, autores afirmam que a exposição à radiação ionizante em órgãos importantes é muito maior do que a que acontece nas radiografias convencionais, devido à pequena distância entre o ânodo e a tireoide, a hipófise e as glândulas salivares.

Esse tipo de aparelho foi classificado como de procedimento estático, pois paciente, filme e fonte emissora permanecem parados.

O resultado radiográfico é satisfatório e compreende as regiões de terceiros molares a terceiros molares, tanto na maxila como na mandíbula, não incluindo a região temporomandibular.

Procedimentos cinemáticos

Com base nos trabalhos de Bocage (1922), com a tomografia surgem os chamados exames radiográficos de procedimentos cinemáticos, nos quais, durante a tomada radiográfica, há um movimento do tubo de raios X e do chassi porta-filmes em torno de um eixo de rotação denominado *fulcro*.

De acordo com esse eixo de rotação, podem-se classificar os aparelhos em quatro tipos distintos:

- Com um centro de rotação (princípio concêntrico)
- Com dois centros de rotação (princípio excêntrico)
- Com três centros de rotação (princípio concêntrico e excêntrico)
- Com um centro contínuo de rotação (princípio da elipso-pantomografia).

Princípio concêntrico

Por volta de 1950, Paatero e Blackman desenvolvem técnicas e sistemas que resultaram na construção de um aparelho denominado Rotograph. Este apresenta um cefalostato, no qual é posicionada a cabeça do paciente e que, durante o funcionamento, possibilita ao indivíduo girar em torno de um eixo vertical junto com o conjunto cadeira e cefalostato.

Todo esse conjunto gira em um único eixo, em determinado sentido, enquanto o filme, colocado em chassi curvo, atrás de uma chapa protetora, com uma abertura em forma de fenda (que viabiliza a passagem do feixe de raios X), gira em sentido oposto, em outro eixo. A fonte de raios X permanece imóvel, e a radiação deve atravessar duas fendas verticais: uma entre o paciente e o filme, e outra entre o tubo e o paciente (Figura 9.2).

O Rotograph apresenta um eixo de rotação localizado na abertura dos terceiros molares em relação às arcadas dentárias. Devido às curvaturas da maxila e da mandíbula, as imagens radiográficas apresentam-se sensivelmente distorcidas, fato que levou à introdução de várias modificações em todo o sistema de rotação.

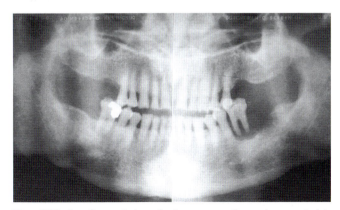

Figura 9.2 Radiografia panorâmica realizada em um aparelho com base no princípio excêntrico. Observa-se a duplicidade de imagens na região anterior, pois o filme era cortado no centro.

Princípio excêntrico

O sistema com base no princípio excêntrico apresentava dois eixos de rotação colocados posteriormente: um localizado na altura do terceiro molar esquerdo, quando da execução da radiografia do lado direito, e outro na altura do terceiro molar direito, ao radiografar o lado esquerdo. Isso possibilitava a obtenção de radiografias com melhor detalhe e menos sobreposição de dentes do que a técnica do princípio concêntrico. Como desvantagem, porém, o aparelho fazia duas radiografias separadas, uma para cada lado, o que exigia um reposicionamento do paciente a cada tomada radiográfica.

O chassi porta-filme é reto, e a cadeira de operações tem movimentação lateral. Essa movimentação se destina a mudar o eixo de rotação posterior, e o aparelho deixa de produzir raios X quando da passagem pela coluna vertebral. Assim, tem-se uma faixa insensibilizada no filme radiográfico, que, após o processamento químico da revelação, é cortada.

Quando o feixe de raios X usa dois centros de rotação, cada um é utilizado para examinar um lado do paciente. Um exemplo é o aparelho Panorex, que tem os feixes de rotação em posição medial aos terceiros molares. O paciente fica sentado em uma cadeira acoplada ao aparelho e que possui um cefalostato. A radiação para temporariamente quando o cabeçote alcança a parte posterior da cabeça do paciente, e de modo simultâneo a cadeira e o paciente se movem lateralmente. Logo em seguida, recomeça a exposição do paciente, e o cabeçote completa um movimento de 270°.

Essa parada e o deslocamento automático da cadeira para um dos lados evitam qualquer sobreposição das vértebras sobre os incisivos.

A radiografia mostra duas exposições separadas, uma para cada lado do paciente, com uma faixa clara não exposta entre as duas. Cada lado é radiografado um pouco além da linha mediana; assim, os incisivos centrais tendem a aparecer em ambas as exposições.

Para facilitar o corte da faixa radiopaca que resulta na região anterior, a fim de possibilitar a melhor adaptação das duas metades, utiliza-se um dispositivo metálico colocado na boca do paciente na altura da linha mediana dos incisivos centrais, quando do exame radiográfico. O resultado é muito bom e abrange as regiões temporomandibular de ambos os lados, a maxila, a mandíbula, as cavidades nasais e os seios maxilares.

Princípios concêntrico e excêntrico

Em 1959, Paatero introduz uma modificação no seu primeiro aparelho, que passa a trabalhar com um sistema de três eixos de rotação, um para a região anterior e dois para as regiões posteriores (dois excêntricos e um concêntrico), respectivamente para os lados direito e esquerdo da maxila e mandíbula.

Paatero verificou que, colocando dois eixos excêntricos lateralmente aos maxilares e um eixo concêntrico na região anterior, o resultado seria uma projeção mais ortorradial, ou seja, uma projeção que incidiria perpendicularmente aos dentes, eliminando o problema da sobreposição. Assim surgiu a ortopantomografia, nome sugerido pelo Dr. Sairenji, do Japão. Nesse sistema, durante o funcionamento, o paciente passa a ocupar uma posição fixa, enquanto ocorre um movimento sincronizado entre o cabeçote do aparelho e o chassi porta-filmes.

O tubo de raios X gira atrás da cabeça, e o filme gira em frente à face. Esse novo sistema é a base para a construção do aparelho ortopantomográfico.

A ortopantomografia é uma radiografia com imagem radiográfica contínua, de uma ATM à outra, dirigindo o feixe de raios X em sentido relativamente perpendicular (ou em posição ortogonal) ao plano dos dentes, nos segmentos posterior e anterior dos maxilares. Quando o feixe de raios X percorre um dos lados dos maxilares da ATM à região do primeiro pré-molar, o eixo de rotação muda automaticamente para o centro, para a região anterior na linha mediana. Depois de a região dos incisivos ter sido percorrida, o centro de rotação é deslocado para o centro de rotação posterior centrolateral. O filme é exposto continuamente, sem que o paciente mude de posição, e a radiografia mostra uma imagem panorâmica ininterrupta dos maxilares (p. ex., Panoramax, ASAHI).

A imagem radiográfica resultante do exame ortopantomográfico fornece uma visão completa da região temporomandibular em ambos os lados, da maxila, da mandíbula, das cavidades nasais e dos seios maxilares.

Elipsopantomografia

Na elipsopantomografia, os centros rotacionais, ou pontos giratórios, do feixe de raios X nos sistemas descritos até aqui têm localização fixa durante a exposição do filme. A pantomografia também pode ser executada com êxito quando o feixe de raios X gira ao redor de um ponto fixo e este centro de rotação se move em uma direção cujo contorno seja similar à superfície a ser examinada.

Sendo o centro de rotação fixo, a distância desse ponto até a fonte de raios X e até o filme permanece constante; portanto, o aumento vertical dos objetos desse trajeto é o mesmo em toda a imagem radiográfica, ocorrendo também uma pequena ampliação horizontal, se a velocidade de deslocamento chassi-ponto focal permanecer constante. Como os dentes estão arranjados em um modelo semielíptico, a trajetória elíptica foi a escolhida para esse tipo de aparelho; além disso, a elipse é a forma geométrica que apresenta facilidades mecânicas de construção dessas máquinas, quando comparadas com as formas de "U", catenária ou parabólica.

Com o uso do sistema de centro móvel de rotação, existe uma certa facilidade de ajuste da trajetória elíptica a ser descrita, porque possibilita a regulagem para traçados de maior ou menor tamanho, resultando em radiografias panorâmicas pouco ampliadas. Além disso, são aparelhos que usam um centro de rotação contínuo; assim, a posição do maxilar, traçada por um ponto no feixe de raios X, é elíptica.

Nesses aparelhos, o feixe de raios X é girado de modo que os pontos no feixe que ficam perto do filme descrevam uma elipse no plano horizontal. O filme é deslocado por trás da fenda do protetor contra a radiação dispersa, para registrar os pontos na elipse em que estão os dentes e os maxilares do paciente.

Na elipsopantomografia, há um feixe de raios X com movimentos contínuos (em elipse) abrangendo todas as estruturas da mandíbula e maxila, o que resulta em imagens radiográficas com maior grau de detalhes.

Os aparelhos elipsopantomográficos permitem variações no posicionamento da cabeça do paciente no que diz respeito às distâncias entre o filme e o objeto radiografado, principalmente quando a mandíbula se apresenta com dimensões diferentes. O Panelipse (GE) e o Panex-E (Morita Corp., Japão) são os que utilizam o princípio da elipsopantomografia. O aparelho Panex-E tem acoplado um sistema de cefalostato que possibilita a obtenção de outros tipos de radiografias extraorais, como telerradiografias e posteroanteriores, para exames das cavidades sinusais e lateral da cabeça.

Procedimentos especiais

Panella (1981), utilizando-se de um aparelho da marca Panoramax (ortopantomográfico com três fulcros de rotação), analisou a região temporomandibular de 25 pacientes adultos e estabeleceu que as distâncias intercondilares à altura da pele influenciam nos desvios da cabeça dos pacientes quando posicionados nos aparelhos pantomográficos para exames desse local.

Diante disso, o autor estabeleceu que, para a execução da técnica pantomográfica para a região temporomandibular, é necessário medir as distâncias intercondilares à altura da pele dos pacientes e, de acordo com essas distâncias, promover desvio da cabeça do paciente.

Chilvarquer, em 1983, estudou as estruturas anatômicas que compõem a região temporomandibular de 25 pacientes em função da distância intercondilar à altura da pele, utilizando um aparelho Panex-E (elipsopantomografia). O autor considerou as distâncias intercondilares como um elemento importante, pois concluiu que, para radiografias da região examinada utilizando o sistema elipsotomográfico, elas devem ser levadas em conta na determinação dos desvios da cabeça do paciente quando do seu posicionamento no aparelho de raios X.

Posteriormente, Chilvarquer et al. (1988) descreveram uma nova técnica para estudo da região da ATM, utilizando um aparelho J. Panoral (elipsopantomografia). Na técnica, denominada posteriormente de técnica de Chilvarquer, o paciente é posicionado para a frente e lateralmente distante do lado examinado, quando comparado com a técnica convencional (Figura 9.3). Com esse posicionamento, a região da ATM é colocada exatamente na camada central de imagem, e o feixe principal fica alinhado com o longo eixo do côndilo. As imagens obtidas são similares às da tomografia linear usando o aparelho Quint Sectograph.

As pesquisas desses autores possibilitaram aos fabricantes de aparelhos panorâmicos desenvolverem sistemas para a execução de radiografias específicas para a região da ATM por meio de alterações nos programas dos aparelhos (Figura 9.4).

Atualmente, quase todos os aparelhos panorâmicos dispõem de *softwares* que permitem estudos da região da ATM, os quais foram pautados nas pesquisas citadas. Em geral, as imagens são realizadas na posição de máxima intercuspidação (MIC) e abertura máxima.

Os aparelhos modernos dispõem também de recursos para facilitar a execução correta da tomada radiográfica, tais como:

- Autoexposição: os raios X iniciais que passam pelo paciente são detectados por sensores, e um microprocessador utiliza essa informação para controlar a quilovoltagem e miliamperagem simultaneamente em relação à velocidade do filme
- Eliminador da projeção da coluna cervical: por meio do aumento dos fatores de exposição (quilovoltagem e miliamperagem) durante a passagem do tubo de raios X por trás do paciente
- Luzes de orientação: para o posicionamento correto da cabeça do paciente em relação ao aparelho
- Foco ajustável: por meio de sensores de luz na região anterior, é possível verificar se o paciente está posicionado corretamente dentro da camada de imagem e, caso seja necessário,

fazer uma pequena alteração no posicionamento do tubo de raios X (para a frente ou para trás; Figura 9.5)
- Aumento do tamanho da camada de imagem: variando de 17 mm na região anterior até 44 mm na região posterior (Instrumentarium OP 100)
- Sensores digitais com dispositivo de carga acoplada (CCD): para a obtenção de imagem digital direta.

Recentemente, novos recursos foram incorporados aos aparelhos panorâmicos, tais como:

- Tempo de exposição reduzido, diminuindo a possibilidade de movimentação do paciente durante o exame
- Opção de múltiplas camadas de imagem em uma única exposição, possibilitando o melhor ajuste do foco nos elementos dentários, o que evita a necessidade de repetição da radiografia (Figura 9.6).

É importante também destacar a nota publicada em 2016 pela Associação Brasileira de Radiologia Odontológica (ABRO) sobre o uso do protetor de tireoide durante as radiografias odontológicas, ressaltando a inexistência de dados científicos que demonstrem a associação entre as radiografias odontológicas e o aumento do risco de câncer de tireoide, e reiterando a sua posição de não recomendar o uso de protetor de tireoide em exames de radiografia panorâmica (Figura 9.7).

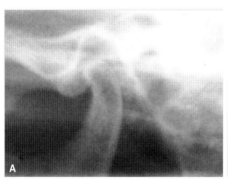
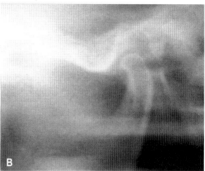

Figura 9.3 Comparação entre imagens da articulação temporomandibular (ATM) obtidas em aparelho panorâmico por meio da técnica de Chilvarquer e realizadas em tomógrafo linear Quint Sectograph.

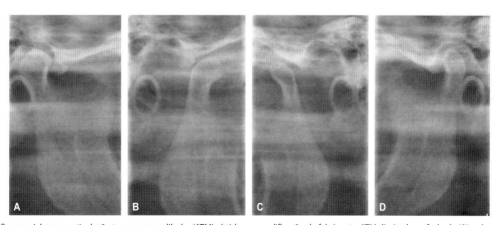

Figura 9.4 Radiografia especial para a articulação temporomandibular (ATM) obtida por modificação do fabricante. ATM direita: boca fechada (**A**) e aberta (**B**). ATM esquerda: boca aberta (**C**) e fechada (**D**).

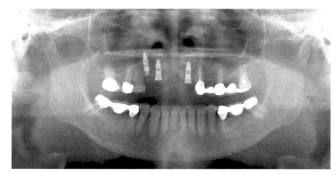

Figura 9.5 Radiografia panorâmica realizada com o paciente posicionado para trás da camada de imagem por ausência dos incisivos superiores, o que dificultou o encaixe dos incisivos centrais inferiores no *jig* e resultou em distorção (aumento) da imagem da região anterior no plano horizontal.

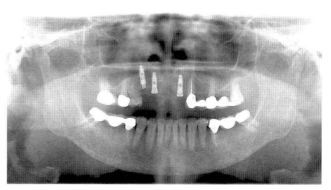

Figura 9.6 A mesma radiografia panorâmica modificada pelo *software* do fabricante, melhorando o foco na região anterior, sem a necessidade de repetição do exame.

Indicações dos exames radiográficos panorâmicos

As radiografias panorâmicas são indicadas em:

- Crianças e adolescentes, para o estudo do padrão de erupção dentária, formação e desenvolvimento das raízes, bem como em pacientes edêntulos, na avaliação do processo alveolar (Figura 9.8)
- Visualização dos seios maxilares e suas relações com a porção radicular dos elementos (Figura 9.9)
- Exame preliminar da região da ATM, para a avaliação de assimetrias e ocorrência de alterações patológicas
- Estudo de grandes áreas patológicas e suas relações com estruturas adjacentes
- Verificação de fraturas em pacientes politraumatizados
- Avaliação de pacientes recém-operados e/ou impossibilitados de abrir a boca (com anquilose, trismo ou em pós-operatório de cirurgia ortognática; Figura 9.10)
- Estudo inicial da presença de calcificações de vasos sanguíneos (flebolitos e ateromas), tonsilolitos, glândulas salivares e cadeia ganglionar submandibular
- Comparação da simetria entre os lados direito e esquerdo do complexo dentofacial.

As Figuras 9.11 a 9.13 ilustram mais algumas indicações para exames radiográficos panorâmicos.

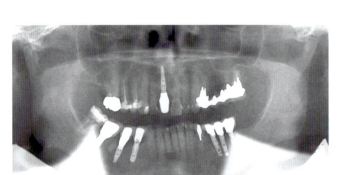

Figura 9.7 Radiografia panorâmica realizada com o protetor de tireoide (plumbífero) solicitado pelo paciente e comprometimento previsível da imagem da região da mandíbula.

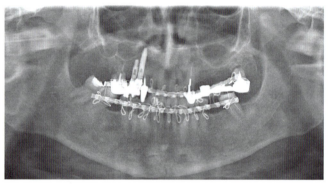

Figura 9.10 Radiografia panorâmica em paciente traumatizado, impossibilitado de abrir a boca, apresentando solução de continuidade na região anterior da mandíbula, com processo alveolar e cortical basal.

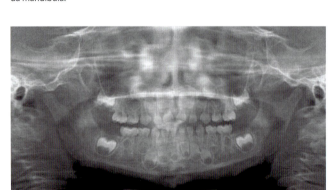

Figura 9.8 Radiografia panorâmica em odontopediatria (2 anos e 10 meses) para acompanhamento após 2 meses de um trauma na região anterior da maxila, demonstrando reabsorção radicular do tipo externa e discreta rarefação óssea periapical no elemento 61.

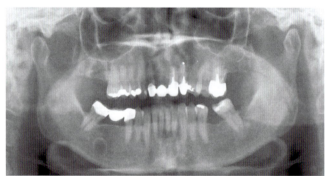

Figura 9.11 Radiografia panorâmica com lesão osteolítica unilocular com contornos corticalizados e de aspecto cístico localizada na região correspondente aos elementos ausentes 27 (com envolvimento cortical do assoalho do seio maxilar) e 46 (acima do trajeto do canal da mandíbula).

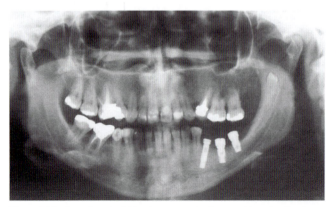

Figura 9.9 Radiografia panorâmica demonstrando elemento 38 em localização ectópica próxima à incisura da mandíbula.

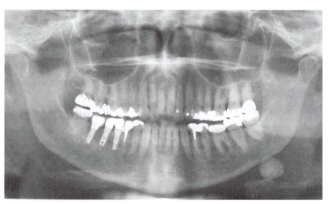

Figura 9.12 Radiografia panorâmica com calcificação em tecido mole da região submandibular esquerda compatível com extenso sialolito.

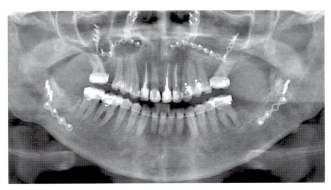

Figura 9.13 Radiografia panorâmica em paciente recém-operado (cirurgia ortognática).

Vantagens e desvantagens das radiografias panorâmicas

As radiografias panorâmicas têm grandes vantagens, dentre as quais:

- Operação e manuseio simples. Embora os aparelhos sejam complexos do ponto de vista mecânico, o manuseio é relativamente simples
- Não há necessidade de colocar filmes, sensores ou outros dispositivos dentro da cavidade oral, o que evita náusea e apreensões, principalmente em pacientes nervosos e crianças
- Em uma única radiografia, podem ser examinados os grupos de dentes, a maxila e a mandíbula, as cavidades nasais e os seios maxilares, o que aumenta em muito a amplitude do exame radiográfico
- Dose de radiação extremamente baixa, principalmente na região das gônadas e para pacientes jovens
- Detecção de lesões extensas, dentes inclusos ou impactados e fraturas
- Avaliação da extensão da lesão (altura e largura) localizada no complexo maxilomandibular em uma única radiografia
- Facilidade na sua interpretação devido ao fato de ser um exame de rotina para os cirurgiões-dentistas
- Menor custo quando comparado com o do exame radiográfico intraoral completo.

Dentre as desvantagens desses exames estão:

- Perda de detalhes para a detecção de imagens radiolúcidas sugestivas de cáries, do nível da crista alveolar, do contorno de alterações patológicas e do padrão ósseo
- Diminuição do grau de detalhes, principalmente na região dos incisivos e caninos, quer da maxila, quer da mandíbula, devido a distorção decorrente de erros de posicionamento
- Projeção realizada em apenas um ângulo, fornecendo imagem bidimensional de estruturas tridimensionais
- Imagem na região da ATM que aparece distorcida, devido à falta de incidência ortorradial.

Erros na execução das radiografias panorâmicas

Schiff et al. (1986) identificaram os erros mais comuns em relação ao posicionamento do paciente (que ocorrem com mais frequência) e à técnica. O trabalho enfatizou a importância de um treinamento adequado no uso do equipamento, bem como a necessidade de monitorar a qualidade do filme feito para corrigir os erros que ocorrem mais regularmente. As Figuras 9.14 a 9.17 ilustram alguns desses erros.

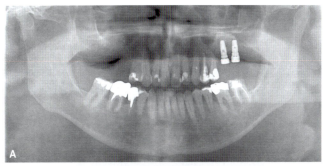
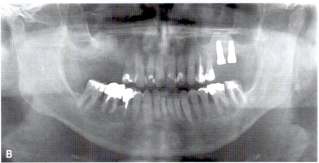

Figura 9.14 A. Artefato do espaço aéreo por posicionamento incorreto da língua, resultando em imagem radiolúcida na região apical dos elementos superiores. **B.** Radiografia do mesmo paciente após a correta orientação do posicionamento da língua junto ao palato, possibilitando melhor interpretação da região mencionada.

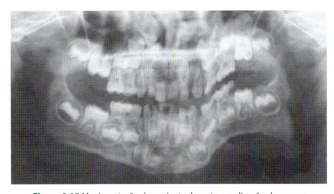

Figura 9.15 Movimentação do paciente durante a realização do exame.

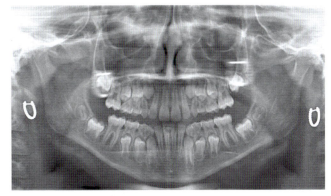

Figura 9.16 Presença de artefatos: brincos e suas respectivas imagens fantasmas posicionadas um pouco acima do objeto original, com prejuízo da imagem dos segundo molares superiores.

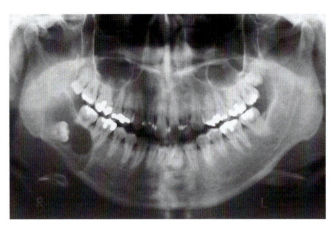

Figura 9.17 Paciente posicionado com a cabeça inclinada para baixo e com o plano sagital mediano deslocado para o lado direito, provocando na imagem maior ampliação do lado esquerdo, distorção da região apical dos incisivos inferiores, além da insuflação da musculatura do orbicular dos lábios, o que ocasiona a formação de área radiolúcida na porção coronária dos elementos anteriores.

Bibliografia

Berkman M. Pedodontic radiographic interpretation. Dent Radiogr Photogr. 1971;44(2):27-39.

Brueggmann IA. Evaluation of the panorex units. Oral Sur. 1967;24:348.

Chilvarquer I. Elipsopantomografia da região temporomandibular (contribuição para o estudo). (Dissertação de Mestrado). São Paulo: Faculdade de Odontologia de São Paulo; 1983.

Chilvarquer I, McDavid WD, Langlais RP et al. A new technique for imaging the temporomandibular joint with a panoramic X-ray machine. Part I. Description of the technique. Oral Surg. 1988;65(5):626-31.

Chilvarquer I, Phihoda T, McDavid WD et al. A new technique for imaging the temporomandibular joint with a panoramic X-ray machine. Part II. Positioning with the use of patient data. Oral Surg. 1988;65(5)632-36.

Elfenbaun A. Dental X-rays of infants? Dent Dig. 1969;75(7):278-81.

Freitas A, Rosa JE, Souza IF. Radiologia odontológica. 5.ed. São Paulo: Artes Médicas; 2000. p. 201-24.

Glass BJ. Successful panoramic radiography. Pub. N-406. Rochester: Kodak; 1993.

Heckmann K. Potentials of radiography and the development of new exposure technics. Fortschr Rontgenstrahlen. 1939;60:144.

Hudson DC, Kumpula JW, Dickson G. A panoramic x-ray dental machine. U. S. Armed Forces Med J. 1957;13:36.

Langland OE, Langlais RP, McDavid WD et al. Panoramic radiology. 2.ed. Philadelphia: Lea & Febiger; 1989.

Manson-Hing LR. Panoramic dental radiography. Springfield: Charles C. Thomas; 1976.

McDavid WD, Tronje G, Welander U et al. Imaging characteristics of seven panoramic X-ray units. Dentomaxillofac Radiol. 1985;8(Suppl.):1-68.

Nelsen RJ, Kumpula JW. Panographic radiography. J Dent Res. 1952;31:158.

Numata H. Consideration of the parabolic radiography of dental arch. J Shimizu Studies. 1933;10:13.

Ott W. Panorama-Röntgentechnik. Festschrift zur 50-Jahr-Feier der Graubündner Zahnärzte-Gesellschaft. Chur, Swiss; 1961.

Paatero YV. A new radiographic method in dentistry. Suom. Hammaslaak. Toimi. 1946;87:37.

Paatero YV. A new tomographical method for radiographing curved outer surfaces. Acta Radiol. 1949;32:177.

Panella J. Exame pantomográfico da região temporomandibular (contribuição para o estudo). (Dissertação de Mestrado). São Paulo: Faculdade de Odontologia de São Paulo; 1981.

Perrelet LA, Garcia LF. The identification of anatomical structures on orthopantomographs. Dentomaxfac Radiol. 1972;1(1):11-3.

Schiff T, D'Ambrosio J, Glass BJ et al. Common positioning and technical errors in panoramic radiography. JADA. 1986;113:422-6.

Tronje G, Welander U, McDavid WD, Morris CR. Image Distortion in Rotational Panoramic Radiography: VI. Distortion Effects in Sliding Systems. Acta Radiologica Diagnosis. 1982;23(2):153-160.

Zach GA, Langland OE, Sippy FH. The use of ortopantomograph in longitudinal studies. Angle Orthod. 1969;39(1):42-50.

Técnicas Radiográficas para Articulação Temporomandibular

10

Israel Chilvarquer, Lilian Waitman Chilvarquer,
Jorge Elie Hayek, Marcia Provenzano e
Marlene Fenyo-Pereira

Introdução

Após mais de um século da descoberta dos raios X por W. C. Röntgen (1895), o exame radiográfico continua a ser uma "ferramenta" fundamental para o diagnóstico, complementando as informações obtidas pelo exame clínico.

Em 1949, Thoma afirmou que a validade do exame é diretamente proporcional à quantidade de informações que ele oferece. O exame radiográfico auxilia no diagnóstico e orienta e controla a terapêutica; além disso, tem grande valia porque é capaz de encontrar, confirmar, classificar e localizar as possíveis alterações patológicas.

Nas técnicas convencionais, ocorre a sobreposição das estruturas anatômicas. Isso porque a radiografia convencional nada mais é do que a projeção de sombras de uma estrutura tridimensional captada por sensores e/ou filmes em dois planos, evidenciando apenas a noção de altura e largura, mas faltando a terceira dimensão, a profundidade. A tecnologia digital aplicada à radiologia odontológica possibilita, por meio dos métodos de tomografia computadorizada (TC) e ressonância magnética (RM), demonstrar todas as dimensões das estruturas que se pretende avaliar.

Revisão de literatura

Historicamente, a busca por um método de imagem para avaliar a articulação temporomandibular (ATM) vem sendo descrita nos últimos 90 anos. O primeiro trabalho sistemático com esse objetivo foi descrito em 1931 por Hildebrand, que, utilizando a radioscopia, estudou essa tão complexa articulação. Posteriormente, houve grande quantidade de autores que se propuseram a avaliar os componentes ósseos, como a fossa mandibular, a cabeça da mandíbula (côndilo) e as relações morfofuncionais dessas estruturas.

Dentre eles, podem ser citados: Gillis (1935), que preconizava uma técnica do tipo transcraniana; Lindblon (1936), que também estudou a transcraniana; MacQueen (1937), o qual utilizou a técnica do tipo transfacial; e Zimmer (1941), que tentou avaliar a região em uma técnica anteroposterior do tipo transorbital. Os detalhes dessas técnicas serão descritos adiante, neste capítulo.

Posteriormente, com o advento e o desenvolvimento das chamadas técnicas pantomográficas por Paatero, em 1952, surgiu uma grande quantidade de autores que utilizaram essa metodologia para avaliar a região temporomandibular. Dentre eles, podem ser mencionados: Paatero (1952), Tamissalo Matila (1963), Ando et al. (1970), Updegrave (1971), Torres (1974), Panella (1981), Chilvarquer (1983) e Chilvarquer et al. (1988).

Desde os trabalhos de Rosenberg e Graczyk (1986), a literatura aponta a chamada tomografia lateral corrigida como a melhor técnica para avaliar os componentes ósseos e a relação dos espaços articulares das chamadas técnicas convencionais.

Brooks et al. (1997), porém, afirmaram que alterações ósseas oriundas de processos reumatológicos, anormalidades de desenvolvimento, neoplasias, fraturas, anquiloses, distúrbios intracapsulares *versus* disfunção da dor miofacial, hipermobilidade e/ou hipomobilidade apenas poderiam ser diagnosticados por meio de um exame clínico acurado associado ao exame radiográfico apropriado. Os mesmos autores afirmaram que nenhuma técnica poderia fornecer todos os subsídios morfofuncionais de tão complexa articulação.

Langland et al. (1984) afirmaram que, em função da localização anatômica da referida estrutura, ocorrem sobreposições no plano lateral da porção petrosa do osso temporal, ou rochedo temporal, e do arco zigomático. Já no plano anteroposterior, ocorre a sobreposição do processo mastoide.

Essas técnicas, bem como sua interpretação, são mais difíceis de serem executadas, tanto pelos especialistas em radiologia como pelos clínicos gerais.

Interpretação

Para um correto diagnóstico por meio de imagens da região da ATM, é importante estabelecer um protocolo de interpretação, o qual possibilitará ao profissional a escolha prévia da técnica de acordo com as necessidades específicas de determinado paciente, observadas as devidas limitações. Inicialmente, a análise do grau de cortificação dos componentes ósseos das superfícies articulares e das suas respectivas vertentes articulares deve ser realizada, com a procura da normalidade e/ou do espessamento das corticais ósseas de aspecto sugestivo de esclerose subcondral (Figura 10.1).

Ao se avaliar a morfologia da cabeça da mandíbula, é necessário lembrar-se da existência de pelo menos oito formatos anatômicos de cabeça da mandíbula, segundo Lysel e Peterson (1980), e comparar a existência ou não de simetria entre os lados esquerdo e direito (Figura 10.2).

Outra observação importante está relacionada ao formato das superfícies articulares, que, de preferência, devem ter tendência a ser arredondadas (ver Figura 10.1 A). O remodelamento articular é uma resposta celular fisiológica ao estresse biomecânico com o intuito de preservar o equilíbrio entre a forma e a função articulares; por isso, não deve ser considerado sempre como uma alteração patológica. Contudo, nos casos em que aconteça um desequilíbrio, sendo a demanda funcional maior que a capacidade protetora da articulação, podem ocorrer respostas celulares destrutivas, com a perda de tecido articular. Esse remodelamento das superfícies articulares muitas vezes antecipa a sintomatologia clínica e é encontrado durante a fase de alteração degenerativa (osteoartrite).

Sendo assim, as cabeças das mandíbulas devem ser congruentes ao formato da fossa mandibular, que deve ser suficientemente côncava para tornar possível os movimentos mandibulares de rotação e translação, sem interferências de arestas, aplainamentos e osteófitos. É preciso observar ainda interrupções no grau de cortificação compatíveis com erosões (Figuras 10.3 a 10.5).

Para a correta avaliação da dinâmica de rotação e translação, o exame deve ser realizado por comparação entre os lados direito e esquerdo. Assim, poderá ser considerada normal se a cabeça da mandíbula alcançar o vértex da eminência articular do temporal (Figura 10.6); e considera-se hipomobilidade quando a cabeça da mandíbula não atingir o vértex da eminência articular do temporal, permanecendo aquém dessa estrutura (Figura 10.7).

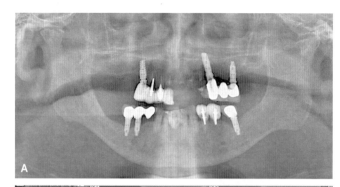

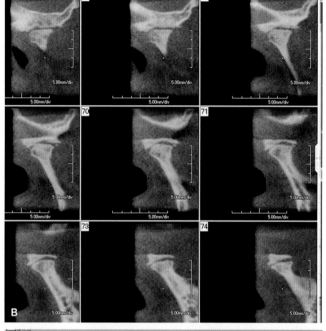

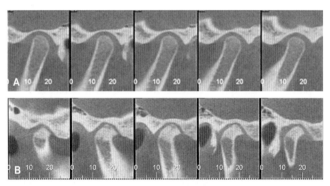

Figura 10.1 Tomografia computadorizada volumétrica da região da ATM em corte sagital corrigido. **A.** Aspecto de normalidade das corticais ósseas da cabeça da mandíbula. **B.** Espessamento das corticais (esclerose subcondral).

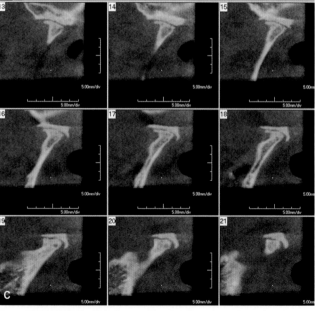

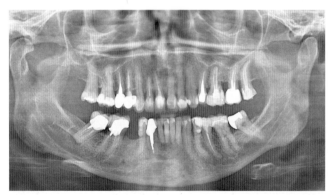

Figura 10.2 Radiografia panorâmica de paciente do sexo feminino, 56 anos, demonstrando acentuada assimetria entre os lados direito (sugestivo de hiperplasia) e esquerdo.

Figura 10.3 Radiografia panorâmica (**A**). Tomografia computadorizada volumétrica das regiões da ATM direita (**B**) e esquerda (**C**) apresentando acentuado aplainamento da superfície articular superior das cabeças da mandíbula e das respectivas cavidades articulares (observado em cortes sagitais corrigidos de 1 em 1 mm e de lateral para medial) de paciente do sexo masculino, 73 anos.

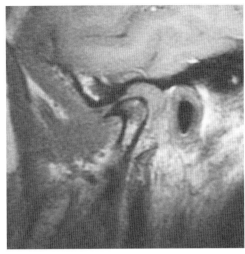

Figura 10.4 Imagem de ressonância magnética da ATM em corte sagital corrigido, com a presença de osteófito entre a superfície articular superior e anterior.

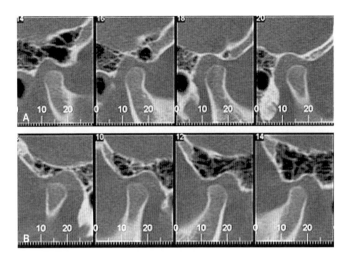

Figura 10.7 Tomografia computadorizada volumétrica da região da ATM, onde pode ser observada imagem compatível com hipomobilidade (corte sagital corrigido). **A.** ATM direita, boca aberta. **B.** ATM esquerda, boca aberta.

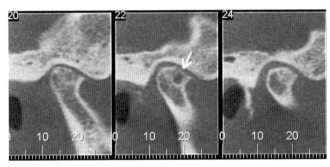

Figura 10.5 Tomografia computadorizada volumétrica da região da ATM em corte sagital corrigido (2 em 2 mm) evidenciando a rarefação óssea localizada na cortical óssea da superfície articular superior (alteração degenerativa).

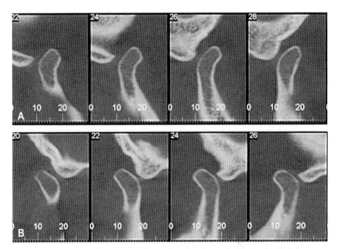

Figura 10.8 Tomografia computadorizada volumétrica da região da ATM demonstrando hipermobilidade (corte sagital corrigido). **A.** ATM direita, boca aberta. **B.** ATM esquerda, boca aberta.

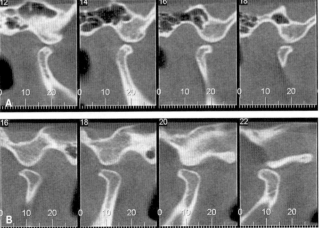

Figura 10.6 Tomografia computadorizada volumétrica da região da ATM, na qual a dinâmica de abertura de boca pode ser considerada normal bilateralmente (corte sagital corrigido). **A.** ATM direita, boca aberta. **B.** ATM esquerda, boca aberta.

Poderá haver hipermobilidade quando a cabeça da mandíbula ultrapassar o vértex da eminência articular do temporal, dirigindo-se para a frente e para cima dessa estrutura, porém mantendo uma distância interestrutural suficiente, a qual corresponde ao disco articular e que, obviamente, só poderá ser observada em exames específicos para esse fim, tal como a RM. Detalhes dessa modalidade serão descritos adiante, neste capítulo (Figura 10.8).

Situações especiais de travamento da dinâmica, também chamadas de luxações da ATM, podem ser descritas como a posição mais anterossuperior da cabeça da mandíbula em contato com a parede anterior da fossa infratemporal, caso bastante agudo de travamento que requer terapêutica de redução e imobilização com ataduras do tipo Warton para estabilizar os componentes articulares, além de posterior terapêutica fisioterápica adequada (Figuras 10.9 a 10.11).

Como fatores predisponentes da luxação, podem ser citadas a frouxidão ligamentar e a incoordenação do músculo pterigóideo lateral; e como fatores desencadeantes, as situações funcionais (bocejo, grito, vômito ou apreensão exagerada de alimentos) e sessões prolongadas de tratamento dentário. O diagnóstico da luxação é clínico.

Além desses aspectos mencionados, deve-se considerar que é possível encontrar nos componentes ósseos dessa articulação tumores benignos, tais como osteomas, e/ou tumores malignos, tais como condrossarcomas ou osteossarcomas.

Após esse breve relato dos possíveis achados anatômicos e/ou alterações patológicas, serão abordadas as diversas técnicas radiográficas convencionais, bem como as chamadas imagenológicas, descrevendo-se sucintamente as técnicas precursoras dos estudos da ATM até os métodos atuais.

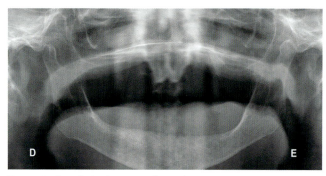

Figura 10.9 Panorâmica de paciente do sexo feminino, 93 anos, com edentulismo total e apresentando luxação bilateral da ATM.

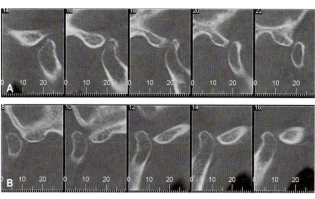

Figura 10.10 Tomografia computadorizada volumétrica da região da ATM da mesma paciente com luxação bilateral. A cabeça da mandíbula ultrapassa a amplitude normal do movimento de abertura da boca e permanece deslocado à frente da eminência articular (corte sagital corrigido). **A.** ATM direita, boca fechada, sem prótese. **B.** ATM esquerda, boca fechada, sem prótese.

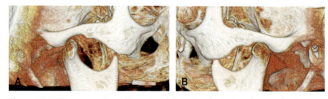

Figura 10.11 Reconstrução tridimensional da região da ATM, evidenciando a luxação bilateral. **A.** ATM direita. **B.** ATM esquerda.

Classificação

Em geral, os exames radiográficos da ATM são classificados segundo as incidências em norma lateral, norma frontal e axial. Como normas laterais, vislumbram-se as técnicas transcranianas, transfaciais, as panorâmicas convencional e modificada, e as planigrafias. Como normas frontais, as técnicas transorbitais, a de Towne e as tomografias anteroposteriores corrigidas. Como axial, observa-se a técnica de Hirtz, ou submento-vértex (Hirtz invertida).

Posteriormente, serão abordados os chamados métodos de imagem para a ATM envolvendo técnicas digitais utilizadas rotineiramente, como a tomografia computadorizada volumétrica (TCV), que é mais comum, e a RM.

Normas laterais

Técnica transcraniana

Nesta técnica, a posição da cabeça do paciente fica paralela ao chassi porta-filme, com a incidência do feixe principal de raios X cerca de 2 a 6 cm atrás do meato acústico externo e, portanto, acima da porção petrosa do rochedo temporal, com uma angulação promédia de 20 a 30° no sentido horizontal e 25° no vertical (Figura 10.12).

Uma limitação importante dessa técnica é que, em função de ser realizada uma incidência de trás para a frente, em geral é observado um aumento visual fotográfico do espaço articular anterior, o que pode provocar um falso-positivo para o diagnóstico diferencial dos chamados distúrbios intracapsulares, especificamente o deslocamento do disco para anterior, com ou sem redução.

Técnica transfacial

O posicionamento da cabeça é semelhante ao da técnica transcraniana, ou seja, o paciente é posicionado com o plano sagital mediano paralelo ao longo eixo do filme.

Essa técnica evita a sobreposição do rochedo temporal em função da passagem dos feixes principais de raios X abaixo dessa estrutura, passando pela incisura mandibular do lado oposto ao que está sendo radiografado.

Como ângulo vertical promédio, utiliza-se cerca de -10°, e como angulação horizontal, cerca de 80°, o que confere uma incidência de frente para trás do meato acústico externo cerca de 2 cm à frente do mesmo (Figuras 10.13 e 10.14).

Em função de, em geral, essa incidência ser duplamente oblíqua, na maioria das vezes tem-se uma visão distorcida das superfícies articulares e da cabeça da mandíbula. Devido à sobreposição do arco zigomático oposto do lado radiografado, perde-se a oportunidade de analisar a fossa mandibular em toda a sua extensão. Quanto aos espaços articulares, essa técnica tende a demonstrar um espaço articular posterior aumentado.

Atualmente, não há mais uma indicação pertinente para a realização de radiografia transcraniana ou transfacial para um diagnóstico funcional da ATM.

Técnicas panorâmicas convencional e modificada

Embora Langland et al. (1989) tenham afirmado que a projeção geométrica da região temporomandibular obtida nas técnicas panorâmicas convencionais é insuficiente para um diagnóstico mais preciso, há muitos autores que preconizam seu uso. Contudo, via de regra, sua utilização deve ser preconizada para uma análise inicial em relação à existência de assimetrias e/ou alterações patológicas na região da ATM (Figura 10.15).

Em 1988, Chilvarquer et al. desenvolveram uma técnica pantomográfica com o objetivo de reposicionar o paciente no aparelho, de modo a obter uma imagem o mais ortorradial possível dos componentes ósseos da ATM. Tal projeto culminou com o reposicionamento clínico do paciente para a frente e para o lado do tubo de raios X. Tal fato foi pautado em dados demográficos do paciente, como bem salientou Panella em 1981, que foi o primeiro autor da literatura a associar a distância intercondilar do paciente ao reposicionamento da cabeça da mandíbula em relação à camada de imagem de um aparelho, um ortopantomógrafo.

Posteriormente, Chilvarquer, em 1983, reproduziu o reposicionamento do paciente na camada de imagem de um sistema elipsopantomógrafo, até que, em 1988, essa tecnologia culminou em uma técnica semelhante à planigrafia lateral corrigida, a qual, segundo Rosenberg e Graczyk (1986), era a melhor técnica para avaliar os componentes ósseos da ATM (Figura 10.16).

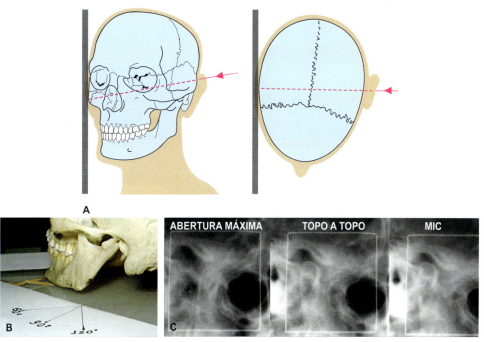

Figura 10.12 Diagramas ilustrativos demonstrando a técnica transcraniana (**A**) e a angulação horizontal promédia de 25° usada na técnica transcraniana (**B**). **C.** Radiografia transcraniana realizada em três posições: máxima intercuspidação (MIC), topo a topo e abertura máxima.

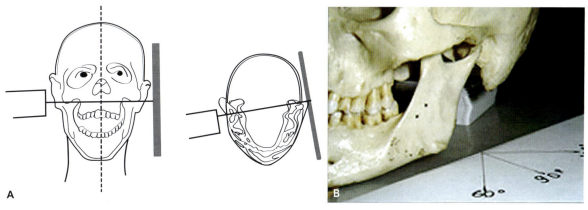

Figura 10.13 Diagrama ilustrativo demonstrando a técnica transfacial (**A**) e a angulação promédia horizontal de 80° utilizada (**B**).

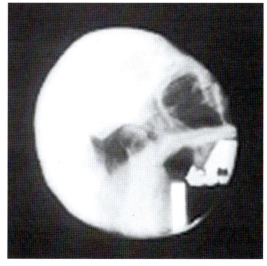

Figura 10.14 Imagem obtida pela técnica transfacial.

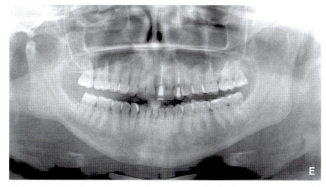

Figura 10.15 Radiografia panorâmica de paciente do sexo feminino, 36 anos, com acentuada assimetria entre as cabeças da mandíbula. Cortesia da Dra. Wilma A. Simões.

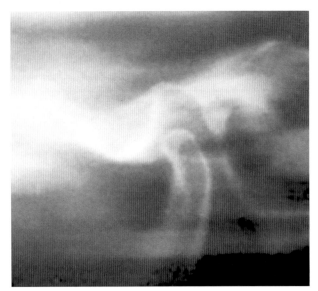

Figura 10.16 Resultado radiográfico da técnica panorâmica modificada para a ATM idealizada por Chilvarquer.

Atualmente, a maioria dos sistemas panorâmicos possibilita a realização da técnica panorâmica modificada, com o reposicionamento do paciente, o que resulta em uma projeção oblíqua dupla da cabeça da mandíbula. Isso cria o mesmo aspecto observado nas técnicas transfaciais, provocando praticamente o mesmo aspecto interpretativo, ou seja, aumento fotográfico do espaço articular posterior e sobreposição do arco zigomático na região da fossa mandibular (Figura 10.17).

Planigrafia corrigida

É uma técnica especial para visualizar de uma porção selecionada da cabeça da mandíbula, bem como da fossa mandibular, com base nos princípios da tomografia enunciados por Boccage, que são obtidos por meio de uma dinâmica sincronizada do tubo de raios X unido por um braço de alavanca ao chassi porta-filme, movimentando-se em sentido contrário um ao outro.

Desse modo, é criado certo ponto denominado fulcro, onde as velocidades angulares do movimento se anulam, obtendo-se, assim, bastante detalhe das estruturas que forem posicionadas no denominado fulcro. Em contraposição, aquelas que se encontram fora do fulcro serão demonstradas como imagens "borradas".

Em geral, essa técnica é realizada em três posições, denominadas MIC, topo a topo e abertura máxima, e é classificada de acordo com o movimento realizado pelo seu tubo de raios X, sendo mais comum identificá-la como linear, circular, hipocicloidal ou espiral (Figura 10.18).

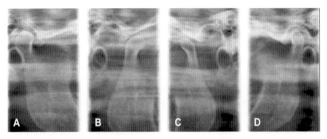

Figura 10.17 Radiografia panorâmica modificada realizada em máxima intercuspidação (MIC) e abertura máxima, na qual se observa assimetria entre as cabeças da mandíbula e hipermobilidade bilateral. **A.** ATM direita, boca fechada. **B.** ATM direita, boca aberta. **C.** ATM esquerda, boca aberta. **D.** ATM esquerda, boca fechada.

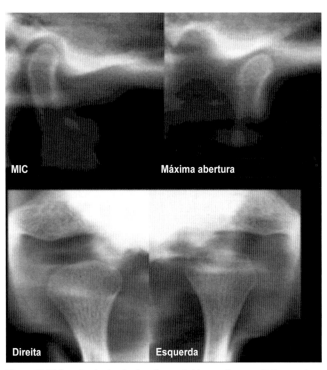

Figura 10.18 Resultado da planigrafia corrigida no plano sagital e no plano coronal.

Normas frontais
Técnica transorbital

A técnica transorbital, também chamada de norma frontal de Zimmer (1941), é aquela em que, em geral, se utiliza uma angulação vertical promédia de 35° e uma angulação horizontal de 20° em relação ao plano sagital mediano, que se encontra deslocado para o lado oposto ao lado que será radiografado.

O posicionamento do chassi porta-filme é por trás da protuberância occipital, e os raios X incidem perpendicularmente à cabeça da mandíbula, na porção mais inferior da borda da órbita.

A principal limitação dessa incidência é a possibilidade da sobreposição das células aéreas da porção mastoide do osso temporal, dificultando uma visão adequada do polo lateromedial da cabeça da mandíbula, além da incidência de raios X na região do cristalino (Figura 10.19).

Técnica de Towne

A técnica de Towne é utilizada em centros médicos e hospitalares devido a situações de politraumatismos, com o objetivo de avaliar a região subcondiliana. Sua incidência é feita no sentido pesteroanterior, o que teoricamente diminui a incidência de raios X no cristalino (Figura 10.20).

Normas axiais

Quanto às normas axiais, utiliza-se a técnica de Hirtz invertida, ou submento-vertéx. Nela, com angulações vertical e horizontal de zero, pode-se ter a oportunidade de avaliar a cabeça da mandíbula, o processo zigomático e o arco zigomático, além do processo coronoide.

Uma das principais vantagens da técnica é poder calcular o ângulo axial da cabeça da mandíbula e, posteriormente, personalizar as incidências e a norma lateral tipo transcranianas e planigrafias laterais corrigidas (Figura 10.21).

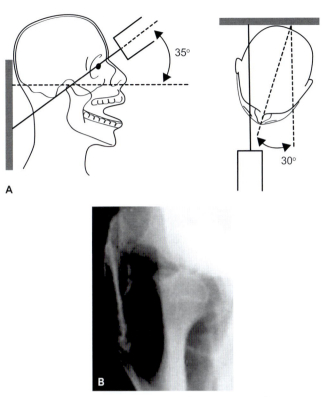

Figura 10.19 Diagrama ilustrativo demonstrando a técnica transorbital (**A**) e o respectivo resultado radiográfico (**B**).

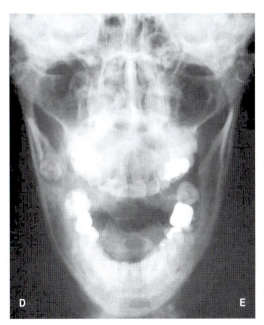

Figura 10.20 Radiografia obtida pela técnica de Towne.

Técnicas digitais de rotina para a articulação temporomandibular

Tomografia computadorizada

A TC é uma técnica radiográfica que incorpora os princípios de digitalização direta de imagem, ou seja, são imagens eletrônicas obtidas por meio de radiografias seccionais de determinada parte do corpo humano.

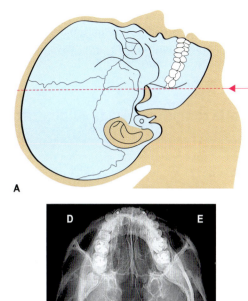

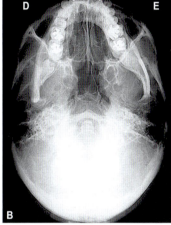

Figura 10.21 Diagrama ilustrativo demonstrando a técnica submento-vértex (**A**) e o respectivo resultado radiográfico (**B**).

Embora sua base teórica seja oriunda de um modelo matemático desenvolvido em 1917, sua aplicação teve início em 1972, quando Sir Godfrey Hounsfield, em conjunto com Allen M. Cormack, apresentou o primeiro escâner capaz de produzir imagens de cortes do cérebro.

A maioria dos escâneres na TC está configurada com um banco fixo de detectores em um anel ao redor de uma fonte de raios X rotatória e extremamente colimada, a qual alcança as secções desejadas do corpo em centenas de ângulos diferentes. Devido à grande variabilidade dos coeficientes de atenuação e absorção dos tecidos afetados pela fonte de raios X, os detectores recebem sinais diferentes, os quais são decodificados no computador em uma escala de tons de cinza denominada escala de Hounsfield. Desse modo, as densidades menores aparecem em preto, e as densidades maiores, em branco. Exemplificando, o ar possui o valor de 1.000 unidades Hounsfield (HU), enquanto o osso pode alcançar cerca de 200 HU. Hoje se conhecem cerca de 3.000 HU.

Como principais vantagens dessa modalidade de imagem estão: visualização de estruturas que normalmente estão sobrepostas, aquisição da imagem no plano axial ou coronal e reformatação dos dados originais nos diferentes planos bi ou tridimensional. Além disso, essas reformatações podem ser feitas por meio da seleção alternativa para tecidos duros (osso) ou moles. Depois da aquisição do estudo, as imagens podem ser analisadas em monitores por meio de *softwares*, transmitidas a outros centros de saúde por *e-mail* ou simplesmente impressas em filme para serem avaliadas em negatoscópio tradicional.

Como principais desvantagens, apontamos seu custo, a dose de radiação e a possibilidade de artefatos oriundos dos materiais restauradores metálicos ou do movimento do paciente durante a execução do exame.

As capturas nos exames da ATM são realizadas em MIC e abertura máxima, o que possibilita uma visualização dos movimentos parafuncionais, bem como das alterações incipientes instaladas em todos os planos das estruturas ósseas analisadas (Figura 10.22).

Tomografia computadorizada volumétrica

A TCV, também chamada de tomografia computadorizada de feixe cônico ou *cone beam*, é o equipamento com menor custo de aquisição e de realização em relação à TC. Seus pontos altos são a baixa dose de exposição e a excelente resolução de contraste, embora não possibilite uma boa visualização dos tecidos moles nas reconstruções odontológicas.

Para a interpretação das tomografias, é fundamental a consciência de que estamos interpretando fatias delgadas, de espessura variável (cerca de 0,4 a 0,1 mm ou menores); portanto, não devemos interpretar uma única imagem, mas sim um conjunto de imagens e nos diferentes planos (axial, coronal e sagital).

Atualmente, os recursos da TCV têm sido bastante utilizados no diagnóstico e tratamento das disfunções da ATM como importante ferramenta na interpretação das alterações ósseas, complementando as informações obtidas no exame clínico e em exames com menor especificidade para a região da ATM (Figuras 10.23 a 10.29).

Antes de descrever a técnica da RM, é preciso abordar a avaliação dos componentes de fibrocartilagem da ATM, alicerçados no trabalho de Norgaard (1947) e, posteriormente, nos relatos de Farrar, em 1978, e Farrar e McCarty, em 1979, nos quais os diagnósticos dos chamados distúrbios intracapsulares foram classificados, de maneira sistemática, em:

- Deslocamento anterior do disco articular com redução
- Deslocamento do disco articular sem redução
- Deslocamento do disco articular sem redução e perfuração.

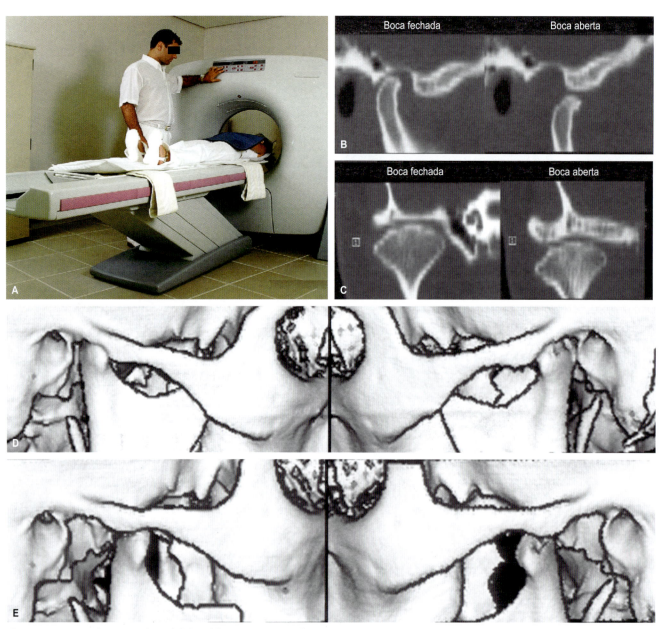

Figura 10.22 Tomografia computadorizada helicoidal. **A.** Posicionamento do paciente no *gantry* do tomógrafo. **B.** Cortes sagitais da articulação temporomandibular (ATM) direita. **C.** Cortes coronais da ATM direita. **D.** Reconstruções 3D – ATM direita e esquerda, boca fechada. **E.** Reconstruções 3D – ATM direita e esquerda, boca aberta.

10 | Técnicas Radiográficas para Articulação Temporomandibular 95

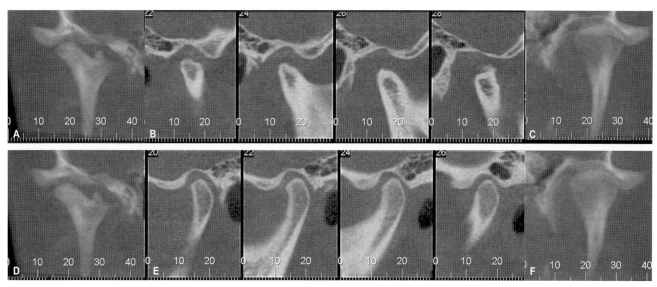

Figura 10.23 Acentuada assimetria entre as cabeças da mandíbula, observada em cortes no plano sagital e coronal corrigido, obtido por meio da tomografia computadorizada volumétrica da mesma paciente da Figura 10.15. **A** e **D**. Cabeça da mandíbula direita. **B**. ATM direita, boca fechada. **C** e **F**. Cabeça da mandíbula esquerda. **E**. ATM esquerda, boca fechada. Cortesia da Dra. Wilma A. Simões.

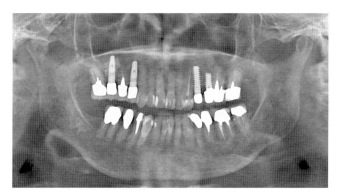

Figura 10.24 Radiografia panorâmica de paciente do sexo feminino, 87 anos, com acentuada assimetria entre as cabeças da mandíbula e a presença de imagem sugestiva de um osteófito na cabeça da mandíbula direita.

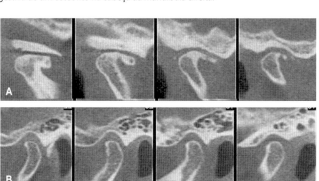

Figura 10.25 Tomografia computadorizada volumétrica da mesma paciente da Figura 10.24, possibilitando a confirmação da presença do osteófito na cabeça da mandíbula direita. **A.** ATM direita, boca fechada. **B.** ATM esquerda, boca fechada.

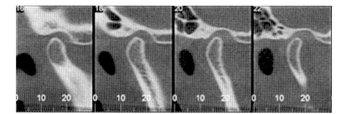

Figura 10.26 Tomografia computadorizada volumétrica da ATM direita (boca fechada) na qual o eixo terminal de rotação se encontra distalizado, com o consequente aumento do espaço articular anterior.

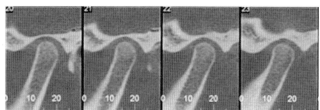

Figura 10.27 Tomografia computadorizada volumétrica da ATM esquerda (boca fechada) na qual o eixo terminal de rotação se encontra centralizado.

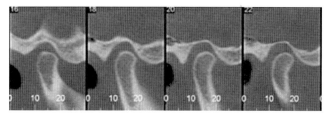

Figura 10.28 Tomografia computadorizada volumétrica da ATM direita (boca fechada) na qual o eixo terminal de rotação se encontra mesializado, com a consequente diminuição do espaço articular anterior.

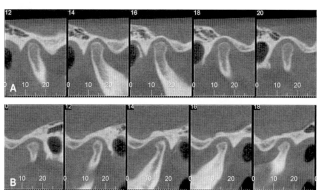

Figura 10.29 Tomografia computadorizada volumétrica da região da ATM na qual se nota, no corte sagital corrigido, hipotrofia da cabeça da mandíbula esquerda. **A.** ATM direita, boca fechada. **B.** ATM esquerda, boca fechada.

Ressonância magnética

Em 1973, Lauterbur apresentou a primeira aplicação da RM para a avaliação do disco articular nos diversos movimentos mandibulares, definindo de modo altamente sensível os chamados distúrbios intracapsulares, já descritos.

A RM é uma modalidade de exame não invasiva, pois não utiliza radiação ionizante na sua execução e é baseada na variação do momento magnético dos átomos ou prótons de uma estrutura química. Sua maior utilização na odontologia é na avaliação do diagnóstico diferencial dos chamados distúrbios intracapsulares.

Em geral, os átomos de hidrogênio encontram-se polarizados e girando aleatoriamente em torno de seu eixo magnético. Assim, ao se aplicar no paciente um campo magnético de aproximadamente 0,3 a 3 teslas, os átomos de hidrogênio respondem com um alinhamento paralelo ou antiparalelo a esse forte campo.

Posteriormente, são aplicados sinais de radiofrequência que interagem com os átomos de hidrogênio, alterando o posicionamento dos prótons. Após o término desses pulsos de radiofrequência, os prótons retornam ao alinhamento com o campo magnético e liberam energia sob a forma de sinais de radiofrequência, que serão capturados e decodificados por uma bobina receptora, a qual transmitirá os dados analógicos para um ambiente digital (computador), transformando o sinal de radiofrequência em tons de cinza.

Assim, estruturas com grande quantidade de água e, portanto, mais átomos de hidrogênio, apresentam alto contraste (branco) e são denominadas "hipersinal"; já as estruturas que contêm pouca quantidade de hidrogênio apresentam baixo contraste (preto) e são chamadas de "hipossinal". Logo, a cabeça da mandíbula tem um grau de cortificação pobre em água e, portanto, com um hipossinal. Na radiografia convencional e na TCV, observa-se uma imagem radiopaca, enquanto na ressonância magnética, há baixo contraste, escuro (Figuras 10.30 e 10.31).

Em razão desse fato, o disco articular também se apresenta com baixo contraste, ou seja, escuro. Daí a facilidade e a especificidade de 100% da observação do disco articular nos diversos movimentos mandibulares (sua maior vantagem).

No entanto, como desvantagens dessa técnica, podem ser citadas: dificuldades dos pacientes que sentem claustrofobia ou têm clipes metálicos e marcapassos, os quais podem ser contraindicações relativas e/ou definitivas, e custo do exame.

Finalmente, Rohlin e Petersson, em 1989, enunciaram que, em uma graduação de 0 a 3, os achados de imagens das chamadas alterações degenerativas da ATM podem ser classificados da seguinte maneira:

- Grau 0: condições normais; superfícies arredondadas e com morfologia bem definida
- Grau 1: anormalidades suaves, presença de aplainamentos e esclerose, além de osteófitos
- Grau 2: alterações precoces definidas; erosões e cistos
- Grau 3: alterações destrutivas, erosões e modificações locais nos componentes articulares e no osso temporal.

De posse de todas essas informações, acredita-se que o especialista e o clínico geral serão capazes de identificar as indicações e limitações dos chamados métodos radiográficos da ATM.

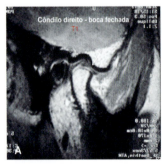 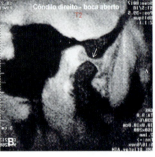

Figura 10.30 Ressonância magnética. **A.** Paciente com a boca fechada; observa-se o disco em posição de 12 horas (normalidade). **B.** Paciente com a boca aberta; o disco permanece em posição de 12 horas sobre a cabeça da mandíbula (normalidade).

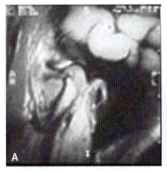 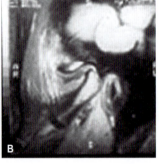

Figura 10.31 Ressonância magnética: paciente com a boca aberta (**A**) e fechada (**B**). Nota-se aspecto compatível com distúrbio intracapsular (deslocamento do disco para anterior sem redução).

Bibliografia

Abramovicz K. A simplified practical technique for temporomandibular joint arthrography. Master's Thesis, Robert P. Langlais supervising professor. San Antonio, Texas: University of Texas Health Science Center at San Antonio; 1986.

Almenara SM. Radiografía lateral seriada de la articulación tempo-mandibular. Rev Circ Argent Odont. 1963;27(3):86-91.

Ando S, Iikubo M, Tomogami M et al. The temporomandibular joint surgery by orthopantomo-70. J Nihon Univ Sch Dent. 1970;12(4):154-8.

Brooks SL, Brand JW, Gibbs J et al. Imaging of the temporomandibular joint: a position paper of the American Academy of Oral and Maxillofacial Radiology. Oral Surg. 1997;83(5):609-18.

Chilvarquer I. Elipsopantomografia da região temporomandibular (contribuição ao seu estudo). (Dissertação de Mestrado em Clínicas Odontológicas). São Paulo: Faculdade de Odontologia da Universidade de São Paulo; 1983. 78 p.

Chilvarquer I. Imagenologia da ATM. In: Barros JJ, Rode SM. Tratamento das disfunções craniomandibulares. São Paulo: Santos; 1995. p. 129-51.

Chilvarquer I, Chilvarquer LW. Tecnologia de ponta em imagenologia. In: Módulos de atualização em radiologia. 19º Congresso Internacional de Odontologia de São Paulo; 2000. p. 414-31.

Chilvarquer I, Freitas A, Glass BJ et al. Intercondylar dimension as a positioning factor for panoramic images of the temporomandibular joint. Oral Surg. 1987;64(6):768-73.

Chilvarquer I, McDavid WD, Langlais RP et al. A new technique for imaging the temporomandibular joint with a panoramic x-ray machine. Part I. Description of the technique. Oral Surg. 1988;65(5):626-31.

Chilvarquer I, Prihoda T, McDavid WD et al. A new technique for imaging the temporomandibular joint with a panoramic x-ray machine. Part II. Positioning with the use of patient data. Oral Surg. 1988;65(5):632-6.

Farrar WB. Characteristics of the condylar path in internal derangements of the temporomandibular joint. J Prosthet Dent. 1978;39:319-23.

Farrar WB, McCarty WL. Inferior joint space arthrography and characteristics of condylar paths in internal derangements of the TMJ. J Prosthet Dent. 1979;41:548-55.

Gillis RR. Roentgen-ray study of temporomandibular articulation. J Amer Dent Ass. 1935;22(8):1321-8.

Helms CA, Katzberg RW, Dolwick MF. Internal derangements of the temporomandibular joint. San Francisco: Radiology Foundation; 1983. p. 31-2.

Hildebrand GY. Studies in the masticatory movements of the human lower jaw. Scand Arch Physiol. 1931;61:1-190.

Katzberg RW, Dolwick MF, Bales DJ et al. Arthrotomography of the temporomandibular joint: new technique and preliminary observations. AJR. 1979;132:949-55.

Katzberg RW, Dolwick MF, Helms CA et al. Arthrotomography of the temporomandibular joint. AJR. 1980;134:995-1003.

Langland OE, Langlais RP, McDavid WD et al. Panoramic radiology. 2.ed. Philadelphia: Lea & Febiger; 1989. 440 p.

Langland OE, Sippy FH, Langlais RP. Textbook of dental radiology. 2.ed. Springfield: Thomas; 1984. 668 p.

Lauterbur P.C. Image formation by induced local interactions: example employing nuclear magnetic resonance. Nature. 1973;242:190-1.

Lindblom G. Technique for roentgen-photo-graphic registration of the different condyle positions in the temporomandibular joint. Dent Cosmos. 1936;78(12):1127-35.

Lysel L, Peterson A. The submento-vertex projection in radiography of the temporomandibular joint. Dento Maxillofac Radiol. 1980;9:11-7.

McQueen WW. Radiography of temporomandibular articulation. Minneapolis Dist Dent J. 1937;21(9):28-30.

Moreno RC, Chilvarquer I, Hayek JE et al. Análise anátomo-radiográfica da persistência do Forame de Huschke. Rev Bras Otorrinolaringol. 2005;71(5):676-9.

Norgaard F. Temporomandibular arthrography. Copenhagen: Einar Munksgaard; 1947.

Paatero YV. A technique for pantomographic roentgenography of the temporomandibular joint (Leukanivelen pantomografinen röntgenkuvaus). Suom Hammastääk Toim. 1952;48(4):168-70.

Paatero YV. Fotopantomografia. Suom Hammastääk Toim. 1952;48(1):1-9.

Paatero YV. Pantomography in theory and use. Acta Radiol. 1954;41(4):321-35.

Paatero YV. Thickness of layer reproduced on pantomogram in relation to location of the object, speed of rotation and divergence of roentgen rays (pantomogramman kuvakerrosken paksuuden riippuvuus objektin sijainnista ja pyörimisnopeudesta sekä röntgensäteiden divergenssistä.) Suom Hammastääk Toim. 1952;48(3):113-228.

Panella J. Exame pantomográfico da região temporomandibular (contribuição para o estudo). (Dissertação de Mestrado em Clínicas Odontológicas). São Paulo: Faculdade de Odontologia da Universidade de São Paulo; 1981. 77 p.

Röntgen WC. Über eine neue Art von Strahlen. Vorläufige Mitteitung. Sitzber. Physik-Med Ges Wurburg. In: Röentgen's first article on X rays called "On a new kind of rays, preliminary communication". Wurzburg Physical Medical Society; 1895. p. 1132-41.

Rohlin M, Petersson A. Rheumatoid arthritis of the temporomandibular joint: radiologic evaluation based on standard reference films. Oral Surg Oral Med Oral Path. 1989;67(5):594-9.

Rosenberg HM, Graczyk RJ. Temporomandibular articulation tomography: a corrected anteroposterior and lateral cephalometric technique. Oral Surg. 1986;62(2):198-204.

Tammisalo EH, Mattila K. Kondyylien kuvautuminem ortoradiaalisessa pantomografiassa Suom. Hammastääk Toim. 1963;59(2):247-52.

Thoma KH. Oral and dental diagnosis. 3.ed. Philadelphia: Saunders; 1949. p. ix.

Torres FA. Trajetória sagital da cabeça da mandíbula: estudo comparativo entre as técnicas radiográficas transfacial e panorâmica. Rev Fac Odont S Paulo. 1974;12(1):9-22.

Updegrave WJ. Visualizing the mandibular ramus in panoramic radiography. Oral Surg. 1971;31(3):422-9.

Zimmer EA. Die Röntgenologie des Kiefergelenkes. Schweiz Monatsschr. 1941;51:949-83.

11 Anatomia Radiográfica Dentomaxilomandibular

Thásia Luiz Dias Ferreira, Claudio Fróes de Freitas e Áurea do Carmo P. A. de Freitas

Introdução

Além de se conhecerem os acidentes anatômicos constituintes da arquitetura óssea craniofacial por meio do estudo da anatomia topográfica descritiva, é importante reconhecê-los também na imagem radiográfica, em particular naquelas obtidas utilizando as técnicas radiográficas intraorais. Assim, o estudo da anatomia radiográfica dentomaxilomandibular refere-se à observação não somente dos reparos anatômicos, mas também das chamadas variações morfológicas. Cabe ressaltar que a ausência de profundidade, inerente à imagem radiográfica intraoral, é responsável pela dificuldade da identificação das estruturas anatômicas, pois estas se apresentam sobrepostas na imagem. Associados a essa característica, os diferentes acidentes anatômicos situados na maxila e na mandíbula são constituídos de maior ou menor conteúdo mineral, o que determina a formação das denominadas imagens radiopacas, ou seja, referentes à ocorrência de maior densidade óssea, e das imagens radiolúcidas (de menor densidade óssea).

O conhecimento da anatomia radiográfica dos maxilares é a base necessária para que se possa discernir o normal e as variações da normalidade das possíveis alterações fisiopatológicas, as quais acometem o complexo maxilomandibular. Por isso, será estudado de maneira didática o padrão radiográfico dos tecidos constituintes do órgão dentário, como também de todos os acidentes anatômicos dos maxilares vistos nas imagens radiográficas periapicais.

Dentes

A anatomia radiográfica dental está ilustrada nas Figuras 11.1 e 11.2.

Esmalte

É o tecido de maior mineralização do dente, apresentando radiograficamente a imagem mais radiopaca dos tecidos dentários. Recobre toda a coroa, e sua espessura diminui à medida que se aproxima da junção amelocementária.

Após o processamento radiográfico adequado, na imagem pode-se observar uma discreta diferença de radiopacidade entre o esmalte e a dentina subjacente.

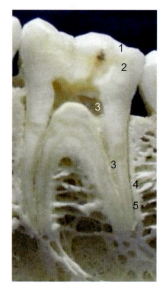

Figura 11.1 Anatomia dental: esmalte. 1: dentina; 2: polpa; 3: lâmina dura; 4: espaço pericementário; 5: trabeculado ósseo.

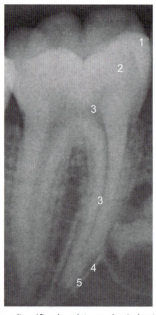

Figura 11.2 Anatomia radiográfica dental. 1: esmalte; 2: dentina; 3: polpa; 4: lâmina dura; 5: espaço pericementário.

Dentina

Apresenta menor grau de mineralização e, por isso, radiograficamente aparece menos radiopaca do que a estrutura do esmalte, pelo qual é recoberta e protegida na porção coronária. A dentina corresponde à maior porção radiopaca do órgão dentário, e na raiz encontra-se recoberta pelo cemento.

Cemento

Anatomicamente, o cemento recobre a dentina na porção radicular. Como 22% de sua estrutura são constituídos de matéria orgânica, radiograficamente e em condições normais, é impossível distingui-lo da dentina (que possui 17,5% de matéria orgânica), por apresentar-se com a mesma radiopacidade, além de ter espessura extremamente fina.

Polpa

Na morfologia do dente, além de se observarem esmalte, dentina e cemento, encontra-se a polpa dentária, na qual estão situados os elementos nutritivos do órgão. Na imagem radiográfica, a polpa corresponde a uma área radiolúcida, que se estende da porção coronária, onde simula o formato da coroa, adquirindo uma forma afilada nas raízes, representada pelos condutos radiculares.

Espaço pericementário

É o espaço correspondente ao ligamento periodontal, sendo observado radiograficamente como uma linha radiolúcida delgada contornando a periferia das raízes dentárias. Nas radiografias periapicais para incisivos inferiores, o espaço pericementário aparece aumentado, devido ao maior diâmetro vestibulolingual desses dentes em relação à dimensão mesiodistal.

Lâmina dura

É a cortical óssea que envolve a porção radicular. Na radiografia, aparece como uma linha radiopaca contínua contornando o espaço pericementário, de extrema importância, pois a sua descontinuidade representa o primeiro sinal radiográfico das alterações periapicais.

Maxila

Os reparos anatômicos referentes ao estudo da anatomia radiográfica da maxila estão representados nas Figuras 11.3 a 11.31 e citados do Quadro 11.1.

Cavidade nasal

A cavidade nasal (fossas nasais) aparece na radiografia periapical de incisivos centrais superiores, acima dos ápices dentários, como imagens radiolúcidas, denominadas fossas nasais, separadas por uma faixa radiopaca que se estende do assoalho ao teto da cavidade nasal, correspondendo ao septo nasal ósseo. Dentro da cavidade nasal, podem-se observar estruturas discretamente radiopacas, situadas na região inferolateral, lados direito e esquerdo, as quais correspondem às conchas nasais. O assoalho da cavidade nasal aparece radiograficamente como uma linha radiopaca contínua e retilínea.

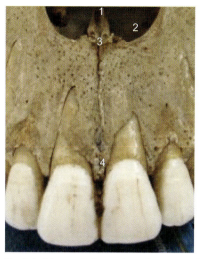

Figura 11.3 Região de incisivos centrais superiores. 1: septo nasal; 2. fossa nasal; 3: espinha nasal anterior; 4: sutura intermaxilar.

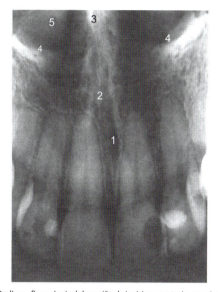

Figura 11.4 Radiografia periapical da região de incisivos centrais superiores. 1: forame incisivo; 2: espinha nasal anterior; 3: septo nasal; 4: assoalho da cavidade nasal; 5: concha nasal.

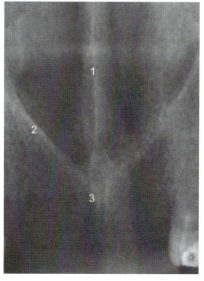

Figura 11.5 Radiografia periapical da região de incisivos centrais superiores. 1: septo nasal; 2: assoalho da cavidade nasal; 3: espinha nasal anterior.

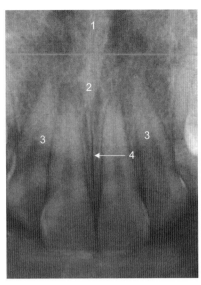

Figura 11.6 Radiografia periapical da região de incisivos centrais superiores. 1: septo nasal; 2: espinha nasal anterior; 3: sombra da cartilagem nasal; 4: sutura intermaxilar.

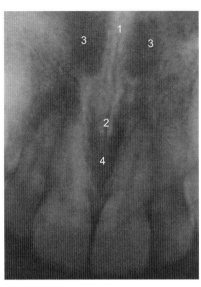

Figura 11.9 Radiografia periapical da região de incisivos centrais superiores. 1: septo nasal; 2: espinha nasal anterior; 3: fossas nasais; 4: forame incisivo.

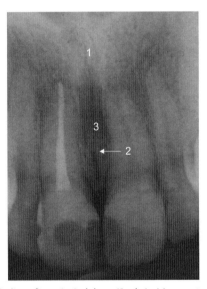

Figura 11.7 Radiografia periapical da região de incisivos centrais superiores. 1: espinha nasal anterior; 2: sutura intermaxilar; 3: forame incisivo.

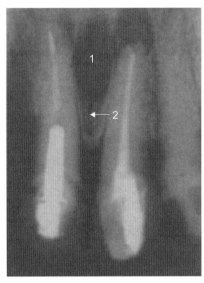

Figura 11.10 Radiografia periapical da região de incisivos centrais superiores. 1: forame incisivo; 2: sutura intermaxilar.

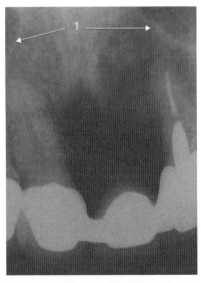

Figura 11.8 Radiografia periapical da região de incisivos centrais superiores. 1: assoalho do seio maxilar (extensão anterior do seio maxilar).

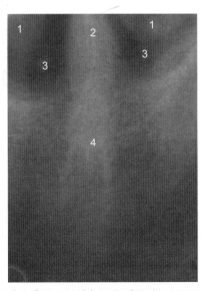

Figura 11.11 Radiografia periapical da região de incisivos centrais superiores. 1: conchas nasais; 2: septo nasal; 3: fossas nasais; 4: espinha nasal anterior.

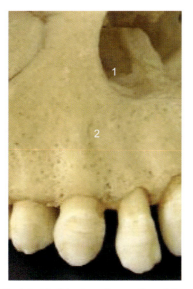

Figura 11.12 Região de incisivo lateral e canino superiores. 1: fossa nasal; 2: fosseta mirtiforme.

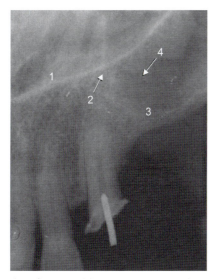

Figura 11.13 Radiografia periapical da região de incisivo lateral e canino superiores. 1: assoalho da cavidade nasal; 2: Y invertido de Ennis; 3: assoalho do seio maxilar (extensão anterior do seio maxilar); 4: canal nutrício.

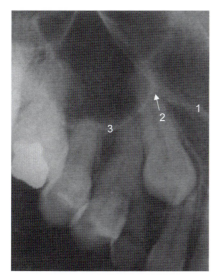

Figura 11.14 Radiografia periapical da região de incisivo lateral e canino superiores. 1: assoalho da cavidade nasal; 2: Y invertido de Ennis; 3: assoalho do seio maxilar (extensão anterior do seio maxilar).

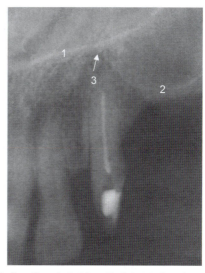

Figura 11.15 Radiografia periapical da região de incisivo lateral e canino superiores. 1: assoalho da cavidade nasal; 2: assoalho do seio maxilar (extensão anterior do seio maxilar); 3: Y invertido de Ennis.

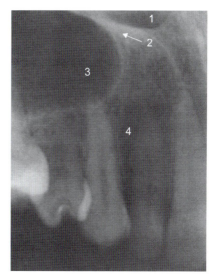

Figura 11.16 Radiografia periapical da região de incisivo lateral e canino superiores. 1: assoalho da cavidade nasal; 2: Y invertido de Ennis; 3: extensão anterior do seio maxilar; 4: fosseta mirtiforme.

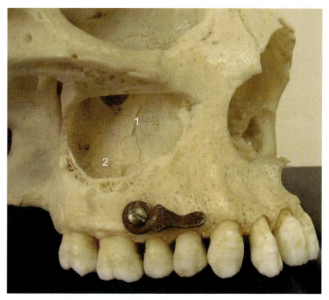

Figura 11.17 Região de pré-molares superiores. 1: canal nutrício; 2: seio maxilar.

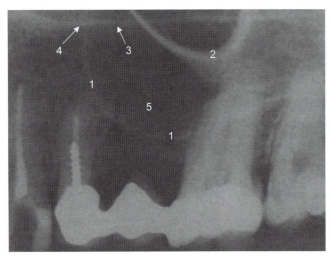

Figura 11.18 Radiografia periapical da região de pré-molares superiores. 1: assoalho do seio maxilar; 2: processo zigomático da maxila; 3: assoalho da cavidade nasal; 4: Y invertido de Ennis; 5: extensão alveolar do seio maxilar.

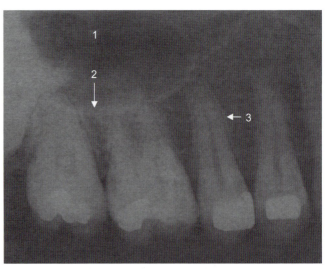

Figura 11.21 Radiografia periapical da região de pré-molares superiores. 1: seio maxilar; 2: assoalho do seio maxilar; 3: lâmina dura.

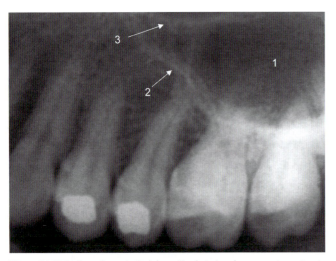

Figura 11.19 Radiografia periapical da região de pré-molares superiores. 1: seio maxilar; 2: assoalho do seio maxilar; 3: assoalho da cavidade nasal.

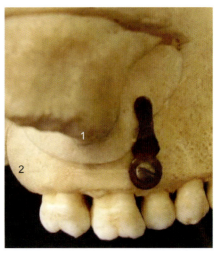

Figura 11.22 Região de molares superiores. 1: processo zigomático da maxila; 2: túber da maxila.

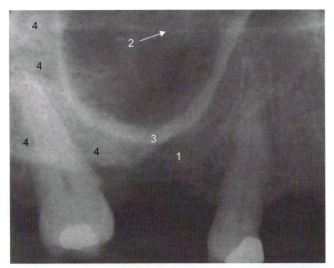

Figura 11.20 Radiografia periapical da região de pré-molares superiores. 1: assoalho do seio maxilar (extensão alveolar do seio maxilar); 2: assoalho da cavidade nasal; 3: processo zigomático da maxila; 4: sombra (sobreposição) do osso zigomático.

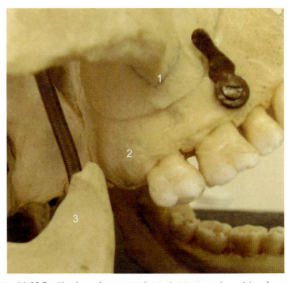

Figura 11.23 Região de molares superiores. 1: processo zigomático da maxila; 2: túber da maxila; 3: processo coronoide da mandíbula.

11 | Anatomia Radiográfica Dentomaxilomandibular 103

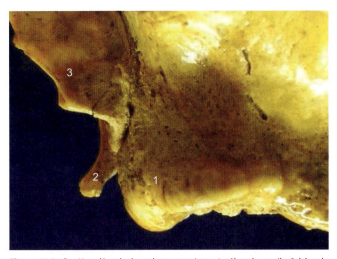

Figura 11.24 Região edêntula de molares superiores. 1: túber da maxila; 2: hâmulo pterigóideo; 3: processo pterigoide do osso esfenoide (lâmina lateral).

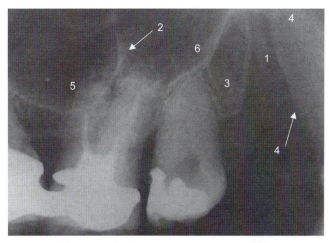

Figura 11.27 Radiografia periapical da região de molares superiores. 1: hâmulo pterigóideo; 2: W sinusal; 3: túber da maxila; 4: processo coronoide da mandíbula; 5: extensão alveolar do seio maxilar; 6: extensão posterior do seio maxilar.

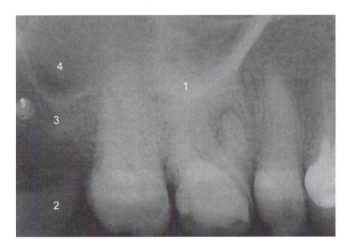

Figura 11.25 Radiografia periapical da região de molares superiores. 1: processo zigomático da maxila; 2: processo coronoide da mandíbula; 3: túber da maxila; 4: extensão posterior do seio maxilar.

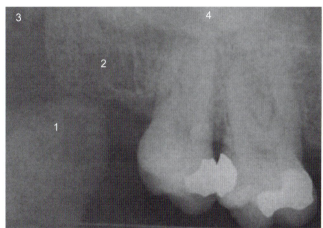

Figura 11.28 Radiografia periapical da região de molares superiores. 1: processo coronoide da mandíbula; 2: túber da maxila; 3: processo pterigoide do osso esfenoide; 4: sombra do osso zigomático.

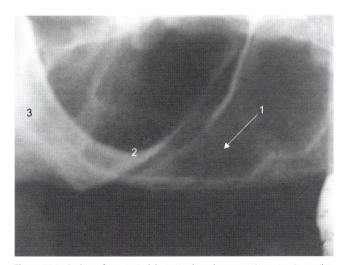

Figura 11.26 Radiografia periapical da região de molares superiores. 1: seio maxilar; 2: processo zigomático da maxila; 3: sombra do osso zigomático.

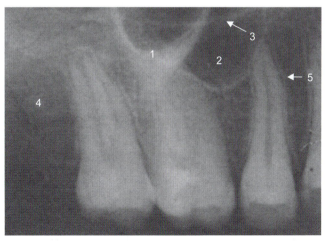

Figura 11.29 Radiografia periapical da região de molares superiores. 1: processo zigomático da maxila; 2: seio maxilar; 3: assoalho da cavidade nasal; 4: túber da maxila; 5: lâmina dura.

104 Fundamentos de Odontologia | Radiologia Odontológica e Imaginologia

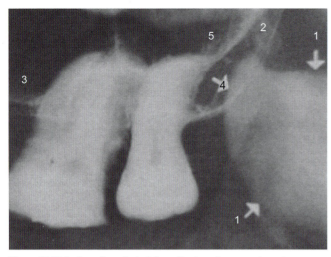

Figura 11.30 Radiografia periapical da região de molares superiores. 1: processo coronoide da mandíbula; 2: hâmulo pterigóideo; 3: extensão alveolar do seio maxilar; 4: túber da maxila; 5: extensão posterior do seio maxilar.

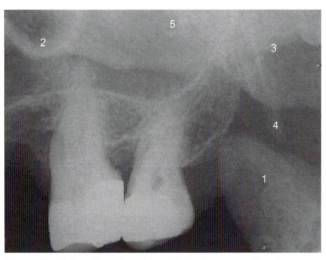

Figura 11.31 Radiografia periapical da região de molares superiores. 1: processo coronoide da mandíbula; 2: processo zigomático da maxila; 3: processo pterigoide do osso esfenoide; 4: hâmulo pterigóideo; 5: sombra do osso zigomático.

Quadro 11.1	Reparos anatômicos dentomaxilomandibulares observados nas radiografias periapicais de acordo com a densidade.
Densidade das estruturas anatômicas	**Reparos**
Radiopaca	Esmalte
	Dentina
	Cemento
	Lâmina dura
	Septo nasal
	Espinha nasal anterior
	Sombra da cartilagem nasal
	Conchas nasais
	Assoalho da cavidade nasal
	Assoalho do seio maxilar
	Processo zigomático da maxila
	Sombra do osso zigomático
	Túber da maxila, processo pterigoide do osso esfenoide
	Hâmulo pterigóideo
	Processo coronoide da mandíbula
	Linha oblíqua
	Linha milo-hióidea
	Protuberância mentual
	Espinhas genianas
Radiolúcida	Polpa
	Espaço pericementário
	Cavidade nasal
	Forame incisivo
	Sutura intermaxilar
	Fosseta mirtiforme
	Seio maxilar
	Canais nutrícios
	Fóvea submandibular
	Canal da mandíbula
	Forame mentual
	Fóvea sublingual, foramina lingual

Espinha nasal anterior

Este reparo anatômico, correspondente a uma saliência óssea localizada na região mediana da borda inferior da cavidade nasal, também pode ser observado nas radiografias periapicais de incisivos centrais superiores, acima dos ápices dentários, na região da linha média, como uma imagem radiopaca em forma de V.

Sombra da cartilagem nasal

Equivale à sobreposição da cartilagem nasal sobre o processo alveolar, nos incisivos superiores, provocando aumento da radiopacidade nessa região. Esse reparo anatômico é mais bem evidenciado na radiografia periapical de pacientes edêntulos.

Forame incisivo

Encontrado radiograficamente entre as raízes dos incisivos centrais superiores como uma imagem radiolúcida com formato ovalado ou arredondado, pode variar de tamanho e de radiolucidez e, muitas vezes, é de difícil identificação. Este forame representa a abertura do canal incisivo para a cavidade oral.

Sutura intermaxilar

Corresponde à junção das maxilas, representada radiograficamente por uma linha radiolúcida com contorno irregular, localizada entre os incisivos centrais superiores e muitas vezes sobreposta ao forame incisivo. É mais bem evidenciada nas radiografias periapicais de indivíduos jovens.

Fosseta mirtiforme

Corresponde a uma imagem discretamente radiolúcida, situada entre o incisivo lateral e o canino superiores. Apresenta-se com formato alongado, que imprime o registro da fosseta ou depressão óssea supraincisal, na qual ocorre a inserção do músculo depressor do septo nasal (músculo mirtiforme).

Seio maxilar

O seio maxilar é a mais ampla das cavidades paranasais e ocupa a parte central da maxila, que, ao contrário dos outros seios da face, já está presente ao nascimento. Sua forma assemelha-se a uma pirâmide cuja base está orientada para a parede lateral da cavidade nasal e o ápice corresponde ao processo zigomático da maxila. Radiograficamente, o seio maxilar apresenta-se radiolúcido, e suas corticais são radiopacas, sendo que o assoalho do seio maxilar costuma apresentar-se curvilíneo (sinuoso).

As imagens dos seios maxilares, muitas vezes, podem parecer divididas por linhas radiopacas com direção e altura variáveis, os denominados septos ou tabiques, caracterizando os divertículos. Os seios maxilares podem apresentar, radiograficamente, algumas extensões, consideradas variações da normalidade:

- Extensão anterior: caracteriza-se pela projeção dos seios maxilares para a região de incisivos lateral e canino superiores. Na radiografia, quando ocorre a intersecção do assoalho da cavidade nasal com a cortical da extensão anterior do seio maxilar (ambas se apresentam como linhas radiopacas), esta recebe a denominação de Y invertido de Ennis (que sempre apresentará a abertura do Y para a linha média)
- Extensão alveolar: ocorre quando o seio maxilar se estende para dentro do processo alveolar da maxila, insinuando-se entre as raízes dos dentes
- Extensão para o túber: é a mais comumente encontrada e pode ocupar toda a região do túber da maxila, tornando o local ainda mais frágil e aumentando o risco de fraturas, quando da avulsão dos terceiros molares
- Extensão palatina: caracteriza-se pela imagem do seio maxilar estendendo-se em direção ao assoalho da cavidade nasal, sendo observada por meio das radiografias oclusais.

Canais nutrícios

Correspondem aos trajetos intraósseos de arteríolas e veias nos maxilares. São vistos radiograficamente como linhas radiolúcidas, encontradas mais comumente entre as raízes dos incisivos inferiores e dentro dos seios maxilares.

Processo zigomático da maxila

O processo zigomático da maxila pode aparecer na radiografia periapical de molares superiores, dependendo da incidência aplicada quando da execução da técnica radiográfica. Quando presente, apresenta-se como uma espessa linha radiopaca em forma de U ou V, sobreposta à região dos molares superiores. Uma imagem com menos radiopacidade, em continuidade ao processo zigomático da maxila, corresponde à sombra do osso zigomático.

Túber da maxila

Corresponde à região mais posterior do processo alveolar da maxila, com resistência frágil quando ocupada pela extensão do seio maxilar.

Hâmulo pterigóideo

A extremidade inferior da lâmina medial, do processo pterigoide do osso esfenoide, é bastante afilada, recurvando-se posterolateralmente e constituindo o hâmulo pterigóideo. Este está relacionado ao músculo tensor do véu palatino e presta inserção ao ligamento pterigomandibular.

Esse reparo anatômico está presente nas radiografias periapicais de molares superiores. Apresenta-se como imagem radiopaca, em forma de um gancho pequeno posterior ao túber da maxila.

Processo coronoide da mandíbula

Pode estar presente na radiografia periapical de molares superiores uma imagem radiopaca com forma cônica e contornos nítidos, logo abaixo ou até mesmo sobreposta à região do túber da maxila (principalmente se o paciente estiver com a boca muito aberta no momento da execução). Este é o único reparo anatômico da mandíbula que pode ser visto em radiografias periapicais da maxila.

Mandíbula

Nas Figuras 11.32 a 11.51 estão ilustrados os reparos anatômicos radiográficos observados na mandíbula e citados no Quadro 11.1.

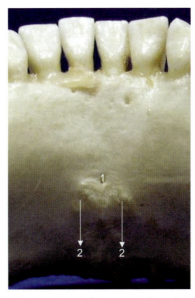

Figura 11.32 Região de incisivos inferiores (vista lingual). 1: forame lingual; 2: espinhas genianas.

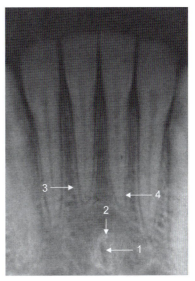

Figura 11.33 Radiografia periapical da região de incisivos inferiores. 1: foramina lingual; 2: espinhas genianas; 3: lâmina dura; 4: espaço pericementário.

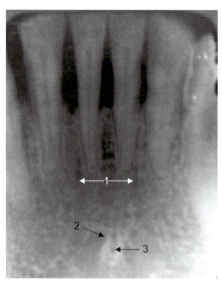

Figura 11.34 Radiografia periapical da região de incisivos inferiores. 1: canais nutrícios; 2: espinhas genianas; 3: foramina lingual.

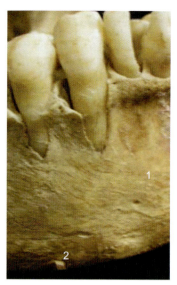

Figura 11.37 Região de canino inferior. 1: protuberância mental; 2: base da mandíbula.

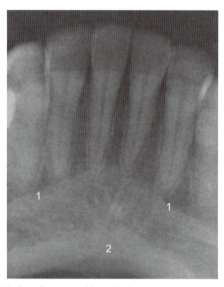

Figura 11.35 Radiografia periapical da região de incisivos inferiores. 1: protuberância mentual; 2: base da mandíbula.

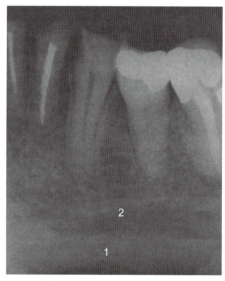

Figura 11.38 Radiografia periapical da região de canino inferior. 1: base da mandíbula; 2: fóvea sublingual.

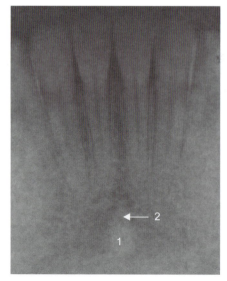

Figura 11.36 Radiografia periapical da região de incisivos inferiores. 1: espinhas genianas; 2: foramina lingual.

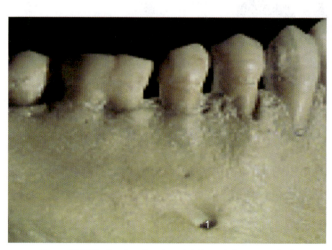

Figura 11.39 Região de pré-molares inferiores. 1: forame mentual.

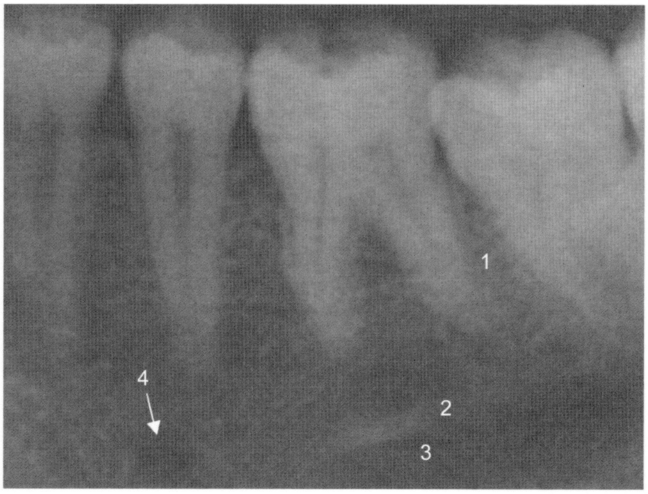

11 | Anatomia Radiográfica Dentomaxilomandibular 107

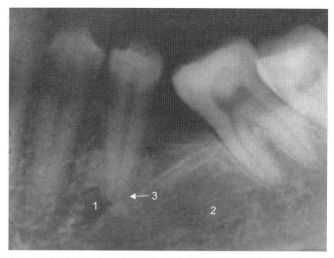

Figura 11.40 Radiografia periapical da região de pré-molares inferiores. 1: linha oblíqua; 2: linha milo-hióidea; 3: canal da mandíbula; 4: forame mental.

Figura 11.43 Radiografia periapical da região de pré-molares inferiores. 1: forame mentual; 2: canal da mandíbula; 3: lâmina dura.

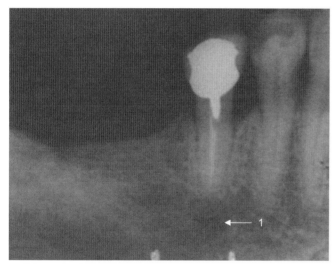

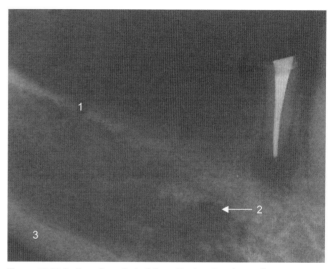

Figura 11.41 Radiografia periapical da região de pré-molares inferiores. 1: forame mentual.

Figura 11.44 Radiografia periapical da região de pré-molares inferiores. 1: linha oblíqua; 2: forame mentual; 3: base da mandíbula.

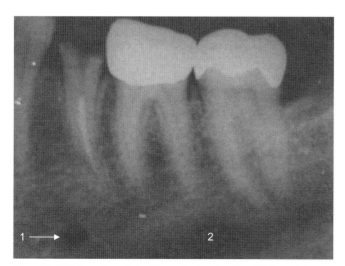

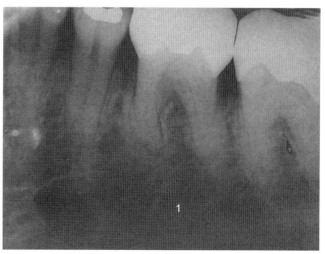

Figura 11.42 Radiografia periapical da região de pré-molares inferiores. 1: forame mentual; 2: fóvea submandibular.

Figura 11.45 Radiografia periapical da região de pré-molares inferiores. 1: fóvea submandibular.

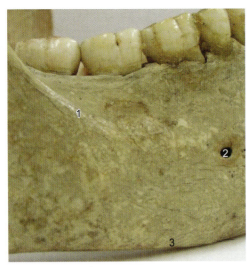

Figura 11.46 Região de molares inferiores. 1: linha oblíqua; 2: forame mentual; 3: base da mandíbula.

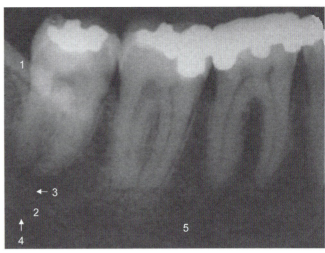

Figura 11.49 Radiografia periapical da região de molares inferiores. 1: linha oblíqua; 2: canal da mandíbula; 3: teto do canal da mandíbula; 4: assoalho do canal da mandíbula; 5: fóvea submandibular.

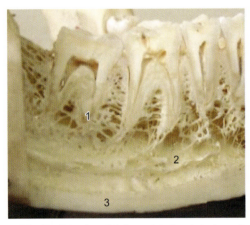

Figura 11.47 Região de molares inferiores. 1: trabeculado ósseo; 2: canal da mandíbula; 3: base da mandíbula.

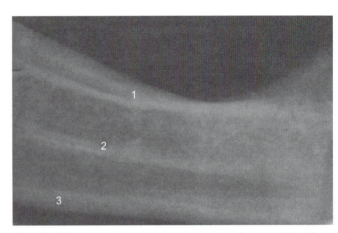

Figura 11.50 Radiografia periapical da região de molares inferiores. 1: linha oblíqua; 2: linha milo-hióidea; 3: base da mandíbula.

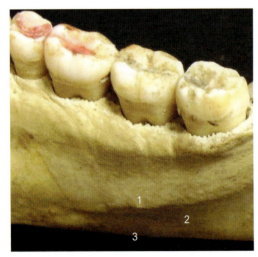

Figura 11.48 Região de molares inferiores (vista lingual). 1: linha milo-hióidea; 2: região da fóvea submandibular; 3: base da mandíbula.

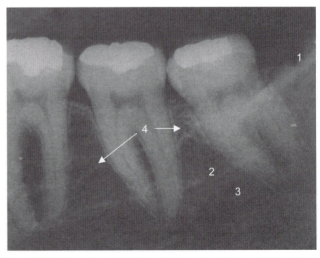

Figura 11.51 Radiografia periapical da região de molares inferiores. 1: linha oblíqua; 2: linha milo-hióidea; 3: canal da mandíbula; 4: trabeculado ósseo.

Linha oblíqua

Apresenta-se como uma linha radiopaca em continuidade com a borda anterior do ramo da mandíbula, podendo ser vista nas radiografias periapicais de molares inferiores cruzando o terço cervical das raízes dentárias.

Linha milo-hióidea

Este reparo anatômico é o local de inserção do músculo milo-hióideo e, na sua parte posterior, do músculo constritor superior da faringe. A linha milo-hióidea é observada a partir do meio do ramo da mandíbula, cruzando-o diagonalmente e percorrendo o corpo até chegar à borda anterior da sínfise mentual. Radiograficamente, apresenta-se como uma linha radiopaca abaixo e bem menos evidente que a linha oblíqua, muitas vezes sendo coincidente com o teto do canal da mandíbula.

Fóvea submandibular

Na mandíbula, pela face lingual, na região dos molares inferiores, existe uma depressão na qual se aloja a glândula submandibular. Radiograficamente se observa uma área discretamente radiolúcida, pela menor deposição de tecido ósseo na região. Da mesma maneira, na região anterior da face lingual da mandíbula, encontra-se a fóvea sublingual, a qual aloja o extremo anterior da glândula sublingual.

Canal da mandíbula

É radiograficamente observado na região de molares inferiores, como uma espessa linha radiolúcida delimitada súpero e inferiormente por uma linha radiopaca que recebe a denominação de "teto do canal da mandíbula" e "assoalho do canal da mandíbula", respectivamente. Inicia-se no forame da mandíbula (localizado no ramo da mandíbula, que não pode ser observado por meio de radiografias intraorais) e termina no forame mentual, na região de pré-molares inferiores. Seu tamanho e sua localização em relação aos ápices dentários são variáveis.

Base da mandíbula

A base da mandíbula pode estar presente em qualquer radiografia periapical da mandíbula, e o seu surgimento está diretamente relacionado à posição do filme radiográfico na boca (quanto mais profundo na cavidade bucal, maior as chances de aparecer) e/ou à angulação empregada no momento da execução da técnica radiográfica (o excesso de angulação vertical empregada favorece o surgimento dessa estrutura anatômica). Quando presente, nas radiografias periapicais aparece como uma linha intensamente radiopaca.

Forame mentual

Este reparo anatômico apresenta-se como uma imagem radiolúcida arredondada ou ovalada entre as raízes ou até mesmo sobreposta aos ápices dos pré-molares inferiores, o que pode ocasionar uma interpretação errônea ao ser confundida com uma lesão periapical (rarefação óssea periapical circunscrita).

Espinhas genianas

Situadas na face lingual, em ponto equidistante entre as bordas superior e inferior da mandíbula, estão dispostas duas a duas. Esses reparos anatômicos servem de inserção aos músculos gênio-hióideo e genioglosso. Podem ser vistas nas radiografias periapicais de incisivos inferiores, abaixo dos ápices dos incisivos centrais, na linha média, como podem aparecer mais de uma imagem radiopaca circundante à foramina lingual.

Foramina lingual

A foramina lingual, ou forame cego, viabiliza a passagem da artéria incisiva ao nervo lingual. Radiograficamente, aparece no centro da área radiopaca correspondente às espinhas genianas como uma pequena área radiolúcida e arredondada.

Protuberância mentual

Reparo anatômico caracterizado pela condensação óssea da mandíbula. Pode ser observado nas radiografias periapicais de incisivos inferiores e, eventualmente, nas imagens radiográficas periapicais de caninos como uma linha radiopaca espessa, em forma de pirâmide, cuja base corresponde à base da mandíbula.

Bibliografia

Ash MM. Dental anatomy, physiology and occlusion. 7.ed. Philadelphia: Saunders; 1993.

Brand RW, Isselhard DE. Anatomy of orofacial structures. 4.ed. St. Louis: Mosby; 1990.

Figún ME, Garino RR. Anatomia odontológica funcional e aplicada. 3.ed. São Paulo: Panamericana; 1994.

Freitas A, Rosa JE, Souza IF. Radiologia odontológica. 6.ed. São Paulo: Artes Médicas; 2004.

Freitas AC, Pepe A, Freitas C et al. Anatomia radiográfica del seno maxilar. Rev. Fola/Oral. 1998; 6(7):22-6.

Freitas L. Radiologia bucal: técnicas e interpretação. 2.ed. São Paulo: Pancast; 2000.

Langlais RP, Langland OE, Nortjé CJ. Diagnostic imaging of the jaws. Philadelphia: Williams & Wilkins; 1995.

Langland OE, Langlais RP. Princípio do diagnóstico por imagem em odontologia. São Paulo: Santos; 2002.

Latarjet M, Ruiz LA. Anatomia humana. 3.ed. Buenos Aires: Pan-americana; 1999.

Oliveira MG, Souza IF. Seios maxilares: metodização para seu exame radiográfico. Rev Fac Odontol Porto Alegre. 1985;27:127-43.

Sicher H, Tandler J. Anatomia para dentistas. São Paulo: Atheneu; 1981.

Simões S. Aspectos morfológicos do esqueleto cefálico. 2.ed. São José dos Campos; 1982.

Stark RC. Radiologia dental básica y clinica. Santiago: El Mercúrio; 1986.

Taylor RMS. The maxillary sinus and molar teeth. Aspects of varying anatomical relations. Journal of Dental Assoc of South Africa. 1980; 35(2):51-6.

Vione TM, Souza TB, Veeck EB. Estudo das estruturas anatômicas que constituem o "y" invertido de Ennis, em radiografias periapicais. Rev Odonto Cienc. 1998; 13(26):157-64.

Anatomia Radiográfica Craniofacial

12

Marlene Fenyo-Pereira, Áurea do Carmo P. A. de Freitas e Alessandra Coutinho Di Matteo

Introdução

Como parte do substrato básico de um cirurgião-dentista, para que proceda a uma interpretação radiográfica adequada, exige-se o domínio pleno das técnicas radiográficas intra e extraorais, além do conhecimento das anatomias topográfica e radiográfica da cabeça, para que consiga diferenciar o anatômico das alterações patológicas que possam ocorrer. Entretanto, o cirurgião-dentista deve conhecer não só as estruturas anatômicas diretamente relacionadas ao seu campo de ação, mas também aquelas adjacentes à área de intervenção.

É importante ressaltar que a composição anatômica dos indivíduos é diferente de um para outro e, muitas vezes, até diferente em um mesmo indivíduo, de um lado para o outro. Além disso, devem ser destacadas as eventuais variações anatômicas que podem ocorrer em grupos menores de pessoas.

Além das considerações relativas à anatomia, merecem destaque as variações da imagem radiográfica relacionadas ao posicionamento do paciente quando da obtenção da radiografia, haja vista que pequenas alterações na posição da cabeça resultam em interferências na imagem radiográfica.

É o que se pode notar quando da apresentação da anatomia radiográfica na técnica em norma frontal posteroanterior para seios maxilares, também denominada de Waters. As diferentes imagens por meio dessa técnica foram obtidas fazendo-se pequenas alterações na posição do crânio, demonstrando os diferentes resultados considerando-se a mesma técnica.

Além do estudo anatômico em radiografias em norma frontal pela técnica posteroanterior para seios maxilares, compõem este capítulo as radiografias pelas normas lateral e axial e a radiografia panorâmica. Em todas elas procura-se correlacionar a anatomia topográfica à radiográfica.

Radiografias panorâmicas

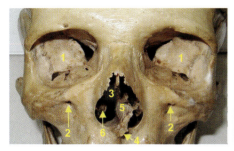
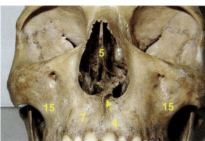
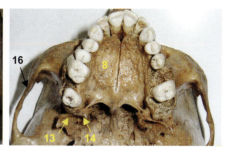

1 - Órbita
2 - Forame infraorbitário
3 - Cavidade nasal
4 - Espinha nasal anterior
5 - Septo nasal ósseo
6 - Conchas nasais inferiores
7 - Maxila
8 - Palato duro

9 - Assoalho da cavidade nasal
10 - Palato mole
11 - Seios maxilares
12 - Túber da maxila
13 - Processo pterigoide do osso esfenoide
14 - Hâmulo pterigóideo
15 - Processo zigomático da maxila
16 - Arco zigomático

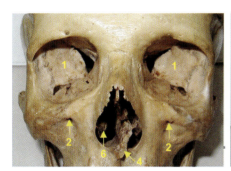
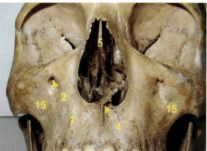
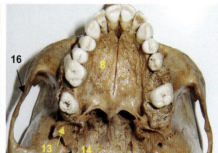
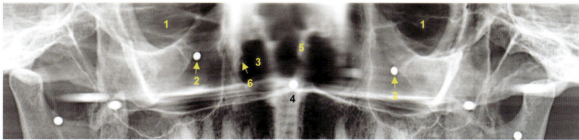
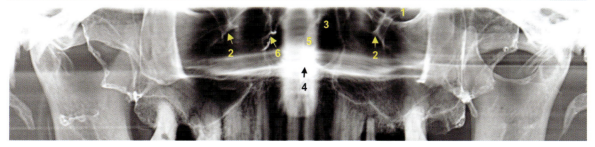

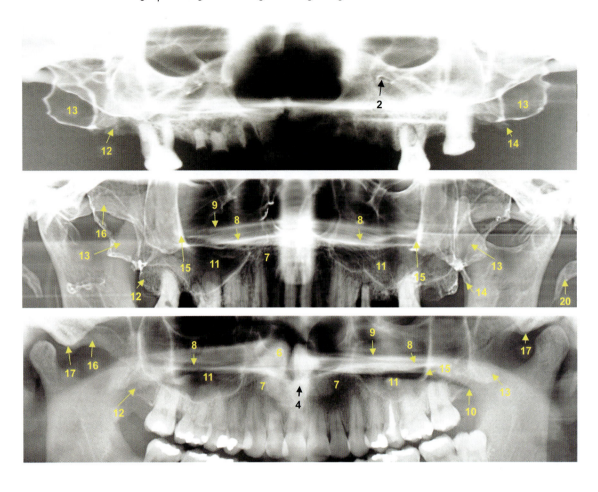
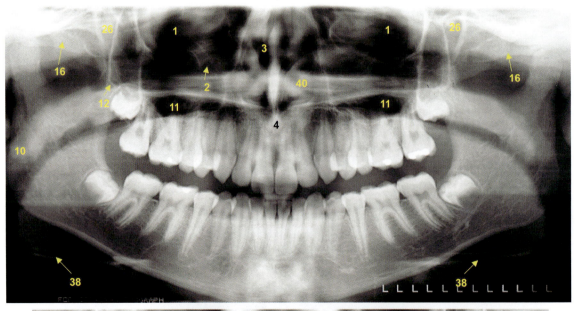
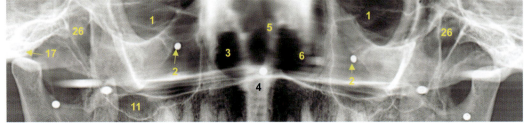

12 | Anatomia Radiográfica Craniofacial

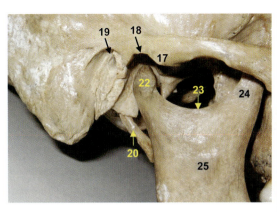
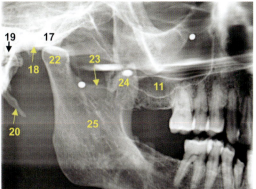
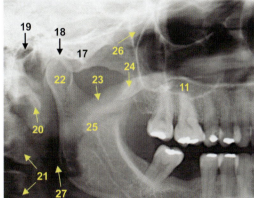

17 - Tubérculo articular do osso temporal
18 - Fossa da mandíbula
19 - Meato acústico externo
20 - Processo estiloide
21 - Coluna vertebral
22 - Cabeça da mandíbula
23 - Incisura da mandíbula
24 - Processo coronoide
25 - Ramo da mandíbula
26 - Fissura pterigomaxilar
27 - Partes nasal e oral da faringe

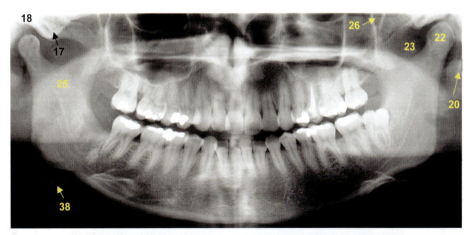
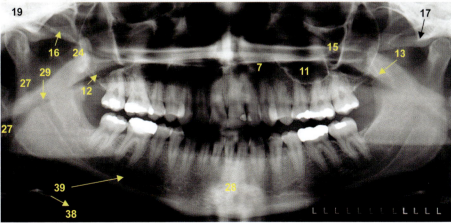

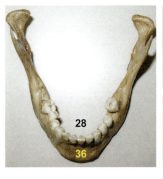
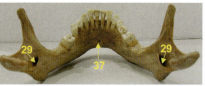
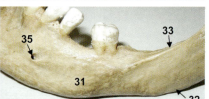

28 - Mandíbula
29 - Forame da mandíbula
30 - Ângulo da mandíbula
31 - Corpo da mandíbula
32 - Base da mandíbula
33 - Linha oblíqua
34 - Canal da mandíbula
35 - Forame mentual
36 - Sínfise da mandíbula
37 - Tubérculo
38 - Osso hioide
39 - Fóvea submandibular

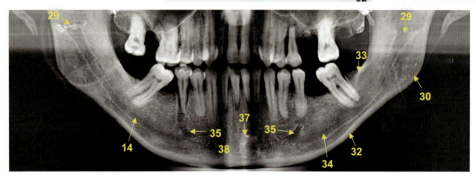
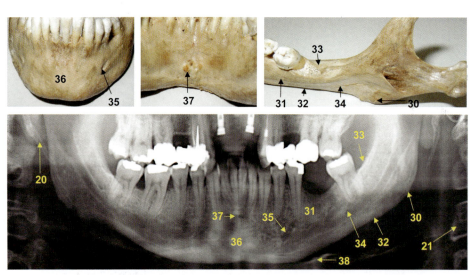
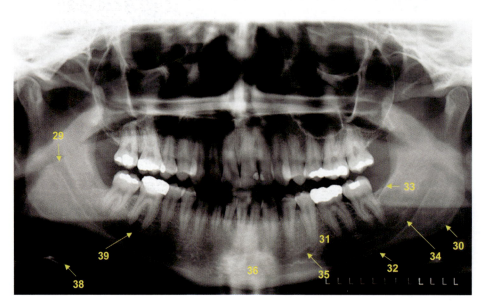

Norma lateral | Telerradiografia lateral

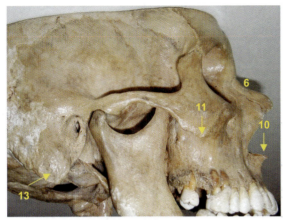
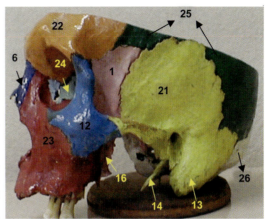
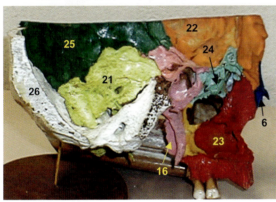
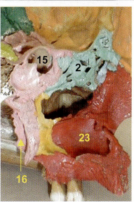

1 - Asa maior do osso esfenoide
2 - Células etmoidais
3 - Espinha nasal posterior
4 - Assoalho do seio maxilar
5 - Seio frontal
6 - Osso nasal
7 - Fissura pterigomaxilar
8 - Assoalho da cavidade nasal
9 - Palato ósseo
10 - Espinha nasal anterior
11 - Processo zigomático da maxila
12 - Osso zigomático
13 - Processo mastoide
14 - Processo estiloide
15 - Seio esfenoidal
16 - Processo pterigoide do osso esfenoide
17 - Sulco dos vasos meníngeos
18 - Processo clinoide anterior

19 - Sela turca
20 - Processo clinoide posterior
21 - Osso temporal
22 - Osso frontal
23 - Maxila
24 - Osso etmoide
25 - Osso parietal
26 - Osso occipital
27 - Seios maxilares
28 - Cavidade nasal
29 - Partes nasal e oral da faringe
30 - Palato mole
31 - Base da língua
32 - Dente do áxis
33 - Vértebras
34 - Parte petrosa do osso temporal
35 - Órbita
36 - Mandíbula

37 - Cabeça da mandíbula
38 - Incisura da mandíbula
39 - Processo coronoide
40 - Ramo da mandíbula
41 - Forame da mandíbula
42 - Ângulo da mandíbula
43 - Corpo da mandíbula
44 - Base da mandíbula
45 - Canal da mandíbula
46 - Forame mentual
47 - Sínfise da mandíbula
48 - Perfil mole
49 - Mento
50 - Lábio inferior
51 - Lábio superior
52 - Nariz
53 - Vestíbulo nasal
54 - Ápice nasal

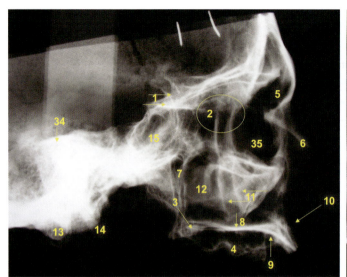
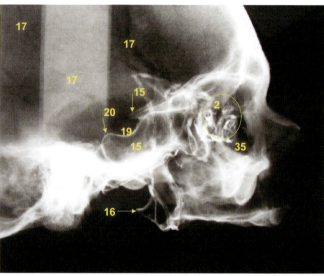
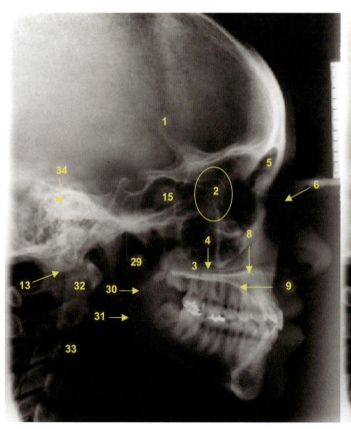
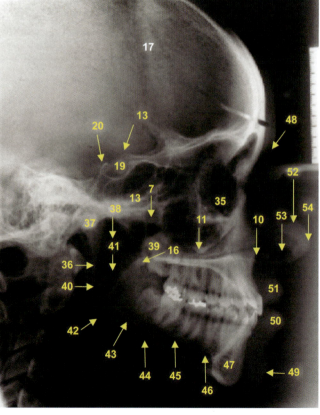

Norma frontal posteroanterior
Telerradiografia frontal

1 - Sutura sagital
2 - Sutura coronal
3 - Sutura lambdóidea
4 - Seio frontal
5 - Crista etmoidal
6 - Lâmina cribriforme
7 - Órbita
8 - Asa maior do osso esfenoide
9 - Linha inominata
10 - Asa menor do osso esfenoide
11 - Fissura orbital superior
12 - Processo zigomático do osso frontal
13 - Sutura frontozigomática
14 - Processo frontal do osso zigomático
15 - Fossa temporal
16 - Cavidade nasal
17 - Conchas nasais inferiores
18 - Conchas nasais inferiores
19 - Septo nasal
20- Espinha nasal anterior
21 - Células etmoidais
22 - Forame infraorbitário
23 - Osso zigomático
24 - Arco zigomático
25 - Seios maxilares
26 - Processo mastoide
27 - Células mastóideas
28 - Parte petrosa do osso temporal
29 - Mandíbula
30 - Cabeça da mandíbula
31 - Incisura da mandíbula
32 - Processo coronoide
33 - Ramo da mandíbula
34 - Ângulo da mandíbula
35 - Mento

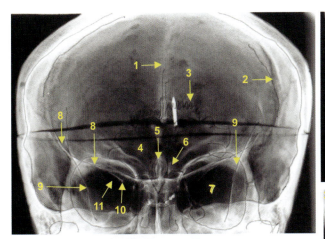
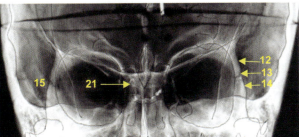
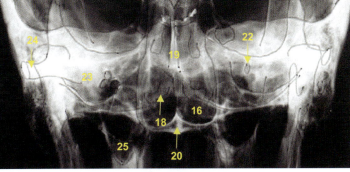
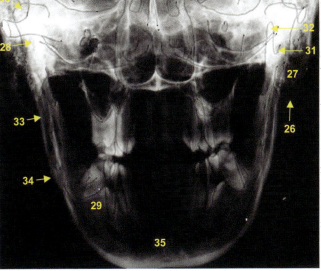

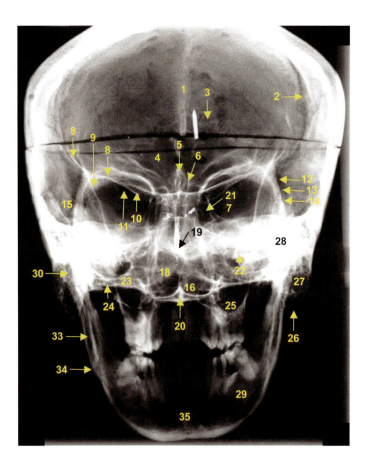
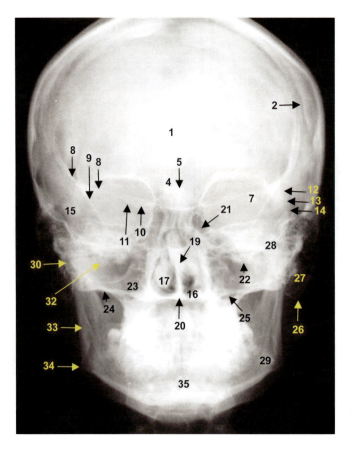

Norma frontal posteroanterior
Posteroanterior para seios maxilares

1 - Seio frontal
2 - Crista etmoidal
3 - Órbitas
4 - Seios maxilares
5 - Cavidade nasal
6 - Forame infraorbitário
7 - Linha inominata
8 - Asa maior do osso esfenoide
9 - Processo zigomático do osso frontal
10 - Osso zigomático
11 - Arco zigomático
12 - Fossa temporal
13 - Crista zigomaticoalveolar
14 - Células mastóideas

15 - Processo mastoide do osso temporal
16 - Ângulo da mandíbula
17 - Base da mandíbula
18 - Osso nasal
19 - Conchas nasais inferiores
20 - Septo nasal
21 - Processo frontal do osso zigomático
22 - Asa menor do osso esfenoide
23 - Células etmoidais
24 - Seio esfenoidal
25 - Conchas nasais inferiores
26 - Sutura frontozigomática
27 - Dente do áxis

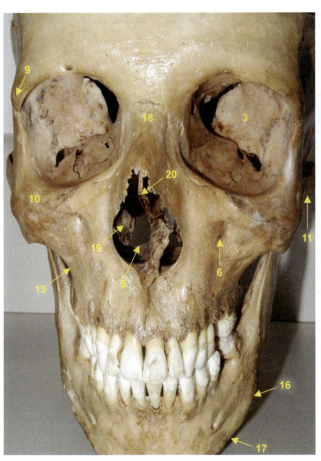 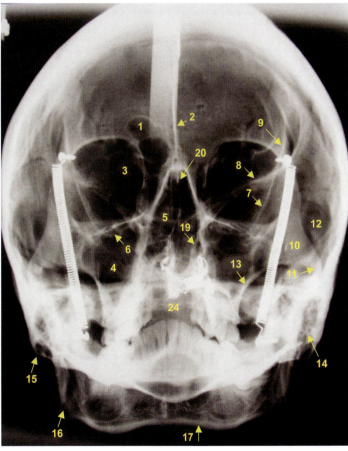

120 Fundamentos de Odontologia | Radiologia Odontológica e Imaginologia

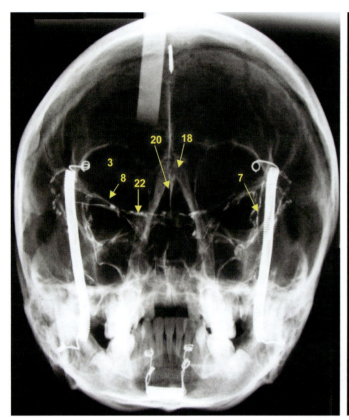
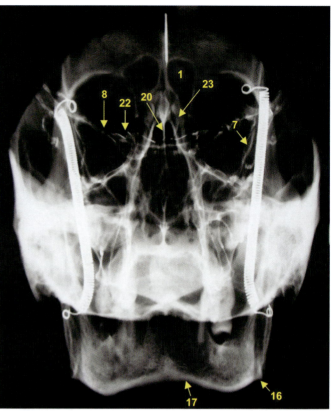
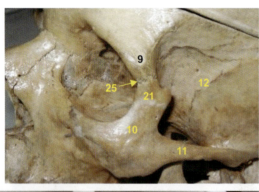
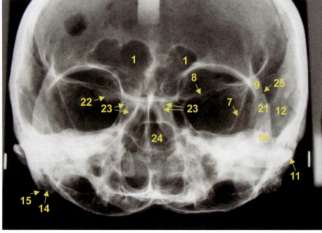
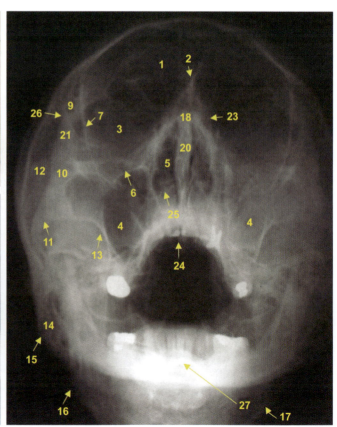

Norma axial | Técnica de Hirtz

1 - Espinha nasal anterior
2 - Sutura intermaxilar
3 - Seio maxilar
4 - Parede lateral da cavidade nasal
5 - Osso zigomático
6 - Arco zigomático
7 - Fossa temporal
8 - Seio esfenoidal
9 - Forame oval
10 - Forame espinhoso
11 - Forame lacerado
12 - Forame magno
13 - Côndilo occipital
14 - Células mastóideas
15 - Canal carótico
16 - Parte petrosa do osso temporal
17 - Osso occipital
18 - Forame palatino maior
19 - Forame infraorbitário
20 - Cóanos
21 - Dente do áxis
22 - Mandíbula
23 - Cabeça da mandíbula

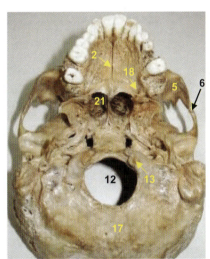

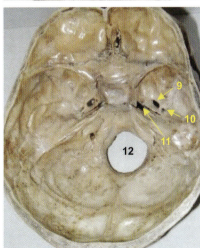

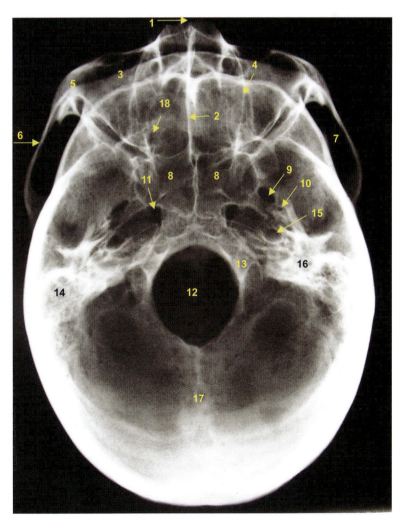

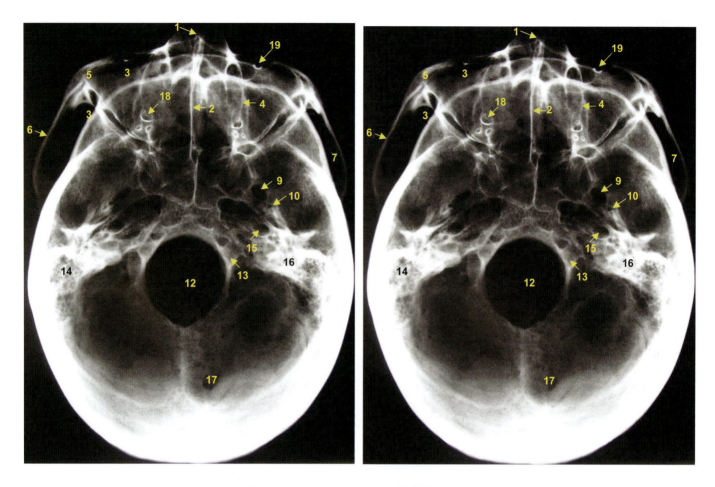
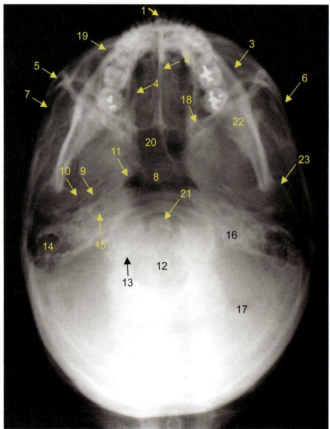

Bibliografia

Federative Committee on Anatomical Terminology. Terminologia anatômica internacional. São Paulo: Manole; 2001.

Langland OE, Langlais RP. Princípios do diagnóstico por imagem em odontologia. Tradução de Priscila Büher e Rosimeire Matua. São Paulo: Santos; 2002. p. 207-24.

Pasler FA, Visser H. Radiologia odontológica. Porto Alegre: Artmed; 2001. p. 157-67.

Sobotta J. Atlas de anatomía humana. Tradução de Alfonso Llamas et al. 21.ed. Madrid: Medica Panamericana; 2000.

Tavano O, Freitas ACPA, Fenyo-Pereira M. Anatomia radiográfica craniofacial. In: Freitas A, Rosa JE, Souza IF. Radiologia odontológica. 6.ed. São Paulo: Artes Médicas; 2004. p. 327-44.

13 Aspectos Radiográficos das Lesões do Órgão Dentário

Cesar Angelo Lascala e Rodrigo C. Mosca

Introdução

A interpretação das lesões do órgão dentário pode ser dividida em imagens radiolúcidas, radiopacas e fraturas, conforme apresentado a seguir.

Imagens radiolúcidas da coroa

A interpretação radiográfica baseia-se nas diferentes tonalidades de cinza para cada estrutura relacionada. O esmalte tem densidade óptica diferente da dentina, que apresenta densidade óptica diferente da câmara pulpar, e assim sucessivamente. Por isso, quando se interpreta uma imagem radiográfica, o examinador deve estar atento a mudanças sutis nessas tonalidades para identificar alterações no órgão dentário e nas estruturas adjacentes.

Cárie

A cárie é a doença infecciosa mais comum, que afeta mais da metade da população mundial. As radiografias têm um papel importante na detecção do problema, uma vez que a desmineralização do esmalte possibilita maior penetração dos raios X, produzindo no filme uma imagem mais escura (radiolúcida). Com essa variação de densidade óptica, pode-se detectar a existência ou não da lesão em radiografias. Porém, com o avanço da dentística restauradora, não se deve confiar única e exclusivamente na imagem radiográfica (Figuras 13.1 a 13.3), uma vez que as resinas compostas mimetizam a imagem radiolúcida sugestiva de cárie, sendo diferenciada, às vezes, pelo formato do preparo cavitário (Figura 13.4). Assim, tanto a cárie oclusal como a interproximal e a rampante têm os mesmos aspectos, ou seja, desmineralização do esmalte (causando a imagem radiolúcida), podendo ou não invadir os tecidos adjacentes, como dentina, cemento e polpa. As cáries oclusais são mais difíceis de serem interpretadas radiograficamente, em especial as incipientes, em função de sua constituição e da anatomia dental.

Depois que o dente foi restaurado, ainda é possível diferenciar os espaços presentes, os materiais restauradores e mesmo o processo fisiológico de reparo do órgão dentário. O uso de adesivos e vernizes, devido ao seu material ser produzido com elementos de baixo número atômico, produz imagens com uma densidade óptica baixa, podendo ser confundidos com cáries

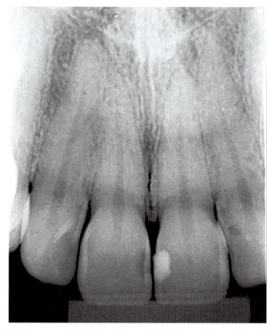

Figura 13.1 Imagem radiolúcida na face mesial do dente 11, sugestiva de lesão de cárie. É possível notar a desmineralização do esmalte e, posteriormente, da dentina.

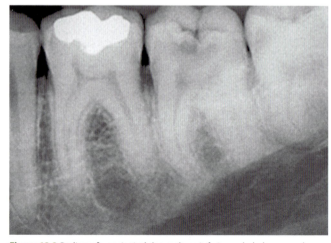

Figura 13.2 Radiografia periapical dos molares inferiores do lado esquerdo, nos quais se pode notar uma imagem radiolúcida no dente 36 ocupando grande área da coroa. Essa lesão de cárie se iniciou por um pequeno ponto de desmineralização na área oclusal.

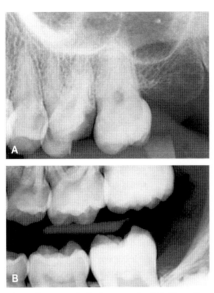

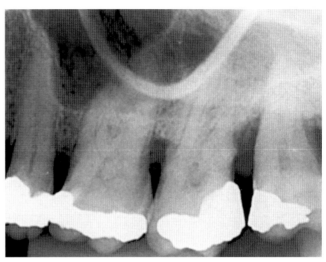

Figura 13.3 Radiografias periapical e interproximal. **A.** Na radiografia periapical estão evidenciadas áreas radiolúcidas avantajadas nos dentes superiores posteriores. **B.** Para evidenciar lesões de cárie incipientes, a radiografia interproximal é a mais adequada.

Figura 13.5 Radiografia periapical dos dentes posteriores superiores evidenciando imagem radiolúcida em forma de meia-lua na distal do 27, que corresponde à lesão de cárie de cemento.

Lesões dentais não cariosas

Inúmeros fatores etiológicos, como ação de ácidos, tensões oclusais e processos abrasivos, têm sido sugeridos para explicar o surgimento das lesões dentais não cariosas (LDNC). Algumas delas produzem imagens radiolúcidas na coroa do órgão dentário.

Erosão

A erosão dentária é a dissolução química progressiva dos tecidos dentais mineralizados, sem o envolvimento bacteriano. As lesões de erosão podem ser: extrínsecas, quando causadas pela exposição contínua aos ácidos provenientes de bebidas como sucos de frutas cítricas e alguns refrigerantes, bem como pelo uso contínuo de determinadas substâncias, como ácido acetilsalicílico, ácido ascórbico e ácido hidroclorídrico; e intrínsecas, causadas pela acidez estomacal em indivíduos com bulimia e/ou com enfermidades sistêmicas, levando à desmineralização das superfícies oclusais dos dentes posteriores e linguais dos anteriores e posteriores, o que caracteriza permiólise.

O aspecto radiográfico da erosão é caracterizado por uma imagem radiolúcida na coroa em qualquer porção do órgão dental.

Abrasão

A perda patológica do tecido dentinário, por meio da ação mecânica e parafuncional, é caracterizada como abrasão. A escovação traumática no sentido horizontal é a causa mais comum, seguida da má adaptação de grampos de próteses parciais removíveis. Os hábitos parafuncionais, como a apreensão com os dentes da ponta do cachimbo, de pregos (sapateiros), lápis, palito de dente, entre outros, são também responsáveis pela abrasão (Figura 13.6).

Seu aspecto radiográfico pode variar muito, dependendo da causa; entretanto, uma área radiolúcida na junção amelocementária é a imagem radiográfica mais comum, seguida da casuística clínica.

Atrição

A atrição é caracterizada pela perda de estrutura dentária nas superfícies incisal ou oclusal por processos fisiológicos ou

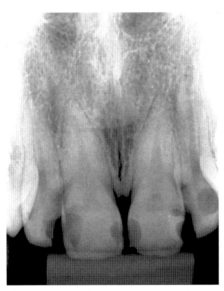

Figura 13.4 Radiografia periapical dos incisivos centrais superiores, nos quais podem ser notadas imagens radiolúcidas nos incisivos centrais. As imagens correspondem a restaurações estéticas de material radiolúcido que ainda hoje podem ser encontradas. Os incisivos laterais superiores também apresentam o mesmo tratamento restaurador; porém, como a angulação não é a adequada, tem-se a impressão de uma lesão de cárie em suas respectivas faces mesiais.

recorrentes; contudo, a presença de capeamento (forramento) pulpar apresentando uma linha radiopaca sugere uma imagem radiolúcida de material restaurador estético. Os materiais restauradores apresentam diferentes graus de radiopacidade, que, em ordem crescente, são: resina acrílica, resina composta, cimentos provisórios (óxido de zinco e eugenol [OZE]), cimentos definitivos (fosfato de zinco), amálgama e coroas metálicas.

A lesão de cárie de raiz (Figura 13.5) ocorre quando há retração da margem gengival e a junção esmalte-cemento (JEC) é exposta. Esta região é altamente irregular e representa uma área para o acúmulo de biofilme bacteriano específico, associado a dieta cariogênica e falta de higiene bucal. Radiograficamente, a cárie de cemento é de aspecto circular ou oval (meia-lua), visível principalmente nas imagens interproximais.

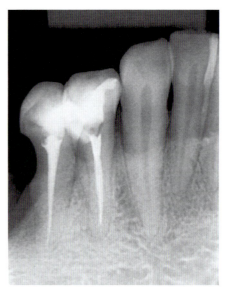

Figura 13.6 Radiografia periapical evidenciando desgastes por hábitos parafuncionais de abrasão no dente 45, por ação mecânica de grampo de prótese parcial removível.

patológicos. Os contatos oclusais fisiológicos exercidos durante a mastigação são responsáveis pela perda gradual idiopática do esmalte ao longo dos anos, afetando a função do dente. Pode também ser patológica, quando o indivíduo apresenta contatos oclusais prematuros, bruxismo e apertamento dental. Porém, a imagem radiográfica formada é a mesma em ambas as situações, com perda considerável do esmalte, alterando o formato do dente afligido (Figura 13.7).

Abfração

A palavra "abfração" deriva do latim *fractum* e é utilizada para descrever uma perda patológica dos tecidos duros dentais oriunda de forças oclusais traumáticas que provocam flexões. Essas forças se concentram na JEC, promovendo microfraturas na região e tornando-a suscetível ao efeito de ácidos e abrasivos da escovação dental. Na imagem, observam-se áreas radiolúcidas na cervical dos elementos dentais afetados (Figura 13.8).

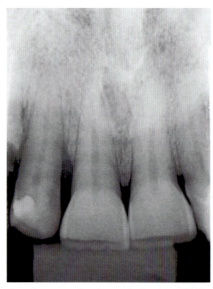

Figura 13.7 Radiografia periapical evidenciando desgastes por hábitos parafuncionais por atrição nos incisivos superiores, relacionados com o bruxismo.

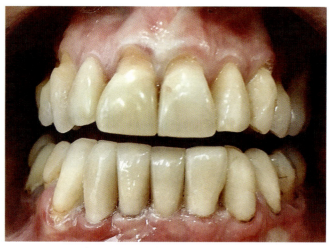

Figura 13.8 Fotografia de lesões de abfração na porção cervical dos incisivos superiores, canino superior direito e esquerdo além do canino inferior direito.

Velamento cervical ou *burn out*

Em algumas situações, devido ao efeito óptico conhecido como *mach bands*, imagens radiolúcidas podem ser confundidas com lesão de cárie. Na verdade, elas são resultantes de diferentes radiopacidades dos tecidos dentários (Figura 13.9) entre si e ao redor de restaurações metálicas (Figura 13.10).

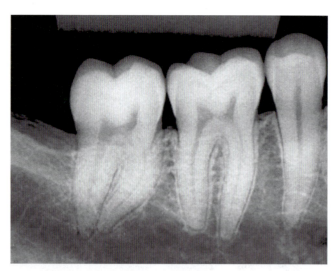

Figura 13.9 Radiografia periapical exemplificando imagens radiolúcidas de dentes em que o esmalte e o cemento não se encontram, deixando uma parte da dentina desnuda nos molares inferiores.

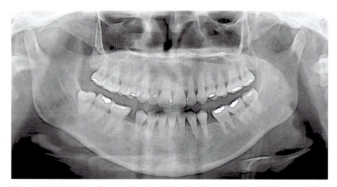

Figura 13.10 Radiografia panorâmica evidenciando, nos molares inferiores, o efeito bandas de *Mach*, no qual, ao redor das restaurações metálicas, se observam imagens radiolúcidas que podem ser confundidas com lesões de cárie.

As relações esmalte-cemento foram classificadas por Choquet em quatro situações: o esmalte pode cobrir o cemento; o esmalte pode ser coberto pelo cemento; o esmalte e o cemento podem encontrar-se pontualmente; e o esmalte e o cemento não se encontram, deixando uma parte da dentina desnuda. Nesta última situação, a imagem evidencia um aspecto radiolúcido triangular, bem definido, localizado na região interproximal entre a crista óssea e o esmalte. Entretanto, ela poderá ser confundida com lesão de cárie, mas a distinção será feita porque a situação não ocorre somente em um dente, e sim em vários dentes da região, por ser uma situação anatômica (ver Figura 13.9).

Reabsorção radicular

A reabsorção radicular é uma reabsorção progressiva inflamatória em resposta a um processo infeccioso ou traumático decorrente de uma lesão do órgão dentário. Existem dois tipos: a externa e a interna. Ainda há controvérsias sobre a reabsorção radicular cervical (idiopática), que será abordada conforme alguns relatos da literatura.

Reabsorção radicular externa

A reabsorção radicular externa pode ter como causas prováveis: um processo infeccioso, como uma necrose pulpar bacteriana; um processo traumático, como um traumatismo do órgão dentário, ou até mesmo uma movimentação ortodôntica com força excessiva; e um tratamento endodôntico sem os cuidados necessários para uma boa obturação. Todos os processos podem ter consequências imediatas ou tardias, diagnosticadas apenas com radiografias de rotina, uma vez que a lesão é assintomática. No caso exclusivo do tratamento ortodôntico, pode ocorrer remodelação do ápice dentário, conhecida como arredondamento apical, diferentemente da reabsorção radicular externa, que continua agindo com o passar do tempo.

Ainda existem relatos de que a reabsorção radicular externa pode ter origem sistêmica, associada a infecções debilitantes, deficiências vitamínicas, distúrbios endócrinos, doença de Paget e radioterapia. Radiograficamente, o achado típico é a radiolucidez adjacente ao tecido ósseo vizinho. Destaca-se também a reabsorção cervical invasiva, decorrente de trauma, aplicação indevida de clareamento dental ou erupção tardia (Figuras 13.11 a 13.16).

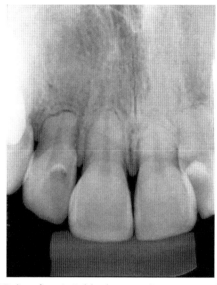

Figura 13.12 Radiografia periapical dos dentes anteriores apresentando reabsorção externa das raízes dos incisivos.

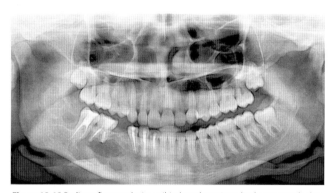

Figura 13.13 Radiografia panorâmica exibindo reabsorção radicular externa do dente 46, causada por um cisto ósseo aneurismático decorrente de um trauma na região.

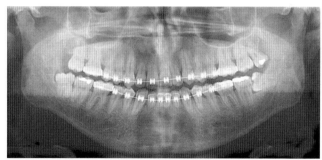

Figura 13.14 Radiografia panorâmica em que se nota reabsorção radicular externa dos incisivos superiores causada por movimentação ortodôntica.

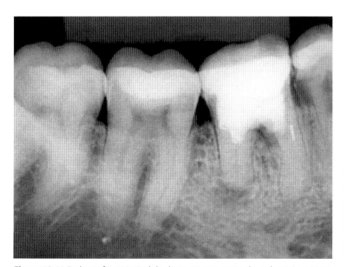

Figura 13.11 Radiografia periapical do dente 46 apresentando reabsorção externa da raiz distal.

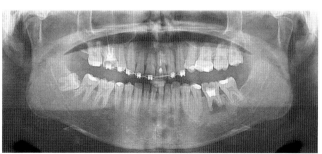

Figura 13.15 Radiografia panorâmica evidenciando reabsorção radicular externa nas raízes do dente 36, causada por lesão periapical.

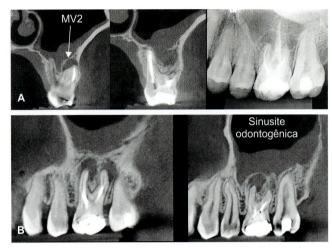

Figura 13.16 Imagens tomográficas evidenciando reabsorções radiculares externas. **A.** Imagens coronárias. **B.** Imagens sagitais.

Reabsorção radicular interna

A reabsorção radicular interna tem como imagem radiográfica uma forma oval caracterizada pelo alargamento do espaço do canal radicular ou da câmara pulpar. Sua etiologia ainda é incerta, mas se sabe que as células gigantes multinucleadas adjacentes ao tecido de granulação da polpa estão presentes. Pode ocorrer em função de um traumatismo físico ou de uma lesão crônica da polpa (pulpite). O dente pode ou não apresentar vitalidade.

Quando a reabsorção interna se localiza na câmara pulpar, o dente pode apresentar coloração rósea (dente de Mummery), o que pode ser observado clinicamente. Na imagem radiográfica, verifica-se que o contorno dos limites pulpares sofre uma expansão relativamente simétrica de aspecto balonizante e contornos regulares e arredondados, presentes na raiz (Figuras 13.17 a 13.19).

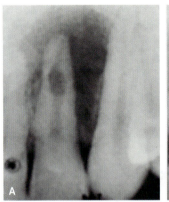
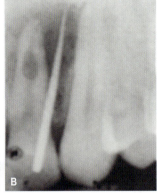

Figura 13.17 Radiografias periapicais dos incisivos centrais superiores com imagens de reabsorção radicular interna no dente 21, na qual está sendo realizada a odontometria.

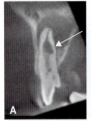
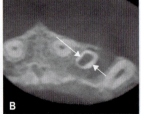
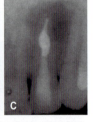

Figura 13.18 Radiografias periapicais do incisivo lateral superior direito evidenciando reabsorção radicular interna.

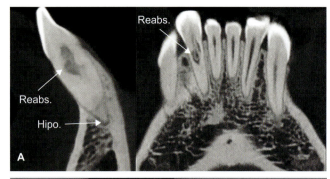
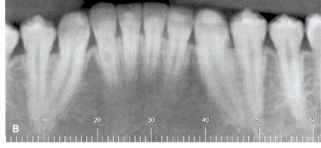
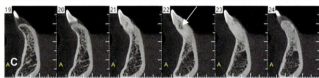

Figura 13.19 Imagem tomográfica em diferentes cortes, na qual se nota a reabsorção (reabs.) radicular interna do canino inferior direito.

Imagens radiopacas de coroa e raiz

Da mesma maneira que há imagens radiolúcidas, é possível haver imagens radiopacas de coroa e raiz. Elas podem ser definidas conforme descrito a seguir.

Dentina secundária

A dentina secundária (reparadora) é formada frente a um estímulo agressivo de baixa intensidade, tal como um traumatismo ou uma condição patológica. Ela é depositada sobre a dentina primária, produzida pelos odontoblastos, na tentativa de impedir que a agressão chegue à polpa.

Radiograficamente, não há diferenças significativas entre a dentina primária e a secundária; porém, é visível a redução da câmara pulpar e dos canais radiculares, podendo os túbulos dentinários serem obliterados de modo parcial ou total, o que é chamado de ponte de dentina.

Nódulos pulpares

Os nódulos pulpares são calcificações presentes na polpa. Sua etiologia é desconhecida, não tendo predileção por sexo ou idade. Não requerem tratamento.

Radiograficamente, não há forma definida; podem surgir como uma imagem radiopaca oval ou arredondada, tanto na câmara pulpar quanto no canal radicular. Algumas vezes, uma massa com formato indefinido é encontrada na câmara pulpar, podendo ser confundida com esclerose pulpar.

Esclerose pulpar

Como os nódulos pulpares, a esclerose pulpar é caracterizada por calcificações na polpa. Seus padrões são idênticos aos nódulos; entretanto, a esclerose pulpar apresenta-se como um processo difuso, ou seja, sem padrões de formas definidas.

Radiograficamente, não há como diferenciar a fase preliminar dos nódulos com a esclerose pulpar. Alguns autores entendem que a esclerose pulpar é a fase inicial de desenvolvimento dos nódulos pulpares (Figura 13.20).

Hipercementose

A hipercementose é um depósito excessivo não neoplásico de cemento nas raízes dos dentes, sobre o cemento normal. Sua etiologia é incerta, mas algumas teorias têm sido apresentadas. Uma delas é a de que, com a perda do dente antagonista, os cementoblastos do dente em questão produzam cemento para conter a extrusão dentária, ou como consequência de excesso de forças sobre o dente. Outra teoria classifica a hipercementose como inflamatória, resultado de uma inflamação apical. Não há necessidade de tratamento; entretanto, quando múltiplos dentes são afetados, pode-se suspeitar de doença de Paget ou hiperpituarismo, como o gigantismo ou a acromegalia.

Radiograficamente, a hipercementose é caracterizada pelo aumento no volume das raízes do dente envolvido sem definição de seu término (espaço pericementário), parecendo estar unido com o osso adjacente (Figura 13.21).

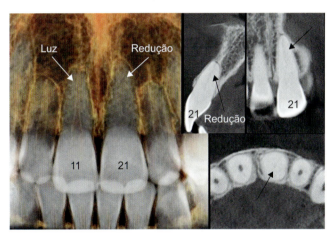

Figura 13.20 Imagens tomográficas de esclerose pulpar.

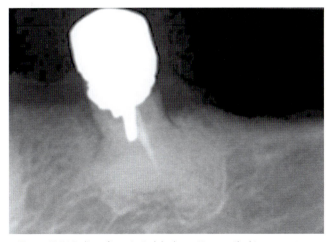

Figura 13.21 Radiografia periapical do dente 45, que exibe hipercementose.

Hipercementose *versus* anquilose

A anquilose é decorrente da lesão da membrana periodontal pós-traumatismo dentário grave, como avulsão e reimplante. Assim, a anquilose alveolar é uma fusão do osso alveolar com o dente afetado, tendo como consequência a reabsorção progressiva da raiz, com substituição pelo osso. Radiograficamente não se observa o ligamento periodontal; logo, há dificuldade de se diferenciar dente e tecido ósseo na imagem.

Fraturas dentais

O traumatismo dental é a ocorrência mais comum das lesões do complexo maxilomandibular, podendo ocorrer tanto na dentição decídua como na permanente. É classificado segundo a localização, a forma e as estruturas envolvidas, conforme a seguir:

- Trinca coronária: caracterizada pela fratura incompleta da coroa dental, ou seja, uma rachadura do esmalte sem perda da estrutura dentária, detectável apenas ao exame clínico
- Fratura coronária não complicada: caracterizada pela fratura incompleta da coroa, com perda da estrutura dental, ou seja, apenas o esmalte ou o esmalte e a dentina, mas sem exposição pulpar
- Fratura coronária complicada: caracterizada pela fratura incompleta da coroa, com perda da estrutura dental, ou seja, o esmalte e a dentina, com exposição pulpar
- Fratura coronorradicular: caracterizada pela fratura da coroa e/ou raiz, envolvendo esmalte, dentina e cemento, com ou sem exposição pulpar. Ocorre com mais frequência no sentido incisoapical (Figura 13.22)
- Fratura radicular: caracterizada pela fratura do cemento e da dentina, com envolvimento pulpar. Pode ainda ser dividida em:
  - Fratura radicular cervical: caracterizada pela fratura radicular localizada na porção cervical, separando por completo a coroa da raiz
  - Fratura do terço médio: caracterizada pela fratura radicular localizada no terço médio da raiz (Figura 13.23)
  - Fratura do terço apical: caracterizada pela fratura radicular localizada no terço apical da raiz.

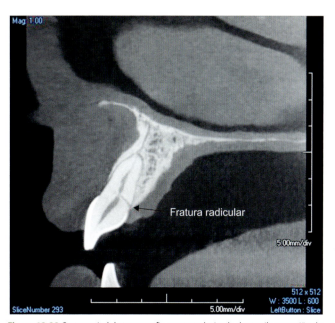

Figura 13.22 Corte sagital de tomografia computadorizada da maxila na região do canino. A seta indica a fratura coronorradicular.

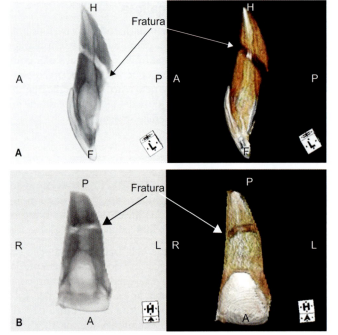

Figura 13.23 Imagens tomográficas de incisivo superior exibindo fratura radicular no terço médio da raiz.

Dependendo do traumatismo, ainda podem ocorrer lesões de luxações associadas ou separadas, como:

- Concussão: evidenciada apenas clinicamente, pois não apresenta deslocamento ou mobilidade
- Subluxação: evidenciada também apenas clinicamente, porém com sinais de deslocamento ou mobilidade
- Luxação lateral: evidenciada clinicamente, mas com imagem radiográfica, pois ocorre deslocamento nos sentidos vestibulolingual e/ou mesiodistal
- Luxação intrusiva: caracterizada pelo deslocamento do dente em direção apical no alvéolo, ou seja, no sentido incisoapical
- Luxação extrusiva: caracterizada pelo deslocamento do dente em direção incisal, ou seja, movimentação oposta ao ápice e alvéolo dental.

Bibliografia

Akgul HM, Akgul N, Karaoglanoglu S et al. A survey of the correspondence between abrasions and tooth brushing habits in Erzurum, Turkey. Int Dent J. 2003;53(6):491-5.

Antunes FCM, Daruge Junior E, Duz S et al. Reabsorções radiculares internas: relato de um caso - aspectos ortodônticos, clínicos e ético-legais. J Bras Ortodon Ortop Facial. 1998;3(13):48-59.

Azzopardi A, Bartlett DW, Watson TF et al. The surface effects of erosion and abrasion on dentine with and without a protective layer. Br Dent J. 2004;196(6):351-4.

Baggio JT, Ribas MO. Aspectos radiográficos das cáries dentárias rampantes e traumatismo alvéolo-dentários com reações pulpares em dentes decíduos. Rev Odonto Ciênc. 2002;17(38):345-53.

Basdra EK, Stellzig A, Komposch G. Generalized hypercementosis in a young female patient. Oral Surg Oral Med Oral Pathol Oral Radiol Endod. 1997;83(4):418-9.

Bassiouny MA, Zarrinnia K. Dental erosion: a complication of pervasive developmental disorder. J Clin Pediatr Dent Spring. 2004;28(3):273-8.

Brau E. Pathology of cementum. Actual Odontostomatol (Paris). 1986;40(156):603-17.

Buch B, Matthee MJ. Radiological diagnosis IX. Hypercementosis. J Dent Assoc S Afr. 1985;40(1):23.

Caliskan MK, Turkun M. Root canal treatment of a root-fractured incisor tooth with internal resorption: a case report. Int Endod J. 1996;29(6):393-7.

Castro JCM. Análise dos casos de fratura coronorradicular em decorrência de traumatismo, atendidos na clínica integrada de 1992 a 2002. (Dissertação de Mestrado). Araçatuba: Faculdade de Odontologia de Araçatuba da Universidade Estadual Paulista; 2003. 177 p.

Chaves AP, Vilella OV. As reabsorções radiculares externas e o tratamento ortodôntico. Ortodon Gaúch. 2002;6(2):129-47.

Crestani MB, Dubina D, Santos GW et al. O que representam as imagens radiolúcidas e radiopacas sob as restaurações de amálgama? Rev Fac Odontol Porto Alegre. 2001;42(1):31-3.

Dugmore CR, Rock WP. A multifactorial analysis of factors associated with dental erosion. Br Dent J. 2004;196(5):283-6.

Dugmore CR, Rock WP. The prevalence of tooth erosion in 12-year-old children. Br Dent J. 2004;196(5):279-82.

Eisenburger M, Addy M. Erosion and attrition of human enamel in vitro part II: influence of time and loading. J Dent. 2002;30(7-8):349-52.

Eisenburger M, Addy M. Erosion and attrition of human enamel in vitro part I: interaction effects. J Dent. 2002;30(7-8):341-7.

Farges JC, Joffre A, Magloire H. Response of odontoblastic and pulpal cells to carious lesions. C R Seances Soc Biol Fil. 1993;187(5):582-95.

Ferlini Filho J, Garcia RB. Estudo radiográfico e microscópico das reabsorções radiculares na presença de periodontites apicais crônicas (microscopia óptica e eletrônica de varredura). Rev Fac Odontol Porto Alegre. 1999;40(1):60-4.

Flint DJ, Paunovich E, Moore WS et al. A diagnostic comparison of panoramic and intraoral radiographs. Oral Surg Oral Med Oral Pathol Oral Radiol Endod. 1998;85(6):731-5.

Fuss Z, Tsesis I, Lin S. Root resorption-diagnosis, classification and treatment choices based on stimulation factors. Dent Traumatol. 2003;19(4):175-82.

Gassner R, Tuli T, Hachl O et al. Craniomaxillofacial trauma in children: a review of 3.385 cases with 6.060 injuries in 10 years. J Oral Maxillofac Surg. 2004;62(4):399-407.

Gunraj MN. Dental root resorption. Oral Surg Oral Med Oral Pathol Oral Radiol Endod. 1999;88(6):647-53.

Holmes JP, Gulabivala K, van der Stelt PF. Detection of simulated internal tooth resorption using conventional radiography and subtraction imaging. Dentomaxillofac Radiol. 2001;30(5):249-54.

Ildefonso PRE, Carmo AMR, Campos CN. Fratura radicular horizontal: relato de caso. Rev Bras Odontol. 2002;59(5):299-301.

Joiner A, Pickles MJ, Tanner C et al. An in situ model to study the toothpaste abrasion of enamel. J Clin Periodontol. 2004;31(6):434-8.

Kinomoto Y, Noro T, Ebisu S. Internal root resorption associated with inadequate caries removal and orthodontic therapy. J Endod. 2002;28(5):405-7.

Krasner P. Endodontic treatment of reimplanted avulsed teeth. Dent Today. 2004;23(5):104-7.

Leider AS, Garbarino VE. Generalized hypercementosis. Oral Surg Oral Med Oral Pathol. 1987;63(3):375-80.

Litonjua LA, Andreana S Bush PJ et al. Tooth wear: attrition, erosion, and abrasion. Quintessence Int. 2003;34(6):435-46.

Lobo MM, Mathias P, Fontes CM. Diagnóstico de lesões cariosas em superfície oclusal. Rev ABO Nac. 2003;11(5):304-9.

Lyroudia KM, Dourou VI, Pantelidou OC et al. Internal root resorption studied by radiography, stereomicroscope, scanning electron microscope and computerized 3D reconstructive method. Dent Traumatol. 2002;18(3):148-52.

Massler M. Pulpal reactions to dental caries. Int Dent J. 1967;17(2):441-60.

Meira R, Barcelos R, Primo LG. Respostas do complexo dentinopulpar aos traumatismos em dentes decíduos. J Bras Odontopediatr Odontol Bebê. 2003;6(29):50-5.

Ne RF, Witherspoon DE, Gutmann JL. Tooth resorption. Quintessence Int Jan. 1999;30(1):9-25.

Oginni AO, Olusile AO, Udoye CI. Non-carious cervical lesions in a Nigerian population: abrasion or abfraction? Int Dent J. 2003;53(5):275-9.

Panzarini SR, Saad Neto M, Sonoda CK et al. Avulsões dentárias em pacientes jovens e adultos na região de Araçatuba. Rev Assoc Paul Cir Dent. 2003;57(1):27-31.

Pereira PZ, Oda M. Diagnóstico de cárie dentária: considerações comparativas entre métodos. RPG Rev Pós-Grad. 2000;7(2):178-83.

Qin M, Ge L, Bai R. Use of a removable splint in the treatment of subluxated, luxated and root fractured anterior permanent teeth in children. Dent Traumatol. 2002;18(2):81-5.

Shellis RP. Effects of a supersaturated pulpal fluid on the formation of caries-like lesions on the roots of human teeth. Caries Res. 1994;28(1):14-20.

Surveyor AB. Interpret your X-ray. Hypercementosis of the tooth root. J Indian Dent Assoc. 1985;57(10):363-76.

Tenuta LMA, Lima JEO, Cardoso CL et al. Effect to plaque accumulation and salivary factors on enamel demineralization and plaque composition in situ. Pesqui Odontol Bras. 2003;17(4):326-31.

Valdrighi HC, Nouer DF, Zaia AA et al. Reabsorção radicular externa de dentes tratados endodonticamente frente à movimentação ortodôntica. J Bras Ortodon Ortop Facial. 1998;3(17):51-5.

Van Roekel NB. Gastroesophageal reflux disease, tooth erosion, and prosthodontic rehabilitation: a clinical report. J Prosthodont Dec. 2003;12(4):255-9.

Vasconcellos RJH. Intrusão dental (caso clínico de reposicionamento cirúrgico). Rev Fac Odontol Pernambuco. 1997;15(1-2):77-89.

Yagi T, Suga S. SEM investigations on the human sclerosed dentinal tubules. Shigaku. 1990;78(2):313-37.

Yip KH, Chow TW, Chu FC. Rehabilitating a patient with bruxism-associated tooth tissue loss: a literature review and case report. Gen Dent. 2003;51-2.

Yip KH, Smales RJ, Kaidonis JA. The diagnosis and control of extrinsic acid erosion of tooth substance. Gen Dent. 2003;51(4):350-3.

14

Aspectos Radiográficos das Lesões do Periodonto

Cesar Angelo Lascala e Rodrigo C. Mosca

Introdução

Exame radiográfico é a interpretação visual das estruturas biológicas calcificadas ou não, normais ou patológicas, obtidas por meio das imagens produzidas pelos raios X em uma película sensível.

Considerações gerais

O objetivo deste capítulo é descrever e situar as modificações presentes nos tecidos duros quando da existência de doença periodontal, para complementar o exame clínico e o diagnóstico. Em geral, não se pode e não se deve fechar um diagnóstico periodontal sem o exame de imagem complementar. Para tanto, podem ser utilizadas de 14 a 16 películas, com a técnica radiográfica periapical, a radiografia panorâmica e até mesmo a tomografia computadorizada (TC) *cone beam*.

Quando se interpreta uma radiografia, há que se ter em mente que a imagem reproduzida no filme é a projeção em apenas duas dimensões (largura e altura) de um corpo com três dimensões – largura, altura e profundidade; assim, a superposição de estruturas pode levar a erros de interpretação. Desse modo, o exame radiográfico serve apenas para orientar ou sugerir ideias que devem ser examinadas ou reexaminadas, ou ainda para confirmar dados obtidos durante o exame clínico.

No entanto, com a TC, podem ser observadas, sem interferências, as estruturas em suas três dimensões e em diferentes planos (axial, coronal e sagital), sem contar com as reconstruções volumétricas e em 3D. O exame de imagem é imprescindível para o diagnóstico correto, pois fornece uma série de informações que facilitam o entendimento da doença periodontal existente.

Técnicas radiográficas

As técnicas radiográficas extraorais, como a panorâmica, apresentam uma série de vantagens, dentre as quais: menos exposição do paciente aos efeitos deletérios dos raios X e visualização de ambos os maxilares e das estruturas adjacentes em um único filme. Contudo, apesar dessas características, tais técnicas têm uso contraindicado em periodontia, devido à pobreza de detalhes e minúcias nas estruturas como crista óssea, lâmina dura e septo ósseo, bem como na relação entre margem óssea e junção amelodentinária, além de a distorção e ampliação da imagem obtida serem muito acentuadas.

Em vista desses fatores, preferimos as técnicas radiográficas intraorais do tipo periapical pelo paralelismo, com o uso do chassi porta-filme. Isso porque elas apresentam várias vantagens decorrentes da incidência perpendicular dos raios X ao filme, tais como: detalhamento maior na região periapical e na crista óssea alveolar, maior fidelidade na relação da crista óssea alveolar com o limite amelodentinário, menor grau de superposição da imagem do processo zigomático da maxila sobre a região apical dos molares superiores e menor grau de deformação vertical da imagem, além de determinar o binômio isoformismo/isometria.

Dentre as radiografias intraorais, existe ainda a interproximal, também conhecida como técnica *bite wing*, devido ao fato de se utilizar um filme radiográfico provido de uma "asa de mordida". Isso possibilita a análise e detecção de perdas ósseas incipientes na crista óssea, além da verificação da adaptação de restaurações, coroas etc. em um só filme, tanto dos dentes superiores como dos inferiores. Essa técnica é mais bem indicada para as regiões posteriores.

Um artifício que pode ser usado são roletes de algodão dentais, cortados em torno de 3 a 4 cm e colocados entre a área a ser radiografada e o filme, quando da técnica periapical da bissetriz. Essa medida diminui o ângulo bissetor e, consequentemente, a distorção, sendo uma modificação da técnica de Le Master estendida a todos os dentes, com exceção dos molares inferiores, onde a topografia anatômica favorece o paralelismo desejado.

Limitações das imagens radiográficas

Embora a importância da radiografia em periodontia seja inquestionável e incentivada por todos os pesquisadores, ela apresenta algumas limitações, a serem abordadas a seguir.

Topografia dos defeitos ósseos

A imagem radiográfica apenas sugere que há um defeito ósseo; porém, a sua extensão, o número de paredes envolvidas, o nível da reabsorção e a distribuição não podem ser identificados pelas radiografias. Assim, os defeitos ósseos são de suposições radiográficas e de comprovação clínico-cirúrgica, já que, inúmeras vezes, só após a abertura cirúrgica e o debridamento da deformidade é que se pode determinar com certeza a natureza da reabsorção óssea.

Morfologia e dimensão dos defeitos ósseos

Além disso, o exame radiográfico periodontal não é conclusivo, pois só aparecem imagens radiográficas quando há reabsorção de pelo menos uma das duas corticais ósseas; caso contrário, o defeito não é notado, embora existente, na porção medular óssea. Assim, a morfologia e a dimensão dos defeitos e das perdas ósseas não são fornecidas pela imagem radiográfica, verificando-se, com frequência, ser a deformidade real maior do que o tamanho da lesão evidenciada nas radiografias. Isso é comprovado nos casos de enxertos ósseos, quando se verifica a necessidade de uma grande quantidade de material a ser enxertado em uma área que, analisada radiograficamente, sugeria morfologia e dimensão menores do que as realmente existentes. Tal condição é decorrente da interpretação que se faz das imagens das estruturas ósseas remanescentes, e não da quantidade já reabsorvida aliada à falta de projeção tridimensional das radiografias, que é a sobreposição de estruturas, o que demanda, portanto, artifícios técnicos para a sua minimização.

Localização dos defeitos ósseos

A localização das perdas ósseas das corticais vestibular e lingual também não é passível de se determinar por meio das técnicas usuais, tampouco a magnitude desses envolvimentos. Talvez seja essa a mais ponderável das limitações radiográficas, pois, em função disso, tanto o diagnóstico como o prognóstico podem sofrer sensíveis alterações no decorrer da terapêutica periodontal. Esse fato se justifica pela sobreposição das imagens das próprias corticais e das raízes com grande diâmetro no sentido mesiodistal, como no caso típico dos incisivos centrais superiores, cujas áreas de maior inserção periodontal ocorrem nas paredes vestibular e lingual.

Essa deficiência pode ser contornada utilizando-se métodos de localização, como a paralaxe, preconizada por Clark, que é o desvio da incidência dos raios X na direção horizontal, provocando a dissociação das imagens. É possível também: empregar substâncias radiopacas, como cones de guta-percha; usar agulhas ou pequenas placas de chumbo colocadas com prévio conhecimento da área em que são introduzidas; e variar a angulação vertical na incidência dos raios X.

Mobilidade dentária

Outro ponto bastante crítico do exame radiográfico é a impossibilidade de as radiografias acusarem a mobilidade dentária, que pode estar presente em função do processo inflamatório, de sobrecargas oclusais excessivas, alterações sistêmicas fisiológicas ou patológicas, envolvimentos endodôntico-periodontais, abscessos, entre outras causas. Em geral, a mobilidade está aumentada na direção vestibulolingual, sendo uma condição clínica fácil de ser detectada, o que não ocorre quando ela aparece no sentido mesiodistal, pois a presença dos dentes contíguos muitas vezes impossibilita a sua determinação. Como a mobilidade é uma grandeza fundamental na avaliação periodontal, chamamos a atenção do profissional para essa limitação radiográfica, que deve ser compensada com a análise profunda a partir dos recursos clínicos.

Bolsa periodontal

A bolsa periodontal, entidade clínica que talvez caracterize uma das mais graves doenças periodontais, a periodontite, não pode ser reproduzida pelas radiografias, dadas as particularidades que envolvem alguns dos tecidos moles do conjunto gengivoperiodontal. Desse modo, o diagnóstico e a detecção são unicamente clínicos. Acrescente-se a essas dificuldades a presença de bolsas nas paredes vestibular e lingual dos dentes, o que torna impossível a sua determinação radiográfica, pelas razões já citadas.

Alterações gengivais

As alterações gengivais, como retrações, hiperplasias, bolsas gengivais, festões de McCall e fissuras de Stillman, não podem ser identificadas pelas radiografias, por envolverem apenas os tecidos moles. Além disso, em geral, as quatro primeiras situam-se mais comumente nas superfícies vestibulares dos dentes, comprometendo ou não os tecidos de sustentação periodontal. Algumas das manifestações gengivais podem apresentar quadros clínicos dramáticos, mas não apresentar alterações perceptíveis nas imagens radiográficas dos tecidos de suporte dental.

Nível de inserção

Outro parâmetro importante na avaliação periodontal e limitado radiograficamente é o nível de inserção, por ser uma estrutura sempre relacionada à margem gengival ou à junção esmalte-cemento. Sua presença, localização e altura não podem ser detectadas pelas radiografias.

Espaço biológico periodontal

Outro parâmetro, o espaço biológico periodontal, corresponde à distância entre o epitélio juncional e a porção mais cervical da crista óssea alveolar, condição anatômica que nunca deve ser invadida pelas margens terminais de restaurações e próteses. A determinação dessa alteração é prejudicada, uma vez que um dos pontos referenciais se constitui de tecidos moles que não impressionam o filme radiográfico.

Interpretação radiográfica

Os aspectos radiográficos das estruturas periodontais, que devem ser considerados na interpretação radiográfica, precisam estar compreendidos em: alterações que inicialmente ocorrem na lâmina dura e nas cristas ou septos ósseos, como reabsorções ósseas dos tipos horizontal e vertical; espaço periodontal e trabeculado ósseo; região das furcas; cemento radicular; forças mecânicas (raízes dentais). Devem também constar de suas relações com estruturas anexas, como: zona periossinusal; análise da dentição; dentes inclusos, impactados ou ausentes, suas posições e inclinações; junções ameloced entinárias contíguas; cálculo; cáries; margens e níveis das restaurações; falta de ponto de contato; e fibrose óssea.

Lâmina dura e crista ou septo ósseo

A lâmina dura ou cortical da crista óssea alveolar é um elemento importante na interpretação radiográfica. Suas alterações são notadas inicialmente em relação ao contorno e à integridade, como, por exemplo, perda de nitidez e da continuidade, ausência total ou parcial da estrutura e aumento de espessura (Figura 14.1).

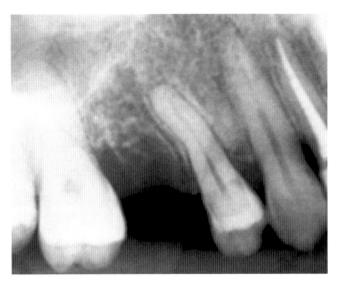

Figura 14.1 Presença das cristas alveolares do alvéolo dental imediatamente após a remoção do dente 15.

Nas imagens, quando a estrutura se apresenta menos nítida, alguns autores a denominam *esfumaçada*. A perda de nitidez pode ocorrer em qualquer nível do contorno. Embora seja linear na radiografia, não se pode esquecer de que a lâmina dura nada mais é do que a cortical óssea que reveste todo o alvéolo e, portanto, com apresentação curva. Logo, a imagem linear radiopaca é consequência dos diversos segmentos verticais das porções da curva que se sobrepõem uns aos outros nas faces interproximais. Isso ocorre naturalmente em toda a altura cervicoapical da lâmina dura; assim, quando há comprometimento interno no alvéolo, em particular nas regiões proximais, essa situação se traduz radiograficamente pela perda da nitidez da lâmina dura. Tal reabsorção pode ser causada pela compressão da raiz devido a forças excessivas que agem sobre o dente, ou ainda por um processo inflamatório inicial, que descalcifica parcialmente uma porção proximal do alvéolo (Figura 14.2).

A perda de continuidade da lâmina dura é outra referência que as radiografias fornecem e pode ser considerada como a progressão dos fenômenos que inicialmente causaram o esfumaçamento. Ressalta-se que, embora em casos normais a lâmina dura dê impressão de continuidade absoluta, histopatologicamente isso não ocorre, pois ela tem diversos orifícios por onde transitam vasos sanguíneos, linfáticos e nervos. Desse modo, o processo inflamatório estende-se para os tecidos mais profundos através do tecido frouxo que reveste os vasos, quando estes emergem no osso. Isso provoca aumento desses orifícios por reabsorção, que radiograficamente é notada tanto pela perda da continuidade da lâmina dura quanto pela perda de sua nitidez nos casos mais iniciais. Esta última pode processar-se em apenas um dos lados da raiz ou em todo o contorno radicular e é um fato comum em casos de cargas oclusais anormais, mesmo na ausência de inflamação. Quando a carga oclusal ultrapassa a capacidade reacional dos tecidos de suporte, a resposta é a reabsorção óssea na área de pressão, que pode ocorrer descontinuamente ao longo da raiz, em áreas isoladas e no ápice. Quando ocorre no ápice, pode ser confundida com reações periapicais. Assim, para o diagnóstico diferencial, deve-se submeter o dente a um teste de vitalidade. Se responder positivamente, quer dizer que a imagem observada é de reabsorção causada por forças anormais (Figura 14.3).

Nos casos em que a inflamação alcança esses locais de perda de integridade da lâmina dura, a reabsorção óssea horizontal, que vinha sendo produzida pela inflamação, pode verticalizar-se, formando a imagem radiográfica de reabsorção horizontal associada à vertical ou angular. Nesse estágio, a força oclusal que era administrada pelo periodonto passa a ser excessiva em função do comprometimento inflamatório, caracterizando o traumatismo oclusal, ou seja, reabsorção óssea vertical e mobilidade clínica (Figuras 14.4 e 14.5).

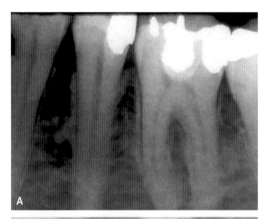

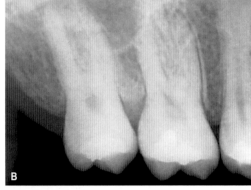

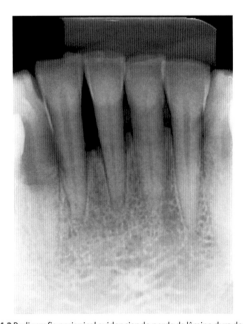

Figura 14.2 Radiografia periapical evidenciando perda da lâmina dura dos incisivos inferiores acompanhada de reabsorção óssea vertical.

Figura 14.3 Radiografias periapicais exemplificando o espessamento da lâmina dura e do ligamento periodontal por excesso de força oclusal.

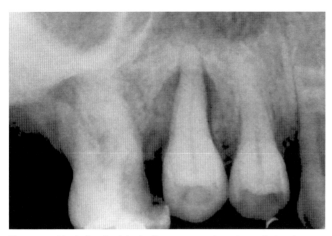

Figura 14.4 Verticalização da lesão. Notar que a reabsorção vertical está se processando em toda a extensão do hemissepto e irregularmente em toda a crista.

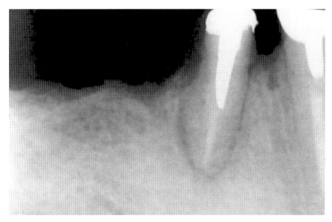

Figura 14.5 Ausência de lâmina dura ao redor da raiz, evidência de mobilidade dental.

Nos casos em que não há inflamação, a perda de continuidade da lâmina dura de um dos lados da raiz corresponde a um aumento de espessura da lâmina dura em uma área diametralmente oposta. A ausência da lâmina dura, por si só, pode traduzir um processo bastante avançado do ponto de vista inflamatório e quase sempre agravado por sobrecargas oclusais excessivas, ou ainda pela presença de abscessos periodontais ou envolvimentos endodôntico/periodontais.

Às vezes, devido à gravidade desses casos, o diagnóstico é evidente e o prognóstico é péssimo. O aumento de espessura da lâmina dura traduz, em um periodonto íntegro, uma força oclusal no sentido axial dentro da capacidade reacional dessas estruturas periodontais. Isso pode ocorrer em toda a extensão radicular, ou mais comumente em uma das paredes, que é particularmente o caso de dentes de suporte em lâmina dura voltada para o espaço edêntulo.

É comum observar esse espessamento ao exame radiográfico. Em dentes multirradiculares e suportes de próteses fixas, são notados frequentemente esses espessamentos nas áreas das furcas. Porém, forças oclusais não axiais ou laterais, como interferências em lado de trabalho ou balanceio, levam ao traumatismo oclusal (verticalização da reabsorção óssea e mobilidade clínica) mesmo na ausência do processo inflamatório, ou seja, reabsorção óssea horizontal.

A crista óssea apresenta-se como uma pirâmide quadrangular com ápices afilados nos dentes anteriores e vai tornando-se truncada em direção aos dentes posteriores. Sua morfologia varia também com a inclinação dos dentes ou das junções amelodentinárias de dentes contíguos.

As reabsorções incipientes da crista podem ser perfeitamente diagnosticadas, pois é a primeira estrutura de suporte periodontal a sofrer as consequências da inflamação. Por isso, é fundamental o exame cuidadoso da crista no sentido de detectar as reabsorções iniciais, o que proporciona uma conduta terapêutica mais conservadora e, portanto, com melhores resultados clínicos e prognóstico altamente favorável.

A ausência da lâmina dura ou cortical óssea alveolar da crista, observada radiograficamente, nada mais é do que o início de uma reabsorção óssea, o que, histopatologicamente, traduz a entrada da inflamação no osso, seguindo o trajeto dos vasos sanguíneos.

Inicialmente, essa reabsorção pode ser central ou mais lateral, segundo a posição da penetração dos vasos sanguíneos no osso. No entanto, a imagem radiográfica estará condicionada ao instante da tomada da radiografia, e a continuidade do processo poderá determinar, ao final, uma reabsorção horizontal da crista. A maior ou menor área reabsorvida depende da predominância quantitativa dos vasos que imergem na crista e na sua localização mais central ou mais lateral, e a direção da reabsorção varia de acordo com o sentido da penetração dos vasos sanguíneos no osso, pois a inflamação segue o trajeto deles, propagando-se pelo tecido perivascular e ocasionando reabsorções nos pontos de entrada.

A reparação da crista alveolar é ainda uma referência importante na análise dos resultados obtidos pela instituição de determinada terapêutica quando do controle pós-operatório. Isso porque é a primeira estrutura periodontal que, radiograficamente, confirma a neoformação óssea, e sua imagem íntegra assegura o sucesso do caso tratado.

As reabsorções ósseas horizontais e verticais são os tipos mais comuns de alterações ósseas encentradas na evolução das doenças periodontais e podem apresentar-se com predominância total de uma sobre a outra ou predominando ora uma, ora outra. Elas também podem ter localização restrita à crista de um único dente ou grupo de dentes, ou podem ser radiograficamente localizadas de maneira generalizada em toda a boca, dependendo da extensão da doença periodontal e do seu curso natural de evolução. Esses dois tipos de reabsorção podem ser encontrados, além do septo ósseo, nas porções alveolares das bi e trifurcações.

A imagem da reabsorção horizontal caracteriza-se por uma reabsorção óssea em toda a extensão da crista alveolar e significa que há um processo inflamatório que afetou os tecidos periodontais. Assim, a visão que se tem é a de que tal reabsorção é uniforme e regular em torno do dente, dando a impressão de que todo o nível ósseo está reabsorvendo em direção apical em um mesmo plano.

Atualmente, acredita-se que a reabsorção óssea horizontal seja causada principalmente pela inflamação dos tecidos gengivais e periodontais, o que seria uma decorrência natural do processo inflamatório da periodontite, podendo ser discernível radiograficamente nas suas formas mais incipientes no topo da crista óssea alveolar (Jong e Greene, 1980).

Didaticamente, a classificação da direção do remanescente ósseo em reabsorção horizontal ou vertical está relacionada com o parâmetro da direção das junções esmalte-cemento (JEC) dos dentes da região; assim, se o remanescente ósseo estiver paralelo à JEC, será classificado como horizontal; caso contrário, será interpretado como perda óssea vertical.

A imagem da reabsorção óssea vertical caracteriza-se por verticalização da reabsorção no sentido apical, que, na radiografia, é representada por desníveis ósseos irregulares ou angulares e por áreas de maior ou menor radiopacidade, devido às alterações em altura. Isso sugere que as diferentes paredes ósseas do septo estão sofrendo reabsorções em quantidades distintas (Figuras 14.6 a 14.8).

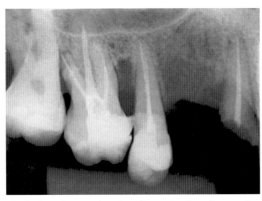

Figura 14.6 Reabsorção grave das cristas ósseas alveolares do segundo molar superior envolvendo a furca.

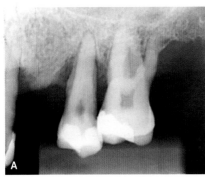

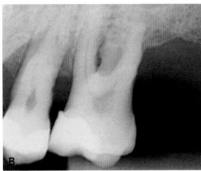

Figura 14.7 Exemplos de comprometimento periodontal do tipo reabsorção óssea alveolar vertical.

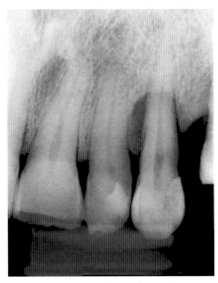

Figura 14.8 Radiografia evidenciando a diferença entre as duas corticais, o que caracteriza um defeito ósseo alveolar.

As reabsorções verticais podem ser interpretadas como o início da destruição causada pela presença de forças excessivas ou excêntricas não administradas pelo periodonto. Em algumas ocasiões, essa situação pode levar a um desnível evidente entre as corticais vestibular e/ou palatinolingual nas imagens radiográficas, caracterizando o defeito ósseo radiográfico, embora essa definição tenha caráter clínico. Em tal situação, caracteriza-se o trauma oclusal, ou seja, perda óssea vertical, provocada por forças excessivas sobre um periodonto já comprometido, onde se verifica ainda a mobilidade dental.

Espaço periodontal

Apresenta-se como uma linha radiolúcida entre as superfícies dentais e os septos ósseos. É o espaço ocupado por todos os elementos do ligamento periodontal, sendo normalmente de espessura fina, contínua e uniforme, que envolve e reproduz o contorno da raiz. Qualquer modificação dessa condição é perceptível radiograficamente e indica a existência de alguma alteração periodontal.

As principais alterações que podem ser notadas nas radiografias em relação ao espaço periodontal são diminuição ou aumento de espessura e irregularidades localizadas na sua continuidade. Elas podem estar ligadas a hipo ou hiperfunção, fatores oclusais excessivos, aumento da mobilidade dental (inflamação) e drenagem ou presença de abscessos periapicais ou periodontais.

A hipofunção é observada radiograficamente como uma diminuição do espaço periodontal e da lâmina dura, que pode estar acompanhada por aumento de volume radicular e depósito de novo cemento na tentativa de manter as dimensões normais. O ligamento torna-se menos denso pela atrofia dos feixes de fibras, as quais, no final, se encontram desorientadas e paralelas às raízes dentais. Ocasionalmente, a hipofunção pode levar a uma anquilose. O trabeculado do osso de suporte também se apresenta com os espaços mais aumentados.

A hiperfunção é uma característica de pessoas que têm o hábito de ranger os dentes (bruxismo). Nesses casos, o espaço periodontal, em geral, é aumentado devido ao desenvolvimento tanto do número quanto do volume de feixes de fibras do ligamento. Isso ocorre quando as forças estão dentro dos limites funcionais, que, no caso dos portadores desse hábito, são normalmente maiores que em outras pessoas. Em geral, nessas situações, não se observa somente o espaço periodontal aumentado, mas também o espessamento da lâmina e a intensificação da radiopacidade do trabeculado do osso de suporte.

Os fatores oclusais podem causar um quadro semelhante, com aumento do espaço periodontal e da espessura da lâmina dura, bem como intensificação no trabeculado do osso. Isso ocorre nos casos em que os tecidos periodontais têm capacidade reacional e limite de tolerância grande, estando também as estruturas de suporte sem processo inflamatório ou ainda quando a força é no sentido axial. Caso o limite de tolerância seja ultrapassado, ao lado do aumento do espaço periodontal haverá reabsorção da lâmina dura. Se a força não for em sentido axial, a reabsorção da lâmina dura levará ao aumento irregular do espaço periodontal, mesmo na ausência da inflamação.

A diferença radiográfica e clínica entre os pacientes portadores de hábitos parafuncionais (que apresentam forças excessivas nos dentes) e aqueles com traumas oclusais é o fato de que, nos primeiros, há uma adaptação do periodonto, de modo que o ligamento periodontal e a lâmina dura são alargados para compensar essas forças excessivas, desde que na ausência de fator inflamatório. No caso em que já existe comprometimento ósseo e fator inflamatório, as forças excessivas já não são compensadas, e a resultante dessas forças leva a mobilidade dental. Esse movimento comprime as paredes ósseas do alvéolo, as quais passam a apresentar uma verticalização denominada de perda óssea vertical, além da ausência da lâmina dura ao redor de todo o dente. Dessa maneira, fica bem claro o que diferencia o excesso de forças e o trauma oclusal no periodonto.

O aumento da mobilidade dentária, que pode ser ocasionado pela inflamação, promove alargamento do ligamento periodontal, já que, devido ao processo inflamatório, há elevação em números e volume de vasos sanguíneos, linfáticos, exsudato e células inflamatórias. Esses elementos e as enzimas inflamatórias acarretam a reabsorção da lâmina dura; por conseguinte, a imagem do ligamento periodontal torna-se aumentada. A presença e/ou a drenagem de abscessos periapicais ou periodontais podem ocasionar a imagem de um aumento de espaço periodontal. Isso ocorre quando os abscessos são relativamente discretos, pois, do contrário, promovem reabsorções ósseas que facilitam o seu diagnóstico.

Região de furcas

As regiões de furcas nas bi ou trifurcações podem ser afetadas pelos mesmos processos. A etiologia, o diagnóstico, a interpretação e a terapêutica da região das furcas não as definem como uma unidade à parte, mas sim como uma continuidade semelhante às demais estruturas periodontais.

O diagnóstico do envolvimento de furcas é feito por meio do exame e da sondagem clínica. O exame radiográfico é de grande valia, mas a destruição pode ser ocultada pela angulação dos raios X e a radiopacidade das estruturas vizinhas.

O envolvimento das furcas é classificado nos graus I, II, III e IV, de acordo com a quantidade de tecido reabsorvido. O grau I corresponde à perda incipiente do osso; o grau II, à perda parcial de ossos; o grau III, à perda óssea total, com exposição da furca de vestibular para lingual; e o grau IV é acompanhado por recuo gengival, deixando a furca visível para considerações clínicas no diagnóstico e tratamento (Figura 14.9).

Cemento radicular

Outras observações em relação ao exame radiográfico devem ser dirigidas no sentido do cemento radicular. Este pode apresentar uma série de alterações, como hipercementose, fraturas e reabsorções, que podem modificar a evolução das doenças periodontais, a conduta clínica do tratamento e o prognóstico.

Mais atenção deve ser dispensada à permeabilidade do cemento radicular, à sua capacidade formativa e ao papel real que ele desempenha na evolução e no controle das doenças periodontais. A imagem radiográfica normal é imperceptível, dada a semelhança da radiopacidade com a dentina e a pouca espessura das suas camadas. Sua presença se faz notar nos casos de hipercementose, que chega a um volume considerável, ou de reabsorções grandes e fraturas nítidas, ou ainda de pequenas cisões, dependendo da ação de forças traumáticas.

O envolvimento endodôntico-periodontal é outra condição que deve ser considerada no exame radiográfico com finalidade periodontal, dada a ampla intimidade entre os tecidos periodontais e a polpa dental. A característica radiográfica dessa síndrome é uma reabsorção óssea extensa sem causa aparente que justifique tamanha destruição óssea. O nível da reabsorção pode ser localizado em qualquer altura da raiz.

Esse envolvimento pode ser tanto de procedência periodontal como de ordem endodôntica. O diagnóstico é completado pelo exame clínico, quando se notam mobilidade grande e presença de bolsas periodontais profundas.

Forças mecânicas

Podem causar alterações nos tecidos periodontais, em especial com consequências sobre as raízes dentais, que podem ser diagnosticadas por meio de radiografias. A principal em nível radicular fica evidente nas reabsorções apicais e podem ser decorrentes de forças oclusais ou movimentações ortodônticas feitas de maneira violenta. Elas se caracterizam pelo arredondamento do ápice e espessamento do cemento radicular. Sua gravidade e extensão dependem da intensidade e da frequência à direção das forças, chegando, em alguns casos, a reabsorver mais de 1/3 da raiz. O cemento radicular também pode apresentar pequenas fraturas na sua estrutura frente à ação dessas forças traumáticas, dependendo da sua intensidade.

Outras observações inerentes ao exame radiográfico para o diagnóstico periodontal se referem à imagem de grandes depósitos de cálculos dentais, notados com mais frequência nas áreas proximais, podendo produzir a imagem de um anel que envolve o dente ou na forma de espícula.

As radiografias interproximais são melhores pela proporcionalidade do tamanho das imagens e pela passagem tangencial dos feixes de raios X na região interproximal, portanto, com menos sobreposição de estruturas. No entanto, pequenas quantidades de cálculo dental não são perceptíveis na imagem radiográfica.

Os excessos e a falta de material restaurador, as cavidades de cáries nas proximais, o nível e a margem das restaurações metálicas, e a falta de ponto de contato proximal, que podem propiciar a retenção e proliferação da placa bacteriana, também podem ser identificados pelas radiografias, em especial as interproximais, e evidenciam irritações gengivais frequentes. A falta de ponto de contato proximal pode ser mais bem detectada pelas radiografias do tipo interproximal, pelas mesmas razões já expostas.

Não consideramos possíveis falhas técnicas quando da tomada das radiografias, assim como aquelas provenientes dos processos de revelação, fixação e lavagem, e as relacionadas com qualidade da película, tipo do aparelho, tempo de exposição etc. As observações em relação ao exame radiográfico e sua interpretação clínica se baseiam inicialmente na suposição prévia de que as radiografias foram obtidas obedecendo a cuidados técnicos ideais e que são radiografias perfeitas.

Incontáveis vezes as radiografias dentais podem ser utilizadas na terapêutica básica, na fase cirúrgica, em comunicação bucossinusal, no prognóstico, na fase de manutenção e controle, e nos defeitos ósseos. Nos casos muito graves, ou em pacientes jovens para os quais se programa uma terapêutica específica em função das alterações existentes (p. ex., nos diagnósticos de periodontite juvenil, envolvimento endodôntico-periodontal ou periodontite avançada), é boa norma realizar os passos do

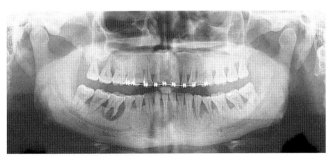

Figura 14.9 Radiografia panorâmica com imagens de comprometimento ósseo alveolar, inclusive da região da furca dos molares.

procedimento básico, com a finalidade de dar mais tempo para a recuperação dos tecidos afetados pelas doenças. Nessas situações, a reavaliação pode ser feita mensalmente, e novas radiografias são realizadas a cada 3 ou 6 meses, a fim de verificar o início da reparação clínica dos tecidos moles e das estruturas ósseas. Ao mesmo tempo, podem ser feitas novas intervenções – como correções das falhas que porventura existam ou quanto à presença de placa ou partículas de cálculo dental –, revisão das técnicas de escovação, além de haver a possibilidade de se instalar uma contenção provisória fixa complementar, quando o caso apresentar alguma melhora, que oriente na modificação do plano de tratamento inicialmente estabelecido. No decorrer dos meses, nas imagens radiográficas pode ser notado o início da neoformação óssea, a diminuição do espaço periodontal, a presença eminente da lâmina dura, a condição radicular após o tratamento endodôntico nos casos de envolvimento endodôntico-periodontal etc. Nesses casos, a técnica utilizada deverá possibilitar análises comparativas significativas, incluindo radiografias periódicas que expressem a realidade, isto é, radiografias padronizadas.

Em casos de muita gravidade ou por outras razões, quando a decisão é de não complementar cirurgicamente a radicalização das bolsas, mas sim manter uma forma de conveniência, as radiografias são fundamentais para o acompanhamento do caso, conforme já exposto. Nessas condições, o procedimento seria o mesmo aceito atualmente, ou seja, a possibilidade de controle da doença de maneira inativa durante muitos anos, o que é perfeitamente compatível com os conhecimentos modernos da terapêutica periodontal.

Inúmeras vezes, durante a fase cirúrgica, podem ocorrer fraturas de raízes ou porções ósseas da crista ou da margem alveolar, em decorrência de determinadas manobras terapêuticas. As consequências imediatas nem sempre são passíveis de serem determinadas clinicamente; por isso, são utilizadas radiografias para elucidar os possíveis danos ocorridos e decidir pelas providências necessárias para tais casos.

As fraturas radiculares podem ocorrer mesmo na fase dos procedimentos básicos, por manobras cirúrgicas, ou acidentalmente durante o tempo necessário para um tratamento periodontal. Nesses casos, as radiografias possibilitam localizar as fraturas, o tipo de lesão e o nível em que se processou, bem como achar as possibilidades do uso da porção remanescente.

A detecção de comunicação bucossinusal não identificada clinicamente pode ser possível com as radiografias, mesmo quando encontrada durante intervenção cirúrgica periodontal. Assim, pode ser avaliada por recursos complementares, com o uso de sondas milimetradas ou cones de guta-percha para localizar o orifício de entrada dessa comunicação. Uma vez constatada a hipótese, surge a oportunidade de intervir convenientemente para sanar o problema, com as indicações cirúrgicas apropriadas.

Radiografias panorâmicas e tomografia computadorizada *cone beam*

Com o advento da implantodontia e das cirurgias reconstrutivas (enxertos e membranas), colaborando no auxílio a outras especialidades, as radiografias panorâmicas e tomografias computadorizadas *cone beam* surgiram no campo periodontal, prestando valor inestimável no diagnóstico, nas indicações e no controle dos implantes. Além disso, passou a ajudar nos procedimentos cirúrgicos bucais, na avaliação e no progresso dos tratamentos ortodônticos, bem como nas informações sobre crescimento e desenvolvimento em crianças, na determinação e identificação dos grupos etários e nos levantamentos gerais da saúde bucal de uma população. Contudo, em periodontia, por não oferecer detalhes na sua interpretação, essa técnica é bastante limitada.

Na tomografia computadorizada *cone beam*, a capacidade de projetar estruturas em sua relação normal e eliminar a superposição dos acidentes anatômicos que interferem na imagem, bem como a baixa dose de raios X, são algumas das razões para a sua aceitação na atualidade. Aliado a isso, as reconstruções passíveis de serem feitas (axial, coronal e sagital) e a formatação em 3D podem ser bastante úteis para a avaliação ou o isolado de cada periodonto.

A aplicação atual das tomografias computadorizadas, que possibilitam analisar uma pequena área de aquisição ou *field of view* (FOV), pode contribuir muito para interpretar situações de comprometimento ósseo em periodontia, como as áreas do periodonto sobrepostas aos dentes, a topografia real do remanescente ósseo e os defeitos ósseos que até então não eram discerníveis em imagens bidimensionais (periapical e panorâmica). Desse modo, em casos específicos de intervenção por especialistas para condutas de terapêutica dos defeitos ósseos, separação e remoção de raízes dentais, osteotomias, osteoplastias, enxertos ósseos, uso de membranas ou barreiras biológicas etc., a tomografia pode minimizar as dificuldades e melhorar as informações desse exame complementar não invasivo que é a imagem. Isso porque a imagem tomográfica tem a vantagem de eliminar as sobreposições, e a visão nas reconstruções viabilizam a interpretação do comprometimento ósseo em 360° ao redor dos dentes, utilizando os *softwares* de manipulação existentes (Figuras 14.10 e 14.11).

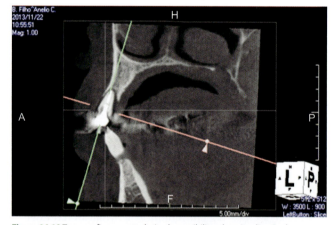

Figura 14.10 Tomografia computadorizada possibilitando a visualização do comprometimento ósseo sem sobreposição das estruturas locais, principalmente as do dente.

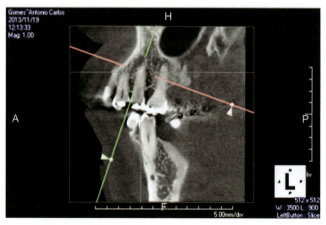

Figura 14.11 Com o *software* de manipulação de imagens, é possível avaliar o remanescente ósseo 360° ao redor do dente.

Bibliografia

Alvares LC. Técnicas radiográficas, suas aplicações em odontologia – conceitos atuais. In: Atualização clínica em odontologia. São Paulo: Artes Médicas; 1982.

Bari AE, Freitas A. Aspectos radiográficos das lesões do periodonto. In: Freitas A, Rosa JE, Faria ESI. Radiologia odontológica. São Paulo: Artes Médicas; 1984. p. 367-93.

Buckwald H. Technic radiography for the periodontal patient. Dent Surv. 1971;47:32-3.

Burnette EW. Limitations of roentgenograms in periodontal diagnosis. J Periodontol. 1971;42(5):293-6.

Campos Júnior AF. Avaliação através da prototipagem de medidas lineares obtidas em peças anatômicas por meio da radiografia computadorizada *Cone Bean*. (Dissertação de Mestrado em Odontologia). São Paulo: Faculdade de Odontologia da Universidade de São Paulo; 2007.

Carranza Hijo FA. Glickman's clinical periodontology. 5.ed. Philadelphia: Saunders; 1979. p. 549-89.

Danforth RA et al. Diagnostic radiation: what is the risk? J Calif Dent Assoc. 1980;8(6):28-35.

Duffort JF, Gineste M. La radiografia in paradontologia. Dent Cadmos. 1978;46(5):23-32.

Freitas L. Fatores na produção da imagem radiográfica. In: Freitas A, Rosa JE, Faria ESI. Radiologia odontológica. São Paulo: Artes Médicas; 1984. p. 55-62.

Genovese WJ, Freitas L, Samartini R. Exames complementares. In: Genovese WJ. Exame clínico em odontologia. São Paulo: Panamed; 1985. p. 135-41.

Glickman I. Clinical periodontology. 4.ed. Philadelphia: Saunders; 1972. p. 481-522.

Glickman I. Periodontia clínica. 5.ed. Rio de Janeiro: Interamericana; 1983. p. 508-22.

Goldman HM, Cohen DW. Examination. In: Periodontal therapy. 6.ed. Saint Louis: Mosby; 1980. p. 303-77.

Grant DA, Stern IB, Everett FG. Orban's periodontics. A concept theory and practice. 4.ed. St. Louis: Mosby; 1972. p. 299-323.

Guedes AML, Polonia S, Pereira de Sa PR. Princípios geométricos da formação da imagem radiográfica aplicados ao estudo comparativo das técnicas da bissetora e paralelismo: cone longo e curto. Periodontia. 1992;1(1):48-51.

Hirschfeld LA. Calibrated silver point for periodontal diagnostic and recording. J Periodontol. 1953;24:94-8.

Jong A, Greene JC. Preventive periodontics. In: Goldman HM, Cohen DW. Periodontal therapy. 6.ed. St. Louis: Mosby; 1980. p. 287-302.

Kaye EK, Valencia A, Baba N et al. Tooth loss and periodontal disease predict poor cognitive function in older men. J Am Geriatr Soc. 2010;58(4):713-8.

Kelly GP, Cain RJ, Knowles JW et al. Radiographs in clinical periodontal trials. J Periodontol. 1975;46(7):381-6.

Kerr DA, Millard HD, Ash MM. Oral diagnosis. 3.ed. St. Louis: Mosby; 1970.

Lang NP, Hill RW. Radiographs in periodontics. J Clin Periodontol. 1977;4(1):16-28.

Lascala CA. Estudo radiográfico dos incrementos ósseos mandibular facial de indivíduos leucodermas por meio de ortopantomografia. São Paulo: 1992. 174 p.

Lascala CA, Freitas A. Estudo comparativo entre as técnicas radiográficas periapical (do paralelismo) e elipsopantomográfica como coadjuvantes na interpretação das lesões periodontais. Enc Bras Odont. 1986;4(4):609-12.

Lascala NT, Lascala CA. Exame radiográfico em periodontia. In: Lascala NT, Moussalli NH. Periodontia clínica II: especialidades afins. São Paulo: Artes Médicas; 1989. p. 258-74.

Lascala NT, Moussalli NH. Exame e diagnóstico clínico e radiográfico. In: Lascala NT, Moussalli NH. Periodontia clínica: especialidades afins. São Paulo: Artes Médicas; 1980. p. 192-9.

Lascala NT, Moussalli NH. Periodontia clínica II: especialidades afins. São Paulo: Artes Médicas; 1989. p. 135-8.

Lascala CA, Panella J, Marques MM. Analysis of the accuracy of the linear measurements obtained by cone beam computed tomography (CBCT-NewTom). Dento-Maxillo-Facial Radiology. 2004;33:291-4.

Lima ACP. A técnica roentgenográfica periapical do cone longo comparada à do curto: contribuição do seu estudo. Tese (Livre-Docência). São Paulo: Faculdade de Odontologia da Universidade de São Paulo; 1953. 116 p.

Lindhe J. Periodontologia clínica. Rio de Janeiro: Interamericana; 1985. p. 244-5.

Melcher AH, Bowen WH. Biology of the periodontium. London: Academic Press; 1969.

Mora RC. Diagnóstico radiológico periodontal. Rev Odontol Costa Rica. 1972;8:61-8.

Muhlemann HR, Son S. Gingival sulcus bleeding – a leading symptom in initial gingivitis. Helv Odontol Acta. 1971;15(2):107-13.

Orban TR, Orban BJ. Three digressional roentgenographic interpretation in periodontal diagnosis. J Periodontol. 1960;31(4):275-82.

Patur B. Roentgenographic evaluation of alveolar bone changes in periodontal disease. Dent Clin North Am. 1960;47:54.

Prichard JF. Advanced periodontal disease. 2.ed. Philadelphia: Saunders; 1972. p. 77-108.

Ramfjord SP, Ash MM. Periodontology and periodontics. Philadelphia: Saunders; 1979. p. 283-93.

Saglie R. Union dento-epitelial. Santiago, Chile: Arancibia Hnos; 1978. p. 138-40.

Schluger S, Youdelis R, Page RC et al. Periodontal disease. Philadelphia: Lea & Febiger; 1977. p. 263-97.

Schroder H. Quantitative parameters of early human gingival inflammation. Arch Oral Biol. 1970;15(5):383-400.

Sicher H, Dubrul EL. Oral anatomy. 6.ed. St. Louis: Mosby; 1975. p. 36-42.

Sinar DM. The importance of radiographic findings in periodontal diagnosis. Ohio Dent J. 1977;51(5):30-2.

Stoner JE. In investigation into the accuracy of measurement made on radiographs of the alveolar crest of dried mandibles. J Periodontol. 1972;13(11):699-701.

Varoli OJ. Estudo radiográfico dos incrementos ósseos mandibulofaciais, em quinquênios de pacientes leucodermas, através de elipsopantomografias. (Tese de Doutorado). São Paulo: Faculdade de Odontologia da Universidade de São Paulo; 1986. 128 p.

Wuehrman AH, Manson Hing LR. Dental radiology. 2.ed. St. Louis: Mosby; 1969. p. 88-111.

Aspectos Radiográficos das Lesões do Periápice

Cesar Angelo Lascala e Rodrigo C. Mosca

Introdução

As lesões do periápice desenvolvem-se a partir da inflamação direta da polpa (pulpite) e/ou a partir do periodonto. Em outros tecidos do organismo, quando ocorrem lesões, mediadores inflamatórios são liberados na corrente sanguínea para que ocorra vasodilatação, o que aumenta o fluxo sanguíneo e o extravasamento linfático, causando o edema. A resposta inicial da polpa difere-se porque ela está circundada por tecido mineralizado com pouca ou nenhuma elasticidade; consequentemente, a vasodilatação impede o fluxo de retorno sanguíneo, o que aumenta a pressão intracanal, podendo causar sua necrose e estender-se para a região apical do dente envolvido.

A ocorrência da necrose pulpar depende, principalmente, da natureza da agressão (lesão física, química, térmica ou bacteriana) e da intensidade e da capacidade orgânica de defesa. Pode ocorrer apenas em função da inflamação, mesmo que não haja infecção (bactérias). As características radiográficas das lesões periapicais variam conforme o tempo de progressão e a sua natureza.

Abscesso apical agudo

O estágio inicial do processo pode ser caracterizado por inflamação do ligamento periodontal de origem séptica ou mesmo asséptica, provocada, por exemplo, pelo excesso de forças mastigatórias sobre o dente, sendo, nesse caso, reversível. Na região apical, como resposta vascular é provocado um edema, que preenche todo o espaço periodontal. Não há evidências radiográficas nessa lesão, a não ser aumento do espaço periodontal, embora clinicamente haja acentuadas evidências do processo, como os sinais de Celsius, com aumento do volume da face e dor intensa (Figura 15.1). O abscesso também pode ocorrer por agudização de um processo crônico preexistente e tem duração de até 72 horas. O tratamento do tipo agudo deve ser por drenagem do material purulento associada a antibioticoterapia e tratamento endodôntico.

Abscesso periapical crônico

O abscesso periapical crônico caracteriza-se por exibir infiltrado inflamatório crônico com linfócitos e plasmócitos e apresentar um equilíbrio entre o hospedeiro e os agentes microbianos

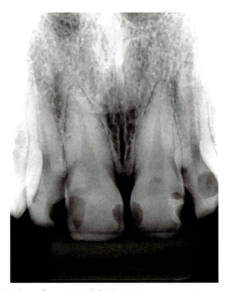

Figura 15.1 Radiografia periapical do dente 11, que apresenta apenas aumento do espaço periodontal, embora clinicamente haja todos os sinais inflamatórios de Celsius.

de baixa intensidade, com coleção purulenta presente e que drena na forma branda de uma fístula. Radiograficamente apresenta aspecto de rarefação óssea periapical difusa (ROPD; Figura 15.2).

Granuloma apical

A primeira linha de defesa para a necrose pulpar na área periapical é a formação de um granuloma. Trata-se de um tecido altamente vascularizado que contém infiltração profusa de células competentes imunológicas, como linfócitos, macrofagócitos, células de protoplasma etc.

O granuloma é caracterizado por um tecido de granulação localizado na região apical de um dente necrosado, de intensidade relativamente baixa e longa duração, o qual é circundado por um tecido fibroso aderido à raiz do dente. Ele pode originar-se de um abscesso estabilizado e evoluir para um cisto periapical. Radiograficamente, observa-se uma rarefação óssea periapical circunscrita (ROPC), caracterizada pela sua radiolucidez, com tamanho variado e, como consequência, perda da lâmina dentária.

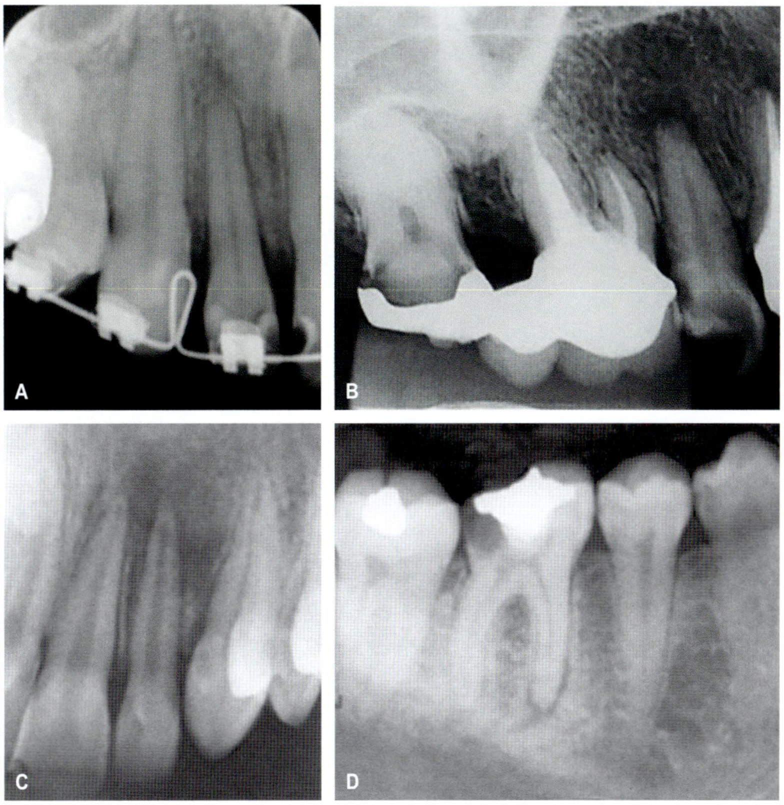

Figura 15.2 Exemplos de rarefação óssea periapical difusa (ROPD) sem limites definidos.

Cisto periapical

Os cistos periapicais são definidos como uma cavidade patológica revestida por um epitélio comumente formado pelos restos epiteliais de Malassez, podendo conter, no seu interior, material fluido, semifluido ou sólido. Os restos epiteliais de Malassez são remanescentes da bainha de Hertwig e são encontrados em grande número dentro da área periapical de todos os dentes. Essas células epiteliais derivam do ectoderma que deu origem ao germe do dente e preservam o seu potencial embrionário metaplásico. Sendo assim, elas podem diferenciar-se em qualquer tipo de epitélio frente a estímulos.

Os restos epiteliais de Malassez têm um papel central na formação de cistos radiculares. No meio da área vascular rica, provida pelo granuloma periapical, eles proliferam e, eventualmente, formam uma larga massa de células. Com crescimento contínuo, as células internas da massa são privadas de nutrição, e eles sofrem necrose por meio de liquefação. Isso conduz à formação de uma cavidade situada no centro do granuloma, dando origem a um cisto radicular.

Outra teoria diz que essas células epiteliais crescem formando lençóis que podem isolar uma porção do tecido conjuntivo da lesão, que perde nutrição e entra em necrose, criando a cavidade. Esta é, então, revestida pelo lençol de células, e, a partir daí, o cisto passa a crescer pela diferença de osmolaridade entre a luz e o tecido externo.

Microscopicamente, o cisto radicular é formado por uma parede de tecido conjuntivo revestida internamente por um epitélio com uma ou mais camadas de células. Essa parede pode conter coleção de macrófagos espumosos e quantidades variadas de células inflamatórias, além de restos de Malassez.

A luz dos cistos pode apresentar restos celulares e substâncias amorfas.

Em geral, os cistos radiculares são assintomáticos, a menos que sejam secundariamente infectados, motivo pelo qual vêm acompanhados por dor e outros sinais e sintomas de processos inflamatório-infecciosos. Quanto ao tamanho, cistos radiculares podem variar de 0,5 a 2 cm ou mais de diâmetro.

A imagem radiográfica é muito semelhante ao granuloma, uma ROPC, com tamanho variado e perda da lâmina dura. Além disso, a presença de halo radiopaco ao redor da lesão radiolúcida na região periapical indica que a lesão está quiescente, ou seja, crescendo devagar. Assim, ela pode ser de um cisto ou de um granuloma apical.

O diagnóstico diferencial é terapêutico, ou seja, é necessário fazer o tratamento endodôntico e aguardar, no mínimo, 6 meses para reavaliar a lesão. Se ela regredir em tamanho, o diagnóstico será de granuloma; se continuar a crescer, trata-se de um cisto e deverá ser removido cirurgicamente (Figura 15.3).

Cisto radicular lateral

Apresenta-se lateral à raiz do dente, podendo ser originado de uma resposta inflamatória do periodonto por meio da degeneração cística de células claras da lâmina dental. O local mais frequente desse cisto está no nível dos pré-molares inferiores, em seu terço médio.

Em geral, o cisto radicular lateral é considerado um achado radiográfico. Radiograficamente, a maioria dos casos é visto como um círculo pequeno bem delimitado (comumente não excede 1 cm de diâmetro), radiolúcido e com margem

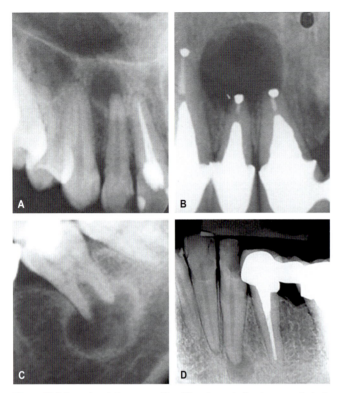

Figura 15.3 Exemplos de imagens radiográficas de rarefações ósseas periapicais circunscritas (ROPC) com ou sem halo radiopaco. Essas lesões podem ser cistos ou granulomas; portanto, o diagnóstico diferencial será o terapêutico. Assim, após tratamento endodôntico, lesões que continuarem a crescer serão diagnosticadas como cistos e deverão ser tratadas cirurgicamente; se regredirem, indicarão o diagnóstico de granuloma.

Cisto residual

Diferentemente do granuloma, os cistos não são aderidos à raiz dos dentes; assim, ao remover o dente (exodontia), o cisto permanece no processo alveolar remanescente. Radiograficamente, o cisto residual é similar ao periapical, com ROPC; porém, tem aspecto cístico (ROPCC) (imagem radiolúcida com halo radiopaco) e tamanho variado, localizado em uma área edêntula. Pode ainda apresentar halo espesso, dependendo do período de permanência no osso alveolar.

Bibliografia

Abreu MJN, Costa E. Aspectos radiográficos das periapicopatias. In: Freitas A, Rosa JE, Souza IF. Radiologia odontológica. São Paulo: Artes Médicas; 1998. p. 397-409.
Araújo NS, Araújo VC. Patologia bucal. São Paulo: Artes Médicas; 1984. 239 p.
Barbosa SV. Lesões periapicais crônicas: inter-relacionamento histopatológico, radiográfico e clínico dos insucessos endodônticos. (Tese de Doutorado). Bauru: Faculdade de Odontologia de Bauru da Universidade de São Paulo; 1990. 240 p.
Bhat SS, Vidhya M, Sargod S. Radicular cyst associated with endodontically treated deciduous tooth: a case report. J Indian Soc Pedod Prev Dent. 2003;21(4):139-41.
Damante JH, Freitas JAS, Tavano O et al. Interpretação radiográfica. In: Alvares LC, Tavano O. Curso de radiologia em odontologia. São Paulo: Santos; 1998. p. 129-229.
Freitas L, Freitas A. Cistos da cavidade bucal. In: Freitas L. Radiologia bucal: técnicas e interpretação. São Paulo: Pancast; 1992. p. 149-68.
Gibson GM, Pandolfi PJ, Luzader JO. Case report: a large radicular cyst involving the entire maxillary sinus. Gen Dent. 2002;50(1):80-1.
Guimarães Júnior J. O problema do diagnóstico diferencial das periapicopatias radiolucentes. Rev Assoc Paul Cir Dent. 1989;43(5):251-4.
Gurol M, Burkes EJ Jr., Jacoway J. Botryoid odontogenic cyst: analysis of 33 cases. J Periodont. 1995;66:1069-73.
Lee L. Inflamatory lesions of the jaws. In: White SC, Pharoah MJ. Oral radiology. St. Louis, Missouri: Mosby; 2000. p. 339-54.
Mass E, Kaplan I, Hirshberg A. A clinical and histopathological study of radicular cysts associated with primary molars. J Oral Path Med. 1995;24:458-61.
Neville BW, Damm DD, Allen CM et al. Patologia oral e maxilofacial. Rio de Janeiro: Guanabara Koogan; 1998. p. 93-116.
Pereira F. Estudo histopatológico e radiográfico de lesões apicais. (Dissertação de Mestrado em Odontologia). Natal: Universidade Federal Rio Grande do Norte, Centro de Ciências da Saúde; 1983. 68 p.
Pezzi LPG, Soares ECS, Sant'Ana Filho M. Cisto periodontal lateral e cisto odontogênico botrioide. Rev Fac Odontol Porto Alegre. 2000;41(1):14-7.
Philipsen HP, Reichart PA, Ogawa I et al. The inflammatory paradental cyst: a critical review of 342 cases from a literature survey, including 17 new cases from the author's files. J Oral Pathol Med. 2004;33(3):147-55.
Ramos JMO. Reação dos tecidos periapicais frente aos materiais de obturação. RGO (Porto Alegre). 1982;30(2):145-50.
Simon JHS. Patologia periapical. In: Cohen S, Burns RC. Caminhos da polpa. Rio de Janeiro: Guanabara Koogan; 1998. p. 400-36.
Souza DO, Machado TC, Rasquin OM. Cisto residual: caso clínico. Rev Fac Odontol Univ Fed Bahia. 2000;(20):88-91.
Suljak JP, Bohay RN, Wysocki GP. Lateral periodontal cyst: a case report and review of the literature. J Canad Dent Ass. 1998;64:48-51.
Tommasi AF. Diagnóstico em patologia bucal. São Paulo: Pancast; 2002.
White SC, Pharoah MJ. Oral radiology. 4.ed. St. Louis, Missouri: Mosby; 2000.

radiopaca. Geralmente eles são sintomáticos. O espaço do ligamento periodontal, via de regra, não é aumentado, e não deve haver comunicação entre a cavidade do cisto e o ambiente bucal. A raiz do dente afetado permanece intacta, e o tecido pulpar não apresenta necrose, permanecendo vital.

Além disso, a parede cística está forrada por uma camada fina de epitélio odontogênico, apresentando células claras e assemelhando-se ao epitélio do esmalte reduzido. Foram descritas algumas áreas de condensação celular, como placas epiteliais que podem protrair no lúmen cístico. Um aparecimento histológico diferente foi descrito com o nome de *cisto botrioide*, que reflete a semelhança histológica das cavidades císticas a um cacho de uvas.

O tratamento do cisto periodontal lateral é a separação cirúrgica; porém, se possível, o dente afetado deve ser preservado, o que algumas vezes é difícil. A variedade multilocular, inclusive o botrioide, requer eliminação cirúrgica mais cuidadosa devido à tendência mais alta de recorrência.

Anomalias Dentárias de Desenvolvimento

16

Paulo Sérgio Flores Campos, Jurandyr Panella, Nilson Pena,
Janaina Araújo Dantas e Patrícia de Medeiros Loureiro Lopes

Introdução

A organogênese não se processa de maneira uniforme, pois o desenvolvimento das diversas estruturas se dá, de forma característica, alternando períodos de crescimento lento e rápido, os chamados "períodos críticos". Todo esse processo é estabelecido por um determinante genético, e quaisquer perturbações de ordem ambiental, especialmente nos "períodos críticos", podem levar a alterações irreversíveis no processo de formação das diversas estruturas orgânicas, provocando a manifestação de anomalias.

O desenvolvimento e a formação das estruturas bucais não fogem à regra. Assim, têm-se como aspectos etiológicos no surgimento das anomalias dentárias de desenvolvimento os fatores ambientais (locais ou sistêmicos) e os genéticos (congênitos ou hereditários).

Dentre os vários fatores ambientais, a deficiência de vitaminas C e A, por exemplo, é considerada um fator causal de alterações estruturais da dentina e do esmalte, respectivamente. Infecções também estão associadas ao surgimento de anomalias dentárias. A sífilis congênita pode determinar o aparecimento de dentes com formato característico e hipoplasia de esmalte associada (incisivos de Hutchinson e molares em amora). Dentes decíduos com comprometimento infeccioso da polpa e doença periapical determinam o surgimento de sucessores permanentes com hipoplasia de esmalte (dente de Turner). A presença de flúor na água de abastecimento em proporções superiores a 1 ppm leva ao aparecimento de áreas hipoplásicas na superfície do esmalte dos dentes em formação. Uma lesão traumática em um dente decíduo pode afetar os odontoblastos e os ameloblastos, causando alteração estrutural em dentina e/ou esmalte nos dentes permanentes sucessores.

Fatores genéticos e hereditários, quando a informação contida no código genético está alterada, estão associados a anomalias como dentinogênese e amelogênese imperfeita.

Outro aspecto importante é que muitas das anomalias dentárias de desenvolvimento são detectadas apenas com exame radiográfico. Assim, um protocolo adequado em exame por imagem deve incluir a radiografia periapical e/ou a panorâmica, suficientes, na maioria das vezes, para conduzir a uma interpretação conclusiva.

Enfim, as anomalias dentárias de desenvolvimento compõem um capítulo que deve ser de conhecimento e domínio do cirurgião-dentista, uma vez que ou requerem pronta intervenção preventiva, no sentido de se evitar o seu aparecimento ou consequentes complicações, ou exigem o seu reconhecimento imediato, evitando-se abordagens intempestivas.

Classificação

Com o objetivo de sistematizar o estudo das anomalias dentárias, tornando-o mais fácil e inteligível, estabelecemos a classificação a seguir:

- Alterações dimensionais
- Alterações morfológicas
- Alterações quantitativas
- Alterações estruturais
- Alterações topográficas
- Alterações irruptivas.

Alterações dimensionais

As alterações dimensionais são aquelas em que os dentes apresentam medidas aquém ou além dos padrões anatômicos normais. São elas: macrodontia e microdontia.

Macrodontia

A macrodontia caracteriza-se por dentes cujas dimensões se apresentam além dos limites normais. De acordo com o número de dentes envolvidos, pode ser classificada como generalizada ou focal (localizada).

Na macrodontia generalizada, todos os dentes das arcadas apresentam dimensões acima dos padrões anatômicos normais, condição que está associada ao gigantismo pituitário. Existe a possibilidade de ocorrência de dentes com tamanho normal implantados em arcadas com tamanho reduzido, o que caracterizaria a macrodontia falsa ou relativa.

No caso de macrodontia focal (localizada), apenas um ou um grupo de dentes apresenta dimensões acima do normal (Figuras 16.1 a 16.4). Analisando única e exclusivamente o dente envolvido, a macrodontia focal pode ainda ser classificada como: total, quando o aumento de tamanho compromete coroa e raiz; e parcial (coronária ou radicular), quando há o comprometimento de apenas um segmento dentário.

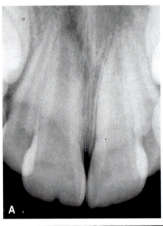
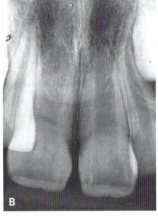
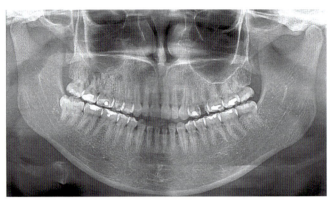

Figura 16.3 Macrodontia do dente 48. Cortesia do Dr. Bartolomeu Sobral.

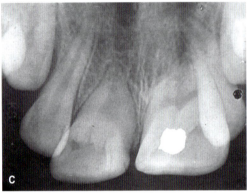

Figura 16.1 Incisivos centrais desproporcionalmente maiores. O 11 apresenta fenda centroincisal (**A**), e o 21 lembra um dente geminado (**C**).

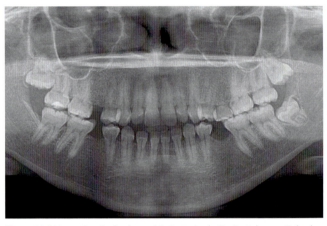

Figura 16.4 Macrodontia do dente 18. Cortesia do Dr. Bartolomeu Sobral.

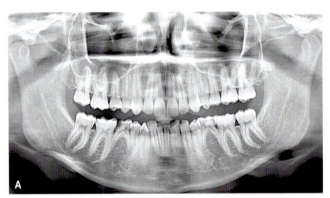
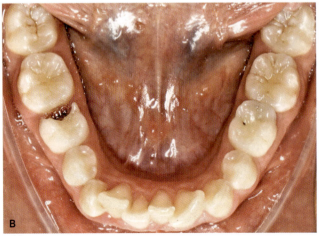

Figura 16.2 Macrodontia pouco frequente do dente 32 (**A**), que se apresenta clinicamente girovertido (**B**). Cortesia do Dr. Bartolomeu Sobral.

Em casos de dentes multirradiculares, pode acontecer de apenas uma ou duas das raízes estarem comprometidas, ou um dos segmentos dentários ser envolvido por macrodontia e o outro por microdontia. Em casos de hipertrofia hemifacial, os dentes do lado afetado, de ambas as arcadas, podem apresentar-se macro.

A macrodontia tem uma frequência baixa, sem predileção por sexo, sendo a localizada a condição mais comum. Os dentes mais comumente afetados são os terceiros molares inferiores e os incisivos centrais superiores.

Microdontia

A microdontia representa o oposto da macrodontia e também pode ser classificada como generalizada e focal (localizada).

Associada ao nanismo pituitário, a microdontia generalizada apresenta todos os dentes das arcadas com dimensões inferiores aos padrões anatômicos normais. De maneira análoga à macrocontia, existe a possibilidade de haver dentes com tamanho reduzido implantados em arcada de tamanho normal, o que caracterizaria a microdontia falsa ou relativa.

Na microdontia focal (localizada), mais comum, inclusive se comparada à macrodontia, apenas um ou um grupo de dentes apresenta dimensões aquém dos padrões normais (Figuras 16.5 e 16.6). Assim como na macrodontia, a microdontia pode envolver ambos os segmentos dentários (microdontia total) ou apenas um deles (microdontia parcial coronária ou parcial radicular).

Os dentes mais comumente envolvidos pela condição, que não mostra predileção por sexo, são os terceiros molares superiores e os incisivos laterais superiores, sendo que estes últimos podem apresentar morfologia característica – incisivos laterais conoides.

Alterações morfológicas

As alterações de forma, que secundariamente podem determinar alteração dimensional, são aquelas que modificam a anatomia dos dentes. Podem ser classificadas como: geminação, fusão, concrescência, incisivo de Hutchinson, molar em amora, *dens in dente*, cúspide em garra, taurodontia, raízes fusionadas, raiz supranumerária, dilaceração, pérola de esmalte e nódulo pulpar.

Geminação

A geminação representa a tentativa de bipartição de um germe dentário. Assim, clinicamente, temos uma coroa com aspecto bífido e, radiograficamente, uma raiz com um ou dois canais. Desse modo, nem sempre é possível distinguir geminação de fusão, sendo o parâmetro diagnóstico mais razoável o número de dentes presentes: caso não haja redução da quantidade regular de dentes, trata-se, muito provavelmente, de geminação (Figuras 16.7 e 16.8). Os dentes mais afetados por essa condição, que não é frequente e não mostra uma predileção marcada por sexo, são os incisivos superiores e inferiores.

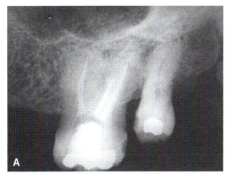

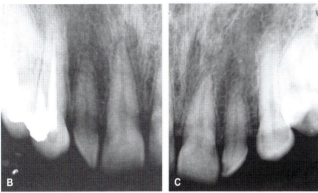

Figura 16.5 Microdontia dos dentes 22 (**A**), 12 (**B**) e 28 (**C**).

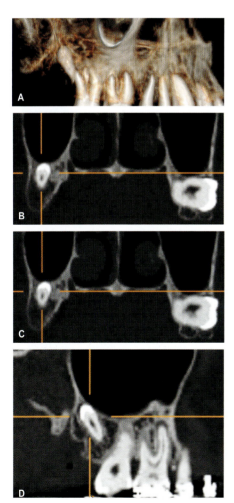

Figura 16.6 Imagens multiplanares de tomografia computadorizada mostrando dente 18 micro e inclusão horizontal do dente 28.

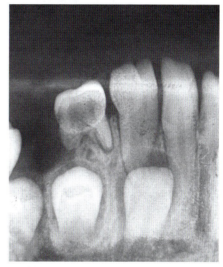

Figura 16.7 Geminação do dente 83.

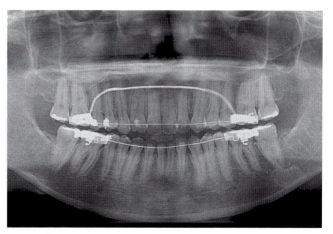

Figura 16.8 Geminação do dente 12. Cortesia do Dr. Bartolomeu Sobral.

Fusão

Dentes que representam a tentativa de união de dois germes dentários, mostrando, radiograficamente, dois canais e duas raízes, dois canais e uma raiz ou apenas um canal e uma raiz, em pacientes que apresentam redução do número regular de dentes, caracterizam a fusão dentária (Figura 16.9).

Assim caracterizada, a fusão pode ser classificada como completa ou incompleta. A fusão completa envolve toda a extensão dos dentes (coroas e raízes); a incompleta é uma fusão parcial que pode acontecer apenas entre as coroas ou apenas entre as raízes. Trata-se de uma condição incomum que não mostra predileção por sexo e afeta, mais comumente, os dentes anteroinferiores.

Concrescência

Quando os dentes se apresentam unidos pelo cemento (Figura 16.10), irrompidos ou não, temos a concrescência, que pode ser classificada como verdadeira ou adquirida. A concrescência verdadeira caracteriza-se pela união entre dentes através do cemento durante a odontogênese; quando essa união ocorre após completada a formação dos dentes, temos a concrescência adquirida.

A condição acomete, normalmente, segundos e terceiros molares superiores. A falta de espaço na arcada dentária e a curva de Spee aproximam as raízes desses dentes, oportunizando, assim, a manifestação da condição. Deve-se ressaltar que não é possível distinguir entre concrescência e fusão das raízes dentárias apenas por meio do exame radiográfico.

Incisivo de Hutchinson

São incisivos que apresentam a coroa em forma de barril (terço incisal mais estreito que o terço médio), com ou sem a presença de fenda centroincisal (Figura 16.11). Em 63% dos pacientes com sífilis congênita, podem-se observar incisivos de Hutchinson, embora indivíduos sem história dessa doença também possam apresentar incisivos com tais características.

Molar em amora

É o molar com formações nodulares na face oclusal (em substituição às cúspides), com aspecto moriforme e apresentando o terço médio da coroa com diâmetro maior que o terço oclusal. Cerca de 65% dos pacientes sifilíticos com incisivos de Hutchinson também têm molares em amora.

Dens in dente

Quando ocorre uma invaginação das estruturas calcificadas da coroa, comumente para dentro da cavidade pulpar, tem-se o *dens in dente* (Figuras 16.12 e 16.13). Dada a diversidade de aspectos que essa anomalia pode assumir, desde o nível de invaginação até a aparência do dente envolvido, pode-se classificá-la em: *dens in dente* coronário típico (leve, moderado e severo), coronário atípico e radicular.

No coronário típico, a invaginação processa-se para dentro da cavidade pulpar, a partir da porção coronária do dente, podendo estender-se aos terços cervical (leve), médio (moderado) ou apical (severo) da raiz. Neste último caso, a condição apresenta-se deformante, podendo inviabilizar a tentativa de tratamento endodôntico no sentido de preservar o dente.

A invaginação para dentro da estrutura dentinária caracteriza o *dens in dente* coronário atípico, não importando a que nível se estenda essa invaginação. Cabe lembrar que, em tal situação, a anomalia pode chegar ao periodonto.

O *dens in dente* radicular, também chamado de odontoma dilatado, é o tipo mais raro dessa anomalia; entretanto, como não tem características imaginológicas de um verdadeiro odontoma (composto ou complexo), a denominação *dens in*

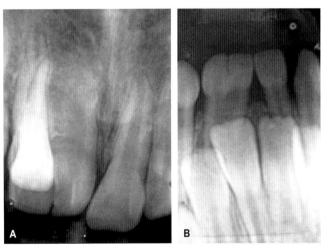

Figura 16.9 Aparente fusão do dente 11 com mesiodente (**A**) e fusão dos dentes 81 e 82 (**B**).

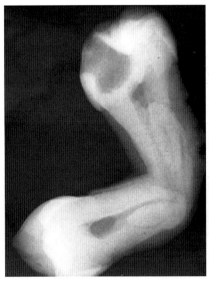

Figura 16.10 Concrescência entre molares superiores.

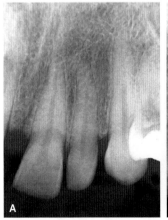
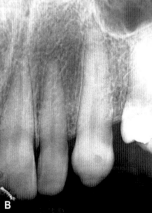

Figura 16.11 Incisivos laterais superiores em forma de barril. Vale ressaltar que as suas dimensões se aproximam muito do limiar de diagnóstico de microdontia.

16 | Anomalias Dentárias de Desenvolvimento   147

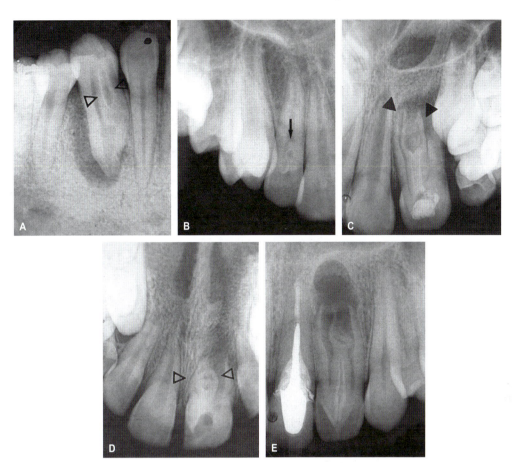

Figura 16.12 *Dens in dente* coronário atípico envolvendo o dente 44 (**A**), coronário típico leve no dente 12 (**B**) e coronário típico severo nos dentes 22 (**C**), 21 (**D**) e 22 (**E**).

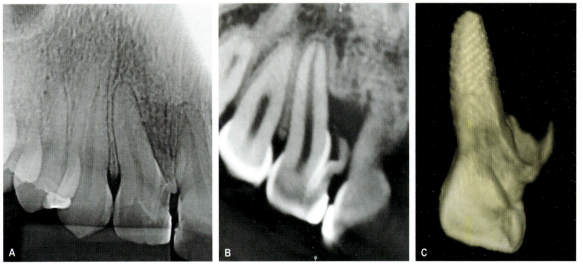

Figura 16.13 *Dens in dente* coronário atípico envolvendo o dente 12. **A.** Radiografia periapical. **B.** Tomografia computadorizada de feixe cônico. **C.** Segmentação 3D.

dente radicular mostra-se mais coerente (Figuras 16.14 e 16.15). Os incisivos laterais superiores, incisivos centrais superiores e mesmo os mesiodentes são os dentes mais afetados, sendo que a anomalia pode manifestar-se bilateralmente.

Cúspide em garra

Trata-se de uma projeção externa em forma de lâmina ou cúspide, a partir do cíngulo e em direção à borda incisal dos incisivos (Figura 16.16). A cúspide em garra é formada por esmalte, dentina e tecido pulpar. É uma condição rara, envolve com mais frequência os incisivos superiores e pode estar associada à síndrome de Rubinstein-Taybi.

Taurodontia

É uma anomalia que envolve os molares e se caracteriza pelo aumento da dimensão oclusoapical da câmara pulpar, podendo ser classificada como hipotaurodontia, mesotaurodontia ou hipertaurodontia (Figura 16.17).

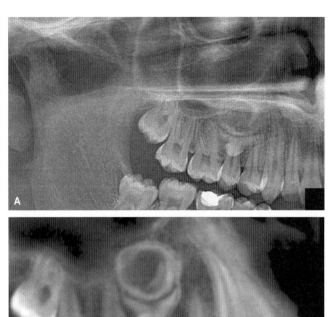

Figura 16.14 *Dens in dente* radicular acometendo supranumerário na região de pré-molares superiores do lado direito. **A.** Radiografia panorâmica segmentada. **B.** Corte sagital de tomografia computadorizada de feixe cônico.

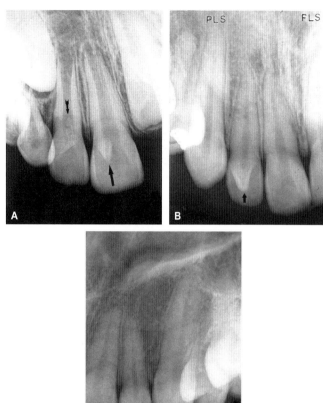

Figura 16.16 Cúspide em garra no dente 11 e *dens in dente* no 12 (**A**), cúspide em garra no 12 (**B**) e também no 22 (**C**).

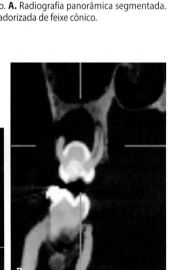

Figura 16.15 *Dens in dente* radicular acometendo o dente 17: cortes axial (**A**) e coronal (**B**) de tomografia computadorizada multidetector.

Para os molares com hipotaurodontia, a altura oclusoapical da câmara pulpar limita-se ao terço cervical da raiz, e pode estender-se até o limite do terço médio da raiz, na mesotaurodontia. A hipertaurodontia representa a manifestação mais severa da condição, quando a altura oclusoapical da câmara pulpar ultrapassa o limite do terço médio da raiz.

A taurodontia tem sido atribuída a uma falha na invaginação da bainha epitelial de Hertwig no nível horizontal correto, para formar as raízes dos molares. Argumenta-se que seja uma manifestação atávica: os ancestrais da espécie humana, por terem uma dieta abrasiva, apresentavam precocemente desgaste das superfícies oclusais e consequente extrusão passiva dos dentes. Assim, a localização mais apical da região da bi ou trifurcação preservaria a sua exposição, evitando a instalação de doença periodontal, o que levaria à manutenção dos dentes por mais tempo na cavidade bucal.

Os dentes mais frequentemente envolvidos pela condição são os segundos molares, mas os esquimós e determinadas populações do Oriente Médio apresentam, caracteristicamente, maior prevalência. A condição pode ainda ocorrer em associação com as síndromes de Down e Klinefelter.

Raízes fusionadas

É uma condição que envolve os molares e que se traduz pela redução do número de raízes, com ou sem diminuição do número de canais (Figura 16.18). Raízes prismáticas ou cuneiformes são outras denominações que podem identificar a condição, e os segundos molares, superiores e inferiores, são os mais afetados.

Raiz supranumerária

Quando um dente apresenta um número de raízes superior aos padrões anatômicos normais, diz-se que ele tem raiz ou raízes supranumerárias (Figura 16.19). Para os pré-molares inferiores, essa manifestação pode levar a uma configuração que lembra o molar taurodonto. No entanto, ressalta-se que a espécie bovina não apresenta pré-molares; dessa maneira, é inadequado nominar pré-molares como taurodonto.

Raramente são percebidas raízes supranumerárias em dentes anterossuperiores e incisivos inferiores, ao contrário do que ocorre em pré-molares e caninos inferiores, os mais comumente envolvidos.

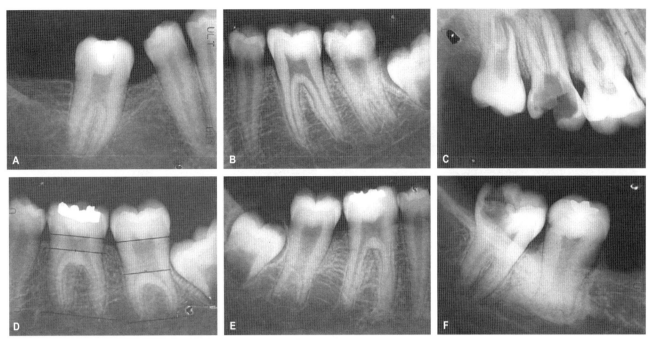

Figura 16.17 A. Hipotaurodontia do dente 47. B. Mesotaurodontia do 37. C. Hipotaurodontia do 18. D. Mesotaurodontia do 37. E e F. Hipertaurodontia do 47.

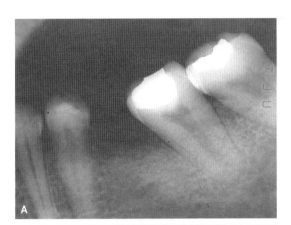

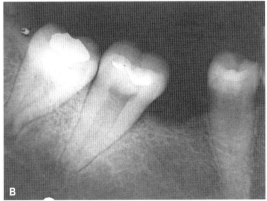

Figura 16.18 Dentes 37 (A) e 47 (B) apresentando raízes fusionadas.

Dilaceração

A dilaceração representa a alteração brusca de orientação do eixo longitudinal do dente. Pode ser classificada em: coronária, coronorradicular e radicular (simples e dupla). A dilaceração coronária se estabelece no nível da coroa, enquanto a coronorradicular ocorre no nível do colo, determinando angulação entre coroa e raiz; já a dilaceração radicular envolve a raiz dentária (Figura 16.20).

O traumatismo tem sido o fator etiológico mais comumente associado à manifestação da condição, sobretudo quando envolve os incisivos centrais superiores. Considerando-se, entretanto, o maior envolvimento dos pré-molares, percebe-se que a dilaceração é, fundamentalmente, uma alteração de desenvolvimento.

Pérola de esmalte

As pérolas de esmalte são apêndices calcificados, com formato regular e arredondado, à altura da junção amelodentinária e/ou da bi ou trifurcação (Figura 16.21). Ocorrem mais comumente em molares, mas podem aparecer em pré-molares e dentes anteriores. As furcas mesiais e distais dos molares superiores (segundos e terceiros), seguidas das furcas vestibulares e linguais dos molares inferiores, são os sítios de maior ocorrência.

Nódulo pulpar

É uma estrutura mineralizada com aspecto arredondado, ovoide ou fusiforme, ou mesmo irregular, que se localiza nas câmaras pulpares e/ou canais radiculares dos dentes (Figura 16.22). Quando representa calcificação distrófica, consequente à necrose isquêmica do tecido pulpar, ele não é considerado como verdadeiras anomalias; porém, quando é uma formação ectópica de dentina, constitui-se em verdadeira anomalia, e pode ainda ser classificado como livre ou aderido.

Os nódulos pulpares livres encontram-se inteiramente dentro do tecido pulpar, e os aderidos apresentam continuidade com a parede dentinária da cavidade pulpar. É importante lembrar que apenas o padrão histológico distingue nódulos pulpares verdadeiros de falsos, e que estes tendem a aumentar com o aumento da faixa etária, dado o seu mecanismo de formação.

Alterações quantitativas

Quando ocorre a modificação da fórmula dentária, para mais ou para menos, temos as alterações quantitativas, que podem ser: anodontia ou dente supranumerário.

150 Fundamentos de Odontologia | Radiologia Odontológica e Imaginologia

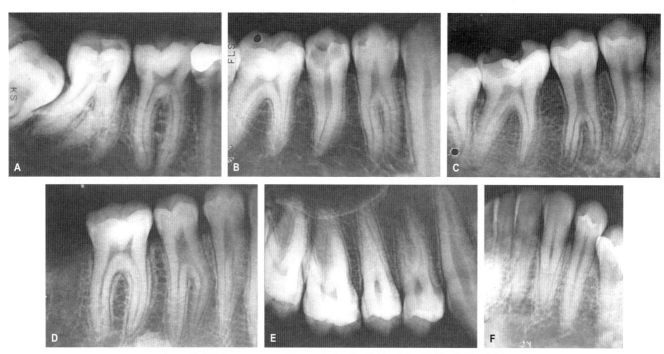

Figura 16.19 Raízes supranumerárias nos dentes 47 (**A**), 44 e 45 (**B** a **D**), 34 e 35 (**E**) e 33 (**F**).

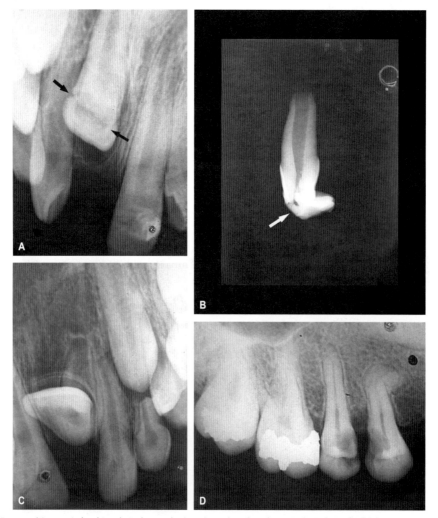

Figura 16.20 A. Dilaceração coronária associada a hipoplasia de esmalte (*setas*) envolvendo o dente 11. **B.** Radiografia do dente comprovando a dilaceração e a área de esmalte hipoplásico (*seta*). **C.** Dilaceração coronorradicular do dente 21. **D.** Dilaceração radicular, aparentemente simples, do dente 14.

16 | Anomalias Dentárias de Desenvolvimento 151

Anodontia

A anodontia traduz-se por redução do número normal de dentes esperados para cada uma das dentições, podendo ser classificada como anodontia total ou parcial – hipodontia ou oligodontia (Figuras 16.23 e 16.24).

A anodontia total, condição infrequente, é a ausência de todos os dentes e está associada à displasia ectodérmica; a anodontia parcial, mais comum, corresponde à ausência de um ou alguns dentes. Quando parcial, a anodontia mostra frequência alta, costuma manifestar-se bilateralmente e envolve mais comumente o último dente do grupo: terceiros molares, incisivos laterais superiores e segundos pré-molares.

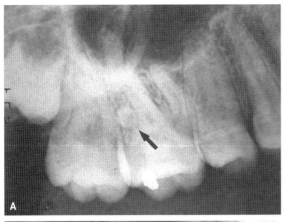
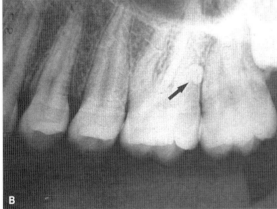

Figura 16.21 Ocorrência bilateral de pérola de esmalte envolvendo os dentes 16 (**A**) e 26 (**B**).

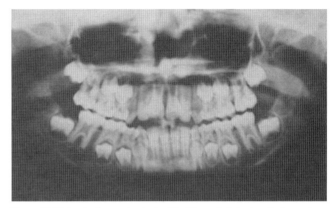

Figura 16.23 Anodontia rara dos dentes 13 e 23 associada à retenção dos caninos decíduos correspondentes.

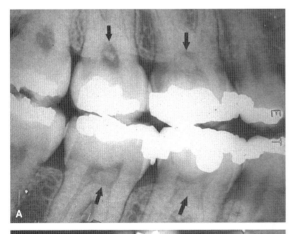
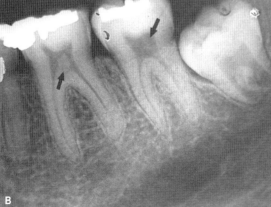

Figura 16.22 Nódulos pulpares nos dentes 16, 17, 46 e 47 (**A**) e nos dentes 36 e 37 (**B**).

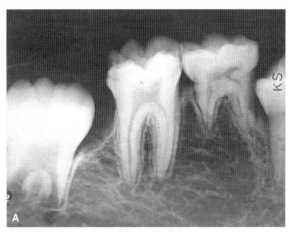
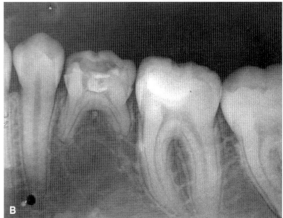

Figura 16.24 Anodontia dos dentes 45 (**A**) e 35 (**B**) associada à retenção dos molares decíduos predecessores.

Dente supranumerário

Todos aqueles dentes que excedem o número normal de dentes esperado para cada uma das dentições são considerados supranumerários (Figuras 16.25 a 16.28). De acordo com a localização ou a época de irrupção, os dentes supranumerários podem ser denominados, de maneira particular, mesiodente, distomolar, paramolar e dente pré-decíduo.

Os mesiodentes localizam-se próximo à linha média da maxila; os distomolares são aqueles que se posicionam a distal dos terceiros molares; os paramolares aparecem por vestibular ou palatino em relação aos molares superiores (mais comumente por palatino); e os pré-decíduos são estruturas córneas que se apresentam sobre os rebordos alveolares ao nascimento e que podem, na verdade, representar cistos gengivais nos recém-nascidos.

A manifestação de dentes supranumerários tem sido atribuída à proliferação da lâmina dentária para formar um germe acessório, ou mesmo à divisão do germe dentário normal. Os dentes supranumerários podem apresentar o mesmo formato (eumorfos) dos dentes da região em que aparecem, ou formato anômalo (dismorfos), sendo mais comumente eumorfos na região de pré-molares inferiores.

O mesiodente é o supranumerário de ocorrência mais comum. É frequente a ocorrência bilateral de supranumerários, e múltiplos dentes supranumerários podem estar associados à síndrome de Gardner ou à displasia cleidocraniana.

Alterações estruturais

Qualquer perturbação de ordem ambiental ou genética durante a odontogênese pode causar uma alteração na estrutura do esmalte, da dentina ou de ambos.

As alterações estruturais podem ser divididas em:

- De esmalte: amelogênese imperfeita e hipoplasia de esmalte
- De dentina: dentinogênese imperfeita e displasia dentinária (DD)
- De esmalte e dentina: odontodisplasia regional.

Amelogênese imperfeita

A amelogênese imperfeita caracteriza-se por hipoplasia ou hipocalcificação do esmalte, envolvendo todos os dentes (Figura 16.29). Assim, pode ser classificada em três tipos: hipoplásico, hipocalcificado ou hipomaturado.

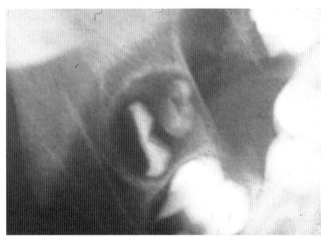

Figura 16.25 Detalhe de radiografia panorâmica mostrando o desenvolvimento de um quarto molar inferior direito.

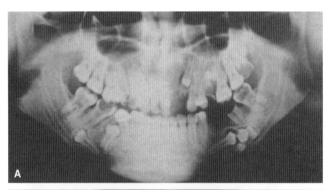

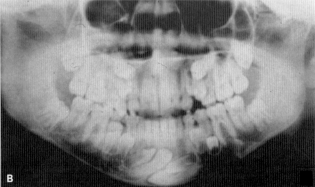

Figura 16.26 Ocorrência de múltiplos dentes supranumerários sem associação com síndrome.

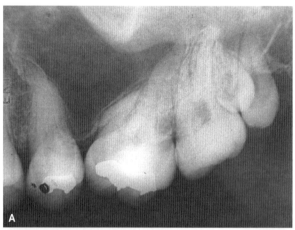

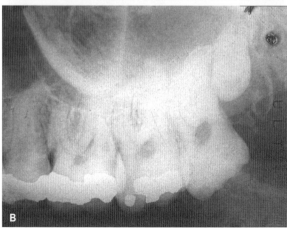

Figura 16.27 A. Paramolar e terceiro molar micro. **B.** Distomolar.

16 | Anomalias Dentárias de Desenvolvimento 153

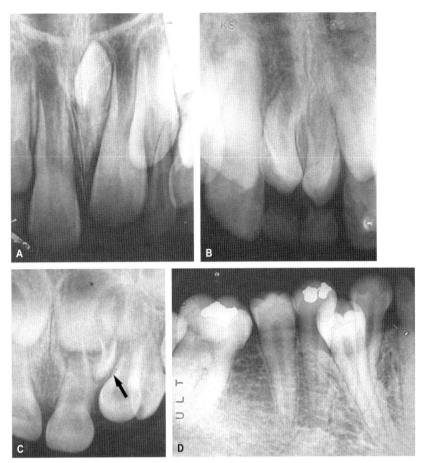

Figura 16.28 Mesiodentes (**A** e **B**), supranumerário entre os dentes 61 e 62 (**C**) e na região de pré-molares inferiores do lado direito (**D**).

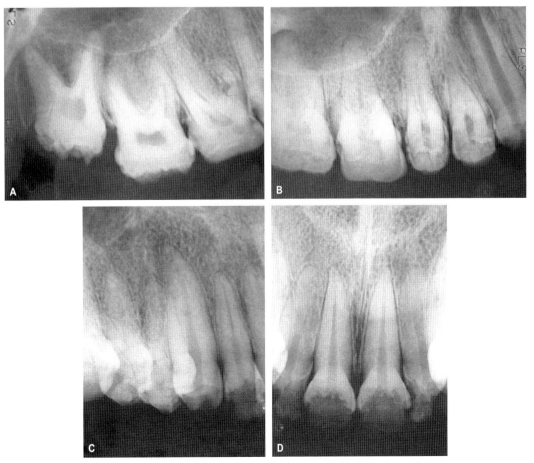

Figura 16.29 Malformação do esmalte (amelogênese imperfeira) de todos os dentes.

O desenvolvimento do esmalte apresenta três etapas distintas: de formação (depósito da matriz orgânica), de calcificação (mineralização da matriz) e de maturação (aumento de volume dos cristais de hidroxiapatita). Na amelogênese imperfeita do tipo *hipoplásico*, há formação insuficiente da matriz orgânica, porque a alteração compromete a etapa de desenvolvimento do esmalte. Já na amelogênese do tipo *hipocalcificado*, há o comprometimento da etapa de calcificação, havendo, em consequência, uma mineralização insuficiente da matriz orgânica. Cristais imaturos caracterizam a amelogênese do tipo *hipomaturado*, quando há perturbação da etapa de maturação do processo de desenvolvimento do esmalte dentário.

Trata-se de uma anomalia hereditária em que os padrões de herança variam de autossômico dominante ou recessivo a dominante ou recessivo ligado ao sexo. Desse modo, em qualquer tipo de amelogênese, todos os dentes, de ambas as dentições, são afetados. Na amelogênese imperfeita, o formato do dente pode não ser normal em função da quantidade de esmalte e da presença de atrição oclusal e incisal. O esmalte, em particular, pode estar completamente ausente (aplasia) ou aparecer como uma camada muito fina, principalmente sobre as pontas das cúspides e faces proximais. Os pontos de contato com frequência estão abertos, e, em casos de hipocalcificação, a radiopacidade do esmalte pode apresentar-se semelhante à da dentina, tornando difícil a diferenciação entre ambas.

Hipoplasia de esmalte

É um defeito caracterizado por esmalte com espessura menor ou área sem cobertura de esmalte, ou ainda por esmalte com densidade menor, envolvendo apenas um ou um grupo de dentes. Desse modo, temos a hipoplasia propriamente dita e a hipocalcificação.

A hipoplasia propriamente dita caracteriza-se por apresentar um esmalte com dureza normal e quantidade insuficiente, enquanto, na hipocalcificação, o esmalte apresenta-se com quantidade normal, mas com mineralização deficiente.

Dentre os fatores etiológicos relacionados à manifestação de tal deficiência focal de esmalte, estão: deficiências nutricionais (vitaminas A, C e D), doenças exantemáticas (sarampo, varíola e rubéola), sífilis congênita, hipocalcemia, distúrbios perinatais (traumatismo, prematuridade e eritroblastose fetal), infecções focais, traumatismo local e ingestão de substâncias químicas (fluoretos). A manifestação da condição depende da intensidade e da duração do fator etiológico, assim como a localização depende do estágio de desenvolvimento dentário durante o qual o fator atua.

Processos patológicos periapicais, consequentes a infecções pulpares, e traumatismo em dentes decíduos estão, com frequência, associados à hipoplasia de esmalte em dentes permanentes. Nesses casos, ela normalmente acomete um único dente, que leva a denominação de dente de Turner (Figura 16.30).

Dentinogênese imperfeita

A dentinogênese imperfeita caracteriza-se, via de regra, por dentes com raízes curtas e cônicas, constrição cervical, coroas bulbosas, espaços pulpares obliterados e atrição pronunciada. Pode ser classificada em tipos I, II e III.

Na dentinogênese do tipo I ocorre associação com a osteogênese imperfeita e há um comprometimento mais severo dos dentes decíduos (Figuras 16.31 a 16.33); no tipo II, não há envolvimento ósseo; e o tipo III, ou tipo Brandywine, apresenta também apenas alterações dentárias, mas com algumas variações clínicas e radiográficas, como: exposições pulpares, radiolucidez

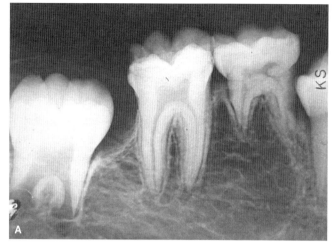

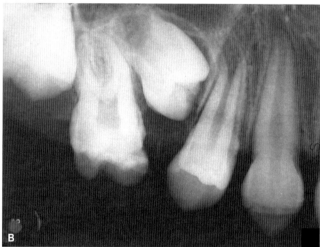

Figura 16.30 Hipoplasia de esmalte envolvendo os dentes 46 (**A**) e 16 (**B**).

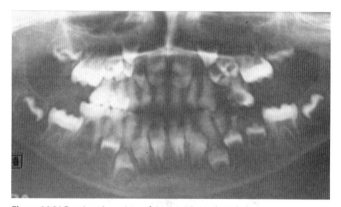

Figura 16.31 Dentinogênese imperfeita tipo I. Baixa densidade óssea, sobretudo da mandíbula, cuja basilar mostra-se anormalmente delgada.

periapical e dentes em concha ou dentes de Rushton, nos quais a dentina aparece delgada e as câmaras pulpares e os canais radiculares apresentam-se anormalmente amplos.

Condição de caráter hereditário autossômico dominante, com expressividade variável, a dentinogênese imperfeita compromete ambas as dentições e é também conhecida como dentina opalescente hereditária.

Caracteristicamente, a dentina malformada apresenta canalículos irregulares e grandes áreas de matriz não mineralizada. Os canalículos dentinários têm diâmetro maior e, por isso, são

16 | Anomalias Dentárias de Desenvolvimento   155

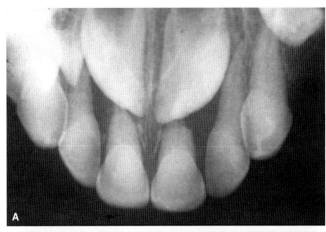

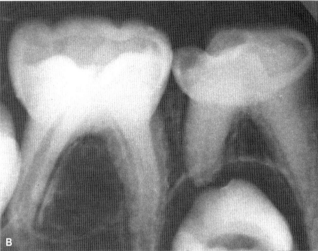

Figura 16.32 Detalhe de incisivos superiores (**A**) e molares inferiores decíduos (**B**), que mostram espaços pulpares extremamente limitados.

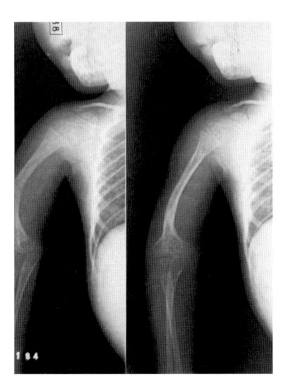

Figura 16.33 Ossos deformados, delgados, pouco densos e mostrando corticais afiladas.

menos numerosos. Apesar de malformada, a deposição de dentina é contínua e acelerada, o que promove a obliteração das cavidades pulpares.

O teor de água da dentina é, aproximadamente, 70% mais alto que o de um tecido dentinário normal, o que confere ao tecido anômalo menos radiopacidade.

Em face do embricamento pobre entre esmalte e a dentina do manto malformada, o esmalte se destaca com facilidade; além disso, devido à menor resistência da dentina, os dentes mostram atrição acelerada e pronunciada.

Displasia dentinária

Dentes com espaços pulpares obliterados, raízes hipodesenvolvidas e lesões periapicais caracterizam, via de regra, a displasia dentinária. Contudo, há variações nesses aspectos, o que permite classificar a displasia dentinária em: tipo I (radicular), tipo II (coronário) e tipo III (misto).

A displasia dentinária tipo I pode ainda ser subdividida, de acordo com as características radiográficas, em quatro categorias:

- Tipo Ia: radiograficamente se observa obliteração completa da cavidade pulpar, além de ausência ou pequeno desenvolvimento radicular
- Tipo Ib: existe uma linha radiolúcida horizontal em forma de crescente ao longo da junção cemento-esmalte, que corresponde a uma demarcação entre a dentina coronária normal e a radicular anormal. Raízes pequenas e cônicas ou com poucos milímetros de comprimento são evidenciadas
- Tipo Ic: são evidentes duas linhas radiolúcidas horizontais em forma de crescente, com concavidades voltadas uma para outra no nível da junção cemento-esmalte. O comprimento da raiz é de aproximadamente metade do normal
- Tipo Id: existe evidência de cavidade pulpar no nível da junção cemento-esmalte. As raízes apresentam comprimento normal, mas podem ser bulbosas no terço cervical, onde se desenvolvem nódulos pulpares dentro do canal radicular.

Ao contrário da maioria dos tipos de displasia dentinária tipo I, o comprimento da raiz no tipo II é normal. Radiograficamente, encontram-se coroas bulbosas, constrição cervical e obliteração dos canais radiculares. Os dentes permanentes apresentam extensão apical da câmara pulpar, onde, em geral, desenvolvem-se nódulos. A displasia dentinária tipo III, por outro lado, é a combinação das características radiográficas do tipo I e do tipo II (Figura 16.34).

Assim como a dentinogênese imperfeita, a displasia dentinária mostra um caráter hereditário autossômico dominante.

Odontodisplasia regional

Na odontodisplasia regional, condição também conhecida como dentes fantasmas ou odontogênese imperfeita, os dentes mostram desorganização estrutural de esmalte e dentina, apresentando espaços pulpares anormalmente amplos, finas camadas de dentina e esmalte, raízes curtas e ápices abertos, ou ausência de raízes (Figuras 16.35 e 16.36).

Os dentes anterossuperiores são os mais frequentemente envolvidos, podendo irromper ou não. Os fatores etiológicos sugeridos são: traumatismo, deficiências nutricionais, infecções, alterações metabólicas, doenças sistêmicas, fatores genéticos e defeito vascular local.

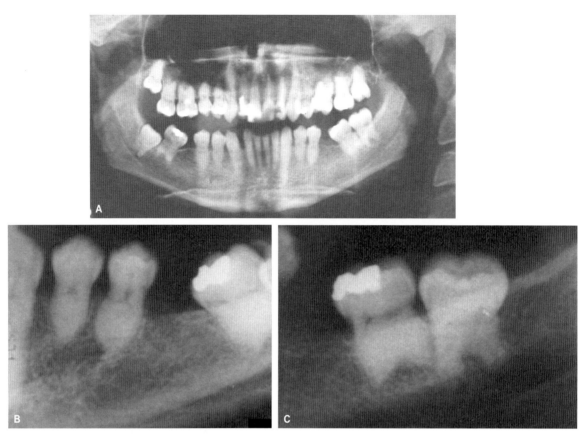

Figura 16.34 Displasia dentinária tipo III (**A**), em que se observa, de maneira peculiar, pré-molares e molares inferiores que apresentam, respectivamente, câmara pulpar em forma de sinete (**B**) e de haltere com polos achatados (**C**).

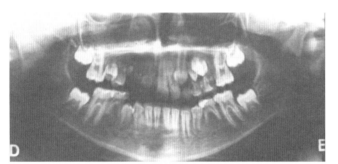

Figura 16.35 Odontodisplasia regional comprometendo os dentes 11, 12 e 13.

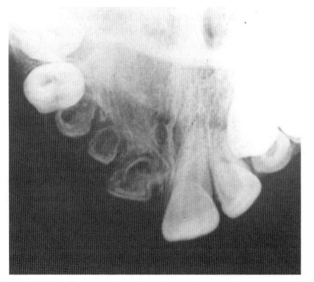

Figura 16.36 Detalhamento da radiografia oclusal para os dentes envolvidos.

Alterações topográficas

Os dentes devem estar dispostos corretamente nas arcadas, em cada uma das dentições, e qualquer alteração nessa disposição pode ser considerada uma alteração topográfica. Assim, pode-se considerar como alterações topográficas as seguintes condições: dente não irrompido, transposição, giroversão, ectopia, retenção dentária e infraoclusão.

Dente não irrompido

São dentes que, por alguma razão, não irromperam na cavidade bucal (Figuras 16.37 e 16.38). Em verdade, muitas são as situações em que o dente rompe a barreira óssea, mas não aflora completamente na cavidade bucal para então finalizar a sua irrupção. Nesse caso, ele é considerado parcialmente irrompido.

Vários são os fatores etiológicos sugeridos para a condição: ausência de espaço na arcada dentária, barreira física na trajetória de irrupção, trajetória anormal de irrupção devido à mudança de posição do germe dentário, retenção do dente decíduo, força irruptiva insuficiente, morfologia dentária anormal e desenvolvimento ectópico do germe dentário.

Os dentes que, com mais frequência, não irrompem na cavidade bucal são os terceiros molares inferiores e os caninos superiores, vindo, em seguida, os pré-molares, superiores ou inferiores, e os caninos inferiores.

Transposição

Dentes em posições invertidas na arcada dentária caracterizam a transposição (Figuras 16.39 e 16.40); entretanto, ela pode acontecer em função de uma anodontia. É o que se observa nos casos de agenesia do incisivo lateral superior, quando o canino

16 | Anomalias Dentárias de Desenvolvimento   157

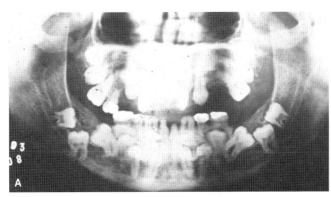

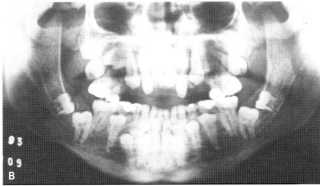

Figura 16.37 Múltiplos dentes não irrompidos associados a displasia cleidocraniana.

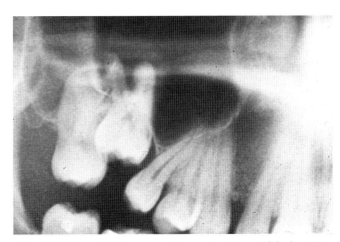

Figura 16.38 Ocorrência incomum de irrompimento parcial do dente 16.

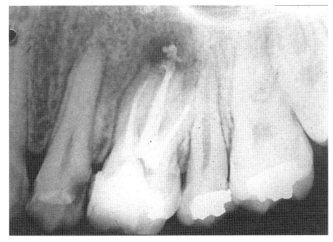

Figura 16.39 Rara inversão de posição entre os dentes 25 e 26.

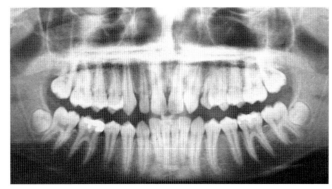

Figura 16.40 Anodontia do dente 22, transposição do dente 23 e retenção do dente 63.

migra para a posição desse dente, oportunizando a retenção do canino decíduo.

A frequência de transposição é extremamente baixa e, quando ocorre, envolve fundamentalmente o canino e o dente adjacente, mais comumente o pré-molar.

Giroversão

Ocorre a giroversão quando um dente com implantação vertical correta, no seu local de irrupção, apresenta-se girado em torno do seu longo eixo. Tal situação é frequentemente observada entre incisivos superiores e pré-molares inferiores. Também é comum haver germes dentários em giroversão, condição que acaba por ser corrigida durante o processo de desenvolvimento e irrompimento dentário. Observam-se ainda dentes migrados e girovertidos em função da ausência do dente adjacente, o que, na verdade, não é uma giroversão genuína.

Ectopia

A ectopia ocorre quando o dente irrompe fora do seu local normal ou ainda em locais incomuns. Normalmente, ela está associada à ausência de espaço na arcada dentária, a uma barreira física na trajetória de irrupção, à trajetória anormal de irrupção, à mudança de posição do germe dentário e à retenção do dente decíduo.

Retenção dentária

É uma condição associada à primeira dentição e que se caracteriza pela remanescência de dentes decíduos nas arcadas dentárias. Os dentes retidos podem ou não apresentar rizólise, e a condição pode estar relacionada a anodontia ou irrupção ectópica do dente sucessor. Com frequência, podem ser registradas as retenções de molares, caninos superiores e incisivos laterais superiores decíduos, em função da anodontia de pré-molares e incisivos laterais permanentes, respectivamente (Figura 16.41).

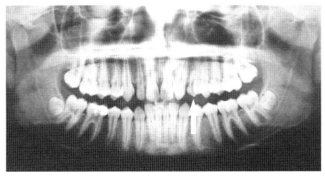

Figura 16.41 Retenção do dente 63.

Infraoclusão

Condição normalmente associada a molares decíduos, corresponde a dentes que se situam aquém do plano oclusal (Figuras 16.42 e 16.43). Admite-se que a anquilose dentoalveolar seja a causa primária que leva à manifestação da infraoclusão, o que provoca o subdesenvolvimento do processo alveolar e a submersão do molar decíduo envolvido.

De acordo com o nível do molar decíduo, a infraoclusão pode ser classificada como:

- Leve: superfície oclusal do molar envolvido 1 mm aquém do plano oclusal
- Moderada: superfície oclusal do molar envolvido 2 mm aquém do plano oclusal
- Severa: superfície oclusal do molar envolvido aquém dos pontos de contato dos dentes adjacentes.

Em alguns casos de infraoclusão severa, o molar decíduo pode estar recoberto por tecido gengival e não ser observado ao exame clínico. Ressalta-se ainda que a infraoclusão de molares decíduos pode vir associada à anodontia do pré-molar sucessor ou provocar irrupção ectópica deste.

Eventualmente, pode ser registrada a infraoclusão de primeiros e segundos molares permanentes sem causa aparente, o que leva a admitir a anquilose como fator causal.

Alterações irruptivas

Algumas alterações estão relacionadas ao processo de irrupção dos dentes, modificando ou não a sua cronologia. Assim, elas são nominadas como: irrupção prematura, irrupção retardada e raízes residuais decíduas.

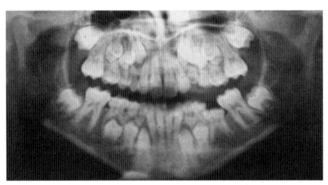

Figura 16.42 Infraoclusão severa do dente 75.

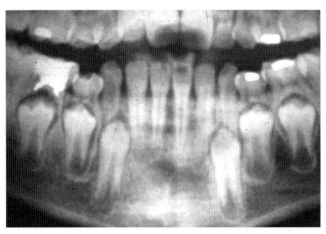

Figura 16.43 Infraoclusão bilateral envolvendo os dentes 74 e 84.

Irrupção prematura

A irrupção prematura ocorre quando o dente irrompe antes de apresentar, aproximadamente, 2/3 de formação radicular (estágio 8 de Nolla). Um bom exemplo são os dentes natais (dentes decíduos irrompidos prematuramente e que se apresentam já ao nascimento) e os dentes neonatais (dentes que irrompem prematuramente, logo após o nascimento). No entanto, a causa mais comum de irrupção prematura é a perda precoce de dentes decíduos, antecipando a irrupção de dentes permanentes. Os pré-molares são os que mais irrompem prematuramente, em função da perda precoce dos molares decíduos. A irrupção prematura pode também estar ligada à manifestação de algumas síndromes e disfunções endócrinas.

Irrupção retardada

Quando o dente ultrapassa os 2/3 de formação radicular e ainda não irrompeu na cavidade bucal, diz-se que a sua irrupção está retardada. Fatores locais e sistêmicos podem determinar retardo na irrupção dentária. Dentre os fatores locais, estão: fibrose do tecido gengival, presença de dente supranumerário, ocorrência de odontoma, falta de espaço, alteração do eixo de irrupção etc. Uma das características da displasia cleidocraniana é a retenção dos dentes decíduos e o consequente retardo de irrupção dos dentes permanentes. A irrupção retardada generalizada também tem sido associada ao raquitismo.

Raízes residuais decíduas

São fragmentos radiculares, comumente de molares decíduos, que não sofreram rizólise e que remanescem no interior do osso alveolar (Figura 16.44). O desvio do eixo de irrupção do dente permanente em desenvolvimento, causando um padrão de rizólise lateral do dente decíduo, é o fator causal da condição.

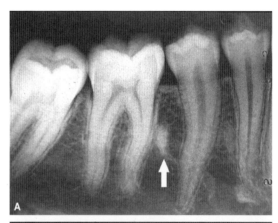

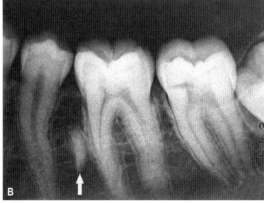

Figura 16.44 Raiz residual decídua dos dentes 85 (**A**) e 75 (**B**).

Bibliografia

Campos PSF, Ramos ACA, Panella J. Displasia dentinária – relato de casos. RPG Rev Pós-grad. 2001;8(1):88-93.

Cawson RA, Binnie WH, Eveson JW. Atlas colorido de enfermidades da boca: correlações clínicas e patológicas. 2.ed. São Paulo: Artes Médicas; 1995.

Langlais RP, Langland OE, Nortjé CJ. Diagnostic imaging of the jaws. Philadelphia: Williams & Wilkins; 1994.

Menaker L, Morhart RE, Navia JM. Cáries dentárias: bases biológicas. Rio de Janeiro: Guanabara Koogan; 1984.

Mjör IA, Fejerskov O. Embriologia e histologia oral humana. São Paulo: Panamericana; 1990.

Neville BW, Damm DD, Allen CM et al. Patologia oral e maxilofacial. Rio de Janeiro: Guanabara Koogan; 1998.

Regezi JA, Sciubba JJ. Patologia bucal: correlações clinicopatológicas. Rio de Janeiro: Guanabara Koogan; 1991.

Sapp JP, Eversole LR, Wysocki GP. Contemporary oral and maxillofacial pathology. St. Louis: Mosby; 1997.

Tecido Ósseo | Aspectos Histofisiológicos

17

Décio dos Santos Pinto Jr.

Introdução

O sistema esquelético é composto por 206 ossos com grande diversidade morfológica e volumétrica, indicando como a forma interfere nas funções corpóreas. Além de suas funções esqueléticas de suporte, proteção e locomoção, o osso determina a forma e o tamanho do corpo. Tem também um papel fundamental na homeostase mineral, funcionando como depósito de cálcio, fosfato e outros íons, sistematicamente controlado por fatores hormonais. Localmente, é controlado por forças mecânicas (movimentação ortodôntica), fatores de crescimento e citocinas, sendo um tecido importante para a hospedagem e a formação de elementos sanguíneos.

Os ossos são classificados como longos ou achatados, com base na sua aparência macroscópica. Os ossos longos incluem o esqueleto axial, como tíbia, fêmur, rádio, ulna e úmero; os achatados englobam todos os ossos do crânio mais o esterno, a escápula e a pelve.

Todo osso tem como característica uma densa camada externa de osso compacto e uma cavidade medular central. A cavidade medular é interrompida na sua extensão, em particular nas extremidades dos ossos longos, por uma malha trabecular óssea, ou osso esponjoso. Esse trabeculado interno suporta a camada cortical do osso compacto. Os ossos maduros, ou adultos, sejam eles compactos ou trabeculados, são histologicamente idênticos por serem constituídos de camadas microscópicas densamente arranjadas.

Existem três diferentes tipos de osso lamelar: circunferencial, concêntrico e intersticial. As lamelas circunferenciais envolvem todo o osso adulto, formando seu perímetro externo. As concêntricas constituem a massa do osso compacto e formam sua unidade metabólica básica, o *ósteon*, o qual tem formato cilíndrico e, em geral, está orientado paralelamente ao longo eixo do osso. No centro de cada *ósteon* existe o canal haversiano, que está interconectado por canais de Volkmann (Figura 17.1).

Estrutura do osso

Os ossos conectam-se por uma variedade de articulações, as quais possibilitam uma gama de movimentos e estabilidade. Além disso, o osso é um dos mais resistentes e rígidos tecidos do corpo humano. O esqueleto é continuamente remodelado, em um percentual de 18% ao ano; assim, teoricamente, em 5 anos ele seria totalmente substituído.

O osso é um tipo especial de tecido conjuntivo formado por células e material intercelular mineralizado, conhecido como matriz óssea. Bioquimicamente, é definido por sua mistura especial de matriz orgânica (35%) e elementos inorgânicos (65%). O componente inorgânico, hidroxiapatita de cálcio $(Ca_{10}[PO_4][OH]_2)$, é o mineral que confere a resistência óssea, sendo o reservatório corpóreo de 99% de cálcio, 80% de fósforo e 65% de sódio e magnésio. Todos os ossos são revestidos, em suas superfícies externas e internas, por uma membrana conjuntiva que tem células osteogênicas – o periósteo e o endósteo, respectivamente.

Além da matriz mineral, os elementos celulares são de extrema importância, pois produzem, regulam e remodelam o osso. As células que compõem esse tecido são: os osteócitos, que se situam nas cavidades ou lacunas da matriz mineral; os osteoblastos, responsáveis pela produção da matriz orgânica; e os osteoclastos, que são células gigantes multinucleadas móveis, responsáveis pela reabsorção óssea e o consequente remodelamento (Figura 17.2). O componente celular constitui apenas 2% de todo o peso do tecido ósseo, mesmo assim são as peças fundamentais responsáveis pela formação e manutenção desse dinâmico tecido durante toda a vida.

Osteoblastos

As células osteoprogenitoras são células mesenquimais de reserva localizadas na vizinhança de todas as superfícies ósseas. Quando propriamente estimuladas, têm a capacidade de divisão, produzindo células-filhas que irão diferenciar-se em osteoblastos, fenômeno vital para o crescimento e a reparação.

Os osteoblastos estão localizados na superfície do osso e sintetizam, transportam e organizam todas as proteínas da matriz óssea, além de serem importantes no início do processo de mineralização. São formados em grupos com cerca de 400 células, sendo suas atividades constantemente coordenadas, uma vez que o tecido ósseo é composto de grandes unidades estruturais, muito maiores que uma única célula.

Os osteoblastos contam com receptores para hormônios (paratireoide, vitamina D e estrógeno), citocinas e fatores de crescimento, os quais regulam a diferenciação, o crescimento e o metabolismo das células ósseas. Secretam, além dos colágenos tipos I e V, pequenas quantidades de várias proteínas não

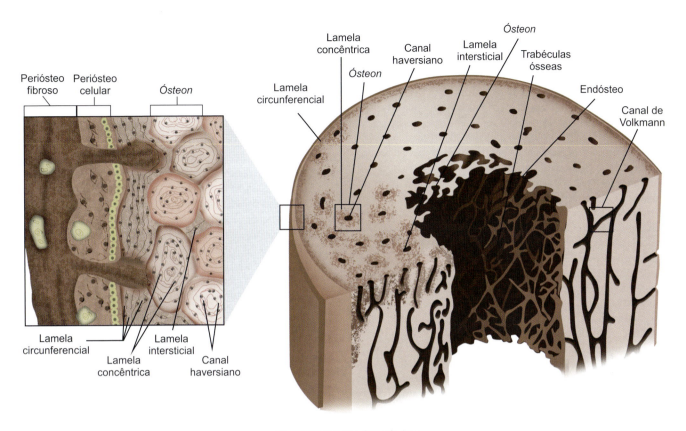

Figura 17.1 Esquema do tecido ósseo.

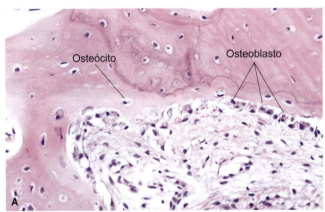

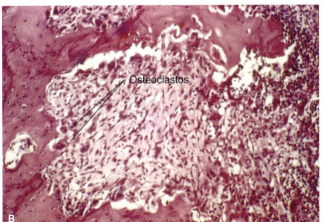

Figura 17.2 Fotomicrografia do tecido ósseo. **A.** Osteócitos e osteoblastos. **B.** Osteoclastos. Cortesia da Prof. Dra. Marina Magalhães.

colagênicas e uma variedade de citocinas. Um elemento fundamental no desenvolvimento de uma célula óssea é a elaboração de fatores de crescimento pelos osteoblastos, secretando vários membros de proteínas da superfamília das proteínas morfogenéticas (BMP), bem como:

- Proteínas derivadas dos osteoblastos: colágeno tipos I e V
- Proteínas de adesão celular: osteopontina, fibronectina, trombospondina
- Proteínas associadas ao cálcio: osteonectina, sialoproteína óssea
- Proteínas envolvidas na mineralização: osteocalcina
- Enzimas: colagenase, fosfatase alcalina
- Fatores de crescimento: fator de crescimento insulina-dependente (IGF-1), fator de transformação de crescimento beta (TGF-β), fator de crescimento derivado de plaquetas (PDGF), fator de crescimento fibroblástico beta (FGF-β)
- Citocinas: prostaglandinas, interleucina (IL)-1, IL-6.

Osteócitos

A partir do momento em que os osteoblastos são englobados pela matriz óssea, passam a ser denominados osteócitos.

Os osteócitos não são tão metabolicamente ativos quanto os osteoblastos, mas exercem um papel essencial no controle da flutuação diária de cálcio e fósforo séricos. Apesar de aprisionados no osso, os osteócitos comunicam-se com as células do periósteo e outros osteócitos por uma intricada rede de túneis dentro da matriz, conhecida como *canalículos ósseos*.

Osteoclastos

Os osteoclastos são células móveis responsáveis pela reabsorção óssea, derivados dos precursores monocíticos da medula hematopoiética. São células multinucleadas contendo de 6 a 12 núcleos e estão em contato com a superfície óssea. As áreas de reabsorção que essas células produzem são denominadas *lacunas de Howship*. A parte da membrana plasmática dos osteoclastos que fica em contato com a superfície óssea possui especializações na forma de numerosos vilos, denominadas *borda em escova*, que aumenta a área de contato com o osso e produz maior superfície para reabsorção.

Os osteoclastos liberam várias enzimas que dissolvem em aminoácidos a matriz proteica do osso. Com isso, liberam fatores de crescimento e outras enzimas. As proteínas ósseas incluem os colágenos tipos I e V e uma família de proteínas não colagênicas derivadas principalmente dos osteoblastos. O colágeno tipo I forma o arcabouço da matriz óssea e responde por 90% do componente orgânico. Os osteoblastos depositam o colágeno de maneira desordenada, conhecida como osso compacto não lamelar, ou de maneira ordenada, designada osso lamelar. Normalmente, o osso compacto não lamelar é visto no esqueleto fetal e é formado como placas de crescimento. A vantagem desse tipo de osso é ser rapidamente produzido e resistir a forças igualmente distribuídas em todas as direções. A presença dele nos adultos é sempre indicativa de uma condição patológica; entretanto, não é diagnóstico de uma doença em particular. Em circunstâncias que requerem uma estabilidade reparativa rápida, como no caso de fraturas, o osso compacto não lamelar é produzido. O osso lamelar, que gradualmente substitui o osso compacto não lamelar durante o desenvolvimento, é depositado de maneira muito mais lenta e é muito mais resistente que o osso compacto não lamelar.

As proteínas ósseas não colagênicas se fixam à matriz e são agrupadas, de acordo com sua função, em: proteínas de adesão, proteínas ligadas ao cálcio, proteínas envolvidas na mineralização, enzimas, citocinas e fatores de crescimento. De todas as proteínas, apenas a osteocalcina é a única presente exclusivamente no tecido ósseo. Ela pode ser mensurada no plasma e utilizada como um marcador sensível e específico da atividade osteoblástica.

As citocinas e os fatores de crescimento controlam a proliferação celular no tecido ósseo, sua maturação e seu metabolismo, além de serem extremamente importantes na condução dos sinais mecânicos e metabólicos em uma eventual adaptação óssea. O tecido ósseo é exemplo de adaptação a forças fisiológicas, sendo bem conhecido na odontologia com os movimentos ortodônticos, capazes de posicionar os dentes em uma situação oclusal ótima.

Formação do osso

Os osteoblastos e osteoclastos agem coordenadamente e são considerados como unidade funcional do osso, conhecida como *unidade multicelular básica*. Os processos de formação e reabsorção óssea são intimamente relacionados, e seu balanço determina a massa esquelética. À medida que o esqueleto se forma, a formação óssea predomina; a partir do momento em que o tecido ósseo matura, sua renovação e sua manutenção se dão de acordo com as necessidades fisiológicas. Esse processo é denominado *remodelação*.

A maior massa de tecido ósseo é adquirida na fase de adulto jovem. A partir desse estágio, cerca de 5 a 10% do esqueleto são renovados ou remodelados anualmente, e a quantidade de tecido ósseo formado e reabsorvido pelas unidades multicelulares básicas fica em equilíbrio. No início da terceira década de vida, a quantidade de osso reabsorvido é maior que a de osso formado, começando, assim, o decréscimo da massa esquelética.

Na formação e manutenção do sistema esquelético, os osteoblastos são os responsáveis pelo controle local, pois não só produzem matriz óssea como também têm função fundamental na mediação da atividade osteoclástica. Muitos dos estimuladores primários da reabsorção óssea, como o hormônio da paratireoide, as interleucinas etc., não têm ação direta nos osteoclastos. Na verdade, os osteoblastos possuem receptores para essas substâncias, e as evidências sugerem que eles recebem o sinal apropriado e secretam um mediador solúvel, induzindo a atividade osteoclástica.

As citocinas e os fatores de crescimento liberados da matriz durante a reabsorção promovem a formação e a ativação dos osteoblastos para que depositem a mesma quantidade de osso novo anteriormente reabsorvida. Desse modo, a formação e a reabsorção óssea são temporal e espacialmente relacionadas, podendo ser controladas tanto por fatores locais, como traumatismo, reposicionamento dentário etc., quanto por fatores sistêmicos.

O tecido ósseo é formado apenas pelos osteoblastos. Depois de sua formação, o aumento no tamanho desse tecido é alcançado apenas pelo depósito de um novo osso em uma superfície preexistente. O mesênquima primitivo é precursor do esqueleto embrionário.

Histologicamente, um osso não difere de outro, e sua formação ocorre por meio de três mecanismos: intramembranoso, endocondral e sutural. O primeiro ocorre quando o osso é formado pelos osteoblastos diretamente do mesênquima, como o crânio e as porções da clavícula, que são derivados dessa formação. O endocondral ocorre nas extremidades de todos os ossos longos. Nesse processo, o tecido mesenquimal secreta primeiramente um modelo cartilaginoso daquilo que será o futuro osso; subsequentemente, perto da oitava semana de gestação, a cartilagem no centro do osso sofre mudanças degenerativas, mineraliza e é removida por células semelhantes aos osteoclastos.

Do ponto de vista histológico, o osso alveolar não difere em nada de qualquer outro tipo de osso no esqueleto; porém, devido às suas características próprias, responde com mais intensidade aos fatores mecânicos, fisiológicos e infecciosos.

Bibliografia

Cotran RS, Kumar VK, Robbins SL. Pathologic basis of diseases. 5.ed. Philadelphia: W.B. Saunders; 1994.

Fromigue O, Modrowski D, Marie PJ. Apoptosis in membranous bone formation: role of fibroblast growth factor and bone morphogenetic protein signaling. Critical reviews in eukaryotic gene expression. 2005;15(1):75-92.

Javidan Y, Schilling TF. Development of cartilage and bone. Methods in Cell Biology. 2004;76:415-36.

Junqueira LC, Carneiro J. Histologia básica. 8.ed. Rio de Janeiro: Guanabara Koogan; 1995.

Katagiri T, Takahashi N. Regulatory mechanisms of osteoblast and osteoclast differentiation. Oral Dis. 2002;8(3):147-59.

Ten Cate AR. Histologia bucal: desenvolvimento, estrutura e função. 5.ed. Rio de Janeiro: Guanabara Koogan; 2001.

Lesões Ósseas Inflamatórias

18

Ricardo Raitz e Andrea Mantesso

Introdução

Nem todas as lesões que ocorrem dentro do tecido ósseo são consideradas doenças de origem óssea. Neste, e nos capítulos 19 e 20, serão abordadas as lesões estritamente provenientes desse tecido. As lesões de origem odontogênica e algumas não odontogênicas encontram-se em capítulos à parte. O Capítulo 21 é destinado a lesões não odontogênicas, mas que não se enquadram na subdivisão proposta nos Capítulos 18 a 20.

O estudo das lesões de origem óssea está didaticamente dividido em:

- Lesões ósseas inflamatórias
- Lesões ósseas pseudotumorais (ver Capítulo 19)
- Lesões ósseas tumorais (ver Capítulo 20)
- Outras lesões intraósseas e não odontogênicas (ver Capítulo 21).

Essas lesões são abordadas com ênfase em aspectos clinicorradiográficos, que são os objetivos deste livro.

Lesões ósseas inflamatórias

As lesões ósseas inflamatórias são divididas em agudas e crônicas, conforme o estado de equilíbrio entre o agressor e a resistência do indivíduo. Traumatismos intensos e microrganismos de alta virulência podem causar lesões de curso agudo, o que, na maioria das vezes, ocorre na forma de uma lesão lítica difusa. Por outro lado, agressão de pequena intensidade ou boa resistência do hospedeiro pode provocar resposta tecidual na forma de osteogênese e tentativa de circunscrição do processo.

As lesões ósseas inflamatórias são geralmente de curso infeccioso; porém, após a via de entrada no tecido ósseo, ocorre proliferação bacteriana variável, e o osso envolvido começa a sofrer com as manifestações da inflamação. As bactérias propagam-se, penetrando nos sistemas de Havers e Volkmann, e as células inflamatórias tornam-se mais numerosas, liberando citocinas que estimulam tanto a reabsorção óssea pelos osteoclastos quanto o surgimento de tecido fibroso e neoformação óssea na forma de osso reacional. Esse processo, como um todo, pode culminar com a necrose ou perdurar por anos, dependendo do tipo de inflamação.

A mandíbula é mais acometida que a maxila, devido à conformação, densidade, anatomia e localização desse osso. Além disso, fatores como infecção periapical, pericoronarite, lesão periodontal e exodontais podem servir de porta de entrada para tais microrganismos.

Neste capítulo, serão discutidas as seguintes lesões:

- Osteomielites: aguda, crônica (focal, difusa), com periostite proliferativa (Garrè)
- Osteíte condensante
- Osteíte alveolar
- Osteorradionecrose e osteonecrose.

Osteomielites

O termo *osteomielite* é definido como um processo inflamatório envolvendo a cortical e o osso medular. Na maioria dos casos, uma infecção de etiologia odontogênica é aparente; no entanto, em outros, não é possível identificar um fator causal específico.

Enquanto no processo inflamatório agudo há grande liberação de mediadores químicos, exsudação e maior sintomatologia, no processo crônico predominam fenômenos produtivos e reparativos, embora também possa haver destruição tecidual. Esses aspectos refletem nas características clínicas e radiográficas, normalmente antagonistas entre esses fenômenos. Alguns autores consideram fundamental uma diferença que parece ser arbitrária, considerando que a evolução que não se estende por mais de 4 semanas representa um caso agudo.

A osteomielite aguda pode evoluir para a osteomielite crônica, bem como podem ocorrer episódios de exacerbação aguda, inclusive após anos de latência em um caso de doença crônica. Esses episódios independem de causas óbvias; porém, em geral, relacionam-se à alteração da resistência individual.

Uma série de classificações tem sido proposta para essas lesões com base em características clínicas, anatomopatológicas e radiográficas, bem como fatores etiopatogênicos. Infelizmente, muitos autores se confundem diante de tantas classificações e sinonímias, o que acarreta problemas de interpretação.

A principal polêmica parece ocorrer nos casos crônicos. A osteomielite crônica pode mostrar curso supurativo, com formação de abscesso, fístula e sequestração em algum estágio. Esse quadro tem sido chamado por alguns autores de *osteomielite crônica secundária*. Em outras situações, o processo inflamatório mostra-se não supurativo e sem qualquer causa identificada, o que tem sido denominado *osteomielite crônica primária*.

Outro termo que também contribui para a polêmica na classificação dessas lesões é *osteomielite esclerosante difusa*, bastante utilizado na literatura inglesa. Entretanto, representa uma descrição estritamente radiográfica e, algumas vezes, é usado como sinônimo da *osteomielite crônica primária*.

Osteomielite aguda

A osteomielite aguda afeta indivíduos de qualquer idade e é mais comum na mandíbula. Sua principal causa é a extensão direta de um abscesso, e a segunda mais incidente são os traumatismos. Indivíduos do sexo masculino são mais negligentes com a condição bucal e estão também mais propensos a traumatismos, o que explica a maior incidência nesse grupo.

Os sinais cardeais da inflamação estão bastante evidentes nesse subtipo de osteomielite; além disso, notam-se linfadenopatia, leucocitose e febre. Pode haver ainda exsudação intensa na forma de pus extravasado por um ponto de flutuação ou contido (abscesso), ou exsudação limitada pelas corticais ósseas que se expandem para o tecido mole (celulite). Nas primeiras horas do processo, apesar das manifestações clínicas intensas, as características radiográficas não podem ser observadas, uma vez que ainda não houve tempo suficiente para ocorrer reabsorção óssea macroscopicamente. No entanto, após esse período inicial, observam-se imagens radiolúcidas mal delimitadas irregulares à radiografia, com aspecto de "roído de traça". Na periferia, a imagem é difusa e confunde-se com o tecido ósseo normal (Figura 18.1). Pode haver ainda a formação de sequestro ósseo no início do processo, mas esse fato é mais comum em quadros crônicos, na presença ou não de agudização.

A drenagem da coleção purulenta, a remoção do sequestro e a antibioticoterapia variada são tratamentos de eleição.

Osteomielite crônica

A osteomielite crônica pode ser dividida em primária e secundária, segundo o fator etiológico envolvido. Uma etiologia infecciosa relacionada a um foco odontogênico é normalmente encontrada tanto na osteomielite aguda quanto na crônica secundária; porém, uma infecção crônica é uma hipótese ainda não comprovada para a osteomielite crônica primária.

Quando o processo é não supurativo e sem qualquer causa identificada, é chamado de osteomielite crônica primária, na qual o paciente apresenta episódios de dor de variáveis intensidades que duram de poucos dias a algumas semanas. Essa condição pode ser totalmente assintomática e descoberta em exame radiográfico de rotina. Discreto abaulamento de corticais com crescimento lento e quase imperceptível pode também se mostrar presente, além de tumefação, limitação de abertura bucal, linfadenopatia e diminuição da sensibilidade do nervo alveolar inferior (Figura 18.2).

A principal característica radiográfica é a esclerose medular, que tem sido vista em todos os pacientes. Ela é responsável pelo termo "osteomielite esclerosante difusa", que muitas vezes é usado como sinônimo desse subtipo (Figura 18.3). O termo é confuso porque meramente descreve uma aparência radiográfica que pode ser causada por várias entidades, inclusive a displasia cemento-óssea florida, que será discutida adiante.

A osteomielite crônica primária apresenta dois picos de incidência: afeta adolescentes e pessoas na quinta década de vida. É mais ativa nos jovens, e isso se reflete nas características radiográficas e histológicas. Nesses pacientes, ocorre excessiva reabsorção óssea, formando áreas líticas geralmente em posição central e depósito subperiósteo na forma de esclerose, que causa abaulamento da cortical envolvida. É importante salientar que a esclerose formada no processo por vezes sobrepõe-se e impede a observação da área lítica central. Nos pacientes mais velhos, a fibrose medular e a aposição óssea endóstea com característica pagetoide são mais presentes, e os aspectos radiográficos mostram lesões mais esclerosantes e menos líticas.

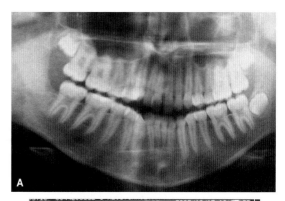

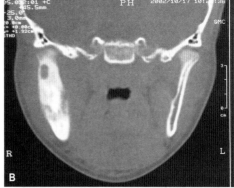

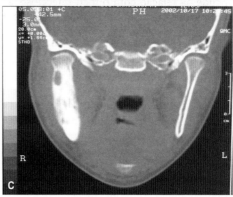

Figura 18.2 Osteomielite crônica primária. **A.** Ramo de mandíbula exibindo aumento de espessura por neoformação óssea intensa em resposta a um estímulo inflamatório crônico desconhecido. **B** e **C.** Corte axial de tomografia computadorizada mostrando a expansão da cortical do lado afetado. Cortesia do Dr. André Caroli Rocha, Serviço de Cirurgia Bucomaxilofacial do HCFMUSP.

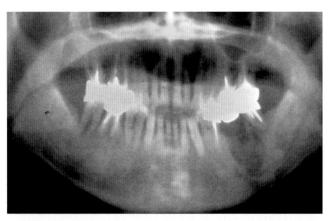

Figura 18.1 Osteomielite aguda. Imagem radiolúcida com contorno razoavelmente definido na região dos dentes 35 e 36, contendo, no seu interior, áreas de maior radiolucidez e, ao seu redor, área de maior radiopacidade.

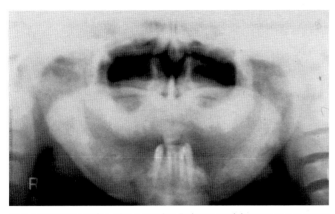

Figura 18.3 Osteomielite crônica primária. Esclerose medular extensa nos quatro quadrantes, entremeada por áreas radiolúcidas, provocando abaulamento das corticais envolvidas. Esse aspecto é conhecido clinicamente como osteomielite esclerosante difusa.

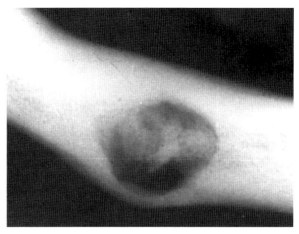

Figura 18.4 Osteomielite crônica secundária. Radiografia pela técnica de Miller-Winter com imagem radiolúcida periférica à área de neoformação óssea central. Nota-se a presença de abaulamento mais expressivo na região vestibular.

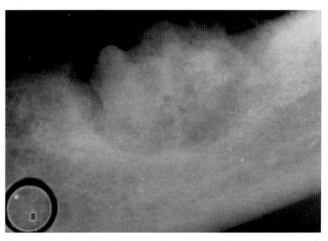

Figura 18.5 Osteomielite crônica secundária. Imagem radiopaca com aspecto de floco de algodão, contornada por área radiolúcida mal delimitada mostrando sequestração óssea em paciente com histórico de trauma local.

Outro tipo de osteomielite crônica descrito na literatura é a *osteomielite crônica multifocal recorrente*, que é uma entidade clinicamente reconhecida há três décadas em crianças. Essa doença compreende uma síndrome de origem desconhecida, caracterizada principalmente por lesões recorrentes e multifocais sem agentes infecciosos detectáveis nos ossos. Ela é considerada uma forma pediátrica da síndrome SAPHO, na qual estão presentes: Sinovite, Acne, Pustulose, Hiperostose e Osteíte.

Alguns autores relacionam a osteomielite crônica primária da mandíbula com a osteomielite crônica multifocal recorrente, e, em um estudo, o autor sugere que a osteomielite crônica primária é uma manifestação mandibular (local) da osteomielite crônica multifocal recorrente, já que nenhuma diferença foi observada.

O diagnóstico da osteomielite crônica primária é complexo, visto que o exame histológico não é capaz de distinguir a osteomielite bacteriana (osteomielite crônica secundária ou osteomielite aguda) desse subtipo; portanto, uma investigação microbiana extensiva é necessária.

O tratamento medicamentoso da osteomielite crônica primária também é complexo, visto que, até recentemente, o uso de antibióticos era preconizado. Contudo, outras pesquisas têm mostrado que esse tratamento é ineficaz, dada a etiologia desconhecida; desse modo, o tratamento com anti-inflamatórios não esteroidais tem se mostrado mais eficaz. Atualmente, o uso de glicocorticoides, interferonas α e γ, bifosfanatos e antagonistas do fator de necrose tumoral têm obtido algum sucesso.

Em virtude da relação com o foco infeccioso, a osteomielite crônica secundária é muito mais frequente e pode mostrar um curso supurativo, com formação de abscesso, fístula e sequestração, apesar de esses episódios serem apenas esporádicos. Revela radiograficamente uma imagem radiolúcida e mal delimitada, mas áreas radiopacas podem estar presentes entremeando a área lítica. Sequestros ósseos são observados na forma de radiopacidades envoltas por halo radiolúcido, mais comumente em posições centrais na lesão (Figuras 18.4 e 18.5).

Ao contrário da condição aguda, o tratamento medicamentoso da osteomielite crônica secundária é mais complexo devido à circunscrição do processo, o que dificulta a eliminação do agente agressor e a penetração do antibiótico. Desse modo, a intervenção cirúrgica com a remoção do sequestro ósseo, quando presente, é imperativa. Doses mais altas de antibióticos, às vezes por via endovenosa, e tratamento mais prolongado também costumam ser necessários. Na maioria dos casos, as culturas bacterianas são positivas para *Staphylococcus aureus*, justificando o uso de antibióticos para o tratamento, que deve ser conduzido de maneira semelhante à explicada na osteomielite crônica focal.

Osteomielite com periostite proliferativa (Garrè)

O médico suíço Carl Garrè, em 1893, descreveu uma lesão que apresentava padrões que hoje são reconhecidamente quadros agudos da osteomielite; entretanto, o termo *osteomielite de Garrè* foi, por muitos anos, mal utilizado para representar a hiperplasia periósteal inflamatória, que hoje é chamada de *osteomielite com periostite proliferativa*.

A mandíbula, principalmente nas regiões de pré-molar, também é o osso gnático mais afetado, e crianças e adolescentes são mais acometidos devido à maior capacidade de reparação, uma vez que seu índice metabólico celular é alto. Além disso, o processo infeccioso é de baixa intensidade.

As lesões de cárie com envolvimento pulpar/periapical, as infecções periodontais, as fraturas e as infecções não odontogênicas se relacionam à etiopatogenia da doença. O envolvimento da borda inferior da mandíbula e da cortical vestibular é mais frequente e provoca aumento de volume quase sempre unilateral, bastante perceptível, denotando assimetria facial de curso lento e progressivo, que é o resultado da hiperplasia periósteal.

Embora as características clínicas possam sugerir o diagnóstico diferencial de displasia fibrosa monostótica, os aspectos radiográficos são bastante específicos e fundamentais para o diagnóstico. A hiperplasia perióstea pode ser vista radiograficamente na forma de laminações concêntricas geralmente paralelas umas às outras e também ao longo eixo do osso afetado, aspecto conhecido como "casca de cebola", pois se observam linhas radiopacas entremeadas por linhas radiolúcidas. Esse padrão é visto com mais facilidade na técnica radiográfica oclusal, e o diagnóstico comumente é resultado do somatório das características clinicorradiográficas, dispensando a realização da biópsia (Figura 18.6). Mais atenção deve ser dispensada em alguns casos, pois a formação constante de osso pela lesão pode encobrir boa parte da estrutura óssea subjacente, dificultando o diagnóstico diferencial.

A resolução do processo se dá com a eliminação do foco de infecção que, em geral, ocorre após o tratamento endodôntico ou a extração do dente envolvido. Inicialmente, ocorre a resolução do processo inflamatório intraósseo, mas é necessário um tempo que pode variar entre 6 e 12 meses para haver a consolidação das laminações ósseas, com a formação inicial de um calo ósseo, que depois é remodelado pela ação muscular.

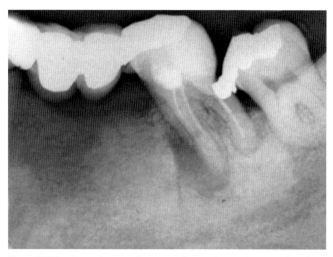

Figura 18.7 Osteíte condensante. Imagem radiopaca circunscrita associada ao ápice da raiz distal do dente 36. É possível visualizar uma pequena linha radiolúcida em torno do periápice dessa raiz. Nota-se, ainda, na raiz mesial, rarefação óssea de um processo periapical crônico. Cortesia do Dr. Rodrigo C. Mosca.

Osteíte condensante

A osteíte condensante também é um tipo de osteomielite crônica, chamada por alguns autores de *osteomielite esclerosante focal*. Neste capítulo, tal lesão é tratada separadamente por motivos didáticos, pois está estritamente relacionada com ápices de dentes envolvidos em alterações pulpares, enquanto os outros tipos de osteomielite crônica já descritos podem estar ligados a inúmeros outros fatores, como lesões periodontais, traumatismos e exodontias.

A osteíte condensante pode ocorrer em indivíduos de qualquer idade e, mais frequentemente, em pré-molares e molares inferiores com envolvimento pulpar ou com tratamento endodôntico inadequado, havendo, desse modo, a persistência de processo inflamatório de baixa intensidade por período prolongado.

As imagens radiográficas mostram área radiopaca localizada em torno de ápices dentários, muitas vezes associada a pequena rarefação óssea circunscrita e adjacente ao forame dental (Figura 18.7). A diminuição do espaço periodontal ocasionalmente pode ser visualizada na região lateral da raiz, mas isso se deve à sobreposição radiográfica de trabéculas ósseas neoformadas nessa região e não à diminuição propriamente do espaço periodontal. A técnica radiográfica periapical do paralelismo possibilita melhor visualização dessa imagem.

Novamente, é necessário o tratamento endodôntico ou a extração do dente envolvido para a resolução do quadro, culminando com a eliminação da imagem radiolúcida associada e, muitas vezes, a permanência da imagem radiopaca, que passa a ser chamada de cicatriz óssea. Essa cicatriz pode também ocorrer após uma exodontia, representando exacerbação do processo de reparação, mas não deve ser entendida como uma enfermidade.

Osteíte alveolar

A osteíte alveolar é costumeiramente chamada de alveolite (alveolite seca ou fibrinolítica) e é uma forma aguda de alveolite que ocorre normalmente de 2 a 4 dias depois de uma exodontia. Ocorre em 2 a 5% de todas as exodontias, embora esse número aumente consideravelmente em casos de exodontia traumática. Também é considerada um tipo de osteomielite, mas será tratada separadamente por razões didáticas, uma vez que esse tipo é restrito ao alvéolo dental.

É caracterizada por dor intensa e persistente no local da extração, que normalmente se apresenta vazio, mas pode conter coágulo sanguíneo desintegrado ou restos alimentares. Embora sua etiologia seja muito debatida, é provavelmente multifatorial, e a patogênese permanece desconhecida.

Na osteíte alveolar "seca", fatores como hipovascularização relacionada à densidade do osso, vasoconstrição ligada ao agente anestésico, traumatismo intenso, infecção bacteriana, irrigação inadequada durante a cirurgia, hábito de tabagismo, história prévia de osteíte alveolar e uso de contraceptivos orais estão altamente associados à fibrinólise, resultando em um alvéolo vazio pela reabsorção do coágulo inicialmente formado. A frequente associação com o traumatismo cirúrgico ou episódios de pericoronarite recorrente torna essa lesão mais frequente na região de terceiros molares.

O exame radiográfico não é específico, e apenas se observa a lâmina dura com características comuns de normalidade. Desse modo, o diagnóstico se dá principalmente com a sondagem

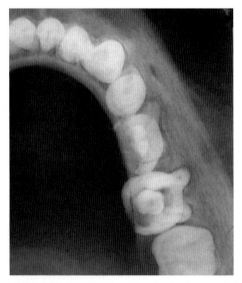

Figura 18.6 Osteomielite com periostite proliferativa (Garrè). Hiperplasia perióstea mostrando laminações radiopacas concêntricas paralelas em padrão de "casca de cebola". Há envolvimento periapical nos molares decíduos. Cortesia do Dr. Marcos Martins Curi, estomatologista do Serviço de Oncologia – Sânnadi – do Hospital Santa Catarina.

do alvéolo exposto, que exala odor fétido acompanhado por sintomatologia dolorosa intensa, febre e linfadenopatia.

O tratamento preconizado é a irrigação com solução salina morna e preenchimento com curativo antisséptico, que pode ser à base de óxido de zinco eugenol e deve ser trocado com frequência.

Alguns autores consideram ainda a existência de uma alveolite intitulada "úmida", que, ao contrário da "seca", mostra no exame radiográfico a presença de corpo estranho, fragmentos de raiz residual ou espículas ósseas. Assim, fica claro que o exame radiográfico é imperioso para diferenciar esses dois tipos de alveolite. Clinicamente, a alveolite "úmida" mostra remanescente de coágulo diminuto e enegrecido ou ausência dele, mas não pela perda, e sim por sua não formação, embora possa haver sangramento constante, que não fica retido localmente. O tratamento da osteíte alveolar "úmida" consiste na curetagem para a remoção do agente causador e na sutura para o auxílio na retenção do coágulo. Antibioticoterapia pode ser utilizada como adjuvante em ambas as osteítes alveolares.

Osteorradionecrose e osteonecrose

A osteorradionecrose dos ossos gnáticos é uma complicação séria resultante da radioterapia na região de cabeça e pescoço. A radiação causa diminuição da irrigação local, que é resultado da fibrose microvascular e consequente hipóxia tecidual. Além disso, a radiação também é capaz de provocar danos às células formadoras do tecido ósseo, o que, por sua vez, resulta em hipocelularidade. Como consequência, o tecido ósseo envolvido tem capacidade prejudicada de responder a algum estímulo, podendo sofrer perda tecidual e necrose coagulativa por falta de irrigação, tornando-se incapaz de neoformar. Apesar de essa lesão não ser obrigatoriamente causada por microrganismos, estes podem estar envolvidos secundariamente via exposição óssea, ou mesmo pela baixa capacidade de resposta celular.

Como fatores predisponentes, encontram-se exodontias, doença periodontal e periapical e traumatismos presentes durante e após o tratamento radioterápico. A quimioterapia concomitante também é fator predisponente, uma vez que prejudica ainda mais o *turnover* celular, aumentando a incapacidade de resposta. Embora raros casos ocorram espontaneamente, a quase totalidade está relacionada a algum dos fatores citados; por isso, a prevenção e o preparo do paciente por meio da eliminação do máximo desses fatores é a melhor conduta.

Não existe um consenso a respeito do tempo necessário para o osso tornar-se novamente responsivo, embora alguns autores afirmem que sempre haverá algum grau de deficiência, que diminui ao longo dos anos. Apesar de a dose administrada, o tempo de exposição e o volume de tecido irradiado serem primordiais para o desenvolvimento e a intensidade da osteorradionecrose, também não existe consenso quanto a esses valores.

São características clínicas dor aguda, pulsátil e lancinante, formação de fístula, ulceração, fratura, sequestro, exposição do osso afetado, odor fétido, mal-estar, linfadenopatia e disfagia (Figura 18.8 A).

Radiograficamente, observam-se áreas radiolúcidas mal delimitadas, difusas, com aspecto de roído de traça, à semelhança do quadro previamente descrito como osteomielite aguda. Comumente, são observados sequestros ósseos que se separam do leito da lesão e afloram na cavidade bucal ou mesmo externamente (Figura 18.8 B).

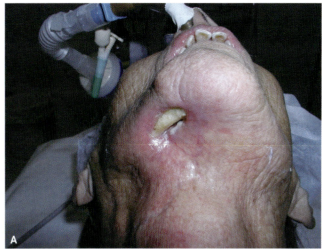

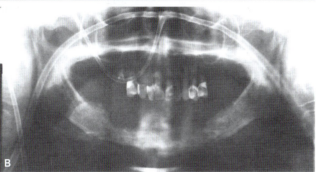

Figura 18.8 A. Osteorradionecrose. Extensa área de necrose óssea e tecidual no local da radioterapia. Note a presença de eritema e exsudato na superfície. **B.** Múltiplas rarefações ósseas difusas de limites imprecisos na região anterior aos pré-molares de ambos os lados. A espessura craniocaudal do osso na região anterior apresenta-se bastante diminuída. Cortesia do Dr. Luciano Lauria Dib, professor da disciplina de Estomatologia da Universidade Paulista.

Como tratamentos, estão preconizados remoção do sequestro, desbridamento, irrigação com soluções antissépticas, troca frequente de curativos e uso de câmara hiperbárica, que invariavelmente aumenta a celularidade local, possibilitando a melhora do quadro.

Recentemente, o uso de alguns medicamentos tem causado lesões de aspecto destrutivo muito semelhantes às lesões causadas por radiação. Esse quadro é denominado *osteonecrose* e mais especificamente relaciona-se ao uso de bifosfanatos. Esses medicamentos são análogos não metabolizados de pirofosfato, que são capazes de se acumular no tecido ósseo e inibir a função osteoclástica. Esta, por sua vez, encontra-se especialmente aumentada em casos de metástases ósseas e osteoporose. Eles permanecem no tecido ósseo por longos períodos e são internalizados pelos osteoclastos, causando interrupção na reabsorção óssea osteoclasto-mediada. Esses bifosfanatos, portanto, afetam o *turnover* ósseo em vários níveis e são utilizados no tratamento, principalmente, de câncer de mama, mieloma múltiplo, doença de Paget, hipercalcemia em tumores malignos e, em doses menores, casos de osteoporose.

Parece que a patogênese desse processo necrótico do osso também está relacionada com a insuficiência vascular localizada, uma vez que os bifosfanatos apresentam propriedades antiangiogênicas.

A lesão típica inicial é um alvéolo que não cicatriza após uma extração, mostrando exposição de tecido ósseo, que é refratária ao desbridamento conservador e à antibioticoterapia. A evolução do processo evidencia um aspecto bastante semelhante ao da osteorradionecrose, e as características clínicas e radiográficas são similares, embora o paciente não tenha sido submetido à radioterapia.

Contudo, o tratamento é diferente, pois a oxigenoterapia hiperbárica não é tão efetiva; além disso, depois de feito o diagnóstico correto, o uso dos bifosfanatos deve ser suspenso quando possível. Assim como nos casos de osteorradionecrose, a prevenção também é importante, bem como o conhecimento sobre a possibilidade desse tipo de necrose óssea por parte do profissional, o que possibilita o diagnóstico prévio e facilita o tratamento do paciente.

Bibliografia

Bagan JV, Murillo J, Jimenez Y et al. Avascular jaw osteonecrosis in association with cancer chemotherapy: Series of 10 cases. J Oral Pathol Med. 2005; 34(2):120-3.

Baltensperger M, Gratz K, Bruder E et al. Is primary chronic osteomyelitis a uniform disease? Proposal of a classification based on a retrospective analysis of patients treated in the past 30 years. J Craniomaxillofac Surg. 2004; 32(1):43-50.

Batcheldor GD Jr., Giansanti JS, Hibbard ED et al. Garre's osteomyelitis of the jaws: a review and report of two cases. J Am Dent Assoc. 1973;87(4):892-7.

Cunha BA. Osteomyelitis in elderly patients. Clin Infect Dis. 2002;35(3):287-93.

Curi MM, Dib LL, Kowalski LP. Management of refractory osteoradionecrosis of the jaws with surgery and adjunctive hyperbaric oxygen therapy. Int J Oral Maxillofac Surg. 2000;29(6):430-4.

Eyrich GK, Baltensperger MM, Bruder E et al. Primary chronic osteomyelitis in childhood and adolescence: a retrospective analysis of 11 cases and review of the literature. J Oral Maxillofac Surg. 2003;61(5):561-73.

Eyrich GK, Harder C, Sailer HF et al. Primary chronic osteomyelitis associated with synovitis, acne, pustulosis, hyperostosis and osteitis (SAPHO syndrome). J Oral Pathol Med. 1999;28(10):456-64.

Gal TJ, Yueh B, Futran ND. Influence of prior hyperbaric oxygen therapy in complications following microvascular reconstruction for advanced osteoradionecrosis. Arch Otolaryngol Head Neck Surg. 2003;129(1):72-6.

Girschick HJ, Raab P, Surbaum S et al. Chronic non-bacterial osteomyelitis in children. Ann Rheum Dis. 2005;64(2):279-85.

Groot RH, van Merkesteyn JP, Bras J. Diffuse sclerosing osteomyelitis and florid osseous dysplasia. Oral Surg Oral Med Oral Pathol Oral Radiol Endod. 1996;81(3):333-42.

Harvey BR, Ephros H, Defalco RJ. Tetracycline bone labeling in surgical management of chronic osteomyelitis: a case report. J Oral Maxillofac Surg 2004; 62(6):752-4.

Jereczek-Fossa BA, Garibaldi C, Catalano G et al. Analysis of mandibular dose distribution in radiotherapy for oropharyngeal cancer: dosimetric and clinical results in 18 patients. Radiother Oncol. 2003;66(1):49-56.

Jereczek-Fossa BA, Orecchia R. Radiotherapy-induced mandibular bone complications. Cancer Treat Rev. 2002;28(1):65-74.

Lee K, Kaneda T, Mori S et al. Magnetic resonance imaging of normal and osteomyelitis in the mandible: assessment of short inversion time inversion recovery sequence. Oral Surg Oral Med Oral Pathol Oral Radiol Endod. 2003;96(4):499-507.

Loh FC, Ling SY. Acute osteomyelitis of the maxilla in the newborn. J Laryngol Otol. 1993;107(7):627-8.

Notani K, Yamazaki Y, Kitada H et al. Management of mandibular osteoradionecrosis corresponding to the severity of osteoradionecrosis and the method of radiotherapy. Head Neck. 2003;25(3):181-6.

Oginni FO, Fatusi OA, Alagbe AO. A clinical evaluation of dry socket in a Nigerian teaching hospital. J Oral Maxillofac Surg. 2003;61(8):871-6.

Orpe EC, Lee L, Pharoah MJ. A radiological analysis of chronic sclerosing osteomyelitis of the mandible. Dentomaxillofac Radiol 1996; 25(3):125-9.

Otsuka K, Hamakawa H, Kayahara H et al. Chronic recurrent multifocal osteomyelitis involving the mandible in a 4-year-old girl: a case report and a review of the literature. J Oral Maxillofac Surg. 1999;57(8):1013-6.

Reuther T, Schuster T, Mende U et al. Osteoradionecrosis of the jaws as a side effect of radiotherapy of head and neck tumour patients – a report of a thirty years retrospective review. Int. J Oral Maxillofac Surg. 2003;32(3):289-95.

Ruggiero SL, Mehrotra B, Rosenberg TJ et al. Osteonecrosis of the jaws associated with the use of bisphosphonates: a review of 63 cases. J Oral Maxillofac Surg. 2004;62(5):527-34.

Schuknecht BF, Carls FR, Valavanis A et al. Mandibular osteomyelitis: evaluation and staging in 18 patients, using magnetic resonance imaging, computed tomography and conventional radiographs. J Craniomaxillofac Surg. 1997; 25(1):24-33.

Store G, Boysen M. Mandibular osteoradionecrosis: clinical behaviour and diagnostic aspects. Clin Otolaryngol. 2000;25(5):378-84.

Tarassoff P, Csermak K. Avascular necrosis of the jaws: risk factors in metastatic cancer patients. J Oral Maxillofac Surg. 2003;61(10):1238-9.

Thorn JJ, Hansen HS, Specht L et al. Osteoradionecrosis of the jaws: clinical characteristics and relation to the field of irradiation. J Oral Maxillofac Surg. 2000;58(10):1088-93.

Wang J, Goodger NM, Pogrel MA. Osteonecrosis of the jaws associated with cancer chemotherapy. J Oral Maxillofac Surg. 2003;61(9):1104-7.

Lesões Ósseas Pseudotumorais

19

Ricardo Raitz e Andrea Mantesso

Introdução

Neste capítulo, serão abordadas as lesões chamadas pseudotumorais. O termo significa "falso tumor"; logo, essas lesões não são neoplasias verdadeiras, mas por vezes parecem, pois exibem um crescimento expansivo até com conotações agressivas. Dentro desse grupo encontram-se as lesões que têm como componente histológico as células gigantes multinucleadas, as lesões de origem idiopática e as lesões fibro-ósseas benignas.

Serão apresentadas as seguintes lesões:

- Lesão central de células gigantes (LCCG)
- Tumor marrom do hiperparatireoidismo
- Querubismo
- Osteíte deformante (doença de Paget)
- Lesões fibro-ósseas benignas
  - Displasia fibrosa: monostótica e poliostótica
  - Displasias cemento-ósseas.

Lesão central de células gigantes

A LCCG é proliferativa benigna e responde por cerca de 7% das tumefações benignas dos ossos gnáticos. Embora alguns autores a associem a traumatismo local e hemorragia, sua etiologia ainda é obscura.

Desde 1912, a literatura mostra, nos ossos maxilares, descrições de lesões compostas por células gigantes chamadas anteriormente de "tumores de células gigantes" e "osteoclastomas". Em 1953, Jaffe denominou essa lesão como *granuloma reparativo de células gigantes*. Posteriormente, o termo "reparativo" foi substituído, pois o comportamento das lesões não era coerente com a reparação local. Desse modo, as lesões de células gigantes foram divididas e passaram a se chamar granuloma central de células gigantes e tumor de células gigantes. Algumas teorias afirmam que a LCCG dos ossos gnáticos e o tumor de células gigantes dos ossos extragnáticos não são entidades distintas ou separadas, mas representam a continuação de um único processo que é modificado pela idade do paciente, pela localização tumoral e outros possíveis fatores não claramente compreendidos.

Nos ossos gnáticos, a maioria dos autores não aceita a existência do tumor de células gigantes. Devido a isso e ao fato de a lesão ser constituída de um tecido que não é tecido de granulação e nem um processo inflamatório granulomatoso, convencionou-se o nome *lesão de células gigantes*.

As lesões de células gigantes ocorrem sob a forma de duas variantes: a periférica e a central (endóstea ou intraóssea). A periférica é uma lesão solitária de tecido mole, localizada em gengiva dentada ou mucosa alveolar edêntula, sendo mais comum que o subtipo central na proporção de 3:1 ou 4:1. Histologicamente, as variantes são idênticas. Neste capítulo será descrita apenas a variante central.

Os aspectos clínicos mostram uma lesão caracterizada comumente por aumento de volume assintomático; entretanto, alguns casos podem apresentar dor, parestesia ou sangramento espontâneo. Devido a isso, alguns autores separam a LCCG em subtipos agressivo e não agressivo, com base em características clínicas e radiográficas. Ela acomete principalmente crianças e adultos jovens do sexo feminino, sendo que o diagnóstico, em mais de 70% dos casos, é feito antes dos 30 anos de idade. A provável explicação para a maior incidência no sexo feminino reside nas alterações hormonais. O comportamento clínico é variável, em geral de curso lento e assintomático; entretanto, por vezes ocorre de maneira "agressiva" e causa grande destruição tecidual. Com isso, pode aflorar no meio intraoral pela ruptura de corticais, o que resulta em crescimento de tecido mole, que mimetiza a variante periférica. São essas lesões agressivas e recorrentes que trazem à tona a discussão não esclarecida da existência do tumor de células gigantes.

Alguns autores afirmam que as lesões centrais de células gigantes são mais comuns nas regiões anteriores ao primeiro molar inferior; porém, revisões de literatura extensas mostram predileção pela região posterior da mandíbula.

Radiograficamente, a LCCG é observada com mais frequência como imagem radiolúcida multilocular, em geral descrita como "bolhas de sabão" (Figura 19.1). Entretanto, alguns estudos sugerem uma provável correlação estatisticamente significativa entre a imagem radiográfica e a localização, sendo que o aspecto radiolúcido unilocular prevalece na região anterior, e o aspecto multilocular prevalece na região posterior dos ossos gnáticos (Figura 19.2 e 19.3). A característica multilocular está mais relacionada a lesões com tamanho maior, enquanto as lesões menores estão mais associadas à unilocularidade. Aventa-se também a possibilidade de que as lesões comecem com aparência cística unilocular e, com o passar do tempo, adquiram aspecto multilocular. A localização anterior favorece o diagnóstico precoce dessas lesões, uma vez que um pequeno aumento de volume ou deslocamento dental já é percebido pelo paciente ou seus familiares.

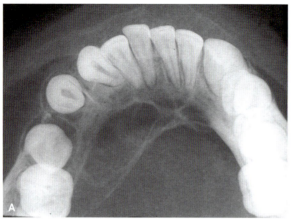

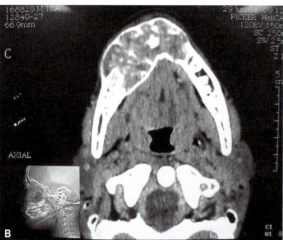

Figura 19.1 Lesão central de células gigantes. **A.** Múltiplas lojas radiolúcidas conferindo o aspecto de bolhas de sabão. Deslocamento dentário e abaulamento das corticais também são observados. **B.** Corte axial de tomografia computadorizada revelando múltiplas septações. Cortesia do Dr. Marcos Martins Curi, estomatologista do Serviço de Oncologia – Sânnadi – do Hospital Santa Catarina.

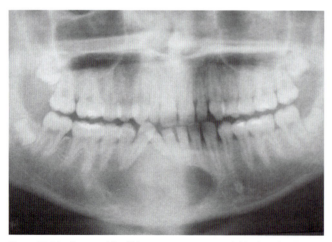

Figura 19.2 Lesão central de células gigantes. Imagem radiolúcida unilocular bem delimitada que ultrapassa a linha média na região dos incisivos inferiores, provocando deslocamento dentário. Cortesia do Dr. Ricardo Salgado de Souza, Professor da disciplina de Estomatologia da Universidade Paulista.

As margens radiográficas, apesar de costumeiramente serem bem delimitadas, não apresentam halo radiopaco. A reabsorção radicular e o deslocamento dental são frequentemente encontrados, e a primeira, particularmente mais em homens. A LCCG pode caracteristicamente ultrapassar a linha média, e isso ocorre, sobretudo, nas lesões denominadas "agressivas" (Figura 19.4).

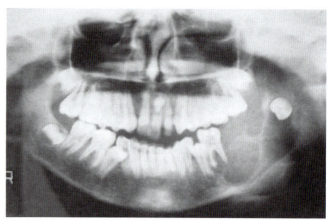

Figura 19.3 Lesão central de células gigantes. Imagem radiolúcida multilocular bem delimitada na região posterior esquerda da mandíbula, provocando deslocamento e impactação dentais. Cortesia do Dr. Ricardo Salgado de Souza, Professor da disciplina de Estomatologia da Universidade Paulista.

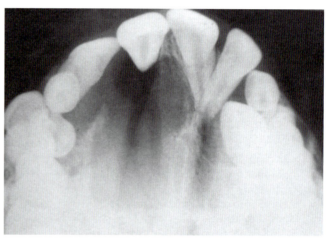

Figura 19.4 Lesão central de células gigantes. Imagem radiolúcida em maxila causando deslocamento dentário e reabsorção radicular e que ultrapassa a linha média. A localização em maxila, bem como a técnica oclusal, não permitiu a visualização dos limites da lesão. Cortesia do Dr. Ricardo Salgado de Souza, Professor da disciplina de Estomatologia da Universidade Paulista.

O tratamento inicial preferencial consiste na curetagem da lesão, embora a recidiva ocorra em cerca de 20% dos casos. Outras modalidades terapêuticas incluem crioterapia, osteotomia periférica, corticoterapia intraóssea e administração de calcitonina humana subcutânea, pois ela antagoniza a reabsorção óssea osteoclástica ou pode agir diretamente em outras células da lesão. Somente uma minoria dos casos apresenta comportamento mais agressivo, justificando algum tipo de tratamento mais invasivo.

Tumor marrom do hiperparatireoidismo

O tumor marrom do hiperparatireoidismo, também denominado osteíte fibrosa cística do hiperparatireoidismo e doença de von Recklinghausen do osso, é uma lesão decorrente da hiperfunção das glândulas paratireoides. Existem três tipos de hiperparatireoidismo: o primário, decorrente da hipersecreção das glândulas paratireoides em consequência de hiperplasia, adenomas únicos ou múltiplos ou, raramente, tumor maligno; o secundário, que pode ocorrer devido a condições que produzem balanço negativo de cálcio, como no raquitismo, na osteomalacia, gravidez, insuficiência renal ou privação alimentar de cálcio; e, por fim, o familiar, que é uma doença extremamente rara e acaba por ser detectada em vários membros de uma única família. No entanto, todos esses tipos, independentemente de sua causa, podem provocar alterações ósseas avançadas.

O paratormônio (PTH) é responsável pelo controle dos níveis séricos de cálcio. Em pacientes normais, quando ocorre a diminuição da quantidade de cálcio no sangue, o PTH sinaliza a reabsorção óssea para que os níveis sejam mantidos. No caso do hiperparatireoidismo, ocorre reabsorção óssea generalizada; desse modo, as imagens radiográficas mostram lesões líticas, radiolúcidas e mal delimitadas em múltiplos ossos, principalmente nos longos (Figura 19.5 A). Além disso, observam-se reduzida densidade óssea, osteoporose generalizada e reabsorção óssea subperióstea, em especial das falanges e da clavícula.

No entanto, uma expressão típica focal dessa doença é o tumor marrom, no qual o conteúdo reabsorvido é substituído por um tecido histologicamente idêntico ao da LCCG, e essas regiões são vistas radiograficamente na forma de áreas radiolúcidas bem delimitadas, podendo levar inclusive ao adelgaçamento da cortical óssea. Outra característica radiográfica importante é a perda da lâmina dura, que é uma particularidade inicial da doença.

O tumor marrom do hiperparatireoidismo apresenta predileção pelo sexo feminino entre a terceira e quarta décadas de vida. Dependendo do comprometimento, o paciente pode apresentar aumento mandibular gradual e progressivo (Figura 19.5 B), com sintomas como fadiga, fraqueza generalizada, deslocamento dos dentes da área da lesão, dor óssea de baixo grau, febre e, em determinados casos, dificuldades de locomoção.

Para o diagnóstico correto, é fundamental a pesquisa dos níveis séricos de PTH, uma vez que os aspectos histopatológicos de uma única lesão são idênticos aos encontrados nas LCCG.

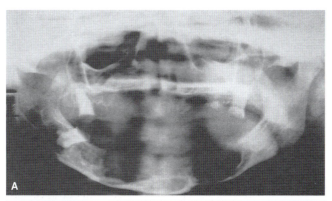

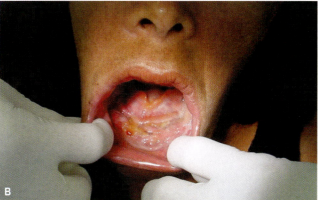

Figura 19.5 Tumor marrom do hiperparatireoidismo. **A.** Múltiplas lesões líticas com limites imprecisos em maxila e mandíbula. **B.** Extensa lesão em assoalho bucal de coloração eritematosa e projeções pediculadas amareladas da mesma paciente.

A base do tratamento dessas lesões é a reversão da hipercalcemia por meio da redução dos níveis exacerbados de PTH, além de dieta pobre em cálcio e ingestão de grande quantidade de líquido para a diminuição da concentração desse mineral. Com a reversão desse quadro, é possível haver depósito ósseo e formação de osso esclerótico, podendo ser mais denso e radiopaco que o normal.

Querubismo

Querubismo é um distúrbio hereditário autossômico dominante com uma expressividade variável e uma penetrância incompleta em algumas famílias. Essa condição não é neoplásica, é quase exclusiva dos ossos gnáticos e clinicamente caracterizada pela expansão assintomática e, em geral, bilateral desses ossos. Foi relatada inicialmente por Jones, em 1933, que descreveu a lesão em crianças de uma mesma família, o que o fez sugerir o termo doença multilocular familiar dos maxilares. Posteriormente, ele introduziu o termo "querubismo" devido ao olhar voltado para o céu dos querubins renascentistas, que lembrava o aspecto impressionante das crianças afetadas. Alguns relatos na literatura associam essa doença a uma alteração genética localizada no cromossomo 4p.16.3.

Comumente, o diagnóstico se dá por volta dos 7 anos de idade; no entanto, nos casos mais graves, em que existe um crescimento bastante exacerbado, ele é possível em idades mais precoces. Quanto mais cedo essa anomalia se apresenta, geralmente mais rápido é o seu crescimento, e os homens são afetados 2 vezes mais que as mulheres.

A expansão óssea é normalmente simétrica e pode envolver a maxila e a mandíbula ou apenas um desses ossos. O local mais comum de acometimento é o ângulo da mandíbula, e a lesão pode aumentar e envolver o trígono retromolar e o ramo ascendente. A cabeça da mandíbula é raramente afetada, e a maioria dos pacientes tem a abertura da boca normal. Quando a lesão acomete o assoalho da órbita, pode haver o deslocamento do globo ocular, expondo a esclerótica, ou ainda o repuxamento da pele, conferindo ao paciente uma impressão de estar sempre com o olhar voltado para cima, como descrito por Jones (Figura 19.6 A).

As lesões não estão presentes ao nascimento; aparecem primeiro entre 14 meses e 4 anos de idade, progredindo geralmente até os 15 anos. Em geral, lesões maxilares começam na tuberosidade e envolvem o processo alveolar, resultando no estreitamento do palato em forma de V. O assoalho nasal pode estar espessado, e, em casos graves, a cavidade nasal e o seio maxilar podem estar completamente obliterados. Linfadenopatia cervical está presente em 45% dos casos e contribui para a aparência do paciente, embora diminua depois de 8 anos. Devido a todos esses fatores, a língua fica deslocada, o que atrapalha suas funções.

Segundo o envolvimento e as deformidades causadas, o querubismo pode ser graduado da seguinte maneira:

- Grau 1: envolvimento de ambos os ramos ascendentes
- Grau 2: envolvimento de ambos os ramos ascendentes e de ambas as tuberosidades maxilares
- Grau 3: envolvimento maciço de maxila e mandíbula, exceto o processo condilar
- Grau 4: envolvimento maciço de maxila e mandíbula, exceto o processo condilar, com envolvimento das órbitas, causando compressão orbital.

Entre as características radiográficas, observa-se o efeito "bolha de sabão", caracterizado por áreas radiolúcidas multiloculares.

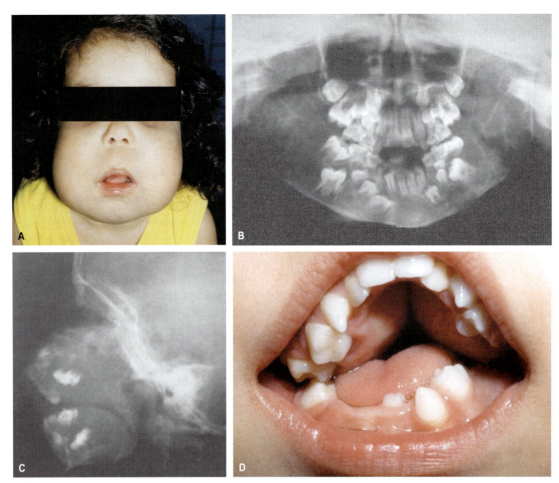

Figura 19.6 Querubismo. **A.** Aspecto clínico mostrando expansão óssea simétrica envolvendo maxila e mandíbula, em especial na região posterior de corpo e ramo ascendente, causando repuxamento da pele e conferindo ao paciente o aspecto de querubim. **B.** Mesmo caso exibindo efeito "bolha de sabão", caracterizado por áreas radiolúcidas multiloculares com presença de dentes deslocados e submersos nas lojas ósseas, tanto em maxila quanto em mandíbula. **C.** Nessa técnica lateral do mesmo caso, é possível visualizar a expansão de corticais ocasionando a abertura da mandíbula. Os detalhes anatômicos normais ficam difíceis de serem visualizados nesse caso. **D.** Visão intraoral do mesmo caso mostrando expansão óssea palatina, que provoca deformação desse osso em forma de V. Nota-se ainda alteração na cronologia de erupção e esfoliação dentária, bem como má oclusão.

Além disso, os dentes podem estar deslocados e submersos nas lojas, e pode haver envolvimento maxilar e mandibular, embora as lesões mandibulares sejam, em geral, mais bem delimitadas e, portanto, mais facilmente visualizadas (Figuras 19.6 B, C e 19.7).

A destruição óssea bilateral varia com a idade. Enquanto as trabéculas são esparsas durante a fase do crescimento, o número e a espessura dos septos aumentam e a lesão torna-se menos radiolúcida quando o paciente chega a 8 a 12 anos de idade.

Com frequência, observam-se dentes decíduos esfoliados precocemente e permanentes não erupcionados. Algumas vezes, há também a ausência dos germes dos dentes permanentes, em especial os segundos e terceiros molares.

Os pacientes comumente apresentam má oclusão e distorção dos alvéolos (Figura 19.6 D), e a expansão das corticais, que tende a envolver o ângulo e o ramo ascendente, é frequentemente encontrada. Os achados radiográficos e a história clínica familiar são geralmente conclusivos para o diagnóstico, tornando a biópsia desnecessária.

Histologicamente, o querubismo é bastante semelhante à LCCG, e a característica radiográfica de lesão radiolúcida multilocular é condizente com esse aspecto, embora outros aspectos clínicos e o próprio comportamento da lesão sejam divergentes e, portanto, excluam esse diagnóstico diferencial.

Não existe tratamento específico para essa condição. Geralmente, seu curso é autolimitante e regride, embora casos agressivos tenham sido descritos. Comumente, há estagnação do processo após a puberdade, mas o prognóstico é imprevisível, uma vez que, em alguns casos, em especial quando há intervenção cirúrgica cosmética precoce, pode haver crescimento exacerbado, que causa maior deformidade. A radioterapia é absolutamente contraindicada devido ao desenvolvimento de osteorradionecrose e osteossarcoma.

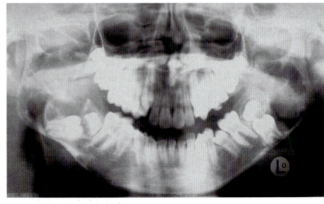

Figura 19.7 Querubismo. Mesmo aspecto radiográfico, mas exibindo acometimento mais brando apenas na região posterior da mandíbula em paciente pré-adolescente. Cortesia do Dr. Rodrigo C. Mosca.

Osteíte deformante (doença de Paget)

Em 1876, James Paget atribuiu alterações esqueléticas a um processo inflamatório denominado *osteíte deformante*, termo que sugere infecção e inflamação do tecido ósseo capaz de induzir uma reação, provocando deformidade. Durante anos, o termo osteíte deformante foi subjugado, pois se acreditava que a origem infecciosa inicialmente aventada por Paget não estava relacionada ao quadro. Com o passar dos anos, estudos subsequentes mostraram que partículas e antígenos virais foram encontrados no sangue e no tecido ósseo lesionado de pacientes acometidos; desse modo, novamente o termo osteíte deformante parece ser ideal para denominar essa lesão. Apesar disso, a etiopatogenia ainda é incerta.

A maioria dos casos é assintomática ou apresenta evolução lenta de curso indolente, sendo a doença descoberta somente por acaso. Entretanto, alguns casos mostram um quadro mais exacerbado, inclusive com sintomatologia dolorosa, causada por compressão de nervos e microfraturas. Além disso, a obliteração de forames em decorrência do crescimento ósseo excessivo pode resultar em cegueira, surdez e complicações neuromusculares.

A doença geralmente começa na meia-idade, mas o surgimento dos sinais e sintomas é comumente observado na senilidade. Existe preferência pelo sexo masculino, e alguns grupos populacionais apresentam maior tendência ao desenvolvimento da doença de Paget, fato que aventa uma possível predisposição genética.

Em geral, a doença é poliostótica e sofre um processo de maturação. Isso significa que locais diferentes em um mesmo osso podem mostrar aspectos antagonistas. Em estágios iniciais da lesão, o processo é reabsortivo e, posteriormente, ocorre depósito contínuo de tecido ósseo, passando então por uma fase mista, em que, além da reabsorção, há neoformação, que culmina na fase final com osteoesclerose.

Na doença de Paget, existe desequilíbrio entre a reabsorção e a neoformação ósseas, e o resultado é sempre um ganho de massa óssea imatura. Diante disso, os aspectos radiográficos correspondem ao estágio de evolução da doença. Na fase inicial, o osso mostra uma alteração no seu padrão trabecular, exibindo áreas radiolúcidas mal delimitadas que, posteriormente, mostram-se permeadas por focos radiopacos, imprimindo o aspecto de "flocos de algodão". Já na fase final, o osso mostra radiopacidade intensa e dispersa, ocultando o padrão trabeculado normal (Figuras 19.8 e 19.9 A).

Em acompanhamento clinicorradiográfico nos casos sintomáticos, as áreas radiopacas tornam-se confluentes e o osso mostra aumento tecidual progressivo, visto tanto na densidade quanto no volume. O rebordo alveolar pode exibir aumento volumétrico, ocasionando, por conseguinte, má oclusão pela separação dos dentes ou desadaptação de próteses (Figura 19.9 B). Os dentes podem apresentar hipercementose, dificultando as exodontias, e a calota craniana pode mostrar-se também espessada, o que por vezes é chamado de "crista de galo", quando o aumento ocorre na porção mediana desse osso.

Com frequência, o diagnóstico é pautado nos aspectos radiográficos; entretanto, nas fases mais ativas da doença, alterações sorológicas também podem estar presentes, principalmente o aumento do nível sérico de fosfatase alcalina e a excreção urinária de hidroxiprolina.

Na face, a evolução do processo de reabsorção e neoformação, com o aumento da massa óssea, pode levar a uma deformidade excessiva que recebe o nome de leontíase óssea. Nesse quadro, o crescimento, principalmente na região de zigoma e osso frontal, resulta em achatamento do perfil, conferindo ao paciente um aspecto leonino.

Da mesma maneira, o aumento progressivo da massa óssea em outros ossos também resulta em deformidades. No fêmur, na tíbia e na coluna vertebral pode haver o arqueamento. O osso pagetoide, apesar de mais espesso, também é mais fraco; por isso, fraturas são complicações frequentes nos casos em que as

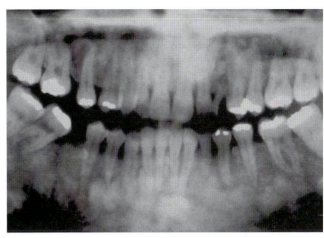

Figura 19.8 Osteíte deformante. Alteração no padrão trabecular dos ossos gnáticos, exibindo áreas radiolúcidas mal delimitadas permeadas por focos radiopacos, imprimindo o aspecto de "flocos de algodão". Nota-se que existem áreas mais líticas e áreas onde o depósito ósseo é mais acentuado e confluente, retratando o processo de maturação da lesão.

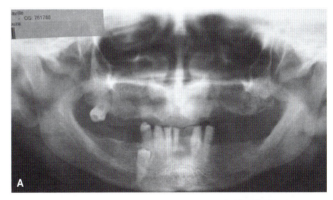

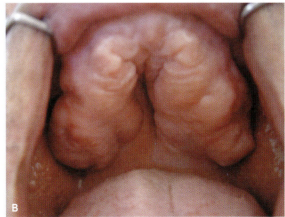

Figura 19.9 Osteíte deformante. **A.** Radiografia panorâmica mostrando alteração no padrão do trabeculado ósseo em maxila e mandíbula. Essa imagem é condizente com a fase intermediária da lesão, na qual ocorre ganho de tecido, mas sem que haja depósito excessivo de mineral. **B.** Quadro clínico do mesmo paciente após a exodontia dentária, exibindo aumento de volume irregular, duro à palpação em todo o rebordo alveolar da maxila. Cortesia do Dr. Denis Pimenta e Souza, cirurgião bucomaxilofacial credenciado no Hospital Sírio Libanês.

manifestações são mais intensas. Além disso, nesses casos mais exacerbados, a hipervascularização do osso pode também levar a um aumento local de temperatura, além de eventuais complicações cardiovasculares.

A cintilografia é um exame de imagem auxiliar no diagnóstico, principalmente nas fases iniciais. Esse exame mostra captação do contraste aumentada nas lesões ativas e é capaz de identificar as áreas envolvidas na lesão.

O tratamento, quando necessário, é sintomatológico e com base na administração de analgésicos e antagonistas do PTH. Uma vez feito o diagnóstico de doença de Paget, o paciente deve ser acompanhado, pois existe risco de transformação em osteossarcoma em cerca de 5 a 10% dos casos.

Lesões fibro-ósseas benignas

Esse grupo é bastante heterogêneo e compreende lesões com etiologias variadas. É aceito que as lesões fibro-ósseas benignas podem ser divididas em três categorias: neoplasias benignas fibro-ósseas, displasias fibrosas não neoplásicas e lesões reacionais displásicas. O termo "lesão fibro-óssea" não corresponde a um diagnóstico específico, mas sim a um processo em que ocorre substituição do osso normal por um tecido fibroso com quantidade variável de tecido mineralizado, que pode ser o osso, o cemento ou ambos. Essas lesões representam um dilema para o diagnóstico, que depende da somatória das características clínicas, radiográficas e histopatológicas.

Nesse grupo, o processo de maturação é um ponto comum, e isso reflete as características radiográficas, que podem ser radiolúcidas, passando a mistas e, por fim, radiopacas, embora não seja comum o diagnóstico nas fases iniciais.

Durante a Conferência Consensual de julho de 2003, em Lyon, França, realizada em conjunto com a preparação do novo livro da Organização Mundial da Saúde (OMS), de 2005, intitulado Pathology and Genetics of Tumours of the Head and Neck, algumas mudanças foram introduzidas quanto à classificação das lesões fibro-ósseas. Segundo a OMS, as não neoplásicas englobam: displasia fibrosa, displasias cemento-ósseas, LCCG, querubismo, cisto ósseo aneurismático e cisto ósseo simples. O fibroma cemento-ossificante, incluído nas lesões ósseas neoplásicas, passou a ser reconhecido como fibroma ossificante.

Na 4ª edição da conferência da OMS, publicada em janeiro de 2017, uma importante mudança foi introduzida no que se refere a essa última lesão. Foi enfatizada a divisão do fibroma ossificante em três entidades clinicopatológicas diferentes: fibroma cemento-ossificante (FCO); fibroma ossificante juvenil trabecular (FOJT) e fibroma ossificante juvenil psamomatoide (FOJP).

As displasias ósseas, definidas pela OMS em 2005 como processos idiopáticos localizados nas regiões periapicais de áreas dentadas de ossos gnáticos, voltaram a ser chamadas de displasias cemento-ósseas na nova classificação de 2017, para enfatizar sua origem odontogênica no ligamento periodontal. Essas lesões incluem três variantes: quando ocorrem na região anterior da mandíbula ou na forma de lesões múltiplas, são chamadas de displasias cemento-ósseas periapicais; a lesão similar que ocorre na região posterior dos ossos gnáticos é chamada de displasia cemento-óssea focal. A terceira variante, que compreende lesões mais extensas e que ocorrem bilateralmente na mandíbula, subdivide-se em duas formas: uma é conhecida como displasia cemento-óssea florida, e a outra, cemetoma gigantiforme familiar. Esta última foi mantida como uma entidade separada da displasia cemento-óssea florida,

apresentando um padrão de lesões múltiplas e multiquadrantes e, ao menos em alguns casos, autossômico dominante.

Como neste capítulo estamos discutindo as lesões ósseas pseudotumorais, as lesões displásicas fibrosas não neoplásicas e as lesões reacionais displásicas estão aqui apresentadas; porém, o fibroma ossificante, que corresponde a um processo neoplásico, será discutido no Capítulo 20, *Lesões Ósseas Tumorais*.

Displasia fibrosa

Em 1891, von Recklinghausen descreveu três grupos de doenças ósseas, e um deles continha casos que hoje são chamados de displasia fibrosa poliostótica. Depois disso, vários casos da mesma doença foram descritos com o nome osteíte fibrosa generalizada. Em 1937, Albright e McCune publicaram relatos de casos de pacientes do sexo feminino com múltiplas lesões ósseas, pigmentação de pele e puberdade precoce. Em 1938, Lichtenstein descreveu oito casos de lesões ósseas osteofibróticas sem manifestações extraesqueléticas e os chamou de displasia fibrosa poliostótica.

Em 1942, Lichtenstein e Jaffe reconheceram a displasia fibrosa como uma entidade e a descreveram em seus aspectos clínicos, radiográficos e histológicos, inclusive ressaltando que a forma monostótica ocorria. Essa lesão faz parte do grupo de lesões fibro-ósseas benignas.

Apesar de inúmeras hipóteses no que diz respeito à sua etiologia, acredita-se ser mais plausível a consideração de que essa lesão seja uma anomalia displásica da formação óssea a partir do tecido mesenquimal, ocorrendo inabilidade do tecido formador ósseo de produzir osso lamelar maduro, mesmo tendo presentes todos os componentes do osso normal. Desse modo, a displasia fibrosa representa uma alteração na maturação do tecido ósseo. Estudos recentes mostram que se trata de uma condição resultante da mutação no gene GNSA 1, que ocorre pós-zigoticamente em células somáticas. Todas as células descendentes das que foram mutadas podem manifestar-se como displasia fibrosa monostótica ou poliostótica; as que descendem de células não mutadas desenvolvem osso normal. Logo, as características clínicas são variáveis em distribuição e aparência.

A displasia fibrosa é uma lesão benigna que acomete qualquer osso do organismo, é normalmente autolimitante e não encapsulada e ocorre principalmente em crianças e adultos jovens (primeira e segunda décadas de vida). Clinicamente, essas lesões podem variar de pequenas, localizadas e assintomáticas até lesões extensas e desfigurantes, duras à palpação, mas com a mucosa de revestimento e a pele normais. A invasão ou obliteração do seio maxilar pode ocorrer.

Seu crescimento é lento e progressivo, causando expansão do osso envolvido, o que pode resultar em assimetria facial, deslocamento dentário e déficit funcional. Esse crescimento ósseo geralmente termina quando a maturação do esqueleto está completada, por volta dos 18 aos 21 anos de idade. Em geral, o diagnóstico se dá por volta dos 26 anos de idade. A frequência é praticamente igual para ambos os sexos, exceto para os casos de displasia fibrosa craniofacial, mais frequente em homens.

Em casos raros, um crescimento mais exacerbado e rápido pode ocorrer, e o comportamento clínico dessas lesões muitas vezes é imprevisível. Quando na maxila, pode levar à obliteração do seio maxilar e da fossa nasal e ao deslocamento do globo ocular.

A displasia fibrosa pode ser dividida em: monostótica, quando há envolvimento de um único osso (tipo I); poliostótica, quando é multifocal e diversos ossos do indivíduo são acometidos (tipo II); e craniofacial, quando envolve mais de um osso do complexo maxilofacial (tipo V). A doença poliostótica pode ser subdividida em: tipo Jaffe-Lichtenstein, no qual existem pigmentações na forma de manchas que variam de marrom-claro (café com leite) a enegrecidas, e não há disfunção endócrina (tipo III); e síndrome de McCune-Albright, quando existe envolvimento ósseo mais acentuado com associação de pigmentações cutâneas e endocrinopatias (tipo IV).

A doença monostótica não evolui para a poliostótica. A gravidade do acometimento em doença monostótica ou poliostótica com associações está relacionada ao momento em que se dá a mutação genética. Assim, quando ocorre em momento precoce, o acometimento é maior, resultando em doença poliostótica e até envolvimento neuroendócrino; quando ocorre em momento mais tardio, apenas um grupo celular é envolvido, culminando em lesão monostótica.

A displasia fibrosa monostótica é a mais frequente, ocorrendo em 70% dos casos; os ossos gnáticos são os mais afetados. Apesar de o envolvimento mandibular remeter a uma real natureza monostótica da lesão, quando o envolvimento ocorre na maxila, esse fato se torna discutível, e mais de um único osso nesta localidade pode estar envolvido pela proximidade. Nesse caso, o termo "displasia fibrosa craniofacial" geralmente é empregado.

O subtipo monostótico da displasia fibrosa acomete ambos os sexos igualmente, e na face mostra predileção pela maxila, onde o processo alveolar é envolvido em extensão variável (Figura 19.10), sendo o foco principal geralmente na fossa canina, podendo estender-se para os ossos zigomáticos (Figura 19.11). Nesses casos, a assimetria é evidente, e frequentemente a lesão afeta a parede dos seios maxilares, causando constrição. Na mandíbula, envolve com mais frequência o corpo do que o ramo ou a articulação temporomandibular (ATM). A manifestação clínica inicial é o aumento de volume indolor. Os dentes podem exibir deslocamento, e a mucosa de revestimento não mostra alteração (Figura 19.12).

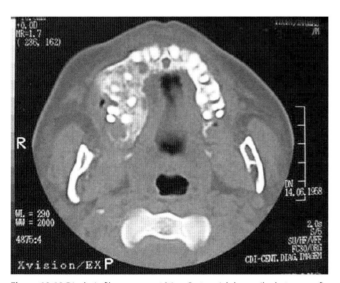

Figura 19.10 Displasia fibrosa monostótica. Corte axial de maxila de tomografia computadorizada, mostrando lesão mineralizada e bastante expansiva, provocando assimetria. Cortesia do Dr. Marcos Martins Curi, estomatologista do Serviço de Oncologia – Sânnadi – do Hospital Santa Catarina.

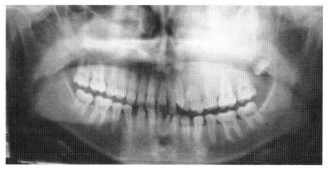

Figura 19.11 Displasia fibrosa monostótica. Radiografia panorâmica mostrando extensa lesão radiopaca em maxila e exibindo padrão de vidro despolido e impossibilidade de delimitação da lesão, que se confunde com o osso normal na periferia. Cortesia do Dr. Denis Pimenta e Souza, cirurgião bucomaxilofacial credenciado no Hospital Sírio Libanês.

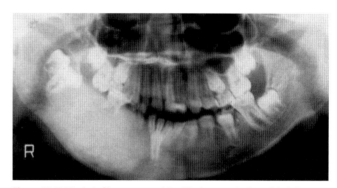

Figura 19.12 Displasia fibrosa monostótica. Técnica panorâmica exibindo imagem intensamente radiopaca na região de corpo da mandíbula.

Radiograficamente, as lesões podem ocorrer em três padrões distintos, dependendo da fase de maturação. Primeiramente, ocorre o apagamento do trabeculado ósseo, mostrando uma área predominantemente radiolúcida que dificilmente é visualizada devido à precocidade de ocorrência e ausência de manifestações (ou ela é confundida com outras lesões, como o cisto ósseo traumático). Nessa fase, há predominância de tecido fibroso. A seguir, a lesão adquire um aspecto mosqueado, que é resultado do depósito constante de trabéculas ósseas imaturas tênues, conferindo o aspecto conhecido por "vidro despolido" ou "vidro fosco", mais bem visualizado pela técnica radiográfica periapical (Figuras 19.13 e 19.14). Finalmente, em estágios tardios, a maturação torna-se mais evidente, com o crescente depósito de tecido mineralizado visto como uma área intensamente radiopaca ainda com aspecto de vidro despolido ou fosco (ver Figura 19.12). Nos ossos craniofaciais, essa radiopacidade costuma ser maior quando comparada com a dos demais ossos acometidos, e isso ocorre como consequência de mineralização intensa das trabéculas. A expansão das corticais pode estar presente, e a técnica oclusal pode ser auxiliar nesses casos.

O principal diagnóstico diferencial a ser estabelecido é com o fibroma ossificante, uma vez que as características clínicas e histológicas são semelhantes, embora exibam particularidades que as diferenciem, o que inclui radiograficamente a delimitação dessas lesões. Essa distinção é fundamental, visto que o curso clínico e o tratamento são bastante diferentes. É importante salientar que, na displasia fibrosa, existe a falta de delimitação do processo e a inabilidade de visualização do limite entre a lesão e o osso normal (Figura 19.12). Já o fibroma ossificante exibe características distintas, que serão discutidas posteriormente.

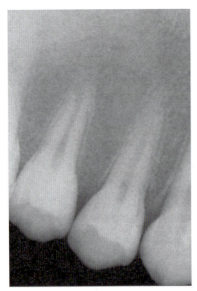

Figura 19.13 Displasia fibrosa monostótica. Radiografia periapical mostrando em detalhe o aspecto típico de vidro despolido, em que o trabeculado ósseo normal desaparece.

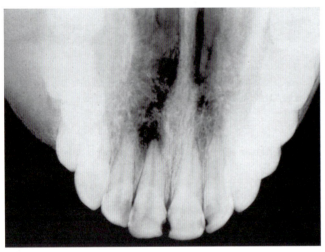

Figura 19.14 Displasia fibrosa monostótica. Lesão em maxila exibindo abaulamento de corticais e falta de delimitação com o osso normal, em que se pode notar o padrão de vidro despolido.

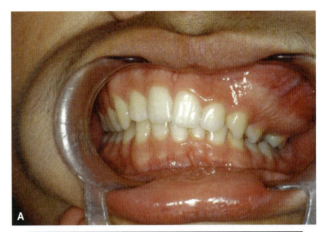
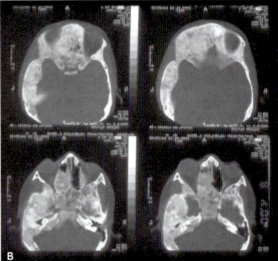
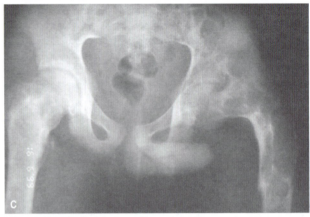

Figura 19.15 Displasia poliostótica do tipo Jaffe-Lichtenstein. **A.** Aspecto intraoral em que o crescimento duro à palpação e com mucosa de revestimento de coloração normal causa assimetria facial e deslocamento da linha mediana. **B.** Corte axial de tomografia computadorizada, no qual é possível notar o envolvimento de vários ossos do crânio. A expansão óssea provoca deslocamento de estruturas ou seu rechaçamento. Há exoftalmia presente. **C.** Fêmur afetado mostrando a fase inicial lítica da lesão, causa de fraturas frequentemente encontradas nesses pacientes. Cortesia do Dr. André Caroli Rocha, Serviço de Cirurgia Bucomaxilofacial do HCFMUSP.

A displasia fibrosa poliostótica do tipo Jaffe-Lichtenstein ocorre em menos de 30% do total dos casos de displasia fibrosa. Normalmente, apresenta manifestações clínicas em idades mais precoces, quando comparada com a displasia fibrosa monostótica. O envolvimento craniofacial ocorre em 50% dos pacientes; contudo, os ossos longos e as costelas são também bastante acometidos. Quando esse acometimento se dá de maneira intensa no fêmur, a deformidade resulta em curvatura acentuada e diminuição do tamanho do osso, recebendo o nome de "bastão de hóquei" (Figura 19.15).

A displasia fibrosa poliostótica do tipo McCune-Albright é responsável pela minoria dos casos (3%). Essa condição é descrita como resultado de uma mutação somática que ocasiona uma produção excessiva de monofosfato de adenosina cíclico (cAMP), acarretando hiperfunção de tecidos glandulares. Essa hiperfunção, por sua vez, manifesta-se com maior ou menor intensidade de acordo com a quantidade e os tipos celulares envolvidos, e dentre as manifestações estão incluídos precocidade sexual, adenomas hipofisários, hipertireoidismo e hiperplasia da glândula suprarrenal. O sexo feminino é mais acometido, e as pigmentações cutâneas, grandes e irregulares, normalmente acompanham o lado mais acometido e localizam-se com mais frequência em dorso, pescoço, pelve, ombro e tórax (Figura 19.16).

O tratamento da displasia fibrosa monostótica, quando necessário, consiste na osteoplastia dos ossos envolvidos no

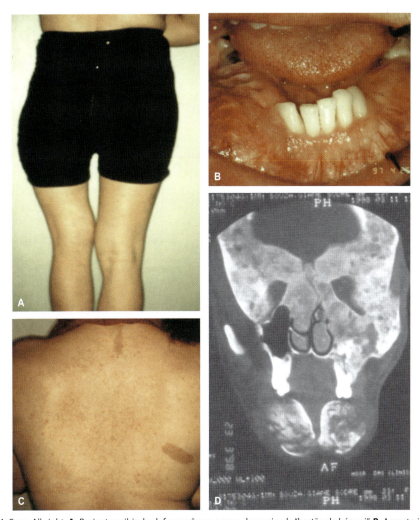

Figura 19.16 Síndrome de McCune-Albright. **A.** Paciente exibindo deformação na perna, denominada "bastão de hóquei". **B.** Aspecto intraoral. O crescimento ósseo mandibular provocou o apagamento do fundo de sulco e a dificuldade de fechamento da boca. **C.** Manchas cor de café com leite são importantes sinais clínicos para a determinação do diagnóstico. **D.** Corte coronal de tomografia computadorizada em que é possível notar massas ósseas disformes nos ossos da face, provocando sérias consequências para a integridade anatômica do seio maxilar e da cavidade nasal. Cortesia do Dr. André Caroli Rocha, Serviço de Cirurgia Bucomaxilofacial do HCFMUSP.

caso de desfiguramento estético ou déficit funcional e, sempre que possível, ele deve ser postergado até que a maturação esquelética esteja completa, pois nesse momento as lesões geralmente sofrem estagnação do crescimento. No entanto, alguns casos mostram crescimento contínuo após a puberdade e até recrescimento depois da intervenção cirúrgica cosmética.

No caso da displasia fibrosa poliostótica, o comportamento das lesões é imprevisível, e a parada do crescimento não ocorre após a puberdade, em especial nos casos do tipo McCune-Albright, o que acarreta múltiplas intervenções cirúrgicas ao longo da vida do indivíduo. Alguns autores afirmam que, em casos raros, pode haver transformação em osteossarcoma ou fibro-histiocitoma maligno, principalmente quando a lesão foi irradiada, o que traz à tona a polêmica de se considerar a displasia fibrosa como uma neoplasia.

Desse modo, quanto mais cedo ocorrerem as manifestações descritas, maior a probabilidade de um quadro intenso, que pode resultar em fraturas e deformidades e, assim, prognóstico pior.

Displasias cemento-ósseas

As displasias cemento-ósseas, assim chamadas atualmente pela OMS e anteriormente conhecidas como displasias ósseas, também pertencem ao espectro das lesões fibro-ósseas. Ao longo do tempo, muitas terminologias foram empregadas para descrever essas lesões, o que refletiu nas dificuldades na classificação e na própria inter-relação delas. Em 2017, essas lesões foram descritas separadamente em duas entidades: displasias cemento-ósseas e cementoma gigantiforme familiar. As três variantes da displasia cemento-óssea (periapical, focal e florida) não são consideradas mais entidades separadas, mas apenas variantes no que diz respeito à posição anatômica em que se encontram. A condição acomete mais mulheres da raça negra em fase adulta.

São lesões restritas aos ossos gnáticos; por isso, acredita-se na origem a partir do ligamento periodontal. Sua etiopatogenia é obscura; contudo, alguns autores mencionam casos associados a história de traumatismo de baixa intensidade ou traumatismo crônico. Normalmente, no organismo, as circunstâncias nas quais existe formação exacerbada de cemento ocorrem em resposta a uma inflamação crônica no ápice dental, ou são associadas a um dente não irrompido ou a traumatismo oclusal excessivo. Uma das possibilidades aventadas para a etiopatogenia dessas lesões é de que tenham origem reacional a agentes agressores de baixa intensidade, os quais, entretanto, são absolutamente desconhecidos. Outra hipótese é a de que sejam lesões displásicas, à semelhança da displasia fibrosa.

A terminologia *displasia cemento-óssea*, como definida pela OMS em 1992 e mantida em 2017, reflete as características histopatológicas dessas lesões, uma vez que ocorre a substituição do osso por tecido conjuntivo com grau de mineralização variável, que aumenta progressivamente, assim como na displasia fibrosa. Contudo, no caso da displasia cemento-óssea, comumente existem de nódulos de tecido cementoide. É fundamental salientar que nem sempre esses nódulos estão presentes, o que dificulta o diagnóstico histopatológico; assim, o diagnóstico definitivo acaba sendo resultado da somatória das características clínicas, radiográficas e histológicas. O diagnóstico correto é importante, tendo em vista que o cemento e o osteocemento são avasculares, e com a maturação sofrida pela lesão ocorre a diminuição gradual do componente fibroso e o aumento da mineralização. Esse processo causa redução da vascularização, levando à predisposição de isquemia tecidual, que pode resultar em necrose, osteomielites e formação de sequestros.

A displasia cemento-óssea periapical é caracteristicamente encontrada na região de periápice dos incisivos inferiores. As lesões são assintomáticas, pequenas e, na maioria dos casos, descobertas ao acaso. Ela também sofre o processo de maturação e, em geral, exibe três fases distintas: na primeira, há maior quantidade de tecido conjuntivo e mineralização escassa ou inexistente; na segunda, inicia-se o depósito de trabéculas delicadas de tecido mineralizado, que culmina na terceira, com mineralização abundante.

As características radiográficas refletem as fases de maturação. No início, as lesões são eminentemente radiolúcidas, circunscritas e com tamanho reduzido, normalmente em mais de um dente. Isso mimetiza lesões periapicais inflamatórias e ocasiona confusões, erros de diagnósticos e, por vezes, tratamentos endodônticos desnecessários (Figuras 19.17 e 19.18). Entretanto, os dentes exibem vitalidade pulpar, salvo em casos associados a lesões de cáries extensas com envolvimento pulpar. Não há expansão da cortical.

Nas fases subsequentes, essas lesões passam a apresentar radiopacidades "mosqueadas" difusas, centralmente localizadas (Figura 19.19) até o quase preenchimento total das lesões, deixando uma linha radiolúcida remanescente que as envolve perifericamente (Figura 19.20). Muitas vezes, as lesões periapicais coalescem, e a imagem aparenta ser de uma lesão mais

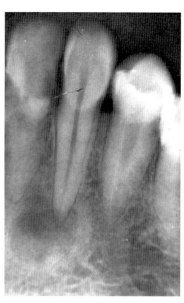

Figura 19.18 Displasia cemento-óssea periapical. Fase inicial da doença, em que se observa o início do processo de circunscrição das lesões.

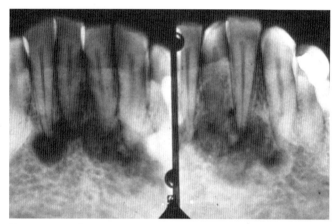

Figura 19.19 Displasia cemento-óssea periapical. Com o passar do tempo, as lesões apresentam depósito ósseo, central, adquirindo o aspecto de flocos de algodão, notado na radiografia do *lado direito*. Cortesia da Profa. Dra. Marlene Fenyo-Pereira, professora da disciplina de Radiologia da FOUSP.

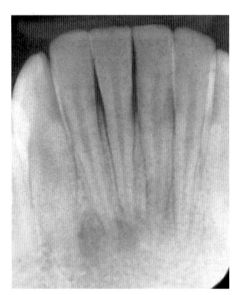

Figura 19.17 Displasia cemento-óssea periapical. Lesões radiolúcidas com tamanho reduzido em mais de um dente, mimetizando lesões periapicais inflamatórias. Os dentes envolvidos exibiam vitalidade pulpar.

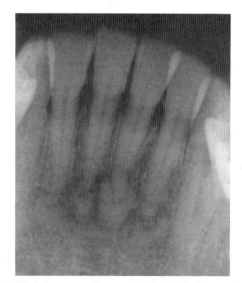

Figura 19.20 Displasia cemento-óssea periapical. Múltiplas lesões radiopacas nos incisivos inferiores, bem delimitadas por halo radiolúcido, caracterizando a fase final da doença. Cortesia da Profa. Dra. Marlene Fenyo-Pereira, professora da disciplina de Radiologia da FOUSP.

extensa, mal delimitada e exibindo padrões heterogêneos de radiolucidez e radiopacidade.

O tratamento para essas lesões é desnecessário; normalmente, só é feito algum tipo de intervenção quando existe erro de diagnóstico. Uma vez que as características radiográficas são imperativas para o diagnóstico, o acompanhamento radiográfico para a confirmação da maturação da lesão é imprescindível, e a biópsia é, em geral, desnecessária.

A displasia cemento-óssea focal indica o acometimento relacionado a apenas um dente vitalizado; porém, como as demais, também podem aparecer em áreas desdentadas.

A lesão também mostra maturação tal qual anteriormente foi descrito, mas radiograficamente o diagnóstico quase sempre se dá na fase mista. Os aspectos radiográficos variam desde uma radiolucidez bem delimitada, com radiopacidade central, até lesões bastante heterogêneas com limites radiolúcidos periféricos imprecisos, à semelhança da osteomielite crônica (Figura 19.21). Em função dessas características, eventualmente nesse subtipo a biópsia pode ser necessária, embora, após o diagnóstico correto, o tratamento seja desnecessário.

O termo "displasia óssea florida" foi inicialmente sugerido por Melrose, em 1976, para descrever uma condição formada por massas exuberantes que ocupavam múltiplos quadrantes em ambos os ossos gnáticos e eram constituídas de osso e cemento. A palavra "florida" foi utilizada com o intuito de retratar as manifestações extensas e espalhadas. A terminologia "displasia cemento-óssea florida" foi proposta na segunda edição da classificação histológica internacional de tumores odontogênicos da OMS, em 1992, substituindo o termo da primeira edição, cementoma gigantiforme. O novo consenso da OMS, realizado em 2003, voltou a classificar o cementoma gigantiforme familiar como uma lesão separada da displasia óssea florida e assim foi mantido em 2017.

Conceitualmente, define-se displasia cemento-óssea florida como massas densas lobuladas, altamente mineralizadas, praticamente acelulares. Essas massas são constituídas de tecido cemento-ósseo e tipicamente ocorrem em várias áreas dos ossos gnáticos, comumente mostrando bilateralidade e simetria. Pode haver expansão das corticais, assimetria facial e deslocamento dental em lesões maiores. A região posterior da mandíbula é o local preferencialmente afetado, embora a região anterior também possa ser acometida, principalmente quando as lesões são múltiplas e os dentes anteriores ainda estão presentes. As lesões costumam ser assintomáticas, embora, em alguns casos, possa haver dor ou até drenagem purulenta, mas isso acontece, em geral, quando existe contaminação secundária. Além disso, as lesões podem acometer áreas onde os dentes estão presentes ou não, sendo que os dentes envolvidos apresentam vitalidade.

Assim como anteriormente descrito, a displasia óssea florida também sofre um processo de maturação; desse modo, radiograficamente, são observadas três fases distintas. Na primeira, predominam áreas radiolúcidas múltiplas arredondadas; na segunda, ocorre depósito de mineral centralmente, e as imagens mostram-se maiores e lobulares; finalmente, na terceira, as lesões tornam-se densamente radiopacas, as lobulações confluem e os limites tornam-se mais irregulares, embora haja a manutenção de uma fina delimitação radiolúcida, bastante auxiliar no diagnóstico diferencial (Figura 19.22).

O diagnóstico comumente é clinicorradiográfico, e a biópsia quase nunca é necessária. Muitos casos de displasia cemento-óssea florida acabam por aflorar na mucosa devido à perda dentária e à reabsorção do rebordo alveolar, expondo a lesão. Nesse caso, há contaminação secundária e evolução para osteomielite, em geral crônica. Por esse motivo, os dentes envolvidos e os adjacentes devem ser cuidadosamente preservados, e biópsias (se necessárias) e próteses devem ser criteriosamente realizadas.

O diagnóstico diferencial inclui principalmente a displasia fibrosa poliostótica e a osteomielite crônica esclerosante. Uma vez feito o diagnóstico, não é necessário tratamento. No entanto, se houver contaminação, o tratamento torna-se bastante complexo, uma vez que o caráter avascular da lesão dificulta a antibioticoterapia.

Diversos casos de displasia cemento-óssea florida são descritos em associação ao cisto ósseo simples (traumático); porém, embora a etiopatogenia dessa relação seja incerta, alguns autores afirmam que o processo é diferente do que ocorre no cisto solitário, declarando que a falta de vascularização local é causada pela presença do tecido ósseo/cementoide imaturo que causa a formação do cisto, e não um traumatismo em específico.

O cementoma gigantiforme familiar é uma lesão fibro-óssea benigna rara exclusiva dos ossos gnáticos. Foi inicialmente descrita em 1930, mas até os dias atuais ainda existe muita confusão em relação à sua classificação e terminologia. Em 1971, a OMS dividiu as lesões que continham cemento em quatro grupos: displasia cementária periapical, cementoblastoma benigno (verdadeiro cementoma), fibroma cementificante e cementoma gigantiforme. Na classificação subsequente da OMS, em 1992,

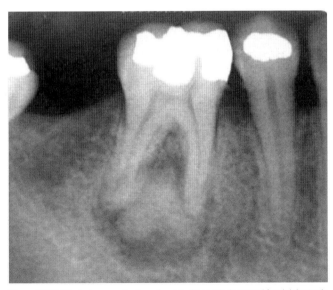

Figura 19.21 Displasia cemento-óssea focal. Radiopacidade central focal delimitada por halo radiolúcido. Nesse caso, coincidentemente, a lesão está localizada próximo ao ápice dental. Cortesia do Dr. Marcos Martins Curi, estomatologista do Serviço de Oncologia – Sânnadi – do Hospital Santa Catarina.

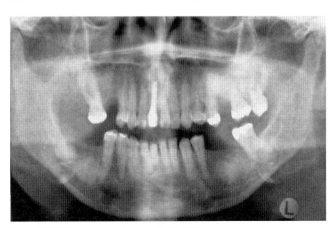

Figura 19.22 Displasia cemento-óssea florida. Múltiplas massas radiopacas nos quatro quadrantes ósseos. Em algumas regiões, é possível visualizar uma fina delimitação radiolúcida. Cortesia do Dr. Rodrigo C. Mosca.

o termo "cementoma gigantiforme" passou a ser considerado sinônimo da displasia cemento-óssea florida, uma vez que as características histológicas dessas duas lesões são idênticas e, do ponto de vista microscópico, é impossível separá-las. Contudo, diversas descrições de lesões com características clínicas significativamente diferentes das displasias cemento-ósseas típicas foram publicadas; por isso, alguns autores acreditam que essa entidade deve ser considerada um tipo de displasia óssea, mas classificada separadamente. Devido a isso, em 2017 a OMS manteve a lesão cementoma gigantiforme familiar como uma entidade separada das displasias cemento-ósseas.

Comumente, essa condição mostra lesões multifocais, em geral bilaterais, expansivas e assintomáticas em ambos os ossos gnáticos (Figura 19.23 A). Parece ser uma condição hereditária autossômica dominante que mostra expressão fenotípica variável. Acomete igualmente homens e mulheres, e indivíduos brancos são muito mais afetados que os negros.

Em geral, as manifestações iniciais são notadas nas duas primeiras décadas de vida. Alguns autores relatam casos que exibem crescimento lento, enquanto outros afirmam que o crescimento é relativamente rápido, visto que as lesões crescem mais velozmente que as displasias cemento-ósseas floridas, alcançam tamanhos consideráveis e resultam em deformidade facial extensa, o que geralmente ocasiona problemas funcionais.

Radiograficamente, são observadas múltiplas lesões expansivas circunscritas, que comumente ultrapassam os limites da linha média. Elas também são densas e apresentam aspecto misto, com áreas irregulares radiolúcidas e radiopacas. A técnica panorâmica é bastante apropriada, uma vez que a maxila e a mandíbula são envolvidas difusamente (Figura 19.23 B).

O tratamento atualmente utilizado é a cirurgia cosmética. No entanto, esse procedimento não costuma ser bem-sucedido, uma vez que, em geral, as lesões voltam a crescer após um breve período. Um relato apresentado na literatura mostra um caso em que foi realizada a remoção completa delas, e após 4 anos não havia sinais de recorrência. Entretanto, na maioria dos pacientes em que as lesões são extensas e, muitas vezes, até inacessíveis, a remoção completa é impossível.

Bibliografia

Abrams B, Shear M. A histological comparison of the giant cells in the central giant cell granuloma of the jaws and the giant cell tumor of long bone. J Oral Pathol. 1974;3(5):217-23.

Ackermann GL, Altini M. The cementomas – a clinicopathological re-appraisal. J Dent Assoc S Afr. 1992;47(5):187-94.

Albright F, Butler A, Hampton A et al. Syndrome characterized by osteitis fibrosa disseminate, areas of pigmentation and endocrine dysfunction with precocious puberty in females: report of five cases. N Engl J Med. 1937;216:727-46.

Alonso Vaquero D, Calvo Garcia N, Prieto Prado M et al. Paget disease of maxillofacial localization: clinical case and review of the literature. An Otorrinolaringol Ibero Am. 2002;29(1):61-9.

Ariji Y, Ariji E, Higuchi Y et al. Florid cemento-osseous dysplasia. Radiographic study with special emphasis on computed tomography. Oral Surg Oral Med Oral Pathol. 1994;78(3):391-6.

Awange DO. Fibrous dysplasia of the jaws: a review of literature. East Afr Med J. 1992;69(4):205-9.

Berger A, Jaffe HL. Fibrous (fibro-osseous) dysplasia of jaw bones. J Oral Surg Anesth Hosp Dent Serv. 1953;11(1):3-17.

Bermejo Fenoll A, Onate Sanchez R, Bagan Sebastian JV. Paget's disease of the bone: review, clinical case and stomatologic considerations. Av Odontoestomatol. 1991;7(2):115-20.

Chew FS, Huang-Hellinger F. Brown tumor. AJR Am J Roentgenol. 1993;160(4):752.

Cohen MM Jr., Howell RE. Etiology of fibrous dysplasia and McCune-Albright syndrome. Int J Oral Maxillofac Surg. 1999;28(5):366-71.

Coleman H, Altini M, Kieser J et al. Familial florid cemento-osseous dysplasia – a case report and review of the literature. J Dent Assoc S Afr. 1996;51(12):766-70.

Diaz-Corte C, Cannata-Andia JB. Management of secondary hyperparathyroidism: the gap between diagnosis and treatment. The Renal Osteodystrophy Multicenter Enquiry. Am J Med Sci. 2000;320(2):107-11.

El Naggar AK, Chan JKC, Grandis JR et al. WHO classification of head and neck tumours. 4.ed. Lyon: Maestro; 2017.

Eversole LR, Sabes WR, Rovin S. Fibrous dysplasia: a nosologic problem in the diagnosis of fibro-osseous lesions of the jaws. J Oral Pathol. 1972;1(5):189-220.

Flanagan AM, Nui B, Tinkler SM et al. The multinucleate cells in giant cell granulomas of the jaw are osteoclasts. Cancer. 1988;62(6):1139-45.

Fraser WD. Paget's disease of bone. Curr Opin Rheumatol. 1997;9(4):347-54.

Greditzer HG 3rd, McLeod RA, Unni KK et al. Bone sarcomas in Paget disease. Radiology. 1983;146(2):327-33.

Gungormus M, Akgul HM. Central giant cell granuloma of the jaws: a clinical and radiologic study. J Contemp Dent Pract. 2003;4(3):87-97.

Hadjipavlou A, Lander P, Srolovitz H et al. Malignant transformation in Paget disease of bone. Cancer. 1992;70(12):2802-8.

Kaffe I, Ardekian L, Taicher S et al. Radiologic features of central giant cell granuloma of the jaws. Oral Surg Oral Med Oral Pathol Oral Radiol Endod. 1996;81(6):720-6.

Kar DK, Gupta SK, Agarwal A et al. Brown tumor of the palate and mandible in association with primary hyperparathyroidism. J Oral Maxillofac Surg. 2001;59(11):1352-4.

Kaugars GE, Niamtu J 3rd, Svirsky JA. Cherubism: diagnosis, treatment, and comparison with central giant cell granulomas and giant cell tumors. Oral Surg Oral Med Oral Pathol. 1992;73(3):369-74.

Kozakiewicz M, Perczynska-Partyka W, Kobos J. Cherubism – clinical picture and treatment. Oral Dis. 2001;7(2):123-30.

Kramer IR, Pindborg JJ, Shear M. The histological typing of odontogenic tumours. 2.ed. Berlin: Springer-Verlag; 1992.

Kramer IR, Pindborg JJ, Shear M. The WHO histological typing of odontogenic tumours. A commentary on the second edition. Cancer. 1992;70(12):2988-94.

Levine RB, Rao VM, Karasick D et al. Paget disease: unusual radiographic manifestations. Crit Rev Diagn Imaging. 1986;25(3):209-32.

Lichtenstein L, Jaffe HL. Fibrous dysplasia of bone. Arch Pathol. 1942;33:777-816.

MacDonald-Jankowski DS. Fibro-osseous lesions of the face and jaws. Clin Radiol. 2004;59(1):11-25.

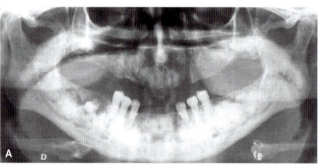

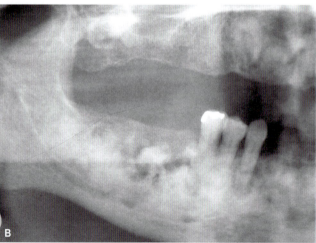

Figura 19.23 Cementoma gigantiforme familiar. **A.** Lesões densas multifocais, bilaterais, expansivas, confluentes e, por vezes, circunscritas, que ultrapassam os limites da linha média. **B.** Em visão mais aproximada, pode-se notar que o aspecto é misto, com áreas irregulares radiolúcidas e radiopacas em flocos de algodão. Cortesia do Dr. Marcos Martins Curi, estomatologista do Serviço de Oncologia – Sânnadi – do Hospital Santa Catarina.

MacDonald-Jankowski DS. Florid cemento-osseous dysplasia: a systematic review. Dentomaxillofac Radiol. 2003;32(3):141-9.

Mangion J, Rahman N, Edkins S et al. The gene for cherubism maps to chromosome 4p16.3. Am J Hum Genet. 1999;65(1):151-7.

Marck PA, Kudryk WH. Cherubism. J Otolaryngol. 1992;21(2):84-7.

Matsukuma S, Kawabata M, Takemoto T et al. Paget sarcoma of the cervical vertebrae: an autopsy case report and review of the literature. Pathol Int. 1995;45(11):885-9.

Melrose RJ, Abrams AM, Mills BG. Florid osseous dysplasia: a clinical-pathologic study of thirty-four cases. Oral Surg Oral Med Oral Pathol. 1976;41(1):62-82.

Mirra JM, Brien EW, Tehranzadeh J. Paget's disease of bone: review with emphasis on radiologic features, part I. Skeletal Radiol. 1995;24(3):163-71.

Mirra JM, Brien EW, Tehranzadeh J. Paget's disease of bone: review with emphasis on radiologic features, part II. Skeletal Radiol. 1995;24(3):173-84.

Neville BW, Albenesius RJ. The prevalence of benign fibro-osseous lesions of periodontal ligament origin in black women: a radiographic survey. Oral Surg Oral Med Oral Pathol. 1986;62(3):340-4.

Oikarinen K, Altonen M, Happonen RP. Gigantiform cementoma affecting a Caucasian family. Br J Oral Maxillofac Surg. 1991;29(3):194-7.

Okada H, Davies JE, Yamamoto H. Brown tumor of the maxilla in a patient with secondary hyperparathyroidism: a case study involving immunohistochemistry and electron microscopy. J Oral Maxillofac Surg. 2000;58(2):233-8.

Parbatani R, Tinsley GF, Danford MH. Primary hyperparathyroidism presenting as a giant-cell epulis. Oral Surg Oral Med Oral Pathol Oral Radiol Endod. 1998;85(3):282-4.

Pecovnik BB, Kavalar R. Brown tumor in association with secondary hyperparathyroidism: a case report and review of the literature. Am J Nephrol. 1998;18(5):460-3.

Pindborg JJ, Kramer IR. Histological typing of odontogenic tumours, jaws cysts and allied lesions. Berlin: Springer-Verlag; 1971.

Pogrel MA. Calcitonin therapy for central giant cell granuloma. J Oral Maxillofac Surg. 2003;61(6):649-53.

Rao VM, Karasick D. Hypercementosis – an important clue to Paget disease of the maxilla. Skeletal Radiol. 1982;9(2):126-8.

Regezi JA. Comments on the pathogenesis and medical treatment of central giant cell granulomas. J Oral Maxillofac Surg. 2004;62(1):116-8.

Scott SN, Graham SM, Sato Y et al. Brown tumor of the palate in a patient with primary hyperparathyroidism. Ann Otol Rhinol Laryngol. 1999;108(1):91-4.

Silva EC, de Souza PE, Barreto DC et al. An extreme case of cherubism. Br J Oral Maxillofac Surg. 2002;40(1):45-8.

Slootweg PJ, Muller H. Differential diagnosis of fibro-osseous jaw lesions: a histological investigation on 30 cases. J Craniomaxillofac Surg. 1990;18(5):210-4.

Smith BJ, Eveson JW. Paget's disease of bone with particular reference to dentistry. J Oral Pathol. 1981;10(4):233-47.

Soluk-Tekkeşin M, Wright JM. The World Health Organization classification of odontogenic lesions: a summary of the changes of the 2017. Turk Patoloji Derg. 2018;34(1).

Speight PM, Takata T. New tumour entities in the 4th edition of the World Health Organization Classification of head and neck tumours: odontogenic and maxillofacial bone tumours. Virchows Arch. 2018;472(3):331-9.

Strewler GJ. Medical approaches to primary hyperparathyroidism. Endocrinol Metab Clin North Am. 2000;29(3):523-39.

Summerlin DJ, Tomich CE. Focal cemento-osseous dysplasia: a clinicopathologic study of 221 cases. Oral Surg Oral Med Oral Pathol. 1994;78(5):611-20.

Suslak L, Glista B, Gertzman GB et al. Crouzon syndrome with periapical cemental dysplasia and acanthosis nigricans: the pleiotropic effect of a single gene? Birth Defects Orig Artic Ser. 1985;21(2):127-34.

Thakkar NS, Horner K, Sloan P. Familial occurrence of periapical cemental dysplasia. Virchows Arch A Pathol Anat Histopathol. 1993;423(3):233-6.

Timosca GC, Galesanu RM, Cotutiu C et al. Aggressive form of cherubism: report of a case. J Oral Maxillofac Surg. 2000;58(3):336-44.

Tiziani V, Reichenberger E, Buzzo CL et al. The gene for cherubism maps to chromosome 4p16. Am J Hum Genet. 1999;65(1):158-66.

Ueki Y, Tiziani V, Santanna C et al. Mutations in the gene encoding c-Abl-binding protein SH3BP2 cause cherubism. Nat Genet. 2001;28(2):125-6.

von Wowern N. Cherubism. Int J Oral Surg. 1972;1(5):240-9.

von Wowern N. Cherubism: a 36-year long-term follow-up of 2 generations in different families and review of the literature. Oral Surg Oral Med Oral Pathol Oral Radiol Endod. 2000;90(6):765-72.

Waldron CA. Fibro-osseous lesions of the jaws. J Oral Maxillofac Surg. 1985;43(4):249-62.

Waldron CA. Fibro-osseous lesions of the jaws. J Oral Maxillofac Surg. 1993;51(8):828-35.

Waldron CA, Giansanti JS. Benign fibro-osseous lesions of the jaws: a clinical-radiologic-histologic review of sixty-five cases. II. Benign fibro-osseous lesions of periodontal ligament origin. Oral Surg Oral Med Oral Pathol. 1973;35(3):340-50.

Waldron CA, Giansanti JS. Benign fibro-osseous lesions of the jaws: a clinical-radiologic-histologic review of sixty-five cases. Oral Surg Oral Med Oral Pathol. 1973;35(2):190-201.

Waldron CA, Shafer WG. The central giant cell reparative granuloma of the jaws. An analysis of 38 cases. Am J Clin Pathol. 1966;45(4):437-47.

Weinstein LS, Shenker A, Gejman PV et al. Activating mutations of the stimulatory G protein in the McCune-Albright syndrome. N Engl J Med. 1991;325(24):1688-95.

Whitaker SB, Waldron CA. Central giant cell lesions of the jaws. A clinical, radiologic, and histopathologic study. Oral Surg Oral Med Oral Pathol. 1993;75(2):199-208.

Young SK, Markowitz NR, Sullivan S et al. Familial gigantiform cementoma: classification and presentation of a large pedigree. Oral Surg Oral Med Oral Pathol. 1989;68(6):740-7.

20

Lesões Ósseas Tumorais

Ricardo Raitz e Andrea Mantesso

Introdução

Dentro do universo das neoplasias, os tumores ósseos são pouco comuns; logo, em termos epidemiológicos, sua importância não é muito grande. Entretanto, apesar de pouco numerosos, eles afetam comumente crianças ou adultos jovens e podem apresentar um curso bastante agressivo.

O grupo de lesões ósseas é bastante divergente, apresentando desde lesões de comportamento indolente até as de cursos agressivos e fatais. Daí a importância de um diagnóstico rápido e preciso, além do conhecimento da extensão e do comprometimento das estruturas adjacentes.

Os tumores ósseos são classificados de acordo com o tipo celular predominante ou o tecido que eles mimetizam. As lesões que não têm equivalente tecidual são agrupadas conforme as características clinicopatológicas. É difícil conhecer a incidência real dessas neoplasias, uma vez que muitos tumores benignos não são biopsiados, são assintomáticos e detectados apenas como achados radiográficos casuais. A maioria das lesões tumorais ósseas pode ocorrer em qualquer parte do corpo e em qualquer idade; porém, algumas delas apresentam predileção por determinada faixa etária e por um osso específico.

Diferentemente de algumas lesões fibro-ósseas, nesse grupo de lesões tumorais o exame radiográfico não é suficiente para o diagnóstico final e apresenta uma função auxiliar. Assim, a biópsia é quase sempre imperativa.

Neste capítulo, serão estudadas as seguintes lesões: fibroma cemento-ossificante, fibroma ossificante juvenil, osteoma, osteocondroma, condroma, osteoblastoma e osteoma osteoide, osteossarcoma e condrossarcoma.

Tumores benignos

Fibroma ossificante

Lesão definida como neoplasia benigna, que ocorre principalmente na mandíbula, na região de pré-molares e molares e em outros ossos craniofaciais. Apesar de ser considerada uma neoplasia verdadeira, também é fibro-óssea benigna. No passado, era conhecida como fibroma cemento-ossificante (FCO) ou, ainda, dividida em fibroma ossificante e fibroma cementificante, que foram posteriormente considerados a mesma lesão, visto que ambos poderiam apresentar quantidades variáveis de osso e/ou cemento. Acredita-se que a mesma célula progenitora

produza ambos os tecidos mineralizados, embora não se saiba ao certo qual a origem dela.

Na última classificação, de 2017, como explicado no Capítulo 19, *Lesões Ósseas Pseudotumorais*, o fibroma ossificante foi dividido em três entidades clinicopatológicas diferentes: fibroma cemento-ossificante (FCO), fibroma ossificante juvenil trabecular (FOJT) e fibroma ossificante juvenil psamomatoide (FOJP). A primeira será abordada com detalhes no Capítulo 23, *Estudo Radiográfico dos Tumores Odontogênicos e Não Odontogênicos*, mas foi descrita neste capítulo junto com os outros fibromas ossificantes.

O FCO é uma lesão exclusiva dos ossos gnáticos, mais comumente em mandíbula, cuja origem é no ligamento periodontal, daí sua classificação como tumor odontogênico. O FOJT ocorre mais em maxila, mas também pode afetar ossos extragnáticos, o que é bastante raro. O FOJP ocorre em região maxilomandibular, preferencialmente em ossos extragnáticos, como periorbital, frontal e etmoide. Seu nome está relacionado à presença de múltiplos ossículos pequenos e uniformes (corpos psamomatoides). Estes são basofílicos e apresentam semelhança com cemento.

É importante salientar que a lesão extraóssea, também chamada de fibroma ossificante periférico, é reacional por natureza e, portanto, não é a contraparte extraóssea do fibroma ossificante (central).

A incidência da lesão não é bem estabelecida, pois existe conflito no diagnóstico entre o FCO e a displasia cemento-óssea focal. Esta última, na ausência de biópsia, muitas vezes é erroneamente acompanhada; com isso, o diagnóstico de alguns FCO não se concretiza.

Clinicamente, o FCO mostra-se como aumento de volume assintomático de crescimento lento, em geral recoberto por mucosa normal. Em cerca de 80% dos casos, o diagnóstico ocorre antes dos 40 anos de idade, e em 60% dos casos, antes dos 30 anos. Há uma variação clara entre o pico de incidência nas mulheres (que ocorre na terceira década de vida) e nos homens (que ocorre mais cedo). Além disso, é mais frequente no sexo feminino, com uma proporção de 5:1.

Radiograficamente, ao contrário da displasia fibrosa, o FCO mostra limites claramente definidos com o osso adjacente e é circular ou oval em sua forma (Figura 20.1). Como as outras lesões fibro-ósseas, o FCO também sofre maturação, embora a fase radiolúcida unilocular lítica inicial, delimitada ou não por halo radiopaco, seja predominante e de maior duração, à semelhança de uma lesão cística. Posteriormente, ocorre depósito considerável de material mineralizado, e a imagem revela uma lesão lítica bem delimitada, com radiopacidades puntiformes dispersas semelhantes a algumas lesões odontogênicas, como o tumor odontogênico epitelial calcificante (Pindborg) e o cisto odontogênico calcificante (Gorlin). Ao final, há maior quantidade de material mineralizado, formando massas radiopacas circundadas normalmente por linha radiolúcida (Figura 20.2). Pode haver ainda uma inversão característica da borda inferior da mandíbula, e o deslocamento dental é frequentemente encontrado. Ocasionalmente, a reabsorção dentária também é observada.

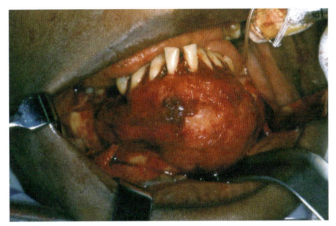

Figura 20.1 Fibroma cemento-ossificante. Aspecto macroscópico de exérese cirúrgica da lesão. O plano de clivagem, em geral, é facilmente obtido pela boa delimitação da lesão. Cortesia do Dr. André Caroli Rocha, Serviço de Cirurgia Bucomaxilofacial do HCFMUSP.

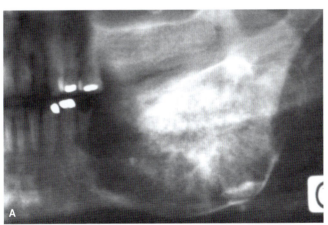

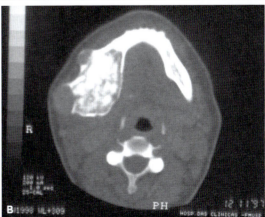

Figura 20.2 Fibroma cemento-ossificante. **A.** Imagem intensamente radiopaca bem delimitada, provocando abaulamento da base da mandíbula. **B.** Corte axial de tomografia computadorizada evidenciando grande massa óssea central. Há pouca quantidade de tecido mole periférico, mostrando um longo tempo de evolução. Cortesia do Dr. André Caroli Rocha, Serviço de Cirurgia Bucomaxilofacial do HCFMUSP.

O tratamento de eleição é a enucleação cirúrgica, preservando as estruturas normais adjacentes com relativa facilidade, pois o plano de clivagem é facilmente percebido (ver Figura 20.1), uma vez que a lesão é encapsulada. A recorrência é rara.

As outras variantes (FOJT e FOJP) acometem crianças e jovens sem predileção por sexo; o FOJT, crianças antes dos 12 anos de idade, e o FOJP, jovens dos 16 aos 33 anos. Contudo, nesta última, foram relatados casos em crianças de 3 meses e idosos de 72 anos. São caracteristicamente bastante agressivas, com crescimento mais rápido e tendência à recorrência. Podem causar assimetrias extensas e comprometimento de estruturas importantes, como vias aéreas e seio maxilar. O comportamento biológico delas é bem definido, mas inexplicável. Além das características radiográficas descritas, erosão e invasão do osso adjacente também podem ser observadas (Figuras 20.3 e 20.4).

O tratamento, tanto do FOJT como do FOJP, depende do grau de acometimento e agressividade, podendo ser feita desde uma enucleação até uma ressecção cirúrgica ampla, uma vez que ambas as variantes não são encapsuladas. O prognóstico é incerto, e a taxa de recorrência é alta.

Osteoma

A ocorrência do osteoma verdadeiro é debatida na literatura. Em ossos longos, processos radiograficamente semelhantes são considerados como fases finais de lesões reativas, inflamatórias ou displásicas, como a displasia fibrosa; logo, essa neoplasia não é considerada. O osteoma como neoplasia verdadeira é restrito aos ossos craniofaciais e acomete principalmente os ossos gnáticos.

Os osteomas são essencialmente formados por osso maduro histologicamente normal, característica também encontrada nas exostoses e nos tórus mandibulares e palatinos, que são variações de normalidade e não são considerados doenças. Por esse ponto de vista, torna-se paradoxal o fato de essas lesões serem classificadas como neoplasias verdadeiras. O ponto de divergência está principalmente no fato de os osteomas apresentarem crescimento constante, mesmo que extremamente lento, ao contrário dos tórus e exostoses, que cessam seu crescimento com a maturação óssea do indivíduo, na puberdade. Além disso, também fazem parte do quadro da síndrome de Gardner, em que osteomas múltiplos de crescimento considerável e que podem alcançar grandes extensões, provocando deformidades, estão associados a pólipos intestinais que podem sofrer malignização.

Os osteomas são considerados neoplasias benignas do tecido ósseo, que podem ser de osso compacto ou osso medular. Quando ocorrem na superfície do tecido ósseo, são chamados de periosteais; quando ocorrem dentro do tecido ósseo, são denominados endosteais. Os osteomas são diagnosticados com mais frequência em adultos jovens.

Muitas vezes, a lesão é um achado radiográfico, em especial nos casos endosteais, sendo pequena e assintomática. Os casos periosteais costumam provocar pequena tumefação, também assintomática, facilitando o diagnóstico. Raramente o osteoma pode afetar proporções maiores.

Os aspectos radiográficos variam conforme o tipo de osso formado pela lesão (medular ou compacto). Os casos de osso compacto, por vezes, mostram radiopacidade intensa, circunscrita e ovalada, à semelhança do odontoma, que é menos radiopaco. Em outras situações, o trabeculado ósseo normal é mantido no centro da lesão, e na periferia nota-se uma radiopacidade intensa. Os casos de osso medular são difíceis de diferenciar de esclerose óssea e mostram-se como áreas circulares trabeculadas com radiopacidade semelhante à do osso normal (Figura 20.5).

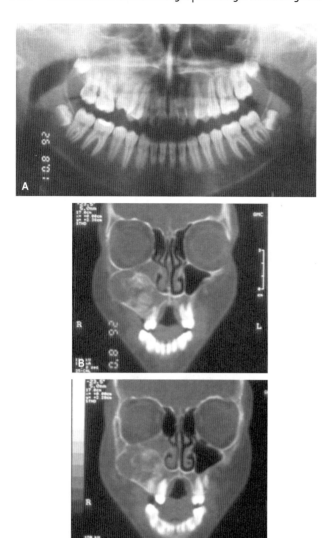

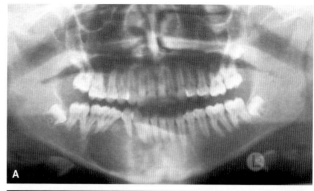

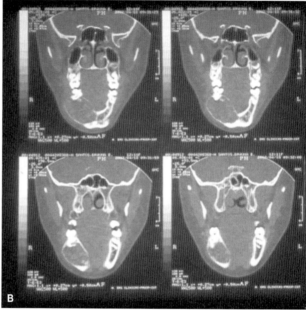

Figura 20.3 Fibroma ossificante juvenil. **A.** Na radiografia panorâmica, essa lesão em maxila não apresenta limites tão precisos. **B** e **C**. Já neste corte coronal de tomografia computadorizada, é possível perceber delimitação e formação óssea intensa dispersa por toda a lesão, comprimindo o seio maxilar. Cortesia do Dr. André Caroli Rocha, Serviço de Cirurgia Bucomaxilofacial do HCFMUSP.

Figura 20.4 Fibroma ossificante juvenil trabecular. **A.** Neste caso, a delimitação da lesão é bem perceptível, e o estágio de desenvolvimento apresenta-se no início da fase mista. **B.** Em corte axial de tomografia computadorizada, é possível notar a presença de pequenos depósitos de mineral puntiformes. Cortesia do Dr. André Caroli Rocha, Serviço de Cirurgia Bucomaxilofacial do HCFMUSP.

Em geral, o tratamento não se faz necessário. Porém, quando a lesão é endosteal (Figura 20.6), o acompanhamento radiográfico é fundamental para a confirmação do diagnóstico, na medida em que seu crescimento lento é evidenciado. Já quando a lesão é periosteal ou existe comprometimento estético ou funcional, a remoção cirúrgica cosmética pode ser realizada. É importante salientar que a lesão não sofre transformação em osteossarcoma ou mostra recorrência após a remoção.

A síndrome de Gardner é uma condição autossômica dominante caracterizada pela ocorrência de osteomas múltiplos que geralmente são diagnosticados antes dos pólipos intestinais, daí sua importância clínica. Esses pólipos são adenomatosos e podem causar complicações sérias, como a obstrução intestinal, além de sofrerem transformação em adenocarcinomas. Os pacientes portadores dessa síndrome também podem apresentar na boca odontomas, impactação dentária e dentes supranumerários. Outras características incluem cistos epidermoides múltiplos e outros tumores.

Os osteomas, quando associados à síndrome de Gardner, apresentam crescimento mais rápido e chegam a afetar grandes extensões, podendo comprometer a abertura de boca, obliterar os seios maxilar e frontal e causar deformidade facial. O diagnóstico de um osteoma com essas características implica indubitavelmente a investigação da presença da síndrome de Gardner (Figura 20.7).

Osteoblastoma e osteoma osteoide

Osteoma osteoide e osteoblastoma são designações que representam tumores ósseos benignos que ocorrem com mais frequência em ossos longos e apresentam características histológicas idênticas. Contudo, divergem quanto ao tamanho, à sintomatologia e ao local de acometimento.

O osteoblastoma é um tumor osteoblástico raro que acomete menos de 1% dos tumores primários do osso. A lesão alcança mais de 2 cm e é mais frequente na coluna vertebral e no sacro, embora a mandíbula e outros ossos craniofaciais também sejam acometidos. A maioria dos pacientes afetados está na segunda década de vida, sendo mais comum no sexo masculino. A sintomatologia dolorosa é caracteristicamente crônica e irritativa, não é noturna e não cessa com o uso de salicilatos como a aspirina.

O osteoma osteoide é uma neoplasia que responde por cerca de 10% dos tumores ósseos benignos. Em geral, é de tamanho

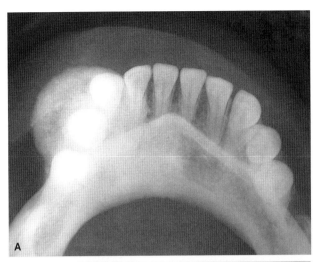

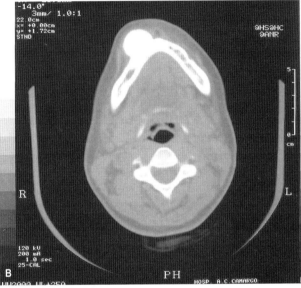

Figura 20.5 Osteoma. **A.** Radiopacidade intensa, circunscrita e ovalada. Não é possível observar a trabeculação óssea normal. **B.** Corte axial de tomografia computadorizada do mesmo caso. Cortesia do Dr. Marcos Martins Curi, estomatologista do Serviço de Oncologia – Sânnadi – do Hospital Santa Catarina.

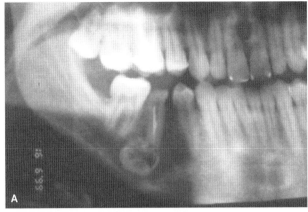

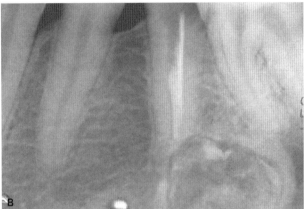

Figura 20.6 Osteoma endosteal. **A.** Pequena lesão circunferencial produtora de tecido mineralizado. A radiopacidade não é homogênea. **B.** É possível notar os limites bem definidos por linha radiolúcida e halo radiopaco adjacente perifericamente, sugerindo crescimento lento. Cortesia do Dr. André Caroli Rocha, Serviço de Cirurgia Bucomaxilofacial do HCFMUSP.

reduzido, mais frequente em ossos longos da extremidade inferior, como fêmur e tíbia, e quase nunca afeta ossos craniofaciais.

A sintomatologia é peculiar e comumente responsável pelo diagnóstico. A lesão apresenta dor aguda crescente, devido à produção de prostaglandina E2 e prostaciclinas, que cessa com o uso de salicilatos como a aspirina ou outros anti-inflamatórios não esteroidais. Essa dor é caracteristicamente mais intensa no período noturno e pode ser confundida com artrite, já que ocorre próximo a articulações. Os pacientes acometidos são, na maior parte das vezes, adolescentes e adultos jovens do sexo masculino, na proporção de 3:1 em comparação ao feminino.

Nos ossos gnáticos, essas características se sobrepõem, o que dificulta o diagnóstico diferencial entre as duas condições. Desse modo, alguns autores admitem que exista apenas uma delas, que recebe a denominação de osteoblastoma.

As características radiográficas mostram uma lesão lítica radiolúcida bem delimitada, circular ou oval, em geral circundada por halo esclerótico radiopaco. Essa área lítica recebe o nome de *nidus*. Com o tempo, ocorre depósito constante de tecido ósseo, localizado inicialmente no centro da lesão, que aumenta em direção à periferia, tornando o *nidus* progressivamente radiopaco (Figura 20.8).

O tratamento é a excisão cirúrgica ou curetagem. Raramente existe recorrência; em alguns casos raros, foram reportadas transformações em osteossarcoma.

Às vezes, os osteoblastomas mostram comportamento localmente mais agressivo, exibem dor intensa e acometem pacientes mais velhos do que os osteoblastomas comuns já em idade adulta.

Essas lesões caracteristicamente exibem sinais de atipia celular, dificultando o diagnóstico diferencial com o osteossarcoma de baixo grau. Entretanto, elas não progridem para metástase ou causam óbito. As características radiográficas são semelhantes, mas as lesões costumam ser maiores, e seus limites, por vezes, mostram-se imprecisos (Figura 20.9).

Osteocondroma

O osteocondroma é um dos tumores benignos mais comuns do osso; representa cerca de 35 a 50% dos tumores benignos e 7 a 15% dos tumores primários, apesar de ser raro na região craniofacial.

Em geral, o osteocondroma é descoberto no fim da adolescência, embora casos em que existam lesões múltiplas costumem ser diagnosticados em idade mais precoce. Os homens são 3 vezes mais acometidos, e as placas de crescimento dos ossos tubulares longos, em especial próximas ao joelho, apresentam maior incidência. Clinicamente, o crescimento é lento e indolor; contudo, pode haver dor se ocorrer compressão nervosa ou fratura do pedículo.

186 Fundamentos de Odontologia | Radiologia Odontológica e Imaginologia

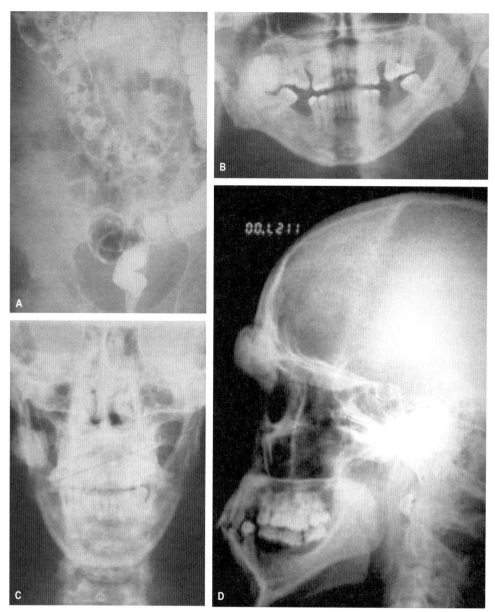

Figura 20.7 Síndrome de Gardner. **A.** Radiografia abdominal do paciente mostrando múltiplos pólipos intestinais. **B.** Radiopacidade circunferencial em maxila. **C.** Mesma lesão mostrada anteriormente, agora em norma frontal. Note que não é possível determinar a localização correta da lesão. **D.** Mesmo paciente exibindo lesão em osso frontal observada em norma lateral. Cortesia do Dr. André Caroli Rocha, Serviço de Cirurgia Bucomaxilofacial do HCFMUSP.

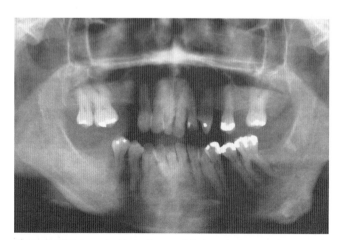

Figura 20.8 Osteoma osteoide. Lesão em estágio de evolução avançado mostrando radiopacidade circunscrita bem delimitada, que provoca abaulamento inferior da borda da mandíbula. Cortesia do Dr. Rodrigo C. Mosca.

Alguns autores não acreditam que seja uma neoplasia verdadeira, mas sim um crescimento aberrante de cartilagem na superfície de algum osso endocondral. Embora seja predominantemente composto por tecido ósseo, seu crescimento ocorre na porção cartilaginosa. Esse crescimento coincide com o do indivíduo e cessa com o fechamento epifisário. Por esses motivos, alguns autores utilizam a sinonímia exostose osteocartilaginosa.

Os tumores parecem surgir do deslocamento de parte da placa de crescimento, que prolifera, tangenciando o osso de origem no sentido inverso ao da articulação adjacente. Na mandíbula, acredita-se que o estresse em regiões de inserção de tendão, onde há maior acúmulo de células cartilaginosas, relacione-se ao desenvolvimento desse tumor; por isso, as lesões formam-se mais no processo coronoide e na região anteromedial condilar.

Na região craniofacial, os aspectos clínicos podem incluir: alongamento vertical da face no lado afetado; assimetria mandibular progressiva com má oclusão, mordida cruzada no lado contralateral e mordida aberta posterior no lado afetado;

aumento significativo da região condilar; alongamento do côndilo, do processo condilar, do ramo e corpo da mandíbula no lado afetado; perda da função condilar; deslocamento do disco; e, raramente, dor.

Radiograficamente, a lesão mostra-se como massa exofítica, com radiopacidade variável e eventual aparência esclerótica. Normalmente é pediculada e, na superfície, pode mostrar irregularidades, assumindo a forma de cogumelo. O limite entre a região medular da lesão e do osso normal não é visível, pois a medula do osso é contínua com a do osteocondroma. Por isso, a tomografia computadorizada e a ressonância magnética podem ser úteis na avaliação da lesão e de estruturas adjacentes, em especial nas lesões que acometem a cabeça da mandíbula (Figura 20.10).

O tratamento consiste da remoção cirúrgica, quando a lesão mostra algum comprometimento funcional ou dor. Em geral, lesões pequenas podem ser acompanhadas radiograficamente; porém, em mandíbula, uma lesão pequena já causa comprometimento da função mastigatória. É importante salientar que a literatura recomenda que lesões na cabeça de mandíbula (côndilo) sejam excisadas por via externa, e o processo condilar também deve ser avaliado. Não foi relatado nenhum caso de transformação em condições malignas até o momento nas lesões mandibulares.

Condroma

Os condromas são neoplasias benignas que têm origem em cartilagem hialina madura. Quando se localizam dentro da cavidade medular, são denominados encondromas, e quando são

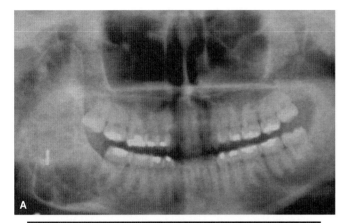
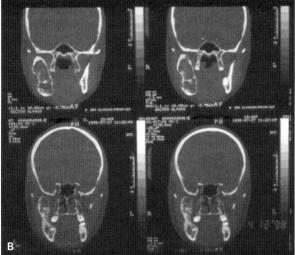
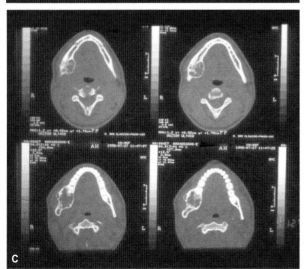

Figura 20.9 Osteoblastoma. **A.** Lesão mista em mandíbula nas regiões de base, ramo ascendente e processo coronoide. A extensão e a predominância de áreas líticas sugerem agressividade para a lesão. **B** e **C.** Cortes coronal e axial, respectivamente, de tomografia computadorizada, mostrando a delimitação da lesão, a expansão de corticais e a presença das áreas líticas, principalmente nas regiões mais centrais.

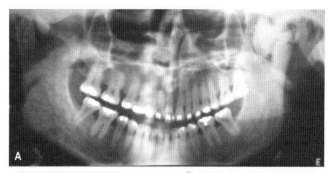
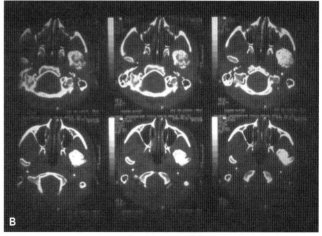
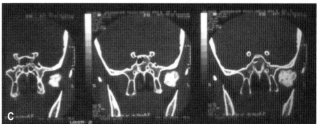

Figura 20.10 Osteocondroma. **A.** Lesão intensamente radiopaca na região da articulação temporomandibular do lado esquerdo, assumindo a forma de cogumelo. **B.** Corte axial de tomografia computadorizada mostrando calcificação intensa da lesão. **C.** Mesma lesão em corte coronal de tomografia computadorizada. Cortesia do Dr. Jean Peter Ilg.

localizados na superfície do osso são denominados condromas subperiósteos ou condromas justacorticais. Os encondromas são os mais comuns dos tumores cartilaginosos intraósseos, geralmente são solitários e têm predileção pelas falanges.

Acredita-se que os condromas, de maneira geral, desenvolvam-se a partir de restos da cartilagem da placa de crescimento, daí sua maior frequência em ossos que crescem por ossificação encondral. Contudo, nos ossos craniofaciais, sua ocorrência é rara. Os restos de cartilagem localizam-se na sínfise, na região anterior da maxila, no processo coronoide e no côndilo, mas os condromas são mais frequentes somente nesta última localização.

Condromas múltiplos podem ocorrer em uma síndrome denominada doença de Ollier; entretanto, quando, além disso, estiverem presentes hemangiomas em partes moles, o distúrbio passa a ser denominado síndrome de Maffucci.

O condroma geralmente se caracteriza pela ausência de sintomatologia e crescimento lento. Radiograficamente, a lesão mostra-se mista, e uma área radiolúcida bem delimitada é observada com quantidades variáveis de material mineralizado em seu interior. Essa mineralização é vista como radiopacidades em forma de salpicados puntiformes em meio à área radiolúcida, ou até radiopacidade uniforme intensa distribuída por toda a lesão. Quando a radiopacidade está irregularmente distribuída, o diagnóstico diferencial se faz com o condrossarcoma. Além disso, o fato de a margem da lesão mostrar-se festonada também pode ser interpretado como um sinal sugestivo de malignidade.

O tratamento consiste da remoção cirúrgica total da lesão, o que, em côndilo, significa a condilectomia. O material deve ser cuidadosamente analisado, visto que qualquer lesão em cartilagem é um condrossarcoma em potencial. Por isso, o paciente deve ser cuidadosamente acompanhado.

Tumores malignos

Osteossarcoma

O osteossarcoma é uma neoplasia maligna de células mesenquimais, cujas células proliferantes produzem substância osteoide ou material histologicamente indistinguível do mesmo em pelo menos um local. Existem três subtipos, dependendo do elemento celular predominante: o osteoblástico, o condroblástico e o fibroblástico; entretanto, não há significado prognóstico entre esses três tipos, nem mesmo características clínicas divergentes. O subtipo condroblástico é o mais comum nos ossos gnáticos; nesses casos, o diagnóstico diferencial com o condrossarcoma pode ser bastante complexo.

O osteossarcoma é o tumor ósseo maligno primário mais comum, excluindo os mielomas múltiplos, que se originam da medula óssea e são considerados, portanto, de origem hematopoiética. Acomete principalmente os ossos tubulares longos em quase 80% dos casos, sendo a incidência em cabeça e pescoço rara e correspondendo a apenas 10%. A segunda década de vida é mais acometida quando em ossos longos, embora diversos casos também ocorram a partir dos 50 anos de idade, o que caracteriza uma distribuição bimodal.

Nos ossos gnáticos, os osteossarcomas ocorrem em idade mais tardia (terceira e quarta décadas de vida). Ambos os ossos gnáticos são acometidos. Algumas séries sinalizam para um maior acometimento da maxila, enquanto outras apontam maior acometimento da mandíbula. Nesse caso, as neoplasias com frequência surgem primariamente na região posterior do corpo e depois invadem as regiões adjacentes, mas raramente são iniciais no ramo ascendente. As lesões em maxila geralmente se iniciam nas regiões próximas aos dentes. Além disso, parece que a propensão à metástase é reduzida nos ossos gnáticos quando comparada com os ossos extragnáticos.

A dor, que pode ser intermitente no início e bastante intensa com a progressão da lesão e o aumento de volume, é uma característica encontrada com frequência; entretanto, como esses sinais e sintomas não são específicos, muitas vezes são ignorados, especialmente em indivíduos jovens, o que prejudica em muito o diagnóstico precoce. Nos ossos gnáticos, parestesia, mobilidade dental e obliteração do seio maxilar e da cavidade nasal também são características importantes (Figura 20.11).

As características radiográficas variam bastante, dependendo da quantidade de mineralização presente. Os tumores podem ter um aspecto totalmente lítico ou predominantemente esclerótico; porém, em geral, há uma combinação desses dois padrões em distribuição bastante irregular. O processo destrutivo inicialmente se limita à medula, mas também pode envolver a cortical, perfurando-a. Devido à transição gradual de zonas líticas para zonas de osso não envolvidas, as bordas da lesão são irregulares e mal delimitadas, com aspecto de roído de traça. Frequentemente, a lesão produz quantidades variáveis de matriz óssea e calcificações, que podem ser observadas contíguas a tecidos moles. Essa proliferação osteofítica pelas células neoplásicas resulta em um padrão conhecido como "raios de sol", que é mais bem observado em técnicas oclusais (Figura 20.12).

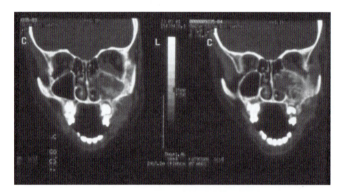

Figura 20.11 Osteossarcoma. Lesão extensa mostrando rompimento de corticais e invasão das cavidades ocular e nasal, além da produção irregular de tecido mineralizado. Cortesia do Dr. André Caroli Rocha, Serviço de Cirurgia Bucomaxilofacial do HCFMUSP.

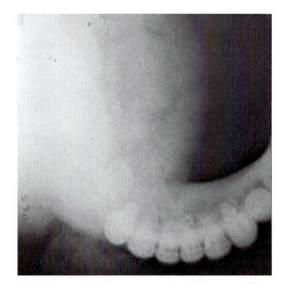

Figura 20.12 Osteossarcoma. Neste caso, a produção de osso neoplásico maligno do centro para a periferia da lesão sugere uma característica de explosão de crescimento radiopaco. Cortesia do Dr. André Caroli Rocha, Serviço de Cirurgia Bucomaxilofacial do HCFMUSP.

Além disso, nos ossos gnáticos, o comportamento agressivo dessa lesão maligna, que cresce invadindo estruturas adjacentes e encontra menos resistência no espaço periodontal, resulta no aumento desse espaço radiograficamente observado. Ainda nesse sentido, essa proliferação rápida ao redor da raiz dental leva ao afilamento da mesma em um padrão de reabsorção em cunha pelas laterais, sem a diminuição inicial de comprimento da raiz, o que é conhecido como "reabsorção radicular em pico" (Figura 20.13).

O osteossarcoma também pode aparecer como uma lesão exofítica a partir da cortical externa, recebendo o nome osteossarcoma periférico ou justacortical. Existem dois tipos de osteossarcomas periféricos: o parosteal e o periosteal. Enquanto o primeiro tem base curta sem elevar o periósteo, o segundo é uma lesão séssil intracortical e que eleva o periósteo. Ambos apresentam comportamento menos agressivo, facilidade de remoção cirúrgica e melhor prognóstico do que o osteossarcoma intramedular.

Radiograficamente, o osteossarcoma periférico mostra-se como uma massa radiopaca heterogênea que cresce a partir da cortical externa e apresenta limites razoavelmente bem definidos. O tipo periosteal também exibe neoformação óssea no periósteo adjacente à lesão. A técnica oclusal é a mais indicada para a visualização dessas lesões.

O tratamento é multimodal. Lesões pequenas podem ser excisadas cirurgicamente; porém, nas lesões maiores, a quimioterapia prévia (neoadjuvante) pode ser empregada para o estabelecimento dos fármacos eficazes ao tumor em questão. Em seguida, procede-se à excisão cirúrgica radical e a uma nova quimioterapia (pós-operatória), como a realizada anteriormente.

De modo geral, o prognóstico permanece ruim. Quando a lesão progride para metástase, geralmente ocorre em pulmão e cérebro. A recorrência é maior nos casos em maxila do que em mandíbula, e o comprometimento de estruturas importantes inviabilizando a excisão cirúrgica também é mais comum nesse osso. O prognóstico dos osteossarcomas dos ossos gnáticos é melhor do que nos ossos longos. Em outros ossos do crânio, o prognóstico é pior.

Condrossarcoma

Os condrossarcomas compreendem diversas neoplasias arranjadas em um grupo que apresenta grande variedade de características, tendo em comum a produção de cartilagem neoplásica. Dentro desse grupo estão o condrossarcoma intramedular e o justacortical, havendo ainda outras variantes histológicas de cada um deles.

No caso de neoplasias ósseas, em geral, o condrossarcoma apresenta metade da frequência do osteossarcoma e é o segundo tumor ósseo produtor de matriz maligna mais comum. Pacientes do sexo masculino por volta dos 60 anos de idade são afetados com mais frequência, com exceção das variantes de células claras e mesenquimais, que comumente aparecem em pacientes mais jovens. As costelas, a pelve e os ombros são acometidos mais frequentemente. Muitas vezes, existe associação do condrossarcoma com algum condroma preexistente; porém, ao contrário deste, aquele geralmente não se localiza nas porções distais dos membros.

Em cabeça e pescoço, há divergência em relação à incidência dessas neoplasias. Alguns afirmam que correspondem a 1 a 3% dos casos, mas outras séries indicam incidência maior. Essa divergência se deve, provavelmente, a diferenças de critérios no diagnóstico histopatológico entre osteossarcomas condroblásticos e condrossarcomas.

Em geral, a maxila é mais acometida que a mandíbula, e, em uma extensa revisão de casos, a maioria das lesões maxilares parecia originar-se da parede das cavidades nasais.

As características clínicas, em geral, incluem massas dolorosas com crescimento progressivo, que causam abaulamento de corticais geralmente quando o tumor é de baixo grau e, portanto, apresenta crescimento lento. Por outro lado, quando o tumor é de alto grau, comumente há destruição da cortical, e a lesão é vista como um crescimento exofítico, mole e com tamanho considerável (Figura 20.14 A). Os subtipos de baixo grau são mais comuns que os de alto grau de malignidade. Quando a dor é muito forte, sugere-se um crescimento tumoral bastante ativo. Por vezes, a dor ocorre sozinha, antes do aparecimento do aumento de volume, mas esse fato é mais comum na pelve e na coluna vertebral.

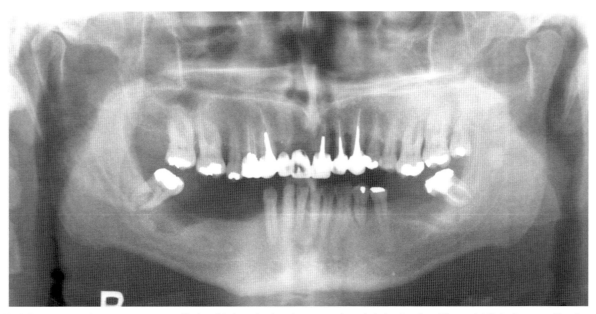

Figura 20.13 Osteossarcoma. Lesão extensa em mandíbula exibindo caráter invasivo, em que é possível visualizar áreas líticas mal delimitadas nas regiões de corpo dos lados direito e esquerdo. Os dentes 47 e 34 exibem nitidamente reabsorção radicular em pico. Cortesia do Dr. Rodrigo C. Mosca.

É importante salientar que, em especial nos ossos gnáticos, a lesão pode mostrar-se como uma massa ou tumefação indolor, ao contrário do osteossarcoma, que geralmente apresenta dor mais intensa. Mobilidade e separação dentárias também podem estar presentes.

As características radiográficas nas lesões maiores, considerando o esqueleto como um todo, mostram tendência à conformação da lesão, de acordo com a morfologia do osso afetado, exibindo crescimento neoplásico adjacente à cortical. A maioria dos tumores mostra limites imprecisos, e um grande número exibe também depósito de mineral, que muitas vezes só é visto em tomografia computadorizada. Em outros casos, esse depósito é maior, e a imagem é vista como uma radiopacidade intensa com margens periféricas irregulares. Nesses casos, o padrão de "raios de sol" pode ser observado, tal qual no osteossarcoma (Figura 20.14 B e C).

Além disso, nos ossos gnáticos, o alargamento simétrico do espaço periodontal e a reabsorção radicular em pico também podem estar presentes (Figuras 20.14 B e 20.15). Em alguns casos, o condrossarcoma pode exibir imagem radiolúcida lobulada com limites definidos, mimetizando um processo benigno.

Quando o exame radiográfico demonstra imagem radiolúcida erosiva a partir do endósteo, há grande chance de malignidade; portanto, essa é uma característica importante que deve ser observada e auxilia bastante no diagnóstico diferencial entre o condrossarcoma e as lesões benignas.

O tratamento inclui excisão cirúrgica ampla sem quimioterapia adjuvante; nos casos de condrossarcomas mesenquimais ou desdiferenciados, a quimioterapia associada também está indicada, pois são tipos mais agressivos. O prognóstico depende do subtipo histológico e do grau de diferenciação; porém, de modo geral, metástases, embora raras, podem ocorrer tardiamente, em especial em outros ossos do esqueleto ou nos pulmões. Desse modo, o acompanhamento dos casos deve ser feito por muitos anos. Nos ossos gnáticos existe divergência em relação ao prognóstico dos condrossarcomas, comparado com dos osteossarcomas, visto que uma extensa série da Clínica Mayo afirma que o condrossarcoma apresenta melhor prognóstico, mas esse fato é contestado por diversos autores.

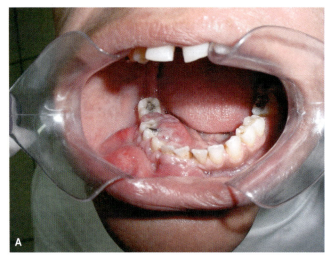
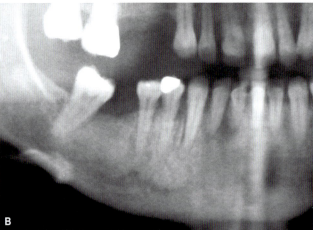
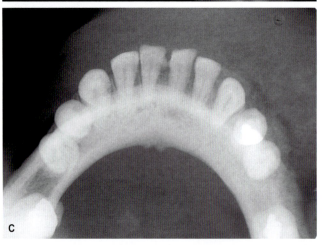

Figura 20.14 Condrossarcoma. **A.** Massa tecidual extensa com aspecto avermelhado e sangrante, consistência firme e superfície irregular, localizada em mandíbula por vestibular e lingual, encobrindo as faces dentais. **B.** Visualização aproximada da radiografia panorâmica do mesmo caso mostrando imagem mista e perda do trabeculado ósseo normal. Podem ser observados alargamento do espaço periodontal e início de reabsorção radicular em pico. **C.** Radiografia oclusal do mesmo caso mostrando o envolvimento da tábua óssea vestibular, que se apresenta bastante irregular, com crescimento da lesão em direção à periferia (aspecto de "raios de sol"). Cortesia do Dr. Éder Magno de Oliveira, Departamento de Cirurgia Bucomaxilofacial do Hospital Municipal Dr. Mario Gatti.

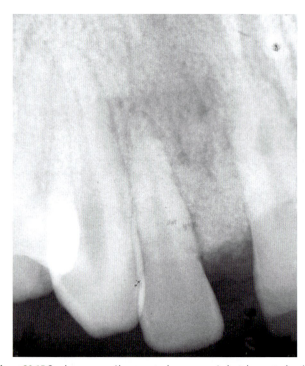

Figura 20.15 Condrossarcoma. Alargamento do espaço periodontal, aspecto de roído de traça e reabsorção da crista óssea alveolar. Cortesia do Dr. Marcos Martins Curi, estomatologista do Serviço de Oncologia – Sânnadi – do Hospital Santa Catarina.

Bibliografia

Ahmed MS, Nwoku AL. Benign osteoblastoma of the mandibular ramus: review of the literature and report of a case. J Oral Maxillofac Surg. 2000;58:1310-7.

Baykul T, Heybeli N, Oyar O et al. Multiple huge osteomas of the mandible causing disfigurement related with Gardner's syndrome: case report. Auris Nasus Larynx. 2003;30(4):447-51.

Brien EW, Mirra JM, Kerr R. Benign and malignant cartilage tumors of bone and joint: their anatomic and theoretical basis with an emphasis on radiology, pathology and clinical biology. I. The intramedullary cartilage tumors. Skeletal Radiol. 1997;26(6):325-53.

Brien EW, Mirra JM, Luck JV Jr. Benign and malignant cartilage tumors of bone and joint: their anatomic and theoretical basis with an emphasis on radiology, pathology and clinical biology. II. Juxtacortical cartilage tumors. Skeletal Radiol. 1999;28(1):1-20.

Bulow S, Sondergaard JO, Witt I et al. Mandibular osteomas in familial polyposis coli. Dis Colon Rectum. 1984;27(2):105-8.

Canger EM, Celenk P, Kayipmaz S et al. Familial ossifying fibromas: report of two cases. J Oral Sci. 2004;46(1):61-4.

Chandu A, Spencer JA, Dyson DP. Chondroma of the mandibular condyle: an example of a rare tumour. Dentomaxillofac Radiol. 1997;26(4):242-5.

Clark JL, Unni KK, Dahlin DC et al. Osteosarcoma of the jaw. Cancer. 1983;51(12):23-6.

Dahlin DC, Unni KK. Osteosarcoma of bone and its important recognizable varieties. Am J Surg Pathol. 1977;1(1):61-72.

El-Mofty S. Psammomatoid and trabecular juvenile ossifying fibroma of the craniofacial skeleton: two distinct clinicopathologic entities. Oral Surg Oral Med Oral Pathol Oral Radiol Endod. 2002;93(3):296-304.

El Naggar AK, Chan JKC, Grandis JR et al. Who classification of head and neck tumours. 4.ed. Lyon: Maestro; 2017.

Eversole LR, Leider AS, Nelson K. Ossifying fibroma: a clinicopathologic study of sixty-four cases. Oral Surg Oral Med Oral Pathol. 1985 Nov;60(5):505-11.

Farman AG, Nortje CJ, Grotepass F. Periosteal benign osteoblastoma of the mandible: report of a case and review of the literature pertaining to benign osteoblastic neoplasms of the jaws. Br J Oral Surg. 1976;14(1):12-22.

Forssell H, Happonen RP, Forssell K et al. Osteochondroma of the mandibular condyle. Report of a case and review of the literature. Br J Oral Maxillofac Surg. 1985;23(3):183-9.

Gadwal SR, Fanburg-Smith JC, Gannon FH et al. Primary chondrosarcoma of the head and neck in pediatric patients: a clinicopathologic study of 14 cases with a review of the literature. Cancer. 2000;88(9):2181-8.

Gadwal SR, Gannon FH, Fanburg-Smith JC et al. Primary osteosarcoma of the head and neck in pediatric patients: a clinicopathologic study of 22 cases with a review of the literature. Cancer. 2001;91(3):598-605.

Gordon SC, MacIntosh RB, Wesley RK. A review of osteoblastoma and case report of metachronous osteoblastoma and unicystic ameloblastoma. Oral Surg Oral Med Oral Pathol Oral Radiol Endod. 2001;91(5):570-5.

Greer RO Jr., Berman DN. Osteoblastoma of the jaws: current concepts and differential diagnosis. J Oral Surg. 1978;36(4):304-7.

Halling F, Merten HA, Lepsien G et al. Clinical and radiological findings in Gardner's syndrome: a case report and follow-up study. Dentomaxillofac Radiol. 1992;21(2):93-8.

Hermann G, Klein MJ, Springfield D et al. Osteoblastoma like osteosarcoma. Clin Radiol. 2004;59(1):105-8.

Jones K, Korzcak P. The diagnostic significance and management of Gardner's syndrome. Br J Oral Maxillofac Surg. 1990;28(2):80-4.

Junior AT, de Abreu Alves F, Pinto CA et al. Clinicopathological and immunohistochemical analysis of twenty-five head and neck osteosarcomas. Oral Oncol. 2003;39(5):521-30.

Khoury NJ, Naffaa LN, Shabb NS et al. Juvenile ossifying fibroma: CT and MR findings. Eur Radiol. 2002;12(Suppl. 3):109-13.

Klein MJ, Kenan S, Lewis MM. Osteosarcoma: clinical and pathological considerations. Orthop Clin North Am. 1989;20(3):327-45.

Lew D, DeWitt A, Hicks RJ et al. Osteomas of the condyle associated with Gardner's syndrome causing limited mandibular movement. J Oral Maxillofac Surg. 1999;57(8):1004-9.

Loftus MJ, Bennett JA, Fantasia JE. Osteochondroma of the mandibular condyles: report of three cases and review of the literature. Oral Surg Oral Med Oral Pathol. 1986;61(3):221-6.

Longo F, Califano L, De Maria G et al. Solitary osteoma of the mandibular ramus: report of a case. J Oral Maxillofac Surg. 2001;59(6):698-700.

Marks RB, Carlton DM Jr., Carr RF. Osteochondroma of the mandibular condyle: report of a case with 10-year follow-up. Oral Surg Oral Med Oral Pathol. 1984;58(1):30-2.

Merrell PW, Strub D. Radiographic characteristics of central ossifying fibroma. Oral Surg Oral Med Oral Pathol. 1985;59(5):522-7.

Merrill RG, Yih WY, Shamloo J. Synovial chondrosarcoma of the temporomandibular joint: a case report. J Oral Maxillofac Surg. 1997;55:1312-6.

Meyer C, Hauck KW, Gonzalez C. Chondrosarcoma of the facial skeleton in a child. Otolaryngol Head Neck Surg. 1989;101(5):591-4.

Miyawaki T, Kobayashi M, Takeishi M et al. Osteochondroma of the mandibular body. Plast Reconstr Surg. 2000;105(4):1426-8.

Noffke CE. Juvenile ossifying fibroma of the mandible. An 8 year radiological follow-up. Dentomaxillofac Radiol. 1998;27(6):363-6.

Nora FE, Unni KK, Pritchard DJ et al. Osteosarcoma of extragnathic craniofacial bones. Mayo Clin Proc. 1983;58(4):268-72.

Nortjé CJ, Farman AG, Grotepass FW et al. Chondrosarcoma of the mandibular condyle. Report of a case with special reference to radiographic features. Br J Oral Surg. 1976 Nov;14(2):101-11.

Nowparast B, Mesgarzadeh A, Lassemi I. Benign osteoblastoma of the mandible: a clinical-pathologic review and report of a case. Int J Oral Surg. 1979;8(5):386-90.

Ong ST, Shim CK, Ng KH et al. Osteosarcoma presenting as an aggressive nodular mass in the region of the mandible. J Oral Sci. 2004;46(1):55-9.

Peroz I, Scholman HJ, Hell B. Osteochondroma of the mandibular condyle: a case report. Int J Oral Maxillofac Surg. 2002;31(4):455-6.

Rinaggio J, Land M, Cleveland DB. Juvenile ossifying fibroma of the mandible. J Pediatr Surg. 2003;38(4):648-50.

Rosenberg A, Mokhtari H, Slootweg PJ. The natural course of an ossifying fibroma: a case report. Int J Oral Maxillofac Surg. 1999;28(6):454-6.

Rosenthal MA, Mougos S, Wiesenfeld D. High-grade maxillofacial osteosarcoma: evolving strategies for a curable cancer. Oral Oncol. 2003;39(4):402-4.

Roychoudhury A, Gupta YK, Parkash H et al. Jacob disease: report of a case and review of the literature. J Oral Maxillofac Surg. 2002;60(6):699-703.

Saito T, Utsunomiya T, Furutani M et al. Osteochondroma of the mandibular condyle: a case report and review of the literature. J Oral Sci. 2001;43(4):293-7.

Sanerkin NG. Definitions of osteosarcoma, chondrosarcoma, and fibrosarcoma of bone. Cancer. 1980;46(1):178-85.

Sayan NB, Ucok C, Karasu HA et al. Peripheral osteoma of the oral and maxillofacial region: a study of 35 new cases. J Oral Maxillofac Surg. 2002;60:1299-301.

Sciubba JJ, Younai F. Ossifying fibroma of the mandible and maxilla: review of 18 cases. J Oral Pathol Med. 1989;18(6):315-21.

Shatz A, Calderon S, Mintz S. Benign osteoblastoma of the mandible. Oral Surg Oral Med Oral Pathol. 1986;61(2):189-91.

Siar CH, Jalil AA, Ram S et al. Osteoma of the condyle as the cause of limited-mouth opening: a case report. J Oral Sci. 2004;46(1):51-3.

Slootweg PJ. Maxillofacial fibro-osseous lesions: classification and differential diagnosis. Semin Diagn Pathol. 1996;13(2):104-12.

Slootweg PJ, Muller H. Differential diagnosis of fibro-osseous jaw lesions: a histological investigation on 30 cases. J Craniomaxillofac Surg. 1990;18(5):210-4.

Slootweg PJ, Muller H. Juvenile ossifying fibroma: report of four cases. J Craniomaxillofac Surg. 1990;18(3):125-9.

Slootweg PJ, Panders AK, Nikkels PG. Psammomatoid ossifying fibroma of the paranasal sinuses: an extragnathic variant of cemento-ossifying fibroma. Report of three cases. J Craniomaxillofac Surg. 1993;21(7):294-7.

Slootweg PJ, Panders AK, Koopmans R et al. Juvenile ossifying fibroma. An analysis of 33 cases with emphasis on histopathological aspects. J Oral Pathol Med. 1994;23(9):385-8.

Soluk-Tekkeşin M, Wright JM. The World Health Organization classification of odontogenic lesions: a summary of the changes of the 2017. 4.ed. Turk Patoloji Derg. 2018;34(1).

Speight PM, Takata T. New tumour entities in the 4th edition of the World Health Organization Classification of head and neck tumours: odontogenic and maxillofacial bone tumours. Virchows Arch. 2018;472(3):331-9.

Su L, Weathers DR, Waldron CA. Distinguishing features of focal cemento-osseous dysplasia and cemento-ossifying fibromas. II. A clinical and radiologic spectrum of 316 cases. Oral Surg Oral Med Oral Pathol Oral Radiol Endod. 1997;84(5):540-9.

Su L, Weathers DR, Waldron CA. Distinguishing features of focal cemento-osseous dysplasias and cemento-ossifying fibromas: I. A pathologic spectrum of 316 cases. Oral Surg Oral Med Oral Pathol Oral Radiol Endod. 1997;84(3):301-9.

Svensson B, Isacsson G. Benign osteoblastoma associated with an aneurysmal bone cyst of the mandibular ramus and condyle. Oral Surg Oral Med Oral Pathol. 1993;76(4):433-6.

Takeuchi T, Takenoshita Y, Kubo K et al. Natural course of jaw lesions in patients with familial adenomatosis coli (Gardner's syndrome). Int J Oral Maxillofac Surg. 1993;22(4):226-30.

Tochihara S, Sato T, Yamamoto H et al. Osteoid osteoma in mandibular condyle. Int J Oral Maxillofac Surg. 2001;30(5):455-7.

Unni KK, Dahlin DC. Osteosarcoma: pathology and classification. Semin Roentgenol. 1989;24(3):143-52.

Van Damme PA, de Wilde PC, Koot RA et al. Juxtacortical chondrosarcoma of the mandible: report of a unique case and review of the literature. Int J Oral Maxillofac Surg. 2005;34(1):94-8.

Vencio EF, Reeve CM, Unni KK et al. Mesenchymal chondrosarcoma of the jaw bones: clinicopathologic study of 19 cases. Cancer. 1998;82(12):2350-5.

Wenig BL, Sciubba JJ, Cohen A et al. A destructive maxillary cemento-ossifying fibroma following maxillofacial trauma. Laryngoscope. 1984;94(6):810-5.

Williams HK, Mangham C, Speight PM. Juvenile ossifying fibroma: an analysis of eight cases and a comparison with other fibro-osseous lesions. J Oral Pathol Med. 2000;29(1):13-8.

Wolford LM, Mehra P, Franco P. Use of conservative condylectomy for treatment of osteochondroma of the mandibular condyle. J Oral Maxillofac Surg. 2002;60(3):262-8.

Yamaguchi S, Nagasawa H, Suzuki T et al. Sarcomas of the oral and maxillofacial region: a review of 32 cases in 25 years. Clin Oral Investig. 2004;8(2):52-5.

Yang C, Qiu WL. Osteoid osteoma of the eminence of the temporomandibular joint. Br J Oral Maxillofac Surg. 2001;39(5):404-6.

Zakkak TB, Flynn TR, Boguslaw B et al. Mesenchymal chondrosarcoma of the mandible: case report and review of the literature. J Oral Maxillofac Surg. 1998;56(1):84-91.

Outras Lesões Intraósseas e Não Odontogênicas

21

Ricardo Raitz e Andrea Mantesso

Introdução

A maioria dos autores reconhece que uma classificação adequada deve compreender entidades que são patologicamente distintas, mas com alguma característica similar que tenha implicações clínicas, terapêuticas ou diagnósticas. Entretanto, algumas divergências de opiniões recaem na definição exata de algumas lesões, tornando complexa a sua classificação. No grupo das patologias ósseas, esse aspecto está significativamente presente; portanto, essas lesões são difíceis de classificar.

Nos capítulos anteriores, as lesões ósseas foram agrupadas principalmente segundo sua etiopatogenia ou origem. Contudo, diversas lesões não se enquadram nos tópicos que foram abordados, ou seja, não podem ser consideradas lesões reativas, alterações de desenvolvimento e/ou metabolismo do tecido ósseo ou neoplasias originárias das células que formam tecido mineralizado. Diante disso, neste capítulo, são incluídas diversas lesões que não são passíveis de inclusão nos capítulos discutidos até o momento, embora também ocorram dentro do tecido ósseo. Elas são de origem hematopoiética, histiocitária, neuroectodérmica ou mesmo outras neoplasias benignas ou malignas de origem em tecido mole. São bastante importantes para o radiologista, uma vez que representam, na maioria das vezes, lesões agressivas e/ou destrutivas e, costumeiramente, são um desafio para o diagnóstico, necessitando de um exame de imagem apurado. Serão abordadas as seguintes lesões:

- Histiocitose de células de Langerhans
- Mieloma múltiplo
- Sarcoma de Ewing
- Tumores metastáticos
- Sarcomas pós-irradiação
- Neoplasias benignas de tecido mole em localização intraóssea.

Histiocitose de células de Langerhans

O sistema histiocítico-macrofágico é composto por células derivadas da célula primitiva da medula óssea, além de células processadoras de antígeno e células apresentadoras de antígeno. Dentre estas últimas, estão as células de Langerhans, que, pela Sociedade de Histiocitose, foi classificada como doença de classe I.

Existem patologias diferentes resultantes da proliferação de histiócitos; contudo, a mais conhecida e importante é a histiocitose de células de Langerhans, que, no passado, era chamada de histiocitose X ou idiopática, pois a célula de origem da lesão era desconhecida.

Essa doença é rara, com incidência anual aproximada de dois a cinco casos por 1.000.000, e apresenta etiologia desconhecida e comportamento variado. Atualmente, aventa-se a possibilidade de que ela resulte da desregulação do sistema imunológico. Trata-se de uma entidade pouco entendida e ocasionalmente agressiva, que pode afetar vários órgãos, como fígado, baço, trato gastrintestinal, pulmão, medula óssea, pele, nódulos linfáticos, ossos e sistema nervoso central.

A histiocitose de células de Langerhans apresenta três espectros, embora alguns autores acreditem que tais condições representem expressões diferentes da mesma doença. Esses subtipos foram reunidos por seus aspectos microscópicos semelhantes, a despeito das diferentes expressões clínicas. São eles:

- Granuloma eosinofílico
- Doença de Hand-Schuller-Christian
- Doença de Letterer-Siwe.

De maneira geral, a histiocitose de células de Langerhans ocorre com mais frequência em indivíduos do sexo masculino de qualquer idade; entretanto, mais da metade dos casos ocorre antes dos 10 anos. Em geral, as crianças apresentam lesões ósseas no crânio (Figura 21.1) e no fêmur, enquanto os

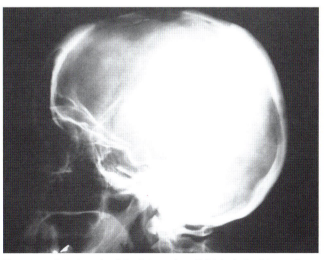

Figura 21.1 Histiocitose de células de Langerhans. Múltiplas lesões líticas em "sacabocado" na calota craniana. Cortesia do Dr. Marcos Martins Curi, estomatologista do Serviço de Oncologia – Sânnadi – do Hospital Santa Catarina.

adultos são mais acometidos em mandíbula, escápula e costelas. Os maxilares são afetados, em média, em 15% dos casos, e o envolvimento mandibular geralmente ocorre em regiões posteriores. Nesses casos, frequentemente ocorre destruição alveolar.

O granuloma eosinofílico do osso geralmente se apresenta como uma lesão lítica solitária, que responde bem ao tratamento conservador. A doença de Hand-Schuller-Christian é a variante crônica disseminada, e a doença de Letterer-Siwe corresponde à manifestação aguda disseminada da histiocitose de células de Langerhans.

Os granulomas eosinofílicos podem ser mono ou poliostóticos, mas não mostram envolvimento visceral e correspondem a lesões ósseas erosivas e expansivas de células de Langerhans, que normalmente se iniciam nos espaços medulares. O termo "eosinofílico" é usado devido à presença de numerosos eosinófilos dispersos na lesão. Essas lesões podem ser assintomáticas ou manifestar dor e edema e, em casos extremos, até causar fratura patológica. O comportamento delas pode também ser indolente, havendo até regressão espontânea em casos raros. O crânio é o local de maior incidência, mas outros ossos, como fêmur, tíbia, costelas, escápula, vértebra e, raramente, ossos curtos, também são afetados. Seu tratamento consiste na excisão cirúrgica local, em especial em lesões facilmente acessíveis. Para as demais, baixas doses de radiação podem ser empregadas. O caso deve ser acompanhado, uma vez que as lesões podem reaparecer.

A doença de Hand-Schuller-Christian, que é a variante crônica disseminada, é classicamente descrita como uma tríade formada por lesões ósseas (granulomas eosinofílicos), exoftalmia e diabetes insípido, que nem sempre está presente. Existe claramente uma sobreposição de aspectos clínicos nos dois subtipos da histiocitose disseminada (Hand-Schuller-Christian e Letterer-Siwe) em alguns pacientes; por isso, a subdivisão por vezes é obscura, e alguns autores acreditam que ela deva ser abandonada. Alguns pacientes apresentam regressão espontânea, enquanto outros necessitam de quimioterapia como tratamento.

A doença de Letterer-Siwe é um tipo mais grave da histiocitose, com envolvimento de múltiplos órgãos. A literatura diverge quanto à possível origem neoplásica, pois é um processo proliferativo que exibe monoclonalidade, característica atribuída a neoplasias. Ocorre com mais frequência em crianças pequenas, por volta dos 2 anos de idade, e caracteriza-se pelo aparecimento de lesões cutâneas e pelo envolvimento visceral e da medula óssea. O paciente ainda pode apresentar hepatoesplenomegalia, linfadenopatia, lesões pulmonares, lesões osteolíticas destrutivas (granulomas eosinofílicos), trombocitopenia, infecções e anemia, em decorrência da infiltração medular por células da lesão. Geralmente o curso é fulminante, se não tratado por quimioterapia intensiva, e, mesmo com o tratamento, somente metade dos pacientes sobrevive por 5 anos. Assim, quanto mais precoce for a manifestação da doença, mais agressivo será seu curso e pior o prognóstico.

Radiograficamente, as lesões em ossos gnáticos apresentam imagem radiolúcida mal delimitada, muitas vezes com aspecto de osso escavado em torno dos dentes. Não há qualquer exibição de osso reativo periférico, comumente mimetizando uma doença periodontal grave, em que o dente flutua na lesão, podendo haver esfoliação prematura (Figuras 21.2 e 21.3).

Pode haver, ainda, a perfuração de corticais, com o afloramento da lesão no meio intraoral mostrando-se na forma de uma massa proliferativa com aspecto sangrante.

Um exame de imagem auxiliar no diagnóstico dessa doença é a cintilografia óssea, uma vez que o metabolismo ósseo se encontra aumentado nas regiões onde a lesão óssea está presente, sendo esse exame capaz de identificar tal processo.

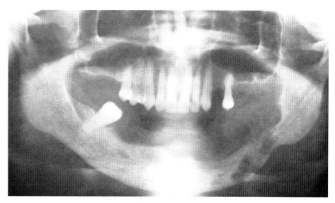

Figura 21.2 Histiocitose de células de Langerhans. Lesão radiolúcida extensa no corpo da mandíbula mostrando limites imprecisos, aspecto de "saca-bocado" e rompimento de corticais. Cortesia do Dr. Marcos Martins Curi, estomatologista do Serviço de Oncologia –Sânnadi – do Hospital Santa Catarina.

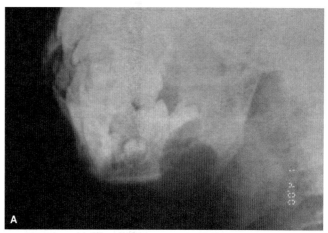

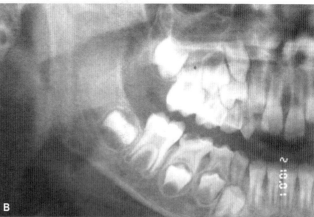

Figura 21.3 Histiocitose de células de Langerhans. **A.** Radiografia lateral de mandíbula mostrando lesão lítica extensa na região de ângulo da mandídula. **B.** Após 2 anos de tratamento com corticoide sistêmico, nota-se a regressão da lesão. Cortesia do Dr. André Caroli Rocha, Serviço de Cirurgia Bucomaxilofacial do HCFMUSP.

De maneira geral, o tratamento consiste em corrigir a disfunção dos órgãos afetados e limitar a doença. A terapêutica usada tem compreendido, além da rádio e quimioterapia, a corticoterapia. A injeção intralesional de esteroides é efetiva no alívio da dor localizada, podendo ainda promover cura em alguns casos e prevenir complicações. Em circunstâncias que não respondem à quimioterapia, o transplante de medula óssea tem sido uma alternativa.

O prognóstico está diretamente relacionado ao número de órgãos afetados, bem como à intensidade da disfunção ocasionada.

Mieloma múltiplo

O mieloma múltiplo é um tumor de origem hematopoiética composto por plasmócitos em diferentes graus de diferenciação. É uma lesão comumente multicêntrica, que envolve a medula óssea de modo tão difuso que, muitas vezes, o diagnóstico é pautado na punção medular. Por vezes, a proliferação de plasmócitos encontra-se restrita a uma única localização, e o tumor é então chamado de *plasmocitoma*. O diagnóstico de um plasmocitoma solitário sempre requer a pesquisa de neoplasias em outros sítios, além de exames complementares que indiquem a possibilidade de mieloma múltiplo (Figura 21.4).

Em extensa revisão de tumores ósseos realizada pela clínica Mayo, o mieloma múltiplo representou cerca de 44% dos tumores malignos de osso. A neoplasia foi mais frequente em homens de idade senil (70%), em geral acima dos 65 anos.

Qualquer osso pode ser afetado, mas coluna vertebral, costelas, crânio, fêmur, clavícula e escápulas são os sítios mais acometidos, por ordem de ocorrência. Apesar de as características ósseas dominarem o quadro clínico, pode haver disseminação para regiões extraósseas, como pele, mucosa e linfonodos. O envolvimento dos ossos maxilares se dá em torno de 30% dos casos.

Os pacientes acometidos queixam-se principalmente de dor forte e progressiva, em geral concentrada na região lombar; além disso, também apresentam fraqueza, perda de peso e polineuropatia periférica. Outras características menos comuns incluem febre, afloramento do tumor (Figura 21.5 A), episódios hemorrágicos e anemia. Frequentemente, os pacientes sofrem fraturas espontâneas, que são mais comuns na coluna vertebral, em decorrência de osteoporose variável.

Em geral, as lesões provocam erosões do osso medular, expandindo-se até a cortical. Em cada área erosiva existe uma massa proliferativa de plasmócitos que se apresenta avermelhada e de consistência gelatinosa (massas mielomatosas) e substitui as estruturas mineralizadas. Desse modo, o aspecto radiográfico é predominantemente constituído de áreas radiolúcidas arredondadas e circunscritas, denominadas defeito em "saca-bocado" (*punched-out*) e que não são delimitadas por halo radiopaco (Figura 21.5 B). Esse aspecto é caracteristicamente encontrado nas lesões de crânio. Em outras regiões, como, por exemplo, a mandíbula, podem ser observadas áreas radiolúcidas difusas mal delimitadas com aspecto de "roído de traça" (Figura 21.5 C).

Outros exames complementares também são fundamentais para o diagnóstico do mieloma múltiplo. Os plasmócitos neoplásicos produzem imunoglobulinas (Ig) séricas monoclonais (proteína M) e cadeias leves secretadas na urina (proteína de Bence-Jones). A detecção da proteína M sérica é importante para indicar a monoclonalidade das Ig que estão sendo produzidas, sendo a IgG a mais comum e encontrada em 55% dos pacientes. A pesquisa da proteína de Bence-Jones na urina dos pacientes é um exame que detecta o acúmulo das cadeias leves que são produzidas. Ambos os exames ficam alterados em cerca de 70% dos pacientes com mieloma múltiplo, e no restante o diagnóstico é ainda mais complexo. Além disso, no sangue é observada anemia normocítica normocrômica, algumas vezes acompanhada por leucopenia moderada e trombocitopenia. A velocidade de sedimentação dos eritrócitos frequentemente está aumentada.

Em geral, os portadores de mieloma múltiplo apresentam complicações sistêmicas importantes, que normalmente são responsáveis pelo prognóstico. Apesar da intensa produção de

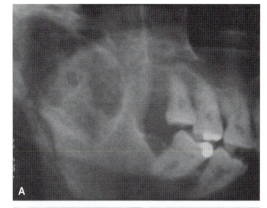

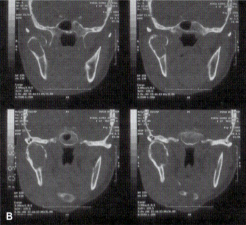

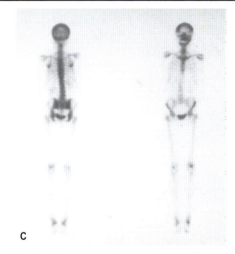

Figura 21.4 Plasmocitoma. **A.** Formação de lojas líticas difusamente organizadas. Algumas áreas apresentam maior radiolucidez, e os limites são imprecisos. **B.** Tomografia computadorizada em corte axial possibilitando a observação da expansão vestibulolingual da lesão e a lise das tábuas ósseas. **C.** Cintilografia do caso, em que é possível notar hipercaptação anormal apenas na região da lesão (mandíbula). Cortesia do Dr. André Caroli Rocha, Serviço de Cirurgia Bucomaxilofacial do HCFMUSP.

determinada Ig, ocorre a diminuição da produção de outras, tornando o paciente mais suscetível a infecções. O excesso de Ig causa acúmulo de material amiloide em várias partes do corpo, o que resulta, em última instância, em perda de função, causando, por exemplo, demência e insuficiência renal. Esse acúmulo também pode ocorrer na língua; nesses casos, os pacientes apresentam dificuldade de deglutição e fonação, uma vez que há aumento de volume e endurecimento do tecido. A reabsorção óssea intensa que ocorre nas múltiplas áreas de lesão leva a uma hipercalcemia em 20 a 50% dos pacientes e

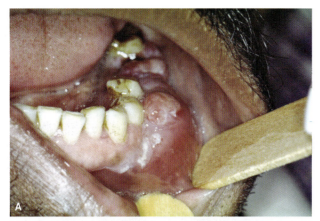
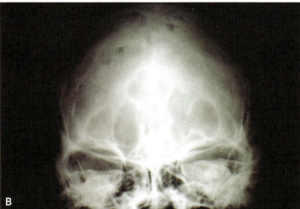
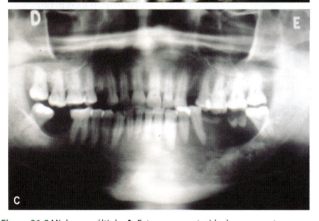

Figura 21.5 Mieloma múltiplo. **A.** Extensa massa tecidual com aspecto avermelhado e superfície irregular, localizada em mandíbula, por vestibular. **B.** Calota craniana exibindo múltiplas lesões líticas arredondadas e delimitadas, com aspecto de "sacabocado". **C.** Radiografia panorâmica do mesmo caso exibindo lesão radiolúcida mal delimitada, com aspecto de "roído de traça". Cortesia da Profa. Dra. Maria Cristina Zindel Deboni, docente de Cirurgia e Traumatologia Bucomaxilofacial na FOUSP.

resulta em depósitos mineralizados em múltiplos órgãos, chamados de *calcificações metastáticas*, podendo também culminar em perda de função. Essa hipercalcemia pode dar origem a manifestações neurológicas, como confusão, fraqueza, letargia, constipação e poliúria.

O tratamento deve ser administrado principalmente com o intuito de preservar a coluna vertebral e é principalmente com base em quimioterapia. A radioterapia tem função paliativa nas lesões sintomáticas. O suporte para uma hidratação adequada em função da insuficiência renal e o controle da hipercalcemia são ações muito importantes. Quando pacientes mais jovens são acometidos, também existe a possibilidade de transplante de medula e regime quimioterápico mais agressivo, mas esses casos são bastante raros.

O prognóstico é variável, mas costuma ser sombrio, e a sobrevida é bastante baixa em 5 anos, sendo que muitos pacientes morrem nos primeiros 2 anos após o diagnóstico.

Sarcoma de Ewing

James Ewing primeiramente descreveu esse tumor como endotelioma do osso, por acreditar que se originava de vasos sanguíneos do tecido ósseo. Posteriormente, ele reconheceu que as características histopatológicas eram mais complexas e passou a denominar o tumor como *mieloma endotelial*. Diversos relatos de tumores similares haviam sido feitos, mas foi o trabalho de Ewing que diferenciou essa lesão do linfoma ou neuroblastoma.

O sarcoma de Ewing é uma neoplasia encontrada mais em crianças e adultos jovens, e corresponde a 6 a 10% de todos os tumores ósseos primários malignos nesses indivíduos. É o sarcoma ósseo mais comum em crianças, e a idade principalmente afetada fica em torno de 10 a 15 anos. Existe pequena predileção pelo sexo masculino, e a raça negra é raramente acometida. Sua histogênese é incerta, embora diversos estudos apontem para uma origem neuroectodérmica. Qualquer osso pode ser afetado, sendo os sítios mais comuns pelve, fêmur, costelas e úmero. O tumor surge na medula e invade a cortical e o periósteo, produzindo uma massa amolecida, quente, de crescimento progressivo e exibindo dor intermitente, que varia de intensa a severa. O paciente apresenta febre, leucocitose e outros sinais que podem ser interpretados como infecção. Os ossos gnáticos raramente são afetados.

Radiograficamente, a lesão mostra-se como imagem radiolúcida com margens pouco nítidas, causando ou não destruição de corticais (Figura 21.6). Pode haver depósito de osso reacional periosteal simulando o padrão de "casca de cebola" da osteomielite de Garrè. Mobilidade dental e parestesia também podem estar presentes.

O tratamento indicado é multimodal, composto por cirurgia, quimioterapia e radioterapia, embora não exista consenso sobre a irradiação pelo risco do desenvolvimento de um sarcoma pós-irradiação. O prognóstico melhorou muito nos últimos anos, e parece que é ainda melhor para as neoplasias dos ossos gnáticos.

Tumores metastáticos

Metástase é um crescimento neoplásico secundário e à distância do local de origem, sem continuidade com este. Pode ocorrer tanto em tecidos duros como em moles. É caracterizada por crescimento invasivo, em decorrência da falta de adesão intercelular, da alta motilidade e de células neoplásicas mais atípicas que no tumor primário. Assim, o crescimento tumoral da metástase é mais rápido que o do tumor de origem. Os tecidos frouxos e bem vascularizados são mais predispostos a receberem o tumor metastático, que pode originar-se principalmente pelas vias sanguínea e linfática.

As características clínicas mostram comumente sinais de agressividade, como aumento de volume de crescimento rápido, forma e superfície irregulares, podendo estar ulcerada com dor surda e inconsistente, mostrando ainda hemorragia e paralisia do local afetado. Na região bucal, outras alterações

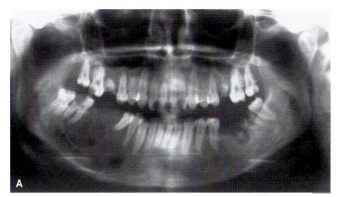

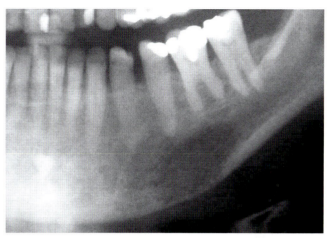

Figura 21.7 Carcinoma de mama metastático. Lesão radiolúcida mal delimitada que provoca o apagamento do canal mandibular e a reabsorção da base da mandíbula. Cortesia do Dr. Éder Magno de Oliveira, Departamento de Cirurgia Bucomaxilofacial do Hospital Municipal Dr. Mario Gatti.

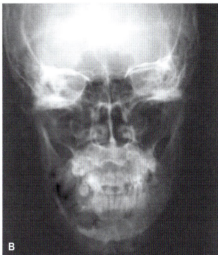

Figura 21.6 Sarcoma de Ewing. **A.** Lesão radiolúcida com margens pouco nítidas, causando rompimento da cortical alveolar e deslocamento dental. **B.** Técnica posteroanterior evidenciando a mesma lesão na região da mandíbula. Cortesia do Dr. Rodrigo C. Mosca.

incluem interferência oclusal, mobilidade dental, disfagia, infecção secundária, halitose e parestesia.

Na boca, apenas 1 a 2% dos tumores malignos são metastáticos; porém, infelizmente, quase 30% dos pacientes não sabem que têm a doença primária no momento do diagnóstico da metástase na boca. Os sítios mais comumente afetados são mandíbula (74%), maxila (13%) e tecido mole (13%), além da língua, gengiva e mucosa alveolar. Desse modo, fica evidente a importância do exame de imagem, devido ao maior envolvimento ósseo.

Em mais de 80% dos casos de metástase, o tumor primário é um carcinoma, e no restante é um sarcoma. Os carcinomas de mama, pulmão e rim respondem pela maioria dos casos; com menos frequência, encontram-se os carcinomas de tireoide e de próstata e o melanoma cutâneo.

Em homens, os ossos gnáticos são mais acometidos por tumores originários de pulmão (22%), próstata (12%) e rins (10%); em mulheres, por tumores de mama (42%), adrenais (8,5%), colorretais (8%) e de rins (6%).

As características radiográficas mostram imagens semelhantes a outras neoplasias malignas agressivas que ocorrem no tecido ósseo: imagem radiolúcida ou com diferentes intensidades de radiopacidades (em especial nos casos provenientes de próstata e mama); margens indefinidas com aspecto de "roído de traça"; reabsorção dental, especialmente em pico; e alargamento simétrico do ligamento periodontal (Figura 21.7).

A maioria dos pacientes com metástase na boca apresenta também metástase em outros sítios; portanto, torna-se necessário procurar, além do tumor primário, outras metástases. É importante salientar que os pacientes portadores de metástase podem apresentar sintomatologia, apesar de o exame radiográfico convencional não mostrar alterações. Nesses casos, a cintilografia do osso é bastante usada devido à alta sensibilidade. O tratamento depende do tumor primário, o prognóstico é bastante ruim, e a sobrevida média é de 6 meses.

Sarcomas pós-irradiação

Os ossos gnáticos, quando irradiados, apresentam tendência a desenvolver sarcomas, o que, na maioria dos casos, corresponde ao osteossarcoma. Essas lesões são mais frequentes no sexo feminino e, em adultos, acometem pacientes acima dos 40 anos de idade em 2/3 dos casos. O desenvolvimento dos sarcomas está relacionado à dose e ao tempo de irradiação, embora não existam dados específicos relativos à dose mínima para tal. Além dos osteossarcomas, os condrossarcomas e fibrossarcomas também podem ocorrer após a irradiação do tecido ósseo.

Neoplasias benignas de tecido mole em localização intraóssea

Diversas doenças de origem em tecido mole podem ocorrer em situações intraósseas, apesar de ser bastante incomum. Dentre as neoplasias benignas de mucosa bucal que podem ocorrer dentro do osso, descritas atualmente na literatura, encontram-se lipoma, schwanoma, leiomioma, miofibroma, neurofibroma, hemangioma e malformação vascular. Os três últimos são os mais frequentes dentro do osso e, portanto, serão discutidos a seguir.

Hemangioma e malformação vascular

Segundo a Organização Mundial da Saúde (OMS), o termo "hemangioma" designa uma neoplasia verdadeira formadora de vasos ou uma malformação vascular que apresenta grande semelhança com vasos sanguíneos normais. Os hemangiomas podem ocorrer em localização intraóssea, tendo como principal sítio a coluna vertebral, embora também possam acometer crânio, mandíbula e a maxila. Essas lesões vasculares são condições raras nos ossos da face, sendo 2 vezes mais frequentes na mandíbula do que na maxila.

Nos ossos gnáticos, as características radiográficas são bastante variadas; porém, a imagem mais comum é a de uma lesão radiolúcida multilocular com aspecto de "bolhas de sabão" ou "favos de mel", dependendo do tamanho das lojas ósseas. No entanto, essas lesões podem adquirir diversos aspectos radiográficos, mimetizando outras lesões, inclusive os osteossarcomas, com a apresentação de trabéculas destruídas na forma de "raios de sol" (Figuras 21.8 A e 21.9).

A diferenciação entre hemangioma e malformação vascular é de grande valia. Os hemangiomas aparecem 2 a 4 semanas após o nascimento, crescem rapidamente e regridem após a puberdade; é raro que afetem primariamente o osso. As malformações vasculares estão presentes no nascimento, acompanham o crescimento do paciente e podem afetar o osso; além disso, um traumatismo pode levar ao surgimento de dor. O hemangioma pode ser mais facilmente removido cirurgicamente, sem sangramento extenso ou recidiva. No entanto, a malformação vascular é de tratamento mais complexo, pois pode ser de baixo ou alto fluxo sanguíneo, podendo haver sangramento intenso durante a cirurgia.

Angiografias envolvendo a artéria carótida externa são úteis para essa distinção, uma vez que definem os limites da lesão e demonstram as suas conexões arteriais. Na malformação vascular de alto fluxo, a angiografia mostra uma grande rede vascular dentro da lesão; já na neoplasia verdadeira, esse achado está ausente, e as imagens são condizentes com lesões de baixo fluxo (Figura 21.8 B). Contudo, sua interpretação deve ser criteriosa, pois nem todas as lesões vasculares podem ser diagnosticadas com a angiografia.

Neurofibroma

O neurofibroma é uma lesão benigna que se origina nos nervos periféricos. Normalmente, é uma lesão de pele ou mucosa, mas eventualmente pode ocorrer na região intraóssea. Nesse caso, a mandíbula é mais acometida, e a lesão, com frequência, ocorre na região do nervo alveolar inferior.

Os aspectos radiográficos são bastante variáveis e mostram desde lojas radiolúcidas uni ou multiloculares até lesões com limites imprecisos. Frequentemente, observa-se o alargamento do canal mandibular, devido à presença de lesão dentro dele (Figura 21.10).

O tratamento dos neurofibromas solitários é a excisão cirúrgica, e a recorrência é rara. Contudo, todo paciente portador da doença deve ser avaliado devido à possibilidade de neurofibromatose.

A neurofibromatose é uma doença genética que pode apresentar dois tipos: o tipo 1, também conhecido como doença de von Recklinghausen, e o tipo 2, que é mais raro e não será discutido. Embora exista superposição das manifestações clínicas

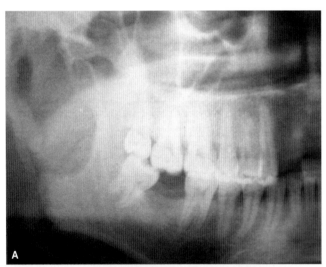

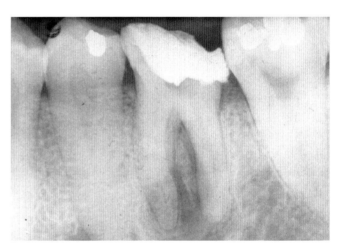

Figura 21.9 Hemangioma. Radiolucidez difusa em região periapical de vários dentes mimetizando neoplasia maligna ou periapicopatia. Cortesia do Dr. Rodrigo C. Mosca.

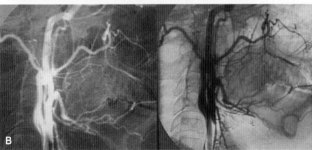

Figura 21.8 Hemangioma. **A.** Imagem radiolúcida bem delimitada na borda posterior do ramo, estendendo-se até a cabeça da mandíbula. **B.** Angiografia do mesmo caso mostrando que a lesão independe do leito vascular normal. Cortesia do Dr. Éder Magno de Oliveira, Departamento de Cirurgia Bucomaxilofacial do Hospital Municipal Dr. Mario Gatti.

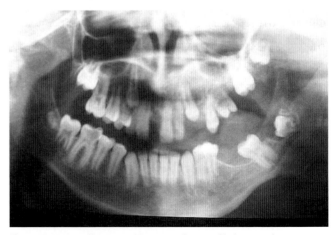

Figura 21.10 Neurofibroma. Lesões em maxila e mandíbula esquerda em um caso de neurofibromatose. Nota-se ainda o alargamento do canal mandibular. Cortesia do Dr. Marcos Martins Curi, estomatologista do Serviço de Oncologia – Sânnadi – do Hospital Santa Catarina.

nesses subtipos, geneticamente eles são diferentes. A neurofibromatose do tipo 1 é mais comum, pode ser transmitida de maneira autossômica dominante ou resultante de uma mutação nova e apresenta três manifestações principais: neurofibromas múltiplos; manchas café com leite na pele e hamartomas na íris, conhecidos como nódulos de Lisch.

Os neurofibromas associados à neurofibromatose surgem dentro de um tronco nervoso ou aderidos a algum. Podem estar na pele ou em qualquer local interno, incluindo os nervos cranianos e suas ramificações. Outras alterações também podem estar associadas à neurofibromatose, como esqueléticas, escoliose, lesões císticas intraósseas, cistos subperiósteos e outras neoplasias.

Os aspectos radiográficos dos neurofibromas associados à neurofibromatose são semelhantes àqueles encontrados no neurofibroma solitário e mostram-se como lesões radiolúcidas uni ou multiloculares, podendo apresentar limites imprecisos. As lesões eventualmente são múltiplas, e o nervo envolvido muitas vezes é passível de identificação. O aumento do forame mandibular ou de alguma ramificação do nervo mandibular é encontrado em inúmeros casos.

O tratamento da neurofibromatose é complexo, uma vez que seu curso é variável. Frequentemente, pode ser feita prevenção de alguma de suas complicações. Em relação aos neurofibromas, a remoção cirúrgica é aconselhável, haja vista a chance de transformação em uma condição maligna. Contudo, em alguns casos, o vasto número de lesões inviabiliza esse procedimento. Na face, a remoção cirúrgica com finalidade cosmética pode ser realizada com uso de *laser* ou por dermoabrasão. Quando essas lesões assumem tamanho considerável ou prejudicam a função, devem ser removidas.

Bibliografia

Arico M. Langerhans cell histiocytosis in adults: more questions than answers? Eur J Cancer. 2004;40(10):1467-73.

Barker GR, Sloan P. Intraosseous lipomas: clinical features of a mandibular case with possible aetiology. Br J Oral Maxillofac Surg. 1986;24(6):459-63.

Belli E, Becelli R, Matteini C et al. Schwannoma of the mandible. J Craniofac Surg. 1997;8(5):413-6.

Buric N, Krasic D, Visnjic M et al. Intraosseous mandibular lipoma: a case report and review of the literature. J Oral Maxillofac Surg. 2001;59(11):1367-71.

Cansiz H, Yener M, Kalekoglu N et al. Arteriovenous malformation of the maxillary sinus and mandible: a case report. Ear Nose Throat J. 2003;82(8):608-10, 612, 614.

Catrambone RJ, Pfeffer RC. Significant postoperative hemorrhage following biopsy of a prostate tumor metastatic to the mandibular condyle: report of a case. J Oral Maxillofac Surg. 1990;48(8):858-61.

Chang KL, Gaal KK, Huang Q et al. Histiocytic lesions involving the bone marrow. Semin Diagn Pathol. 2003;20(3):226-36.

Daw NC, Mahmoud HH, Meyer WH et al. Bone sarcomas of the head and neck in children: the St Jude Children's Research Hospital experience. Cancer. 2000;88(9):2172-80.

DeBoom GW, Jensen JL, Siegel W et al. Metastatic tumors of the mandibular condyle: review of the literature and report of a case. Oral Surg Oral Med Oral Pathol. 1985;60(5):512-6.

DelBalso AM, Banyas JB, Wild LM. Hemangioma of the mandibular condyle and ramus. AJNR Am J Neuroradiol. 1994;15(9):1703-5.

Dhanrajani PJ, Abdulkarim SA. Multiple myeloma presenting as a periapical lesion in the mandible. Indian J Dent Res. 1997;8(2):58-61.

Eckardt A, Schultze A. Maxillofacial manifestations of Langerhans cell histiocytosis: a clinical and therapeutic analysis of 10 patients. Oral Oncol. 2003;39(7):687-94.

Fernandez LR, Luberti RF, Dominguez FV. Radiographic features of osseous hemangioma in the maxillo-facial region: bibliographic review and case report. Med Oral. 2003;8(3):166-77.

Fielding AF, Lindemeyer R, Wood-Harris J et al. Ewing's sarcoma of the mandible: a combined approach to treatment. J Clin Pediatr Dent. 2002;26(4):409-12.

Furutani M, Ohnishi M, Tanaka Y. Mandibular involvement in patients with multiple myeloma. J Oral Maxillofac Surg. 1994;52(1):23-5.

Giaoui L, Princ G, Chiras J et al. Treatment of vascular malformations of the mandible: a description of 12 cases. Int J Oral Maxillofac Surg. 2003;32(2):132-6.

Giles DL, McDonald PJ. Pathologic fracture of mandibular condyle due to carcinoma of the rectum. Oral Surg Oral Med Oral Pathol. 1982;53(3):247-9.

Gotz G, Fichter J. Langerhans cell histiocytosis in 58 Adults. Eur J Med Res. 2004;9(11):510-4.

Grady AM, Krishnan V, Cohen L. Postirradiation angiosarcoma of the head and neck: report of a case. J Oral Maxillofac Surg. 2002;60(7):828-31.

Hirshberg A, Buchner A. Metastatic tumours to the oral region. An overview. Eur J Cancer B Oral Oncol. 1995;31B(6):355-60.

Hirshberg A, Leibovich P, Horowitz I et al. Metastatic tumors to postextraction sites. J Oral Maxillofac Surg. 1993;51(12):1334-7.

Ho CL, Chen YC, Yiang YT et al. Mandibular mass as the presenting manifestation of IgM myeloma in a 22-year-old man. Ann Hematol. 1999;78(2):93-5.

Howarth DM, Mullan BP, Wiseman GA et al. Bone scintigraphy evaluated in diagnosing and staging Langerhans cell histiocytosis and related disorders. J Nucl Med. 1996;37(9):1456-60.

Kaplan I, Calderon S, Kaffe I. Radiological findings in jaws and skull of neurofibromatosis type 1 patients. Dentomaxillofac Radiol. 1994;23(4):216-20.

Kessler P, Wiltfang J, Schultze-Mosgau S et al. Langerhans cell granulomatosis: a case report of polyostotic manifestation in the jaw. Int J Oral Maxillofac Surg. 2001;30(4):359-61.

Kyle RA, Rajkumar SV. Multiple myeloma. N Engl J Med. 2004;351(18):1860-73.

Lambertenghi-Deliliers G, Bruno E, Cortelezzi A et al. Incidence of jaw lesions in 193 patients with multiple myeloma. Oral Surg Oral Med Oral Pathol. 1988;65(5):533-7.

Lee L, Yan YH, Pharoah MJ. Radiographic features of the mandible in neurofibromatosis: a report of 10 cases and review of the literature. Oral Surg Oral Med Oral Pathol Oral Radiol Endod. 1996;81(3):361-7.

Leonidas JC, Guelfguat M, Valderrama E. Langerhans cell histiocytosis. Lancet. 2003;361(9365):1293-5.

Liang H, Frederiksen NL, Binnie WH et al. Intraosseous oral leiomyoma: systematic review and report of one case. Dentomaxillofac Radiol. 2003;32(5):285-90.

Loducca SV, Mantesso A, Araujo NS et al. Langerhans cell histiocytosis: recurrent lesions affecting mandible in a 10-year-old patient. J Clin Pediatr Dent. 2001;25(3):241-3.

Loyola AM, Araujo NS, Zanetta-Barbosa D et al. Intraosseous leiomyoma of the mandible. Oral Surg Oral Med Oral Pathol Oral Radiol Endod. 1999;87(1):78-82.

Maghami EG, St-John M, Bhuta S et al. Postirradiation sarcoma: a case report and current review. Am J Otolaryngol. 2005;26(1):71-4.

Mitsiades CS, Mitsiades N, Munshi NC et al. Focus on multiple myeloma. Cancer Cell. 2004;6(5):439-44.

Nofsinger YC, Mirza N, Rowan PT et al. Head and neck manifestations of plasma cell neoplasms. Laryngoscope. 1997;107(6):741-6.

Nortje CJ, van Rensburg LJ, Thompson IO. Case report: magnetic resonance features of metastatic melanoma of the temporomandibular joint and mandible. Entomaxillofac Radiol. 1996;25(5):292-7.

Oliver RJ, Coulthard P, Carre C et al. Solitary adult myofibroma of the mandible simulating an odontogenic cyst. Oral Oncol. 2003;39(6):626-9.

Ozdemir R, Alagoz S, Uysal AC et al. Intraosseous hemangioma of the mandible: a case report and review of the literature. J Craniofac Surg. 2002;13(1):38-43.

Ozer E, Kanlikama M, Karakurum G et al. Primitive neuroectodermal tumour of the mandible. Int J Pediatr Otorhinolaryngol. 2002;65(3):257-61.

Perugini M, Renzi G, Gasparini G et al. Intraosseous hemangioma of the maxillofacial district: clinical analysis and surgical treatment in 10 consecutive patients. J Craniofac Surg. 2004;15(6):980-5.

Pisano JJ, Coupland R, Chen SY et al. Plasmacytoma of the oral cavity and jaws: a clinicopathologic study of 13 cases. Oral Surg Oral Med Oral Pathol Oral Radiol Endod. 1997;83(2):265-71.

Quesada JL, Alcalde JM, Espinosa JM et al. Ewing's sarcoma of the mandible. J Laryngol Otol. 2003;117(9):736-8.

Rubin MM, Jui V, Cozzi GM. Metastatic carcinoma of the mandibular condyle presenting as temporomandibular joint syndrome. J Oral Maxillofac Surg. 1989;47(5):507-10.

Saunders JG, Eveson JW, Addy M et al. Langerhans cell histiocytosis presenting as bilateral eosinophilic granulomata in the molar region of the mandible: a case report. J Clin Periodontol. 1998;25(4):340-2.

Scolozzi P, Lombardi T, Monnier P et al. Multisystem Langerhans cell histiocytosis (Hand-Schuller-Christian disease) in an adult: a case report and review of the literature. Eur Arch Otorhinolaryngol. 2004;261(6):326-30.

Sheen TS, Wu CT, Hsieh T et al. Postirradiation laryngeal osteosarcoma: case report and literature review. Head Neck. 1997;19(1):57-62.

Stavropoulos MF, Ord RA. Lobular adenocarcinoma of breast metastatic to the mandibular condyle. Report of a case and review of the literature. Oral Surg Oral Med Oral Pathol. 1993;75(5):575-8.

Steeves RA, Bataini JP. Neoplasms induced by megavoltage radiation in the head and neck region. Cancer. 1981;47(7):1770-4.

Taicher S, Mazar A, Hirshberg A et al. Metastatic chondrosarcoma of the gingiva mimicking a reactive exophytic lesion: a case report. J Periodontol. 1991;62(3):223-6.

Talesh KT, Motamedi MH, Jeihounian M. Ewing's sarcoma of the mandibular condyle: report of a case. J Oral Maxillofac Surg. 2003;61(10):1216-9.

Terek RM, Brien EW, Marcove RC et al. Treatment of femoral Ewing's sarcoma. Cancer. 1996;78(1):70-8.

Terry DG, Sauser DD, Gordon MD. Intraosseous malignant peripheral nerve sheath tumor in a patient with neurofibromatosis. Skeletal Radiol. 1998;27(6):346-9.

Thatcher SL, Dye CG, Grau MJ et al. Carcinoma of the prostate metastatic to the mandibular condyle mimicking a parotid tumor. J Oral Maxillofac Surg. 1986;44(5):394-7.

Vlasak R, Sim FH. Ewing's sarcoma. Orthop Clin North Am. 1996;27(3):591-603.

Watzke IM, Millesi W, Kermer C et al. Multifocal eosinophilic granuloma of the jaw: long-term follow-up of a novel intraosseous corticoid treatment for recalcitrant lesions. Oral Surg Oral Med Oral Pathol Oral Radiol Endod. 2000;90(3):317-22.

Webster K. Adenocarcinoma metastatic to the mandibular condyle. Craniomaxillofac Surg. 1988;16(5):230-2.

Witt C, Borges AC, Klein K et al. Radiographic manifestations of multiple myeloma in the mandible: a retrospective study of 77 patients. J Oral Maxillofac Surg. 1997;55(5):450-3; discussion 454-5.

Yamaguchi S, Nagasawa H, Suzuki T et al. Sarcomas of the oral and maxillofacial region: review of 32 cases in 25 years. Clin Oral Investig. 2004;8(2):52-5.

Young JW, Liebscher LA. Postirradiation osteogenic sarcoma with unilateral metastatic spread within the field of irradiation: case report and review of the literature. Skeletal Radiol. 1982;8(4):279-83.

Estudo Radiográfico dos Cistos dos Maxilares

22

Claudio Fróes de Freitas, Jurandyr Panella e
Thásia Luiz Dias Ferreira

Cistos dos maxilares de origem epitelial

Odontogênicos de desenvolvimento

Cisto dentígero

É o cisto de maior expressão dentre os cistos odontogênicos de desenvolvimento. Acredita-se que sua etiologia esteja relacionada com o epitélio reduzido do órgão do esmalte, iniciando o seu desenvolvimento logo após a formação da coroa. Seu crescimento está ligado ao acúmulo de líquido entre o epitélio reduzido do órgão do esmalte e a coroa do dente não irrompido, ou entre as camadas externa e interna do epitélio reduzido do órgão do esmalte.

Esse cisto tem maior incidência até a terceira década de vida, apresentando discreta predileção pelo sexo masculino, assim como pela raça branca. Está mais comumente associado aos terceiros molares inferiores, seguidos pelos caninos superiores, o que não impede que acometa outros dentes. Em geral, é descoberto nos exames radiográficos de rotina ou na investigação pela demora na irrupção de um dente, pois, no início, é assintomático, porém não autolimitante. Alguns podem alcançar grandes proporções, levando a assimetria facial, parestesia e apinhamento dentário.

Radiograficamente, apresenta-se como uma área radiolúcida, unilocular e delimitada por um halo radiopaco, denominado de osteogênese reacional, associado à coroa de um dente não irrompido. A osteogênese reacional, no cisto dentígero, situa-se a partir da junção amelocementária (Figuras 22.1 a 22.7).

O cisto dentígero pode apresentar três variações radiográficas, de acordo com o envolvimento da coroa (Figura 22.8):

- Central: quando a imagem radiolúcida envolve simetricamente a coroa do dente não irrompido
- Lateral: quando a imagem radiolúcida envolve parcialmente a coroa e se desenvolve ao longo de uma das superfícies radiculares, tornando a imagem assimétrica
- Circunferencial: quando a imagem radiolúcida parece estar envolvendo o dente como um todo.

O tratamento de eleição para o cisto dentígero é a sua enucleação, com a remoção do dente não irrompido associado. Entretanto, se a irrupção do dente envolvido for considerada possível, ele poderá ser mantido no local após a remoção do cisto.

O diagnóstico diferencial dessa lesão é feito com: ameloblastoma unicístico, tumor odontogênico adenomatoide, ceratocisto odontogênico, cisto odontogênico calcificante e tumor odontogênico epitelial calcificante.

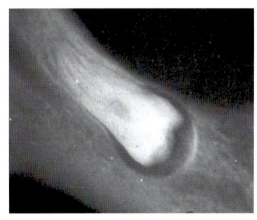

Figura 22.1 Na radiografia periapical de molares inferiores do lado direito, evidencia-se molar não irrompido e, associada à sua coroa, uma imagem radiolúcida, unilocular, de limites definidos, sugestiva de um cisto dentígero do tipo central.

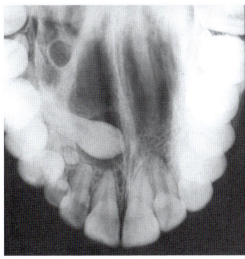

Figura 22.2 Radiografia oclusal da maxila mostrando o canino direito não irrompido e, associada à coroa, imagem radiolúcida, unilocular, com limites corticalizados, evidenciando cisto dentígero do tipo central.

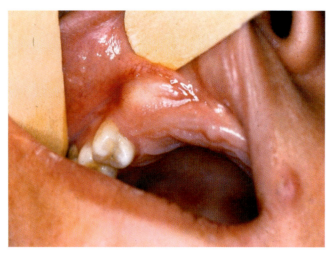

Figura 22.3 Aspecto clínico intraoral, observando-se o aumento de volume no fundo de saco vestibular na região do canino superior, do lado direito.

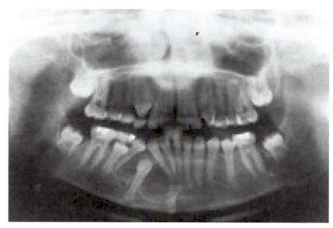

Figura 22.6 Radiografia panorâmica de um paciente jovem em que, associada à coroa do canino inferior não irrompido, do lado direito, apresenta-se uma imagem radiolúcida, unilocular, com limites definidos, provocando o afastamento das raízes dos dentes adjacentes, sugestivo de cisto dentígero.

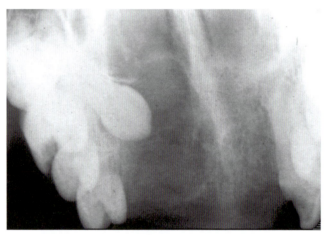

Figura 22.4 Radiografia oclusal total de maxila da Figura 22.3, com um cisto dentígero associado à coroa de um canino direito não irrompido.

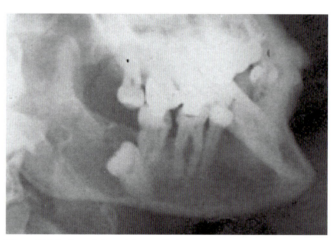

Figura 22.7 Radiografia lateral de mandíbula para corpo, com um cisto dentígero associado à coroa de um molar não irrompido.

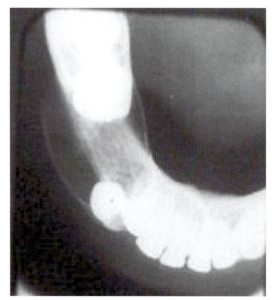

Figura 22.5 Radiografia oclusal parcial de mandíbula, para o lado direito, mostrando o abaulamento e o adelgaçamento das corticais ósseas vestibular e lingual em decorrência de crescimento do cisto dentígero.

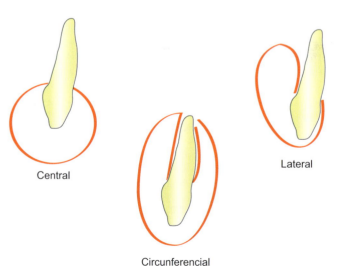

Figura 22.8 Desenho esquemático dos padrões radiográficos do cisto dentígero.

Cisto periodontal lateral

O cisto periodontal lateral é pouco frequente e se desenvolve na região proximal da raiz de um dente. É importante excluir a possibilidade de o cisto ser de origem inflamatória, e muitos autores acreditam que ele é uma variação intraóssea do cisto gengival do adulto.

Apresenta discreta predileção pelo sexo masculino, e as regiões mais acometidas são entre as raízes do incisivo lateral e canino, canino e primeiro pré-molar, e entre os pré-molares inferiores, o que não exclui a ocorrência na maxila, mais comumente nas mesmas regiões. Indivíduos na quinta década de vida são os mais afetados.

Radiograficamente, apresenta-se como uma área radiolúcida, unilocular, arredondada ou ovalada, bem delimitada por um halo radiopaco, localizado entre o ápice e a margem cervical da raiz dentária. Ocasionalmente, pode ter aspecto multilocular, lembrando um "cacho de uvas"; nesse caso, recebe a denominação de cisto odontogênico botrioide (Figuras 22.9 a 22.11).

O diagnóstico diferencial das imagens uniloculares é feito com o ceratocisto colateral, com o cisto radicular inflamatório (causado por um canal radicular acessório) e com o tumor odontogênico escamoso.

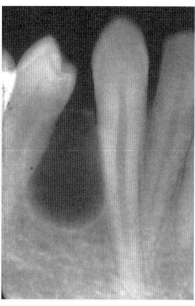

Figura 22.11 Radiografia periapical de canino inferior, do lado direito, com uma imagem radiolúcida, unilocular, com limites definidos (osteogênese reacional) entre as raízes dos caninos e do primeiro pré-molar inferior, sugestiva de cisto periodontal lateral.

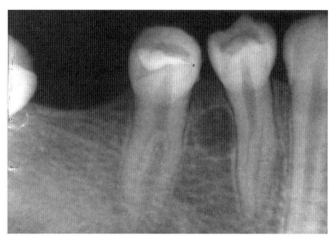

Figura 22.9 Radiografia periapical de pré-molares inferiores, do lado direito, com um cisto periodontal lateral entre os pré-molares. Evidencia-se a lâmina dura de ambos os dentes, excluindo a possibilidade de se tratar de um cisto de origem inflamatória.

Cisto odontogênico calcificante

O cisto odontogênico calcificante foi primeiramente descrito por Raywind, em 1932; porém, em 1962 teve seu primeiro relato realizado por Gorlin, permanecendo por muitos anos denominado como cisto de Gorlin. Essa lesão, posteriormente, recebeu o nome de cisto odontogênico calcificante e pode apresentar comportamento neoplásico em muitos casos.

O cisto tem crescimento lento e assintomático. A segunda década de vida é a época com maior incidência, sem preferência quanto ao sexo e com igual distribuição na maxila e mandíbula, embora com clara preferência pela região anterior de ambas. De acordo com a literatura, esse cisto tem sido associado aos odontomas em mais de 20% dos casos.

Radiograficamente, ele é observado como uma área radiolúcida, unilocular e com limites definidos, com imagens radiopacas de tamanhos irregulares no seu interior, algumas vezes associadas a dentes não irrompidos. Poucos casos apresentaram padrão multilocular (Figuras 22.12 e 22.13).

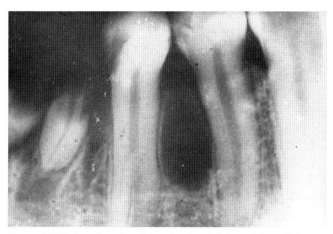

Figura 22.10 Radiografia periapical de pré-molares inferiores, do lado direito, com um cisto periodontal lateral entre as duas raízes.

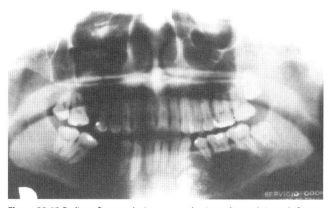

Figura 22.12 Radiografia panorâmica mostrando cisto odontogênico calcificante associado ao primeiro pré-molar inferior esquerdo não irrompido, com focos radiopacos no interior da imagem, provocando reabsorção radicular externa nos dentes adjacentes.

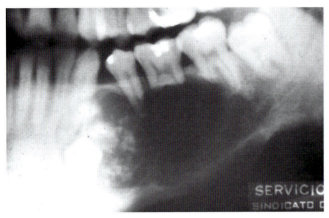

Figura 22.13 Detalhe da radiografia panorâmica anterior mostrando o cisto odontogênico calcificante.

Queratocisto odontogênico

O queratocisto odontogênico pode ocorrer em qualquer idade na faixa etária de 10 a 70 anos, mas a maioria acomete pessoas entre 20 e 40 anos. Está localizado, com maior frequência, na mandíbula, em particular na região do terceiro molar inferior, no ângulo da mandíbula e no ramo da mandíbula. Caracteriza-se por ter um comportamento clínico agressivo, podendo comprometer uma grande área anatômica, sem mesmo apresentar sintomatologia, a não ser que esteja posteriormente infectado. Apresenta alto grau de recidiva, infiltrando no tecido ósseo esponjoso sem causar expressivo abaulamento das corticais ósseas.

Quando está localizado na região anterior dos maxilares, muitas vezes é considerado um achado radiográfico. Ressalta-se que, quando está presente nos quatro quadrantes dos maxilares, estando associado a outras características clínicas, em particular dermatológicas, pode-se sugerir a ocorrência da síndrome do carcinoma nevoide de células basais.

Radiograficamente, apresenta-se como uma área radiolúcida, de densidade homogênea ou não, unilocular ou pseudolocular, de limites definidos, corticalizados pela presença do halo esclerótico e festonados, podendo expandir ou não as corticais ósseas da região, as quais podem estar adelgaçadas. A referida imagem radiográfica pode estar associada ao elemento dental não irrompido em cerca de 30 a 40% dos casos (Figuras 22.14 e 22.15). O diagnóstico diferencial é realizado com as seguintes lesões: ameloblastoma, granuloma central de células gigantes, cisto dentígero e mixoma odontogênico.

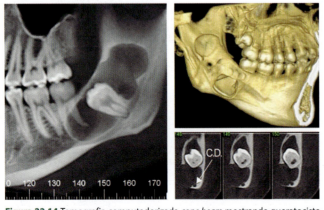

Figura 22.14 Tomografia computadorizada *cone beam* mostrando queratocisto odontogênico associado ao terceiro molar inferior esquerdo não irrompido, localizado na região de corpo da mandíbula, região do trígono retromolar e ramo da mandíbula correspondente.

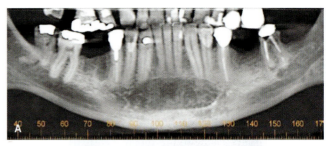

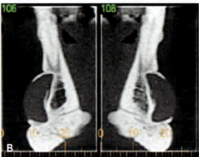

Figura 22.15 Tomografia computadorizada *cone beam* mostrando queratocisto odontogênico, localizado na linha média, na região da sínfise mentual, estendendo-se até os elementos dentais pré-molares de ambos os lados, direito e esquerdo.

Odontogênicos inflamatórios

Cisto radicular

O cisto radicular é o mais comum dentre os cistos odontogênicos e tem como sinonímia: cisto radicular apical, cisto periodontal e cisto periapical. Sua etiologia está relacionada à proliferação dos restos epiteliais de Malassez, presentes no ligamento periodontal, os quais são estimulados por uma inflamação decorrente de necrose pulpar.

Esse cisto, por ser decorrente de uma infecção, pode acometer qualquer sexo, raça ou idade; porém, é mais encontrado no sexo masculino, na raça branca e com discreta preferência pela região anterior dos maxilares, podendo alcançar grandes dimensões sem apresentar manifestações clínicas, devido ao seu caráter crônico.

O cisto radicular caracteriza-se radiograficamente por uma imagem radiolúcida, de densidade homogênea, circunscrita por um halo radiopaco (osteogênese reacional), associada ao ápice de um dente, o qual corresponde negativamente aos testes de vitalidade pulpar. Eles podem, também, ser encontrados nas faces proximais das raízes, quando são originados por canais radiculares acessórios (Figuras 22.16 a 22.18).

Os cistos de dimensões maiores podem causar: abaulamento (expansão) e adelgaçamento das corticais ósseas, mas normalmente sem rompê-las; e afastamento das raízes adjacentes ao cisto e/ou reabsorção radicular externa do dente de origem.

O tratamento do cisto radicular consiste na remoção total da cápsula cística com extremo cuidado, pois qualquer resquício dela acarretará o insucesso do tratamento, já que o cisto continuará a se desenvolver mesmo com a ausência do dente. Os tratamentos conservadores têm obtido resultados satisfatórios quando a terapêutica endodôntica tem sido associada à marsupialização ou à apicetomia.

O granuloma, o tumor odontogênico adenomatoide, o cisto odontogênico calcificante e a displasia cemento-óssea periapical (estágio osteolítico) compõem o diagnóstico diferencial com essa lesão.

Cisto residual

Os cistos residuais ou periodontais residuais são cistos radiculares, os quais não foram total ou parcialmente removidos durante o procedimento cirúrgico, continuando o seu crescimento dentro do processo alveolar. Podem chegar a um tamanho expressivo e provocar abaulamento das corticais ósseas, sendo assim descobertos. Em geral, esses cistos apresentam conotação com o alvéolo dentário e/ou com a crista óssea alveolar do rebordo ósseo.

Radiograficamente, são vistos como uma imagem radiolúcida, de densidade homogênea, limites definidos por um halo radiopaco (osteogênese reacional), no local de um dente ausente (Figuras 22.19 e 22.20). O tratamento é a excisão cirúrgica total da lesão, e o diagnóstico diferencial é realizado com o ceratocisto odontogênico.

Cisto paradental

O cisto paradental ou paradentário é uma afecção frequente e também pode ser denominado como cisto inflamatório colateral e cisto da bifurcação vestibular mandibular. Sua origem ainda é muito discutida; porém, acredita-se que tenha a mesma gênese dos cistos radiculares, ou seja, dos restos epiteliais de Malassez.

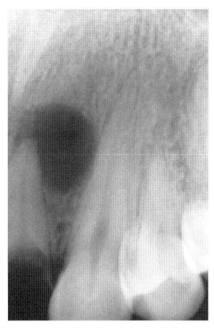

Figura 22.16 Radiografia periapical mostrando imagem radiolúcida, unilocular, com limites discretamente definidos, na região do ápice do incisivo lateral com a porção coronária destruída, sugestiva de cisto radicular.

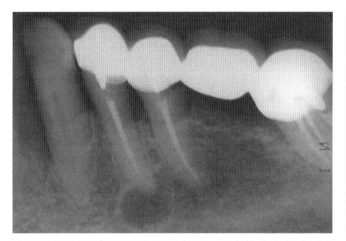

Figura 22.17 Radiografia periapical mostrando imagem radiolúcida, unilocular, com limites definidos, associada à raiz do primeiro pré-molar inferior do lado esquerdo, sugestiva de cisto radicular.

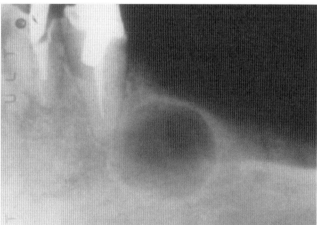

Figura 22.19 Radiografia periapical mostrando imagem sugestiva de cisto residual em virtude de a imagem ser radiolúcida, unilocular, com limites definidos (osteogênse reacional) e apresentar conotação com o rebordo ósseo.

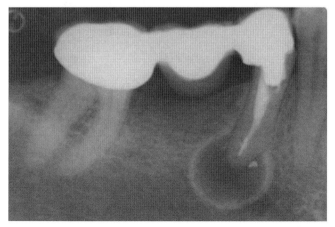

Figura 22.18 Radiografia periapical mostrando imagem radiolúcida, unilocular, com limites definidos, associada à raiz do segundo pré-molar inferior do lado direito, sugestiva de cisto radicular.

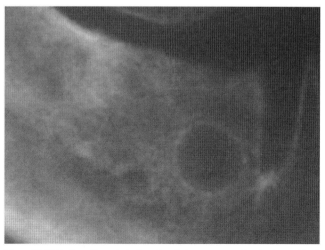

Figura 22.20 Radiografia periapical mostrando imagem sugestiva de cisto residual.

Acomete com mais frequência da primeira à quarta década de vida, com pequena predileção pelo sexo masculino e raça branca.

Esse cisto se localiza próximo à margem cervical, na parede distal da raiz de um dente. É mais comum nos molares inferiores, em particular os terceiros molares semi-irrompidos, principalmente após quadros sucessivos de pericoronarite nos adultos. Quando ocorre nas crianças, o dente mais comprometido é o primeiro molar inferior, em geral em processo de irrupção.

Estudos demonstram que determinadas lesões estavam associadas a dentes em que o esmalte avançava pela vestibular ou lingual, além da junção amelocementária, para a região da bifurcação, o que poderia predispor à formação de bolsas vestibulares ou linguais e, como resposta a uma pericoronarite, aumentar de tamanho e desenvolver um cisto.

O aspecto radiográfico caracteriza-se por apresentar: área radiolúcida, de densidade homogênea, unilocular, de limites definidos e corticalizados; e halo esclerótico na face distal ou vestibular ou lingual do dente semi-irrompido. Algumas vezes, a imagem pode estender-se até a região apical, mas sempre respeitando o espaço pericementário e a lâmina dura. O tratamento recomendado é a enucleação do cisto, com a preservação do dente associado.

O diagnóstico diferencial dessa lesão, com base nos aspectos radiográficos, é feito com: cisto dentígero lateral, cisto dentígero circunferencial, tumor odontogênico escamoso e cisto periodontal lateral.

Não odontogênicos

Cisto do ducto nasopalatino

O cisto do ducto nasopalatino (cisto do canal incisivo) tem origem não odontogênica e pode desenvolver-se dentro ou ao lado do canal incisivo, ou nos tecidos moles, na região da abertura do canal, entre as raízes dos incisivos centrais superiores, pela face palatina, recebendo a denominação de cisto da papila incisiva.

O cisto nasopalatino parece acometer mais homens, da quarta à sexta década de vida, mas pode surgir em qualquer idade. Contudo, apesar de ser um cisto de desenvolvimento, a primeira década de vida é a de menor comprometimento.

Clinicamente, pode apresentar deslocamento dentário, aumento de volume na região anterior do palato ósseo, atrás dos incisivos centrais superiores, acompanhado de sintomatologia dolorosa e drenagem mucoide ou purulenta. O aspecto radiográfico mais comum é de uma imagem radiolúcida, unilocular, com forma oval ou arredondada, em geral sobreposta à linha média, na região anterior da maxila. Em alguns casos, pode apresentar uma imagem semelhante à forma de um coração, devido à sobreposição da imagem radiopaca correspondente à espinha nasal anterior (Figuras 22.21 a 22.23). O tratamento do cisto do ducto nasopalatino é a sua remoção cirúrgica.

Cisto nasolabial

O cisto nasolabial (cisto nasoalveolar) é uma lesão pouco frequente que ocorre em tecidos moles, na região do sulco nasolabial, sob a asa do nariz. O termo "nasoalveolar" tem sido considerado sinônimo para essa lesão, mas não muito aceito, por não se desenvolver no interior do alvéolo. Podem ocorrer casos bilaterais, mas os unilaterais são a maioria, cerca de 90% dos casos.

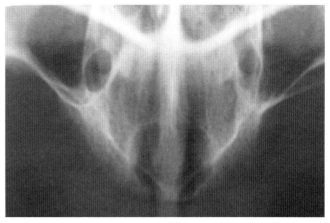

Figura 22.21 Radiografia oclusal total da maxila de paciente edêntulo, apresentando imagem radiolúcida, unilocular, com limites definidos, na região anterior da maxila, sobreposta à linha média, evidenciando cisto nasopalatino.

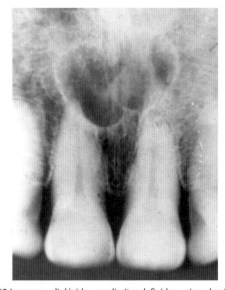

Figura 22.22 Imagem radiolúcida, com limites definidos, acima dos ápices dos incisivos centrais superiores íntegros, visto por meio da radiografia periapical para incisivos centrais superiores, mostrando cisto nasopalatino.

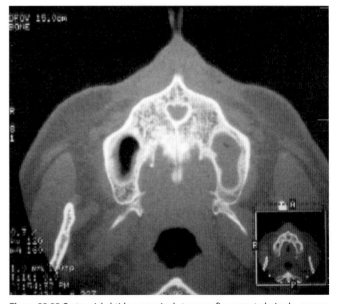

Figura 22.23 Corte axial obtido por meio de tomografia computadorizada, em que é possível observar imagem radiolúcida, unilocular, com limites definidos na região anterior da maxila sobreposta à linha média, sugestiva de cisto nasopalatino.

Esses cistos surgem, mais comumente, entre a quarta e a quinta década de vida, com preferência comprovada pelo sexo feminino. Clinicamente, apresenta-se com aumento expressivo de volume na região e acima do lábio superior, entre a linha média e o sulco nasolabial, muitas vezes provocando o desaparecimento deste e o levantamento da asa do nariz. Os pacientes podem relatar dor e dificuldade de respiração nasal.

Por ser um cisto de tecidos moles, na maioria dos casos não apresenta imagem radiográfica; porém, com o aumento do cisto, ocorre o levantamento da asa do nariz, provocando abaulamento no assoalho da cavidade nasal. Este pode ser observado por meio da radiografia oclusal, como uma convexidade da parede lateroanterior do assoalho da cavidade nasal.

Outra maneira de registrar radiograficamente o cisto nasolabial é fazendo uma aspiração do conteúdo líquido cístico, seguida da injeção de meio de contraste (desde que o paciente não seja alérgico), para que, a partir daí, seja possível obter uma imagem dos limites da cavidade cística. O tratamento, como o de todos os outros cistos, é a excisão cirúrgica total.

Cistos dos maxilares de origem não epitelial

Cisto ósseo aneurismático

O termo "ósseo" justifica-se porque o cisto ocorre na região intraóssea, e o "aneurismático" porque produz uma imagem em forma explosiva no osso. Esse cisto corresponde a uma cavidade patológica preenchida por sangue e revestida por tecido conjuntivo fibroso celular. É mais comumente encontrado nos ossos longos e nas vértebras, e raramente acomete os maxilares. Adultos jovens e crianças são os mais comprometidos, independentemente do sexo. Quanto à localização, apresenta preferência expressiva pela mandíbula, em especial pela região posterior, em geral unilateral.

No momento da investigação clínica, aumento de volume e dor são os achados mais frequentes; porém, má oclusão, mobilidade e migração dentária também podem estar presentes. Ao exame radiográfico, o cisto apresenta-se como uma imagem radiolúcida, unilocular ou multilocular, com abaulamento significativo das corticais ósseas. Pode causar reabsorção radicular externa dos dentes adjacentes.

Os tratamentos mais utilizados são a curetagem ou a enucleação, às vezes complementadas com a crioterapia.

Defeito ósseo de desenvolvimento da mandíbula

Alguns dos termos empregados para essa variação anatômica são: cavidade óssea estática, cisto ósseo latente, cisto de Stafne, defeito de Stafne, defeito da cortical lingual mandibular e depressão mandibular lingual da glândula salivar. São considerados como alteração de desenvolvimento e provocam uma cavidade focal do osso cortical na superfície lingual da mandíbula. Entretanto, não são necessariamente congênitos, pois estudos demonstraram que as evidências radiográficas de seu desenvolvimento podem aparecer depois de uma idade mais avançada.

Ao exame histológico do seu conteúdo, a maioria dos casos revelou a presença de tecido de glândula salivar normal, podendo ser encontrados também músculo, tecido conjuntivo fibroso, vasos sanguíneos, tecido adiposo e tecido linfoide, ou a cavidade pode estar vazia. Geralmente, é encontrado como um defeito da cortical lingual da mandíbula, anterior ao ângulo da mesma, entre a base e o canal. Contudo, defeitos semelhantes podem existir nas regiões onde se localizam as glândulas salivares maiores, como: região anterior da mandíbula, relacionados à glândula sublingual; ou região do ramo da mandíbula, causados pela glândula parótida.

Em geral, o defeito ósseo de desenvolvimento da mandíbula é unilateral e aparece mais em indivíduos do sexo masculino, além de ser uma alteração autolimitante. Radiograficamente, é mais comum apresentar-se como uma área radiolúcida entre a base e o canal da mandíbula (Figuras 22.24 e 22.25). Comumente apresentam imagem radiográfica bastante sugestiva, e nenhum tratamento é necessário, uma vez que é uma variação morfológica, e não uma afecção verdadeira.

Cisto ósseo simples

A lesão traumática interna da mandíbula tem algumas sinonímias (cisto ósseo simples, cisto ósseo traumático, hemorrágico, solitário); contudo, todas contam com o termo "cisto", que deve ser

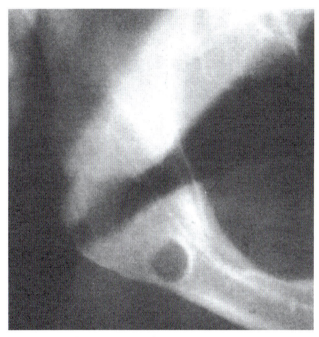

Figura 22.24 Detalhe de uma radiografia panorâmica mostrando imagem radiolúcida, unilocular, com limites definidos, entre o canal e a base da mandíbula, evidenciando defeito ósseo de desenvolvimento da mandíbula.

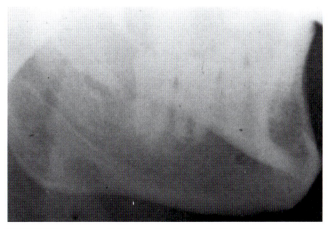

Figura 22.25 Imagem radiolúcida, unilocular, com limites corticalizados, entre o canal e a base da mandíbula, observada por meio da radiografia lateral de mandíbula para corpo.

evitado para descrever essa lesão, uma vez que ela não apresenta, no seu revestimento, tecido epitelial, que é comum aos cistos.

Acredita-se que sua etiologia seja o traumatismo, e decorrente do trauma ocorreria uma hemorragia intraóssea, denominada hematoma. Assim, em função de uma não organização do coágulo, o hematoma se dissolveria, formando uma cavidade óssea vazia ou com líquido sanguinolento.

Essa afecção apresenta preferência expressiva pela mandíbula e discreta pelo sexo masculino. Indivíduos entre a primeira e a segunda década de vida são os mais comprometidos, e raramente ela aparece após a terceira década. Na maioria das vezes, a lesão é descoberta em exames radiográficos de rotina, pois não apresenta sintomatologia e raramente desenvolve uma tumefação no local. As regiões dos pré-molares e molares são as mais acometidas.

O aspecto radiográfico mais comum dessa entidade é uma imagem radiolúcida, bem delimitada, a qual se insinua entre as raízes dos dentes próximos à lesão sem comprometê-los; as corticais ósseas costumam ser preservadas. A imagem radiográfica da lesão traumática interna da mandíbula é bastante sugestiva, mas inconclusiva (Figura 22.26).

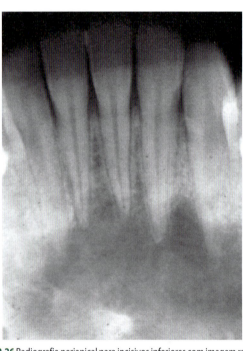

Figura 22.26 Radiografia periapical para incisivos inferiores com imagem radiolúcida que se insinua entre as raízes dos dentes próximos à lesão sem comprometê-los, evidenciando cisto ósseo simples.

Bibliografia

Basrani E, Blank AJ, Cañete MT. Radiologia en endodoncia. Caracas: Actualidades Médico Odontológicas Latinoaméricas; 2003.

Colgan CM, Henry J, Napier SS et al. Paradental cyst: a role for food impaction in the pathogenesis? A review of cases from Northern Ireland. Br J Oral Maxillofac Surg. 2002;40:163-8.

Cure JK, Osguthorpe JD, Van Tassel P. MR of nasolabial cyst. Am J Neuroradiol. 1996;17:585-8.

Freitas A, Rosa JE, Souza IF. Radiologia odontológica. 6.ed. São Paulo: Artes Médicas; 2004.

Godoy GP, Figueiredo C, Queiroz L. Cisto dentígero: estudo epidemiológico, correlação clinicopatológica e caracterização de uma possível variante inflamatória. RPG Rev Pós-Grad. 2004;11(1):29-38.

Hisatomi M, Asaumi J, Konouchi H et al. MR imaging of epithelial cysts of the oral and maxillofacial region. EJR Eur J Radiol. 2003;48:178-82.

Iwaki LCV, Chicarelli M, Iwaki FL et al. Cisto odontogênico calcificante: aspectos clínicos, radiográficos e microscópicos e relato de caso. Rev da ABRO. 2003;4(1):28-31.

Juarez RP, Lucas ON. Quiste dentígero: nuevos conceptos sobre su etiopatogenia. Rev Asoc Odontol Argen. 2000;88(5):475-9.

Langlais R, Langland O, Nortjé C. Diagnostic imaging of the jaws. Baltmore: LeaFebiger; 1995.

Lira LA, Rondanelli BM. Atlas de patología de los maxilares. Madri: Ripano; 2011.

Mabrie DC, Francis HW, Zienreich SJ. Diagnosis imaging quiz case 4: dentigerous cyst. Arch Otolaryngol Head Neck Surg. 2000;126(10):1272-3.

Meltzer JA. Lateral periodontal cyst: report of a case with 1-year reentry. Int Periodontics Restorative Dent. 1999;19(4):299-303.

Neville B, Damm D, Allen C et al. Patologia oral e maxilofacial. 2.ed. São Paulo: Guanabara Koogan; 2004.

Philipsen HP, Reichart PA, Ogawa I et al. The inflammatory paradental cyst: a critical review of 342 cases from a literature survey, including 17 new cases from the author's files. J Oral Pathol Med. 2004;33:147-55.

Regezzi JA, Sciubba JJ. Oral pathology. Clinical pathologic correlations. 3.ed. Philadelphia: Sauders; 1999.

Sands T, Tocchio C. Multiple dentigerous cyst in a child. Oral Surg Oral Med Oral Pathol Oral Radiol Endod. 1998;88:27-9.

Sands T, Tocchio C. Multiple dentigerous cyst in a child. Oral Heath. 1998;88(5):27-9.

Shear M. Cistos da região bucomaxilofacial – diagnóstico e tratamento. 3.ed. São Paulo: Santos; 1999.

Silva TA, Batista AC, Camarini ET et al. Paradental cyst mimicking a radicular cyst on the adjacent tooth: case report and review of terminology. J Endodont. 2003;29:73-6.

Sociedade Japonesa de Radiologia Oral e Maxilofacial. Atlas de diagnóstico oral por imagens. Rio de Janeiro: Elsevier; 2012.

Taylor TS, Langlais R. Radiolucencies with distinct borders. Dent Clin North Am. 1994;38:33.

Ustuner E, Fitoz S, Atasoy C et al. Bilateral maxillary dentigerous cyst: a case report. Oral Surg Oral Med Oral Pathol Oral Radiol Endod. 2003;95(5):632-5.

Weber AL. Imaging of cyst and odontogenic tumors of the jaw: definition and classification. Radiol Clin North Am. 1993;31:101-20.

Wood N, Goaz P. Diagnóstico diferencial das lesões bucais. 2.ed. Rio de Janeiro: Guanabara Koogan; 1983.

World Health Organization Classification of Tumours. WHO classification of head and neck tumours. 4.ed. Lyon: International Agency for Research on Cancer; 2016.

Estudo Radiográfico dos Tumores Odontogênicos e Não Odontogênicos

23

Claudio Fróes de Freitas e Thásia Luiz Dias Ferreira

Introdução

Quando da interpretação radiográfica de uma possível lesão em determinada incidência radiográfica, muitas vezes se faz necessária a realização de mais de uma técnica em norma diferente, com o intuito de diminuir ao máximo a ausência de profundidade inerente à imagem radiográfica convencional, o que caracteriza o chamado estudo radiográfico da lesão. Tal estudo pode ser formado não só por imagens convencionais, mas também por aquelas obtidas pelos métodos recentes de diagnóstico por imagem, os quais não têm o propósito de substituir, mas sim de auxiliar na interpretação das imagens radiográficas convencionais.

É fundamental ter-se em mente que o exame imaginológico não oferece o diagnóstico, mas contribui na elaboração dele junto com o exame clínico e, quando necessário, associado aos exames laboratoriais.

Para que se possa iniciar o ato da interpretação, é preciso conhecer a anatomia radiográfica craniofacial e suas possíveis variações morfológicas, como também compreender as diferentes imagens do mesmo reparo anatômico nas distintas técnicas radiográficas. A imagem radiográfica de uma lesão registra um momento do processo de desenvolvimento e crescimento da mesma; desse modo, não se deve pensar que o aspecto radiográfico de determinada afecção deve ser o mesmo ao longo de sua evolução. Logo, a lesão poderá ser radiolúcida ao início, passar por uma fase de densidade mista (padrão radiolúcido com focos radiopacos) e tornar-se, posteriormente, radiopaca ou condensante. O conhecimento desses aspectos radiográficos é o responsável também pela elaboração das diferentes hipóteses diagnósticas em cada fase de evolução da lesão.

Para o estudo dos tumores que acometem os maxilares, deve-se ter em mente alguns conceitos muito bem consolidados, para que a interpretação seja elaborada com qualidade e segurança. Os tumores ósseos maxilomandibulares podem ser classificados em benignos e malignos, de acordo com os critérios descritos a seguir:

- Ocorrência de metástases: ao contrário das lesões malignas, os tumores benignos não apresentam metástases, que são focos patológicos similares à lesão original, porém situados à distância dela
- Crescimento: os tumores benignos crescem lentamente, e os malignos se caracterizam por um crescimento rápido e agressivo

- Limites radiográficos: as lesões benignas, por terem crescimento lento, possibilitam que o tecido ósseo sadio adjacente a elas estimule a formação de uma barreira de tecido ósseo compacto em torno da afecção (osteogênese reacional), com o objetivo de tentar conter esse crescimento. Tal característica é evidenciada na imagem radiográfica como limites corticalizados ou linha de esclerose óssea. Muitas vezes, os tumores benignos podem apresentar o chamado limite festonado. Como as lesões malignas têm comportamento agressivo e rápido, os limites caracterizam-se radiograficamente por serem indefinidos, difusos, também denominados "roído de traça"
- Alterações nas corticais ósseas: os tumores benignos, durante o seu crescimento no complexo maxilomandibular, podem expandir, abaular ou adelgaçar as corticais ósseas vestibular e lingual, mas não rompê-las. Em relação às lesões malignas, além de expandir e adelgaçar as corticais ósseas, podem ser rompidas, caracterizando a denominada solução de continuidade do tecido ósseo
- Respeito à integridade alveolodentária: as lesões benignas crescem dentro dos maxilares, alcançando o processo alveolar, mas não destroem a lâmina dura e o espaço pericementário. Logo, os dentes apresentam-se com integridade alveolodentária, exceto quando ocorre a reabsorção radicular externa. Nos tumores malignos, a lâmina dura e o espaço pericementário encontram-se destruídos, dando a impressão de que os dentes estão flutuando na superfície do tumor
- Reabsorção radicular externa: os tumores benignos podem causar reabsorção radicular externa nos dentes adjacentes à lesão, o que geralmente não é observado nos tumores malignos de origem odontogênica.

Conforme a etiologia do tumor, é possível classificá-lo como odontogênico quando a sua origem está relacionada com a odontogênese, podendo desenvolver-se a partir do epitélio odontogênico, do ectomesênquima ou de ambos. A Organização Mundial da Saúde (OMS), em 2016, ainda subdividiu os tumores de acordo com os tecidos odontogênicos que participam da sua formação, conforme descrito a seguir:

- Tumores odontogênicos benignos epiteliais
  - Ameloblastoma
  - Tumor odontogênico epitelial calcificante
  - Tumor odontogênico escamoso
  - Tumor odontogênico adenomatoide

- Tumores odontogênicos benignos mistos (origem epitelial e mesenquimal)
  - Odontoma (composto e complexo)
  - Fibroma ameloblástico
  - Tumor dentinogênico de células fantasmas
  - Tumor odontogênico primordial
- Tumores odontogênicos benignos mesenquimais
  - Fibroma odontogênico
  - Mixoma odontogênico
  - Cementoblastoma.

De maneira didática, serão abordadas as principais características de alguns tumores odontogênicos, enfatizando seus aspectos radiográficos.

Tumores odontogênicos benignos epiteliais

Ameloblastoma

É o tumor com mais significado clínico. Apresenta crescimento lento, podendo alcançar grandes dimensões de acordo com o tempo de evolução da lesão. É considerado um tumor localmente invasivo, que se origina dos remanescentes celulares do órgão do esmalte.

Essa lesão pode deslocar os dentes adjacentes ou provocar a reabsorção radicular externa (parece ser em forma de ponta ou lâmina de faca), assim como expandir e adelgaçar as corticais ósseas. Não apresenta predileção por sexo ou raça, podendo acometer pessoas de qualquer idade, embora as pesquisas demonstrem ter maior prevalência na terceira e quarta décadas de vida.

Essa afecção se localiza mais comumente na região posterior da mandíbula, em particular no ramo. Quando na maxila, as áreas mais afetadas são região de molares, seio maxilar e assoalho da cavidade nasal.

O diagnóstico dessa lesão resulta da associação dos aspectos clínicos e radiográficos, bem como da confirmação do exame histopatológico. Muitas vezes, o tumor é assintomático, e lesões menores são detectadas apenas por meio do exame radiográfico. Porém, cabe ressaltar que o ameloblastoma não apresenta imagem radiográfica característica.

O padrão radiográfico mais comum é o multilocular, o que não exclui a ocorrência do ameloblastoma unilocular (unicístico), ainda que seja com menos frequência. Essa variação raramente causa deslocamento dentário, acometendo mais indivíduos jovens, e comumente aparece associada à coroa de um dente não irrompido, lembrando o aspecto radiográfico do cisto dentígero.

A lesão multilocular, com a presença de septos intraósseos, circulares ou semicirculares, muitas vezes é descrita como tendo aspecto de "bolhas de sabão" (lóculos com tamanhos diferentes) ou "favo de mel" (lóculos pequenos com tamanhos semelhantes; Figuras 23.1 e 23.2).

A imagem da lesão pode estar associada a dentes não irrompidos, na maioria dos casos aos terceiros molares inferiores, podendo causar reabsorção radicular externa e invadir várias regiões anatômicas. Contudo, quando na mandíbula, em geral preserva o ângulo dela e provoca, muitas vezes, o deslocamento do seu canal (Figuras 23.3 a 23.10).

Existe ainda um terceiro tipo de ameloblastoma conhecido como periférico, que ocorre em tecidos moles circundantes à região dentária. Porém, ele não é observado radiograficamente por ser uma variação clínica.

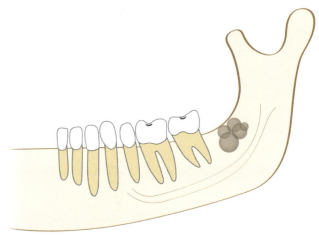

Figura 23.1 Desenho esquemático do padrão radiográfico multilocular com aspecto de "bolhas de sabão" (lóculos com tamanhos diferentes).

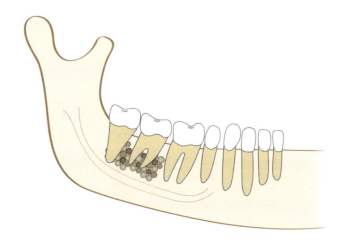

Figura 23.2 Desenho esquemático do padrão radiográfico multilocular com aspecto de "favo de mel" (lóculos com diâmetro menor).

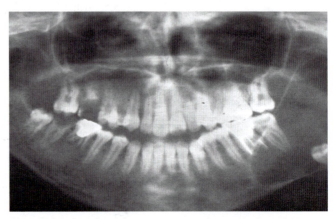

Figura 23.3 Radiografia panorâmica apresentando um caso de ameloblastoma unicístico, associado ao terceiro molar inferior, do lado esquerdo, comprometendo desde região de molares e ângulo da mandíbula, estendendo-se por todo o ramo da mesma.

23 | Estudo Radiográfico dos Tumores Odontogênicos e Não Odontogênicos

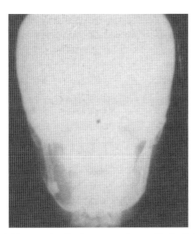

Figura 23.4 Ameloblastoma localizado no ramo da mandíbula, do lado direito, com expansão e adelgaçamento da cortical óssea vestibular, observado por meio da incidência posteroanterior da mandíbula.

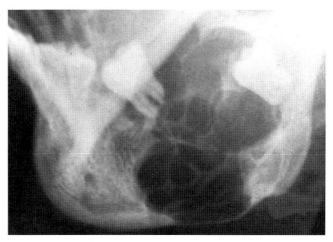

Figura 23.7 Radiografia lateral da mandíbula, para corpo, com ameloblastoma multilocular, apresentando padrão com aspecto de "bolhas de sabão".

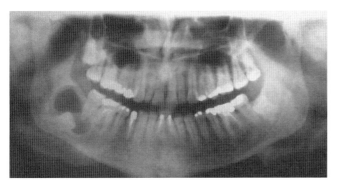

Figura 23.5 Radiografia panorâmica mostrando um ameloblastoma unicístico associado à coroa do terceiro molar inferior não irrompido, do lado direito.

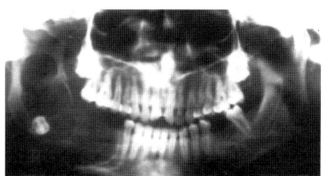

Figura 23.8 Ameloblastoma multilocular na região de corpo e ramo da mandíbula, do lado direito, associado ao terceiro molar não irrompido.

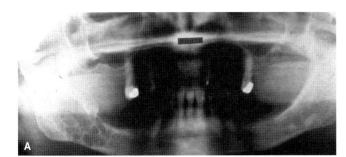

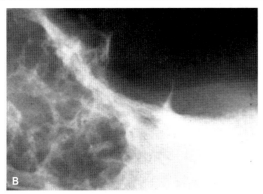

Figura 23.6 A. Ameloblastoma, do lado direito, observado por meio da radiografia panorâmica. **B.** Detalhe da radiografia panorâmica anterior mostrando septos intraósseos no padrão radiolúcido, multilocular, com aspecto de "bolhas de sabão".

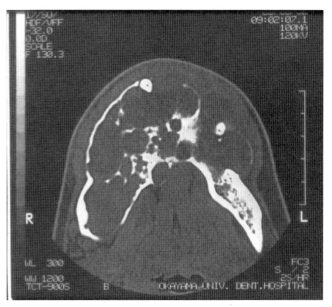

Figura 23.9 Tomografia computadorizada, em corte axial, mostrando ameloblastoma multilocular extenso comprometendo o ramo da mandíbula do lado esquerdo, o corpo e todo o ramo da mandíbula do lado direito, causando ainda o rompimento das corticais ósseas vestibular e lingual da mesma.

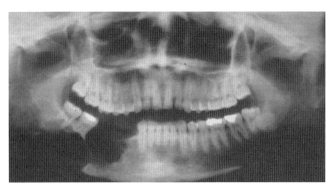

Figura 23.10 Radiografia panorâmica evidenciando ameloblastoma localizado no corpo da mandíbula, do lado direito, causando reabsorção radicular externa no segundo molar inferior.

O ameloblastoma apresenta como diagnóstico diferencial: cisto dentígero, ceratocisto odontogênico, cisto residual, granuloma central de células gigantes e mixoma odontogênico.

Tumor odontogênico epitelial calcificante

Em 1956, Pindborg foi o primeiro a descrever o tumor odontogênico epitelial calcificante, e Shafer et al., em 1963, a fim de homenagear o primeiro e descrever tal lesão, atribuíram o nome de *tumor de Pindborg* a essa afecção.

Esse tumor ocorre com mais frequência em indivíduos da quarta década de vida e não apresenta predileção por sexo, acometendo homens e mulheres na mesma proporção. A maxila parece ser menos afetada que a mandíbula, uma vez que a região de maior incidência é a de pré-molares e molares inferiores. Além disso, está comumente associado a dentes não irrompidos, em particular ao terceiro molar inferior.

É uma lesão assintomática, sendo notada apenas uma tumefação na região. Seu padrão radiográfico está diretamente relacionado à sua evolução. No seu estágio inicial, apresenta-se como uma imagem radiolúcida, bem definida, associada a um dente completamente formado, causando dificuldades para se diferenciar de um cisto dentígero. Na progressão da lesão, evidenciam-se radiograficamente depósitos radiopacos, com tamanhos variáveis, sugerindo o diagnóstico diferencial com o tumor odontogênico adenomatoide e com o odontoma complexo. As radiopacidades são mais frequentemente encontradas próximo da coroa do dente não irrompido. O tumor pode apresentar-se multilocular, em lesões mais extensas (Figura 23.11).

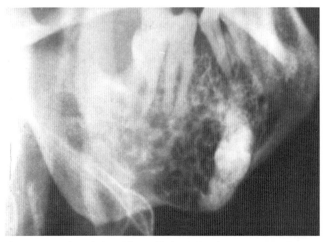

Figura 23.11 Radiografia lateral da mandíbula para ângulo e ramo, mostrando tumor odontogênico epitelial calcificante.

O diagnóstico diferencial é feito com as seguintes lesões, de acordo com o seu estágio evolutivo: cisto dentígero, ameloblastoma (particularmente na forma multilocular), tumor odontogênico adenomatoide e odontoma complexo.

Tumor odontogênico escamoso

De acordo com a OMS, é uma neoplasia benigna, mas localmente invasiva. Consiste de ilhas de epitélio escamoso bem diferenciadas em um estroma conjuntivo fibroso, as quais, ocasionalmente, apresentam focos de degeneração cística central.

O tumor parece originar-se do ligamento periodontal, que está associado à superfície lateral da raiz de um dente irrompido. Clinicamente, pode ser confundido com a periodontite juvenil, devido ao crescimento gengival indolor, muitas vezes associado à mobilidade dos dentes adjacentes. Não parece ter preferência por sexo e tem acometido indivíduos com idade de 11 até 67 anos. Ocorre mais comumente na região anterior da maxila e em áreas posteriores da mandíbula.

Radiograficamente, apresenta-se como uma área radiolúcida unilocular, com formato triangular ou semicircular, limites definidos, na região do processo alveolar, entre as raízes dentárias. O diagnóstico diferencial é feito com a perda óssea vertical decorrente de um problema periodontal.

Tumor odontogênico adenomatoide

O tumor odontogênico adenomatoide é uma lesão benigna e pouco comum, representando apenas 3% de todos os tumores odontogênicos. Tem predileção pelo sexo feminino (proporção de 2:1), acometendo mais jovens entre a primeira e a segunda década de vida. Além disso, mais de 70% das lesões incidem na região anterior da maxila, preferencialmente associada aos caninos não irrompidos.

O desenvolvimento dessa afecção é lento, porém progressivo, assintomático ou com sintomatologia dolorosa discreta; o que geralmente leva o paciente a procurar um profissional é a grande expansão óssea, embora existam citações da ocorrência de lesões extraósseas na literatura.

Radiograficamente, apresenta-se como uma área radiolúcida, de densidade homogênea, unilocular, de limites definidos e corticalizados (pela presença do halo esclerótico), comumente associada a um dente da região anterior da maxila, com especial preferência pelos caninos. Raramente provoca reabsorção radicular externa, podendo deslocar os dentes adjacentes. É comum observar, nos estágios mais avançados, áreas de matriz ou calcificação, o que, ao exame histopatológico, tem sido interpretado como material dentinoide ou cemento. Como exemplo, podem ser citadas pequenas ilhas radiopacas e homogêneas ao redor do dente não irrompido; quando ainda não apresenta essas massas radiopacas, torna-se muito difícil diferenciar o tumor do cisto dentígero (Figuras 23.12 e 23.13).

O diagnóstico diferencial dessa lesão é feito com cisto dentígero, ameloblastoma unilocular (unicístico) e fibroma ameloblástico na sua fase inicial; nos estágios mais avançados, com o tumor odontogênico epitelial calcificante e o cisto odontogênico calcificante.

Um aspecto radiográfico importante a se observar no diagnóstico diferencial entre o tumor odontogênico adenomatoide e o cisto dentígero é o fato de a cortical tumoral se estender, geralmente, além da coroa dentária, inserindo-se na porção radicular

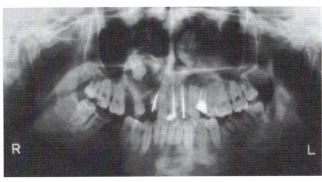

Figura 23.12 Radiografia panorâmica. Tumor odontogênico adenomatoide associado ao canino superior direito não irrompido, afastando as raízes dos dentes adjacentes (incisivo lateral e primeiro pré-molar).

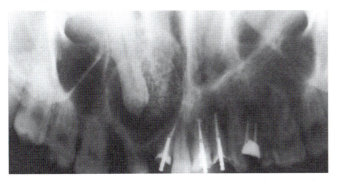

Figura 23.13 Detalhe da radiografia panorâmica anterior mostrando o tumor odontogênico adenomatoide associado ao dente 13 não irrompido, com os seus limites definidos e corticalizados, além de focos radiopacos no seu interior.

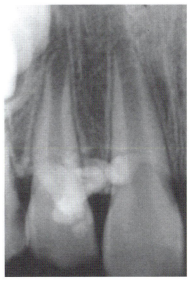

Figura 23.14 Radiografia periapical mostrando o padrão radiográfico típico do odontoma composto, com múltiplas imagens radiopacas semelhantes a dentículos.

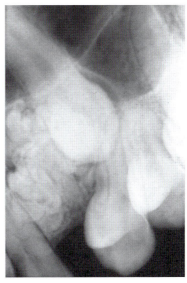

Figura 23.15 Odontoma composto observado por meio da radiografia periapical.

do dente. Essa é uma característica típica do tumor odontogênico adenomatoide, ao contrário do padrão cístico, em que a inserção do halo radiopaco se faz presente na junção amelocementária.

Tumores odontogênicos benignos mistos (origem epitelial e mesenquimal)

Odontoma

Os odontomas são os tumores odontogênicos mais comumente encontrados, sendo sua ocorrência maior que a somatória de todos os outros tumores odontogênicos. Na atualidade, existe tendência a considerar essa afecção como uma anomalia de desenvolvimento, e não uma neoplasia propriamente dita. Os odontomas são classificados em composto e complexo.

Composto

O odontoma composto não apresenta predileção por sexo ou raça, mas parece acometer com mais frequência indivíduos nas duas primeiras décadas de vida. São encontrados, na maioria das vezes, por meio do exame radiográfico de rotina, por serem assintomáticos e raramente causarem expansão dos maxilares. Apresentam predileção pela maxila, em especial pela região anterior.

O odontoma composto mostra imagem radiográfica característica, constituída de vários dentículos, ou seja, diminutas estruturas semelhantes a um dente, com histo e morfodiferenciação. Esses dentículos podem estar agrupados de maneira desordenada ou discretamente separados, com limites definidos. A lesão pode ainda estar associada a dentes não irrompidos, impossibilitando a irrupção (Figuras 23.14 e 23.15).

Complexo

O odontoma complexo não apresenta predileção por sexo ou raça; porém, quanto à faixa etária, tem maior ocorrência entre a primeira e a segunda década de vida, com predileção pela região posterior dos maxilares, podendo estar associado a um dente não irrompido.

Nesses odontomas, existe a histodiferenciação; no entanto, ao contrário dos odontomas compostos, não apresentam a morfodiferenciação. Por isso, ocorre desorganização tecidual, não havendo qualquer semelhança com a morfologia dentária.

Radiograficamente, observa-se massa radiopaca, com forma irregular, delimitada por uma banda radiolúcida delgada. Na maioria dos casos, relaciona-se com um dente não irrompido (Figuras 23.16 a 23.18).

Os odontomas complexos fazem diagnóstico diferencial com o cisto odontogênico calcificante, o osteoma, a osteomielite crônica esclerosante focal e a displasia cemento-óssea periapical.

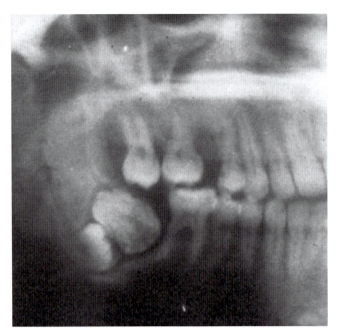

Figura 23.16 Parte da radiografia panorâmica na qual se observa um odontoma complexo (massa radiopaca irregular) impedindo a irrupção do segundo molar inferior direito.

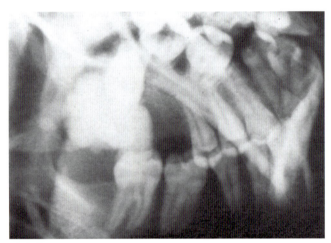

Figura 23.17 Detalhe do odontoma complexo visto na Figura 23.16.

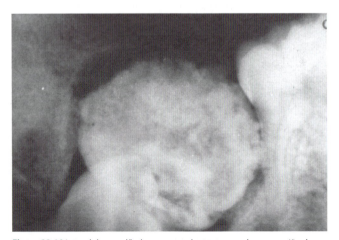

Figura 23.18 Lateral da mandíbula com um odontoma complexo na região do segundo molar superior.

Fibroma ameloblástico

É um tumor incomum que se apresenta com mais frequência na região posterior da mandíbula, acometendo indivíduos nas duas primeiras décadas de vida, com discreta predileção pelo sexo masculino. É uma afecção de crescimento lento e assintomática quando pequena; porém, os tumores de maior evolução podem produzir expansão óssea. A lesão pode estar associada a dentes não irrompidos e, assim, ser encontrada quando se estuda a causa da não irrupção de um molar ou pré-molar.

Radiograficamente, o fibroma ameloblástico apresenta-se como uma imagem radiolúcida com limites bem definidos, podendo ser uni ou multilocular, comumente associada a um dente não irrompido (Figura 23.19). O diagnóstico diferencial é feito com cisto dentígero, ameloblastoma, granuloma central de células gigantes e mixoma odontogênico.

Tumores odontogênicos benignos mesenquimais

Fibroma odontogênico

O fibroma odontogênico é uma lesão rara, considerada agressiva, de crescimento lento e assintomática, que acomete mais adultos jovens, com predileção acentuada pelo sexo feminino e discreta preferência pela maxila. Poucos casos mostraram associação com os terceiros molares inferiores não irrompidos, e a maioria ocorre na região apical de um dente irrompido. Pode provocar expansão óssea em lesões maiores e deslocamento das raízes, assim como a reabsorção radicular externa do dente associado.

Uma área radiolúcida arredondada ou ovalada, com limites definidos, parece ser a imagem radiográfica das lesões menores; porém, com a evolução da afecção, pode apresentar-se multilocular, com expansão da cortical óssea. Em alguns casos, focos radiopacos são encontrados dentro da radiolucidez (Figuras 23.20 e 23.21).

Essa lesão apresenta diagnóstico diferencial com o cisto dentígero, o fibroma ameloblástico, o ameloblastoma e o tumor odontogênico adenomatoide.

Mixoma odontogênico

É uma neoplasia que representa de 3 a 6% dos tumores odontogênicos benignos. É própria dos maxilares e localmente invasiva, podendo causar destruições extensas devido ao seu crescimento extremamente lento e indolor. Acomete mais adultos na faixa etária de 20 a 40 anos de idade, não apresentando predileção por sexo. A lesão pode afetar tanto a maxila quanto

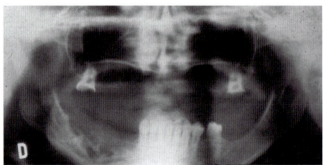

Figura 23.19 Fibroma ameloblástico na região do corpo da mandíbula, do lado direito, visto por meio da radiografia panorâmica.

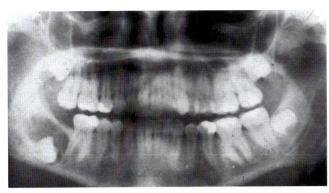

Figura 23.20 Fibroma odontogênico associado à coroa de um molar inferior direito não irrompido.

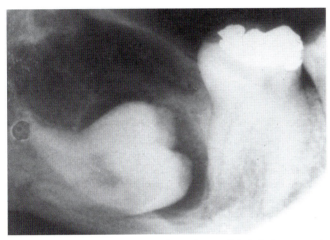

Figura 23.21 Radiografia periapical de molares inferiores, do lado direito, mostrando com detalhe o fibroma odontogênico visto na Figura 23.20.

Radiograficamente, apresenta características marcantes: imagem radiopaca, de forma ovalada, fusionada à raiz de um pré-molar ou molar inferior e circunscrita por um halo radiolúcido. Frequentemente o dente envolvido apresenta reabsorção radicular externa. Nos estágios iniciais, podem ser observadas zonas de transição, com densidades variáveis, entre a massa radiopaca apical e o halo radiolúcido (Figuras 23.27 a 23.29). O diagnóstico diferencial é feito com hipercementose, osteíte condensante (osteomielite crônica esclerosante focal) e displasia cemento-óssea periapical.

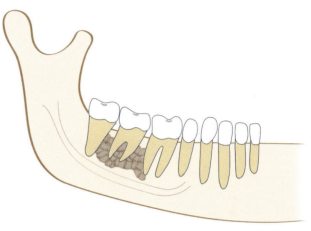

Figura 23.22 Desenho esquemático do padrão radiográfico multilocular, com septos intraósseos dispostos em ângulos retos, paralelos ou oblíquos entre si, lembrando as cordas de uma raquete de tênis.

a mandíbula, com discreta predileção por esta, em particular na região de molares, ângulo e ramo, podendo comprometer o nervo alveolar inferior ou até atravessar a linha média. Quando na maxila, compromete mais o processo zigomático e as regiões de pré-molares e molares, não raramente invadindo o seio maxilar.

O aspecto radiográfico mais expressivo é a imagem radiolúcida, multilocular, com septos intraósseos dispostos em ângulos retos, paralelos ou oblíquos entre si, lembrando as cordas de uma raquete de tênis. Essa lesão pode apresentar-se também com aspecto de "bolhas de sabão" ou "favo de mel", sendo mais raramente como uma imagem radiolúcida unilocular, com dimensões menores do que as imagens multiloculares (Figuras 23.22 a 23.26).

O tumor apresenta características agressivas em seus limites, podendo expandir ou adelgaçar as corticais ósseas. Não é raro estar associado a dentes não irrompidos, podendo causar reabsorção radicular externa ou deslocar os dentes próximos à lesão.

O ameloblastoma e o granuloma central de células gigantes fazem diagnóstico diferencial com essa afecção.

Cementoblastoma

Essa lesão apresenta predileção pela mandíbula, em particular pelas regiões de pré-molares e molares. Acomete com mais frequência o sexo masculino e a faixa etária entre a segunda e a terceira década de vida. A evolução da lesão caracteriza-se por ser lenta, podendo causar expansão das corticais ósseas.

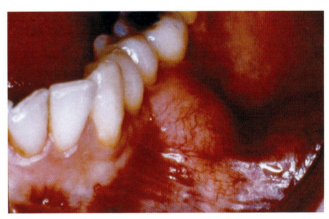

Figura 23.23 Ao exame clínico, constata-se aumento de volume, com perda de fundo de saco vestibular da região de pré-molares e primeiro molar inferiores, esquerdos, recoberto por mucosa normal, referente ao mixoma odontogênico.

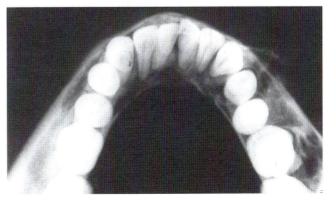

Figura 23.24 Radiografia oclusal total da mandíbula mostrando a expansão da cortical óssea vestibular causada pelo mixoma odontogênico visto na Figura 23.23.

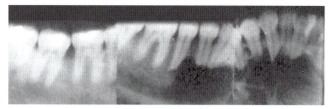
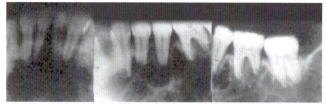

Figura 23.25 Radiografias periapicais mostrando o padrão radiográfico radiolúcido, multilocular, com septos intraósseos dispostos em ângulos retos, lembrando as cordas de uma raquete de tênis, referente ao mixoma odontogênico visto nas Figuras 23.23 e 23.24. Evidenciam-se reabsorções radiculares externas múltiplas nos dentes adjacentes.

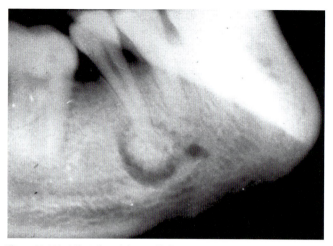

Figura 23.28 Incidência lateral da mandíbula para corpo. Imagem radiopaca associada à raiz de um pré-molar inferior envolvida por um halo radiolúcido, evidenciando cementoblastoma.

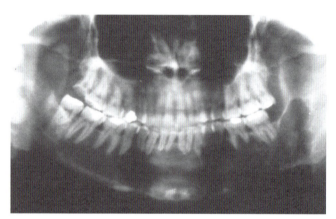

Figura 23.26 Radiografia panorâmica mostrando mixoma odontogênico extenso, atravessando a linha média e comprometendo quase todo o corpo da mandíbula (referente às Figuras 23.23 a 23.25).

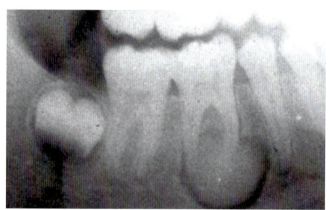

Figura 23.29 Parte de uma radiografia panorâmica mostrando a fusão das raízes do primeiro molar inferior direito, com uma área radiopaca circular delimitada por um halo radiolúcido, característica do cementoblastoma.

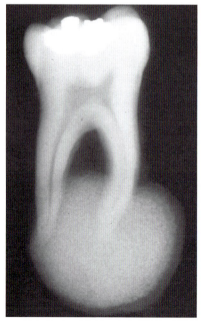

Figura 23.27 Imagem radiográfica de uma peça anatômica mostrando a fusão típica de um cementoblastoma, com a raiz do dente envolvida.

Tumores não odontogênicos no complexo maxilomandibular

Existem alguns tumores ósseos, de origem não odontogênica, que podem ocorrer no complexo maxilomandibular, dentre eles:

- Hemangioma
- Osteoma
- Osteossarcoma
- Sarcoma de Ewing
- Linfoma de Burkitt.

Hemangioma

O hemangioma central ou intraósseo é uma lesão benigna, considerada um hamartoma, ou seja, a proliferação anormal de tecido normal (vasos sanguíneos). Acomete principalmente o sexo feminino, na faixa etária dos 10 aos 20 anos de idade, afetando mais a mandíbula, o que não exclui o comprometimento da maxila. Em geral, é uma lesão sintomática, associada ao edema e à mobilidade dental; porém, alguns casos podem ser assintomáticos e só serem descobertos por meio do exame radiográfico de rotina.

Nos estágios iniciais, por meio da imagem radiográfica, observam-se a ausência de lâmina dura nos dentes contíguos à lesão e áreas radiolúcidas e multiloculares, lembrando a estrutura de um "favo de mel". As lesões maiores apresentam padrão radiográfico de "bolhas de sabão", podendo causar expansão das corticais ósseas e, ocasionalmente, a formação de espículas em forma de "raios de sol".

Os hemangiomas localizados em tecidos moles podem apresentar trombos calcificados, denominados flebólitos, no seu interior, sendo caracterizados como uma imagem radiográfica de "alvo", ou seja, radiopaca na periferia e radiolúcida no centro. Os flebólitos podem caracterizar-se sob a forma de focos radiopacos múltiplos arredondados ou ovoides, com tamanhos diferentes.

O diagnóstico diferencial é feito com o ameloblastoma, o granuloma central de células gigantes e o cisto ósseo aneurismático. Cabe salientar que a biópsia é completamente contraindicada quando da suspeita dessa lesão, devido aos riscos de hemorragia.

Osteoma

Osteomas são lesões ósseas benignas, essencialmente do complexo craniofacial, que crescem assintomáticas por determinado tempo; as lesões maiores podem causar aumento progressivo da área acometida. Os osteomas podem ser centrais ou periféricos. O central consiste de uma ilha de osso compacto envolto pelo tecido ósseo esponjoso, ou em um osso fibroso, lamelar, em camadas; o periférico desenvolve-se no periósteo, observado como uma massa de crescimento lento na superfície da mandíbula ou maxila, como, por exemplo, no assoalho dos seios paranasais.

Os osteomas comprometem predominantemente o sexo masculino, após a quarta década de vida. A imagem radiográfica caracteriza-se por ser radiopaca, arredondada ou ovalada, circunscrita, de limites corticalizados. A ocorrência de osteomas múltiplos acompanhada por anomalias dentárias (dentes supranumerários e impactação de dentes) caracteriza a síndrome de Gardner.

O diagnóstico diferencial dos osteomas deve ser feito com osteíte condensante, odontoma complexo e tóro, além das osteoescleroses idiopáticas. Na presença de osteomas múltiplos, as hipóteses diagnósticas são doença de Paget e displasia cemento-óssea florida.

Osteossarcoma

O osteossarcoma (sarcoma osteogênico) é o segundo em frequência dentre os tumores ósseos malignos, ficando atrás dos miclomas. Acomete mais os ossos longos, ocorrendo em menos de 10% nos maxilares. Esse tumor surge em quadros clínicos diferentes, incluindo alterações ósseas preexistentes, histórico de traumatismos e osteogênese imperfeita, dentre outros.

Os osteossarcomas, presentes em ossos gnáticos, são mais encontrados na terceira década de vida (cerca de 10 a 15 anos a mais que a idade média para os osteossarcomas dos ossos longos), com predileção pelo sexo masculino, com igual distribuição na mandíbula e na maxila (em particular no seio maxilar e na cavidade nasal).

Clinicamente, esse tumor pode apresentar evolução lenta, com a ocorrência de dor, aumento de volume, mobilidade dentária, parestesia do lábio inferior e obstrução nasal.

Uma das primeiras alterações observadas radiograficamente é o aumento acentuado do espaço pericementário, ao redor de um ou vários dentes, o que não é específico para os osteossarcomas, mas um achado radiográfico de grande importância para esse tumor.

O padrão radiográfico clássico dessa lesão é denominado "raios de sol", ocasionado pela produção de osso osteofítico na superfície do tumor, o que é observado melhor por meio da radiografia oclusal; entretanto, esse padrão só é visto em 25% dos casos (Figura 23.30).

Quando da interpretação radiográfica, os limites apresentam-se indefinidos ou também denominados difusos, o que pode causar dificuldade na determinação da extensão da lesão; apesar de ser uma lesão maligna, frequentemente apresenta reabsorção radicular externa, denominada "em pico", dos dentes adjacentes ao tumor. Quanto à densidade, essa afecção não tem um padrão radiográfico único, podendo apresentar uma imagem radiolúcida, por vezes mista ou ainda completamente radiopaca.

O diagnóstico diferencial é feito com as seguintes lesões: displasia fibrosa, ameloblastoma e granuloma central de células gigantes.

Sarcoma de Ewing

O sarcoma de Ewing pode acometer qualquer osso, sendo mais comum no fêmur e nos ossos achatados (do quadril, costelas e vértebras). Representa 6 a 10% dos tumores ósseos primários malignos; menos de 3% originam-se em ossos gnáticos, com mais frequência na mandíbula do que na maxila.

É um tumor muito raro em indivíduos com menos de 5 ou mais de 30 anos de idade, sendo mais comum na primeira e segunda décadas de vida, com predileção pelo sexo masculino.

As características clínicas são consideradas marcantes e sugestivas, inicialmente com dor intermitente que logo se torna contínua e associada a febre. A evolução da lesão caracteriza-se por aumento de volume rápido do osso afetado, com mobilidade dos dentes, parestesia do lábio e nevralgia facial. Há, também, possibilidade de ocorrer destruição rápida das corticais ósseas, e o tumor cresce para dentro da cavidade oral, onde logo se torna ulcerado. Os exames laboratoriais expressam a ocorrência de leucocitose, além de aumento no índice de sedimentação das hemácias.

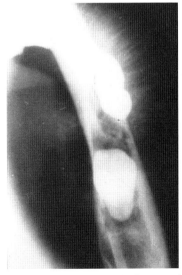

Figura 23.30 Radiografia oclusal parcial da mandíbula mostrando o aspecto radiográfico de "raios de sol" do osteossarcoma.

Linfoma de Burkitt

A lesão caracteriza-se radiograficamente por uma área radio-lúcida, com limites indefinidos, neoformação óssea subperiosteal e espículas ósseas. Isso causa deslocamento dos dentes e, frequentemente, perda da imagem do canal da mandíbula, podendo apresentar expansão e/ou destruição das corticais ósseas.

Linfoma de Burkitt

Ocorre com mais frequência em crianças até os 10 anos de idade, do sexo masculino e com discreta predileção pela maxila, afetando mais frequentemente a região posterior dos maxilares e podendo acometer mais de um quadrante ao mesmo tempo. Apresenta crescimento rápido e agressivo, com potencial de causar mobilidade dentária e/ou esfoliação prematura dos dentes decíduos, edema gengival e facial, além de proptose (exoftalmia).

Os primeiros sinais radiográficos são de perda da lâmina dura; com a evolução, observa-se uma imagem radiolúcida, com limites difusos e irregulares, podendo estar localizada em várias regiões ou, nos casos mais graves, unir-se, comprometendo grandes dimensões.

Bibliografia

Adebayo ET, Ajike SO, Adekeye EO. Odontogenic tumours in children and adolescents: a study of 78 Nigerian cases. J Cranio-Maxillofac Surg. 2002;30:267-72.

Arotiba JT, Ogonbiyi JO, Obiechina AE. Odontogenic tumours: a 15 years review from Ibadan, Nigeria. Br J Oral Maxillofac Surg. 1997;35:363-7.

Asamoa EA, Anyanlere AO, Olaitan AA. Pediatric tumours of the jaw in Northern Nigeria, clinical presentation and treatment. J Cranio-Maxillofac Surg. 1990;18:130-5.

August M, Magennis P, Dewitt D. Osteogenic sarcoma of the jaws: factors influencing prognosis. Int J Oral Maxillofac Surg. 1997;26(3):198-204.

Baden E, Doyle J, Mesa M et al. Squamous odontogenic tumor – report of three cases including the first extraosseous case. Oral Surg Oral Med Oral Pathol. 1993;75(6):733-8.

Basrani E, Blank AJ, Cañete MT. Radiologia en endodoncia. Caracas: Actualidades Médico Odontológicas Latinoaméricas; 2003.

Bataineh AB. Effect of preservation of the inferior and posterior borders on recurrence of ameloblastomas of the mandible. Oral Surg Oral Med Oral Pathol Oral Radiol Endod. 2000;90(2):155-63.

Beovide V, Kornecki F. Tumor odontogénico escamoso asociado a la pared de un queratoquiste odontogénico. Odontoestomatol. 1994;5(5):44-9.

Bouckaert MMR, Raubenheimer EJ, Jacobs FJ. Calcifying epithelial odontogenic tumor with intracranial extension: report of a case and review of the literature. Oral Surg Oral Med Oral Pathol Oral Radiol Endod. 2000;90(5):656-62.

Brown JS, Lewis-Jones H. Evidence for imaging the mandible in the management of oral squamous cell carcinoma: a review. Br J Oral Maxillofac Surg. 2001;39:411-8.

Carlson E, Panella T, Holmes J. Sarcoma of mandible. J Oral Maxillofac Surg. 2004;62:81-7.

Cihangiroglu M, Akfirat M, Yildrim H. CT and MRI findings of ameloblastoma in two cases. Neuroradiology. 2002;44(5):434-7.

Fregnani ER, Faria PR, Rangel ALCA et al. Tumores odontogênicos: análise de 113 casos da Faculdade de Odontologia de Piracicaba (Unicamp). RPG Rev Pós Grad. 2003;10(4):355-9.

Freitas A, Rosa JE, Souza IF. Radiologia odontológica. 6.ed. São Paulo: Artes Médicas; 2004.

Freitas C, Ávila MAG, Pereira MFSM et al. Tumor odontogênico adenomatoide: revisão de literatura. Rev Bras Odontol. 2003;60(1):51-4.

Freitas C, Fenyo-Pereira M, Costa C et al. Aspectos radiográficos do ameloblastoma – revisão da literatura. Odonto. 1992;1:166-70.

Goldblatt LI, Brannon RB, Ellis GL. Squamous odontogenic tumor. Oral Surg Oral Med Oral Pathol. 1982;54(2):167-96.

Gunham O, Erseven G, Ruacan S et al. Odontogenic tumours - a series of 409 cases. Aust Dent J. 1990;35:518-22.

Hoffman S, Jacoway J, Krolls S. Intraosseous and parosteal tumors of the jaws. Washington: Armed Forces Institute of Pathology; 1987.

Holroyd I, Rule DC. Adenomatoid odontogenic tumor in a 12-year-old boy. Int J Paed Dent. 1997;7(2):101-6.

Iwaki LCV, Chicarelli M, Iwaki Filho L et al. Cisto odontogênico calcificante: aspectos clínicos, radiográficos e microscópicos e relato de caso. Rev da ABRO. 2003;4(1):28-31.

Julin P, Thomsson M. Multiple intraosseous and soft tissue hemangiomas with changes during pregnancy and lactation: a fifteen years follow-up study. Dentomaxillofac Radiol. 1986;15(2):87-91.

Kaffe I, Naor H, Buchner A. Clinical and radiological features of odontogenic myxoma of the jaws. Dentomaxillofac Radiol. 1997;26:299-303.

Kim SG, Jang HS. Ameloblastoma: a clinical, radiographic, and histopatologic analysis of 71 cases. Oral Surg Oral Med Oral Pathol Oral Radiol Endod. 2003;91(6):649-53.

Langlais R, Langland O, Nortjé C. Diagnostic imaging of the jaws. Baltimore: Lea & Febiger; 1995.

Leider AS, Jonker A, Cook HE. Multicentric familial squamous odontogenic tumor. Oral Surg Oral Med Oral Pathol. 1989;68(2):175-81.

Lira LA, Rondanelli BM. Atlas de patología de los maxilares. Madri: Ripano; 2011.

Loyola AM, Garrocho AA, Abdo EN et al. Caso clínico – tumor odontogênico escamoso. Arq Cent Estud Curso Odontol. 1990;27:17-23.

Mills WP, Davila MA, Beuttenmuller EA et al. Squamous odontogenic tumor. Oral Surg Oral Med Oral Pathol. 1986;61:557-63.

Mosqueda-Taylor A, Ledesma-Montes C, Caballero-Sandoval S et al. Odontogenic tumours in Mexico: a collaborative retrospective study of 349 cases. Oral Surg Oral Med Oral Pathol Oral Radiol Endod. 1997;84(6):672-5.

Nair MK, Burkes EJ, Chai-u-dom O. Radiographic manifestation of clear cell odontogenic tumor. Oral Surg Oral Med Oral Pathol Oral Radiol Endod. 2000;89(2):250-4.

Nakamura N, Higuchi Y, Mitsuyasu T et al. Comparison of long-term results between different approaches to ameloblastoma. Oral Surg Oral Med Oral Pathol Oral Radiol Endod. 2002;93(1):13-20.

Neville B, Damm D, Allen C et al. Patologia oral e maxilofacial. 2.ed. São Paulo: Guanabara Koogan; 2004.

Ochsenius G, Ortega A, Godoy L et al. Odontogenic tumours in Chile: a study of 362 cases. J Oral Pathol Med. 2002;31(7):415-20.

Odukoya O. Odontogenic tumours: an analysis of 289 cases. J Oral Pathol Med. 1995;24:454-7.

Peltrola J, Magnusson B, Happoren RP et al. Odontogenic myxoma – a radiological study of 21 tumours. Br J Oral Maxillofac Surg. 1994;32:298-302.

Philipsen HP, Reichart PA. Squamous odontogenic tumor (SOT): a benign neoplasm of the periodontium. A review of 36 reported cases. J Clin Periodontol. 1996;23(10):922-6.

Rao LP, Das SR, Mathews A et al. Mandibular invasion in oral squamous cell carcinoma: investigation by clinical examination and orthopantomogram. Int J Oral Maxillofac Surg. 2004;33:454-7.

Raubenheimer EJ, Seeliger JE, Van Heerden WFP et al. Adenomatoid odontogenic tumour: a report of two large lesions. Dentomaxillofac Radiol. 1991;20(1):43-5.

Regezzi JA, Sciubba JJ. Oral pathology: clinical pathologic correlations. 3.ed. Philadelphia: Saunders; 1999.

Reichart PA, Philipsen HP. Squamous odontogenic tumor. J Oral Pathol Med. 1990;19(5):226-8.

Saddy MS. Estudo retrospectivo dos aspectos radiográficos do ameloblastoma (Dissertação de Mestrado). São Paulo: Faculdade de Odontologia da Universidade de São Paulo; 2003.

Sato M, Tanaka N, Sato T et al. Oral and maxillofacial tumours in children: a review. Br J Oral Maxillofac Surg. 1997;35(2):92-5.

Sawyer DR, Nwoku AL, Mosadomi A. Recurrent ameloblastic fibroma. Oral Surg Oral Med Oral Pathol. 1982;53(1):19-23.

Saxby MS, Rippin JW, Sheron JE. Case report: squamous odontogenic tumor of the gingiva. J Periodontol. 1993;64(12):1250-2.

Schwartz A, Lustmann J, Ulmansky M. Squamous odontogenic tumor – review of the literature and case report. Int J Oral Maxillofac Surg. 1990;19(6):327-30.

Simon E, Merkx M, Vuhahula E et al. Odontogenic myxoma: a clinicopathological study of 33 cases. Int J Oral Maxillofac Surg. 2004;33:333-7.

Siriwardena BSMS, Tilakaratne WM, Rajapaksha RMSK. Clear cell odontogenic carcinoma – a case report and review of literature. Int J Oral Maxillofac Surg. 2004;33:512-4.

Sociedade Japonesa de Radiologia Oral e Maxilofacial. Atlas de diagnóstico oral por imagens. Rio de Janeiro: Elsevier; 2012.

Tanaka N, Murata A, Yamaguchi A et al. Clinical features and management of oral and maxillofacial tumours in children. Oral Surg Oral Med Oral Pathol Oral Radiol Endod. 1999;88(1):11-5.

Taylor TS, Langlais R. Radiolucencies with distinct borders. Dent Clin North Am. 1994;38:33.

Ulmansky M, Lustmann J, Balkin N. Tumours and tumours-like lesions of the oral cavity and related structures in Israel children. Int J Oral Maxillofac Surg. 1999;28:291-4.

Wood N, Goaz P. Diagnóstico diferencial das lesões bucais. 2.ed. Rio de Janeiro: Guanabara Koogan; 1983.

World Health Organization Classification of Tumours. WHO classification of head and neck tumours. 4.ed. Lyon: International Agency for Research on Cancer; 2016.

Estudo Radiográfico das Fraturas e dos Corpos Estranhos

24

Evângelo Tadeu Terra Ferreira, Roberto Saade e Rubens Will Graziano

Introdução

Os exames obtidos em radiologia ou com outros recursos imaginológicos são considerados "exames complementares". Isso porque, adicionados aos demais fatores que compõem a anamnese, como o indispensável exame clínico (além de outras informações como sexo, idade, grupo étnico, profissão ou atividade exercida pelo paciente), estabelecem as condições para um diagnóstico final e um subsequente plano de tratamento.

O estudo imaginológico das fraturas e dos corpos estranhos oferece dados conclusivos que, por si sós, "fecham" o diagnóstico, haja vista que, uma vez detectada uma fratura dental ou óssea, ou a presença de um corpo estranho, é possível afirmar com veemência que existe a fratura ou o corpo estranho dentro dos tecidos.

Para o melhor desenvolvimento do texto, este capítulo foi dividido em duas partes: a primeira trata das imagens das fraturas, e, em seguida, são abordados os corpos estranhos.

Estudo radiográfico das fraturas

Normalmente se pensa que, na suspeita de uma fratura, seria suficiente realizar apenas uma tomada radiográfica para identificar a ruptura dental ou óssea. Todavia, a constatação radiográfica de uma fratura pode não ser uma tarefa simples; logo, talvez sejam necessárias várias tomadas utilizando diversas incidências e ângulos diferentes para que a situação seja confirmada, ou o uso de outros recursos mais sofisticados, como as tomografias não computadorizada e computadorizada, ou mesmo a ressonância nuclear magnética.

Se a direção e o sentido do feixe central dos raios X coincidir com o traço de fratura, será possível a sua detecção; entretanto, se o sentido dos raios X forem, por exemplo, ortogonais à linha de fratura, não será possível que ela seja vista, a não ser que haja maior afastamento dos fragmentos do dente fraturado. A Figura 24.1 demonstra essa dificuldade, que pode ocorrer tanto nos dentes, como está exemplificado, como em qualquer outro tecido ósseo da face ou do restante do corpo.

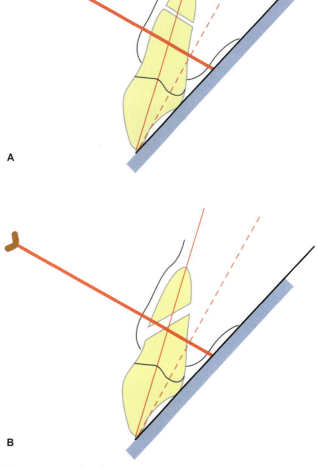

Figura 24.1 Fratura dental radicular. **A.** A imagem é mais facilmente vista se o traço de fratura coincidir com a direção do feixe principal de raios X. **B.** A imagem é mais dificilmente detectada se a linha de fratura estiver "ortogonal" ao feixe principal de raios X. Tal situação pode ocorrer não só nos tecidos dentários, como também em qualquer osso do corpo humano.

Os acidentes que originam fraturas geralmente são mais frequentes em crianças e jovens, acometendo os dentes anteriores, que têm uma câmara pulpar mais ampla, e acarretando ou não uma exposição pulpar. É possível, também, ocorrerem fraturas dentárias oriundas de acidentes automobilísticos ou de motocicletas, de esportes mais violentos, da violência urbana e até de acidentes domésticos (Figura 24.2).

As fraturas chamadas alveolodentárias são detectadas clinicamente e por meio de técnicas radiográficas intraorais periapicais e oclusais. As da coroa dentária são avaliadas clinicamente, e as reabilitações são estudadas no âmbito da dentística restauradora ou da prótese dentária. As imagens radiográficas são necessárias para a avaliação de outras possíveis fraturas, tais como as radiculares ou algum outro comprometimento de tábuas ósseas (Figura 24.3).

A Figura 24.4 mostra que uma simples mudança do ângulo de incidência do feixe de raios X é suficiente para que seja constatada uma fratura radicular praticamente insuspeita na incidência normal.

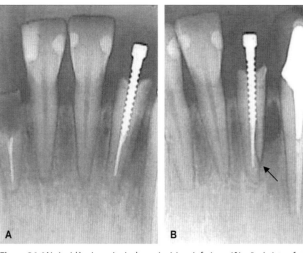

Figura 24.4 Na incidência periapical para incisivos inferiores (**A**), não é vista a fratura longitudinal do incisivo lateral esquerdo, que só pôde ser observada na incidência para o canino inferior esquerdo (**B**).

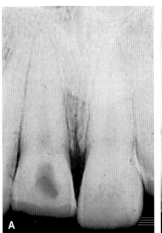 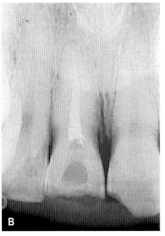

Figura 24.2 Radiografias de um jovem paciente atleta que sofreu uma queda com consequente fratura dos dois incisivos centrais superiores. Houve exposição pulpar do incisivo direito e necessidade de tratamento endodôntico. Durante o isolamento absoluto na endodontia, o fragmento do dente adjacente se destacou. Para a fratura do ângulo mesial do incisivo esquerdo, não havia suspeita na primeira tomada radiográfica.

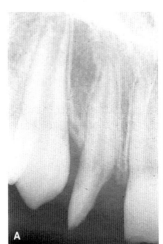 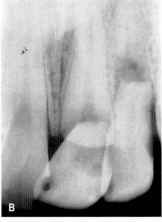

Figura 24.3 Radiografias mostrando fraturas dentárias mais graves, com comprometimento de toda a coroa e fraturas radiculares em níveis diferentes. É possível observar, ainda, a câmara pulpar ampla característica nos dentes de pacientes jovens.

Fraturas mais complicadas que envolvem a porção radicular dos dentes podem inviabilizar qualquer tipo de tratamento; além disso, em algumas situações, esses dentes precisam ser sacrificados.

Os traumatismos que podem ocorrer na dentição decídua fazem parte de um vasto capítulo da odontopediatria e não serão abordados; todavia, os traumatismos em dentes decíduos podem intruí-los, fraturá-los ou mesmo expulsá-los dos arcos dentários. Não é raro também que os traumatismos sofridos nos dentes decíduos causem problemas futuros na dentição permanente, como malformações de esmalte, atrasos na cronologia de erupção e erupções de dentes mal posicionados.

O cirurgião-dentista que trabalha no seu consultório particular ou em um serviço odontológico durante toda a sua vida profissional irá deparar-se com diversos outros casos de fraturas dentárias, que podem ser causadas pelos modos mais inusitados. As Figuras 24.5 a 24.7 são uma minúscula amostra de imagens utilizadas, apenas para ilustrar o assunto e alertar o leitor da necessidade de um exame clínico e radiográfico cuidadoso.

Após o estudo radiográfico das fraturas dentárias, são observadas as fraturas ósseas da mandíbula e do esqueleto fixo da face (EFF) (Figura 24.8), que, assim como as fraturas dentárias, também são muito frequentes em jovens que praticam esportes, no trânsito, nas agressões físicas das violências urbanas, em ferimentos por projéteis de armas de fogo, nos acidentes de trabalho, em algumas doenças metabólicas ou tumores e etc.

As fraturas dos ossos têm algumas características diversas daquelas encontradas nos tecidos dentários, como se pode observar na Figura 24.9. Essas características não ocorrem somente nos ossos da face e na mandíbula, mas também em qualquer um dos outros ossos do corpo humano. As imagens podem mostrar os chamados traços ou linhas de fraturas: do tipo *simples*, quando ocorre fragmentação mínima e transecção total do osso; *cominutiva*, quando existem múltiplos traços de fratura, com diversos segmentos, assemelhando-se a uma "explosão" do osso; do tipo *exposta*, quando ocorre contato do osso com o meio externo; e, embora mais dificilmente detectada, um tipo de fratura chamada *incompleta* ou em *galho verde*, que pode ser comparada a um trincamento do osso.

24 | Estudo Radiográfico das Fraturas e dos Corpos Estranhos   221

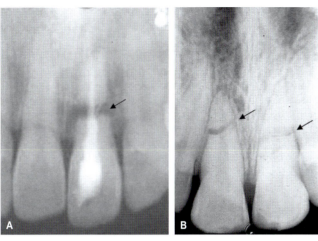

Figura 24.5 Radiografias periapicais de pacientes jovens mostrando fraturas radiculares dos terços médio (**A**) e apical (**B**).

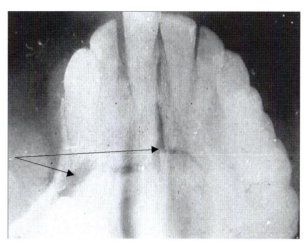

Figura 24.8 Radiografia oclusal mostrando caso raro e mais grave de fratura transversa de palato.

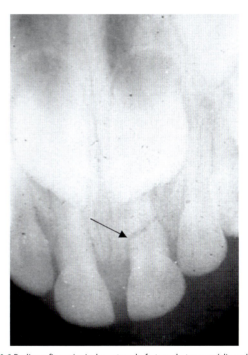

Figura 24.6 Radiografia periapical mostrando fratura do terço médio radicular em dente decíduo.

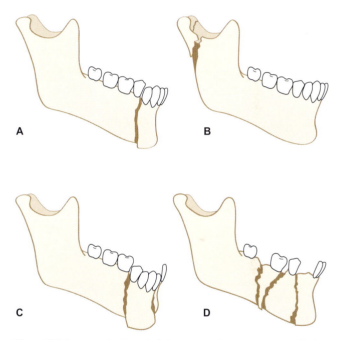

Figura 24.9 Esquemas dos tipos de fraturas que podem ocorrer na mandíbula e nos outros ossos da face ou do corpo: fratura simples, com tegumento intacto (**A**); fratura em galho verde, em que um lado do osso está fraturado, enquanto o outro está apenas trincado (mais comum em crianças; **B**); fratura exposta, que apresenta comunicação do osso com o meio externo, mostrando deslocamento (**C**); e fratura cominutiva, com estilhaçamento do osso (mais comum em idosos; **D**).

Os ossos da face expostos a maior incidência de traumatismos e consequentes fraturas são os ossos próprios do nariz, conforme se pode observar na Figura 24.10, que mostra uma técnica em norma lateral de crânio para a observação desse tipo de fratura.

Assim como os dentes anteriores, a mandíbula, que acaba funcionando como um verdadeiro "para-choque" da face, apresenta a segunda maior incidência de fraturas. Assim, observando-se a ocorrência de fraturas nesse local, também já foram feitos cotejamentos estatísticos de quais áreas da mandíbula são fraturadas com mais frequência, como está apresentado na Figura 24.11.

Uma fratura mandibular pode ser observada por diversas técnicas radiográficas, e uma das inicialmente mais solicitadas é a pantomografia (Figura 24.12), pela facilidade de obtenção, pela amplitude do exame e pelo conjunto de informações que ela pode oferecer.

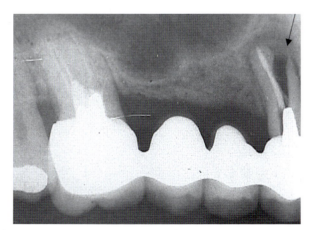

Figura 24.7 Radiografia mostrando uma fratura longitudinal em raiz de pré-molar, causada pelo núcleo da prótese, que agiu como "cunha".

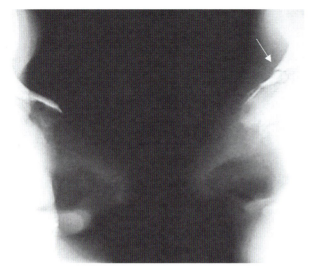

Figura 24.10 Radiografias em norma lateral para a pesquisa de fratura dos ossos nasais. Cortesia da Clínica de Cirurgia e Traumatologia Bucomaxilofacial do Hospital Dr. Arthur Ribeiro de Saboya – Prefeitura Municipal de São Paulo.

As técnicas radiográficas extraorais convencionais e as tomografias computadorizadas, como na Figura 24.13, podem, cada uma à sua maneira, proporcionar diversas informações para o profissional sobre o diagnóstico e o plano de tratamento.

A imagem pode oferecer um prognóstico mais favorável, como o de uma fratura em galho verde, conforme se pode observar na Figura 24.14. Pode também mostrar uma situação bem mais grave e de difícil resolução, como uma fratura cominutiva de mandíbula (Figura 24.15).

Existem situações nas quais o traumatismo pode não causar fraturas, mas sim as chamadas "disjunções", que são o afastamento dos ossos entre si nas suas próprias uniões ou suturas. A Figura 24.16 evidencia o que se chama de fratura patológica, em que o tecido ósseo é fragilizado pela prévia existência de alguma lesão osteolítica, cística ou tumoral, por exemplo, por uma fratura quase que espontânea ou apenas por um impacto leve.

As consequências do traumatismo podem ser estudadas e avaliadas por intermédio de diversos recursos de imagens, e as complicações das fraturas e das suas resoluções também são definidas por vários métodos modernos de imagens (Figura 24.17).

A etiologia das fraturas faciais varia de um local para o outro, e sua quantidade aumentou em relação à última década.

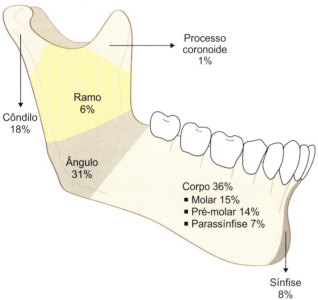

Figura 24.11 Incidência (em porcentagem) das fraturas na mandíbula.

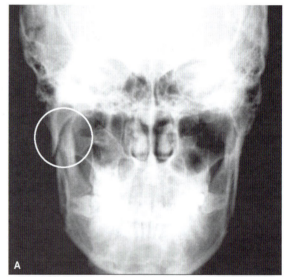

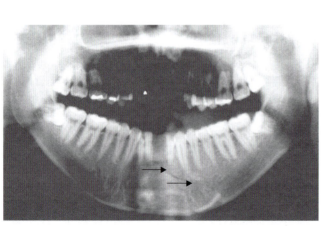

Figura 24.12 Pantomografia mostrando uma fratura de sínfise da mandíbula.

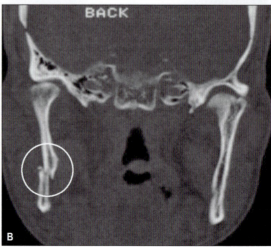

Figura 24.13 Radiografia posteroanterior (**A**) e tomografia computadorizada em corte coronal (**B**) mostrando fratura do colo da mandíbula. Cortesia da Clínica de Cirurgia e Traumatologia Bucomaxilofacial do Hospital Dr. Arthur Ribeiro de Saboya – Prefeitura Municipal de São Paulo.

24 | Estudo Radiográfico das Fraturas e dos Corpos Estranhos   223

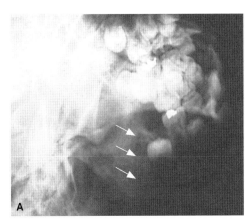
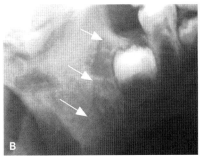

As fraturas do terço médio da face são bastante comuns, assim como as do tipo "Le Fort" (Figura 24.18).

Evidentemente, detalhes maiores e melhores sobre esses aspectos da traumatologia podem ser estudados pela Cirurgia e Traumatologia Bucomaxilofacial; entretanto, as regiões do EFF com suspeitas de fraturas são mais bem estudadas com as radiografias extraorais convencionais, além das técnicas tomográficas. No Quadro 24.1, são indicadas as técnicas radiográficas extraorais para as fraturas de ocorrência mais comum.

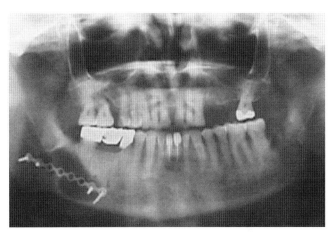

Figura 24.14 A. Radiografia em norma lateral para corpo e ramo da mandíbula. **B.** Fratura em galho verde em uma criança com 9 anos de idade. Cortesia da Clínica de Cirurgia e Traumatologia Bucomaxilofacial do Hospital Dr. Arthur Ribeiro de Saboya – Prefeitura Municipal de São Paulo.

Figura 24.16 Radiografia panorâmica que mostra fratura patológica, posterior à cirurgia de um cisto dentígero. Cortesia da Clínica de Cirurgia e Traumatologia Bucomaxilofacial do Hospital Dr. Arthur Ribeiro de Saboya – Prefeitura Municipal de São Paulo.

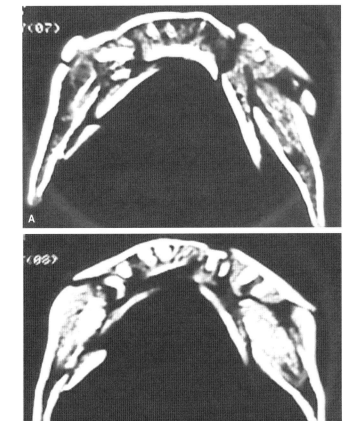
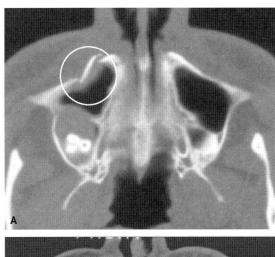
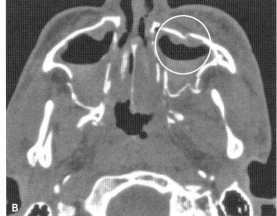

Figura 24.15 Tomografias computadorizadas da mandíbula em corte axial mostrando fratura cominutiva. Cortesia de Adriana Emi Sumida, mestre em Cirurgia e Traumatologia Bucomaxilofacial.

Figura 24.17 Cortes axiais tomográficos computadorizados da maxila, mostrando fraturas do seio maxilar. Cortesia de Adriana Emi Sumida, mestre em Cirurgia e Traumatologia Bucomaxilofacial.

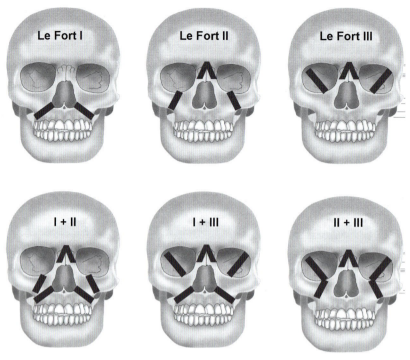

Figura 24.18 Esquema das fraturas do terço médio da face, chamadas de Le Fort I, II, III, e as suas associações.

Quadro 24.1 Técnicas radiográficas convencionais indicadas nas fraturas do complexo maxilomandibular.

Fraturas faciais	Ocorrências mais comuns		Técnicas radiográficas extraorais mais indicadas (pantomografia)
Mandíbula	Corpo		Lateral oblíqua de mandíbula; PA de crânio
	Ângulo		Lateral oblíqua de mandíbula
	Côndilo e colo de côndilo		PA de crânio (com a boca aberta); Towne
	Parassínfise e sínfise		Axial de Hirtz (submentovértice); também avaliada em técnicas intraorais (periapicais e oclusais)
	Ramo		Lateral oblíqua de mandíbula; PA de crânio
	Processo coronoide		Axial de Hirtz; Waters; Towne
Esqueleto fixo da face (EFF)	Ossos nasais		Perfil mole para ossos próprios do nariz; Waters; Caldwell
	Arco zigomático		Axial de Hirtz "invertida" (com menor kVp); Towne; Waters; Caldwell
	Zigoma		Waters; Caldwell
	Maxila	Le Fort I	PA de crânio; perfil de face; Towne; Waters; Caldwell; axial de Hirtz
		Le Fort II	
		Le Fort III	
		Palato	Axial de Hirtz (submentovértice); também avaliada em técnicas intraorais (periapicais e oclusais)

PA: posteroanterior; kVp: quilovoltagem de pico.

Estudo radiográfico dos corpos estranhos

Corpos estranhos são todas aquelas estruturas detectadas com maior ou menor radiopacidade dentro dos dentes, dos tecidos moles ou ósseos, também provenientes de acidentes automobilísticos (fragmentos de vidros e de outros componentes da estrutura do veículo sinistrado), projéteis de armas de fogo em assaltos ou na guerra, acidentes diversos como explosões e quedas, e mesmo aqueles introduzidos ou deixados por manobras profissionais realizadas com imperícia ou negligência.

Muitas vezes, são encontrados dentes tratados endodonticamente que apresentam excesso do material obturador dos canais por extravasamento, ou mesmo a presença de instrumentos endodônticos fraturados que não foram removidos de dentro das câmaras pulpares radiculares (Figura 24.19).

Em alguns casos, quando da confecção de elementos protéticos provisórios, também é possível observar imagens de objetos estranhos ao meio odontológico nas radiografias, como clipes de papel, pedaços de brocas, alfinetes etc.

Em ortodontia, a presença dos bráquetes, das bandas e dos fios ortodônticos também levaria, a princípio, a uma impressão errônea de serem corpos estranhos, assim como os antigos implantes agulhados ou os implantes subperiósteos (Figuras 24.20). Os modernos sistemas de implantes chamados osteointegrados (Figura 24.21) também se constituem de corpos estranhos.

24 | Estudo Radiográfico das Fraturas e dos Corpos Estranhos | 225

Como já mencionado, os acidentes automobilísticos também podem causar a inclusão de fragmentos de vidro e de outros materiais nos tecidos bucais, como pode ser visto nas radiografias da Figura 24.22.

A clínica diária de radiologia pode eventualmente mostrar imagens fora da normalidade, pela presença de corpos estranhos nos tecidos dentários e ósseos provenientes de manobras de negligência, imperícia ou imprudência profissional, ou mesmo "colocados" pelo próprio paciente, como se pode observar nas Figuras 24.23 e 24.24.

As violências das grandes cidades e as guerras podem produzir outro grupo de imagens de corpos estranhos, que são os chamados "projéteis" de armas de fogo, exemplos que podem ser vistos nas Figuras 24.25 e 24.26.

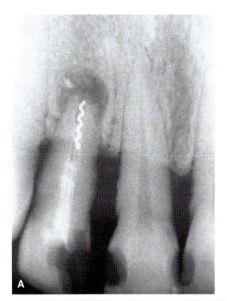
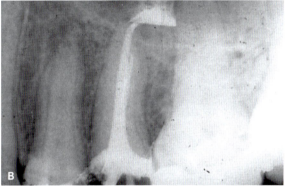

Figura 24.19 Radiografias periapicais mostrando fratura de instrumental endodôntico (**A**) e extravasamento de material obturador dentro do seio maxilar (**B**).

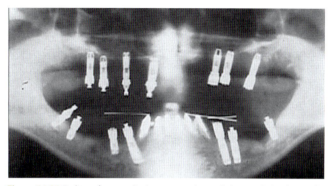

Figura 24.21 Radiografia panorâmica mostrando atual sistema de implantes do tipo osteointegrado.

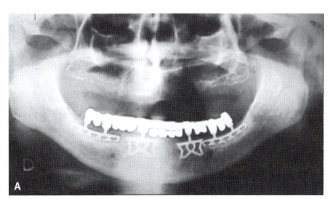
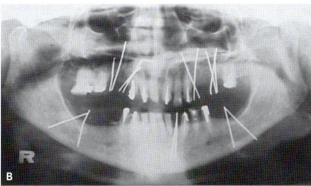

Figura 24.20 Radiografias panorâmicas evidenciando antigo sistema de implantes dos tipos "laminado" (**A**) e agulhado (**B**), que atualmente podem ser considerados corpos estranhos.

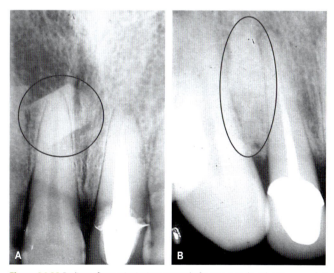

Figura 24.22 Radiografias periapicais mostrando fragmentos de vidro "temperado" de para-brisa de automóvel.

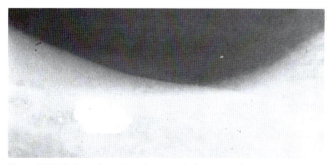

Figura 24.23 Radiografia periapical mostrando fragmento de amálgama de prata que, após uma exodontia, ficou alojado no alvéolo e totalmente submerso no tecido ósseo.

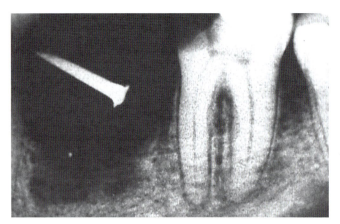

Figura 24.24 Radiografia periapical mostrando corpo estranho introduzido pelo paciente no alvéolo pós-exodontia.

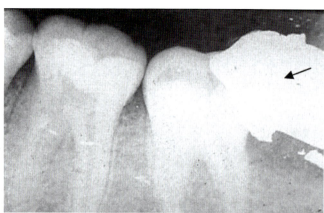

Figura 24.26 Radiografia periodontal mostrando projétil de arma de fogo alojado na região do terceiro molar inferior.

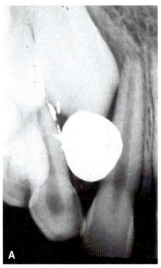 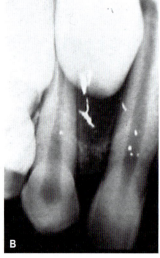

Figura 24.25 Jovem paciente vítima de um projétil de carabina de pressão, que, alojado (**A**), impedia a erupção do canino permanente. Após a remoção (**B**), alguns fragmentos ainda permanecem sem terem causado qualquer impedimento futuro a essa erupção.

Bibliografia

Barros JJ, Manganello Souza LC. Traumatismo buco-maxilo-facial. 2.ed. São Paulo: Roca; 2000.
Fonseca RJ, Walker RV. Oral and maxillofacial trauma. 2.ed. Philadelphia: Saunders; 1997.
Freitas A, Rosa JE, Souza IF. Radiologia odontológica. 6.ed. São Paulo: Artes Médicas; 2004.
Furtado JHC. Fraturas bucomaxilofaciais. São Paulo: Pancast; 1995.
Iida S, Matsuya T. Paediatric maxillofacial fractures: their aetiological characters and fracture patterns. J Craniomaxillofac Surg. 2002;30(4):237-41.
Langland OE, Langlais RP. Princípios do diagnóstico por imagem em odontologia. São Paulo: Santos; 2002.
Monnazzi MS, Hochuli-Vieira E, Gabrielli MAC et al. Avaliação de complicações tardias em fraturas maxilares do tipo Le Fort. Rev Fac Odontol Bauru. 2002;10(4):257-62.
Motamedi MH. An assessment of maxillofacial fractures: a 5-year study of 237 patients. J Oral Maxillofac Surg. 2003;61(1):61-4.
Ogundare BO, Bonnick A, Bayley N. Pattern of mandibular fractures in an urban major trauma center. J Oral Maxillofac Surg. 2003;61(6):713-8.
Pasler FA. Radiologia odontológica. 3.ed. Rio de Janeiro: Medsi; 1999.
Rowe NL, Williams JL. Maxillofacial injuries. Edinburgh: Churchill Livingstone; 1985.
Tanaka N, Tomitsuka K, Shionoya K et al. Aetiology of maxillofacial frature. Br J Oral Maxillofac Surg. 1994;32(1):19-23.
Whaites E. Princípios de radiologia odontológica. 3.ed. Porto Alegre: Artmed; 2003.

Tecido Ósseo | Osteoporose e Padrão Ósseo dos Maxilares

25

Emiko Saito Arita e Jorge Fumio Kanaji

Introdução

A avaliação da qualidade e quantidade ósseas é atualmente considerada um dos fatores mais importantes para pesquisas sobre o tecido ósseo e tem se tornado alvo de interesse de várias especialidades odontológicas para diagnóstico, planejamento, tratamento e prevenção de doenças osteometabólicas, particularmente com o desenvolvimento de métodos de medida da massa óssea.

Durante o período de crescimento e desenvolvimento normal do indivíduo, a aquisição da massa óssea é gradual durante a infância e acelerada durante a adolescência. Ela alcança o pico máximo em torno de 25 a 30 anos de idade em ambos os sexos e é determinada por características genéticas e hereditárias, pela dieta e pelo exercício físico, adquirindo, nessa fase, equilíbrio entre a formação e reabsorção ósseas.

Duas etapas distintas podem ser consideradas dentro do processo de crescimento do esqueleto. A modelação óssea, ou etapa de crescimento, cuja atividade osteoblástica é mais intensa, é a base do crescimento ósseo longitudinal, persistindo até a adolescência. A outra etapa, denominada fase de remodelação, permanece por toda a vida e requer um equilíbrio entre a fase de formação e reabsorção, originando uma renovação da microarquitetura óssea.

As principais etapas que podem ser consideradas para o desenvolvimento da massa óssea são: etapa de crescimento intrauterino; etapa de crescimento ósseo pré-puberal e etapa de crescimento ósseo pós-puberal, até a metade da vida adulta.

Tecido ósseo | Fisiologia óssea

O tecido ósseo é o constituinte essencial do esqueleto. Fundamenta-se como suporte para órgãos, dá apoio aos músculos e exerce função de depósito de íons como cálcio, fosfato, citrato, magnésio e outros, além de ajudar na formação de células sanguíneas.

A região periférica é constituída de osso compacto, denominado cortical, e representa cerca de 80% da massa óssea esquelética. Internamente, o tecido ósseo é composto por redes trabeculares (20% da massa óssea esquelética), contendo espaços intercomunicantes que alojam a medula óssea. O endósteo e periósteo revestem as superfícies ósseas interna e externa, respectivamente.

As células da camada endóstea são metabolicamente ativas e participam intensamente do processo de formação e reabsorção ósseas, exercendo um papel importante na remodelação do osso cortical. Desse modo, o adelgaçamento da cortical óssea pela idade inicia-se na superfície endóstea.

O esqueleto é um dos órgãos mais lábeis e dinâmicos, pois, à menor solicitação, cede parte de seu "capital". Ao lado do fígado, constitui o principal reservatório de substâncias orgânicas necessárias para a homeostasia mineral. Em nível celular, o tecido ósseo é constituído de uma matriz extracelular que contém componentes orgânicos (35%) e inorgânicos (65%). Osteoblastos, osteócitos e os osteoclastos, células gigantes e multinucleadas, são as células constituintes do tecido ósseo. Na camada celular interna do periósteo estão localizadas as células osteoprogenitoras, que revestem os canais de Havers e o endósteo. Elas são derivadas do mesênquima embrionário e têm capacidade de divisão mitótica, além da potencialidade de se diferenciarem em osteoblastos.

O colágeno tipo I, as proteoglicanas, a osteocalcina, as osteopontinas e as sialoproteínas constituem a parte orgânica da matriz e são sintetizados por osteoblastos, que, com a precipitação do fosfato de cálcio, promovem a mineralização da matriz. Os osteócitos dispostos em lacunas dentro da matriz comunicam-se por prolongamentos, possibilitando o fluxo intercelular; isso os torna células essenciais para a manutenção da matriz óssea. Os osteoclastos originários de monócitos sanguíneos ocupam lacunas de Howship – depressões resultantes de reabsorção óssea – e secretam enzimas ácidas e hidrolíticas como a colagenase. Também removem minerais e parte da matriz, liberando fragmentos ósseos e colágeno, cujos resíduos são excretados na urina. A atividade de reabsorção óssea dos osteoclastos é regulada por dois hormônios: paratormônio e calcitonina, produzidos pelas glândulas paratireoide e tireoide. Uma vez completada a formação óssea, há um prolongado período de repouso, com pouca atividade celular naquela unidade, até que um novo ciclo de remodelação se inicie.

Sendo um processo contínuo de reabsorção e renovação relacionado à homeostasia de cálcio e fósforo, a remodelação óssea caracteriza-se por ser cíclica. Associada à reabsorção parcial de tecido ósseo anteriormente formado, os ossos conseguem preservar sua morfologia durante a formação da nova estrutura, remodelando a sua arquitetura interna em resposta às pressões submetidas normalmente. A comunicação celular que ocorre entre osteoblastos e osteoclastos é conhecida como acoplamento. É reconhecido que o mecanismo de resistência óssea depende não só da densidade mineral óssea, mas também da estrutura óssea trabecular e da sua disposição espacial, que lhe proporciona a sustentação (Figura 25.1).

A maxila e a mandíbula, que são de particular interesse dos cirurgiões-dentistas, são consideradas constituintes do esqueleto axial, juntamente com os outros ossos do crânio, a escápula, a pelve e as vértebras. A capacidade de um tecido ósseo se manter depende do processamento adequado entre as forças externas e os sinais fisiológicos sistêmicos, e da tradução dessas demandas em eventos celulares e químicos.

Os valores de densidade mineral óssea (DMO) máxima variam de indivíduo para indivíduo, evidenciados pela importância dos estímulos mecânicos, da massa muscular, dos fatores ambientais e da nutrição. O processo de diminuição da massa óssea é gradual e incessante. Relacionado à idade, inicia-se após a quarta e quinta décadas de vida em mulheres e homens, quando ocorre predominância da reabsorção durante a remodelação óssea. Cerca de 1% da massa óssea é perdida anualmente, causando alterações na qualidade, quantidade e configuração arquitetônica do tecido ósseo; por isso, a perda de massa óssea é considerada o principal problema em população de idade mais avançada.

Estima-se que a mulher perde, durante a vida, 35% de osso cortical e 50% de osso trabecular; já os homens perdem, em média, dois terços dos valores apresentados pelas mulheres. Algo em torno de 50% da redução do osso trabecular resulta da menopausa, e 50% são perdidos por conta do processo de envelhecimento.

Nos indivíduos jovens, o ciclo de remodelação é efetivo e apresenta um volume correspondente entre 6 e 8% do total do esqueleto. Em cada local onde ocorre remodelação óssea, a quantidade de osso formado é igual à de osso reabsorvido. Com o avanço da idade, a eficiência dos osteoblastos diminui, e o volume de osso reabsorvido não é recuperado totalmente. A sucessão dessa remodelação negativa é responsável pela instalação da osteoporose.

O processo da perda de massa óssea intensifica-se em mulheres, com a redução dos estrógenos na fase da menopausa. É responsável pela osteoporose pós-menopáusica ou primária, podendo causar perda de aproximadamente 5% do osso trabecular e 1% do osso cortical. Não obstante as mulheres serem deficitárias do hormônio estrógeno após a menopausa, cerca de 10 a 20% delas são passíveis de desenvolverem a osteoporose. Além disso, a coexistência de fatores condicionantes, como baixa densidade óssea na época da menopausa, concentração de estrógeno diminuída (que intensifica a reabsorção óssea) e falta de fator compensatório para balancear a formação óssea, podem contribuir para aumentar a suscetibilidade individual.

Como etiopatogenia da perda óssea, podem ser observados: a supressão da função do osteoblasto, o aumento discreto da reabsorção óssea, a diminuição da absorção intestinal de cálcio e o aumento da excreção renal de cálcio (Figuras 25.2 e 25.3).

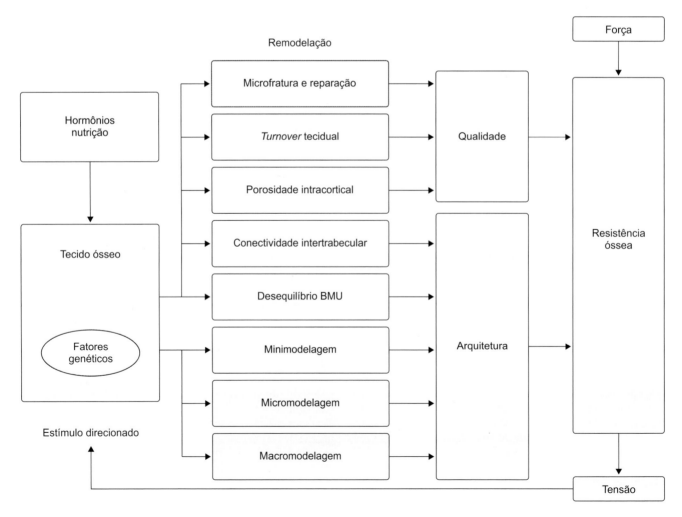

Figura 25.1 Mecanismo de fisiologia óssea. Estímulo direcional por meio de fatores mecânicos de remodelação óssea com agentes metabólicos e endócrinos. BMU: unidade multicelular básica.

Osteoporose

O termo "osteoporose" foi usado pela primeira vez no século XIX, na França e na Alemanha, para descrever o osso de um ser humano idoso, quando analisado histologicamente e observadas aparentes porosidades. A osteoporose desenvolvida como consequência de uma doença preexistente ou do tratamento medicamentoso dela é classificada como secundária. Apresenta maior prevalência na população masculina e está associada a várias condições, como uso crônico de glicocorticoides, endocrinopatias, neoplasias, insuficiência renal crônica, doenças pulmonares e imobilização prolongada.

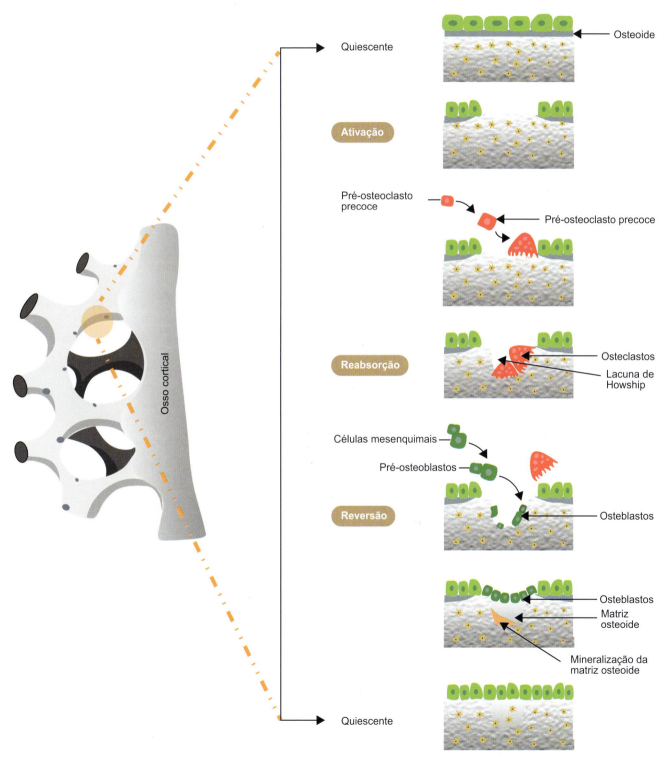

Figura 25.2 Representação esquemática da sequência de remodelação óssea.

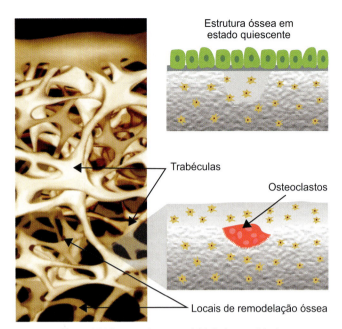

Figura 25.3 Estrutura óssea em atividade de remodelação.

Nas crianças, a osteoporose é, na maioria dos casos, secundária a outra doença, como a osteogênese imperfeita, e pode causar transtorno do crescimento linear. A osteoporose juvenil aparece geralmente na fase do estirão do crescimento puberal. Há uma diferença entre o crescimento puberal e a consolidação do esqueleto, pois seu início é abrupto e associado a dor, deformidade da coluna e fraturas por fragilidade óssea.

A osteoporose é uma doença óssea sistêmica que se caracteriza por alterações da quantidade e qualidade da massa óssea que condicionam a deterioração da microarquitetura do tecido ósseo, com consequente fragilidade e aumento da suscetibilidade a fraturas. A diminuição da massa óssea associada à doença é a principal responsável pela incidência de fraturas em mulheres na pós-menopausa e nos idosos em ambos os sexos. Além de aumentar os custos médicos, causam altos índices de morbidade e mortalidade.

Tendo em conta o seu desenvolvimento silencioso, com ausência de sintomatologia inicial, e sendo uma doença "subdiagnosticada", a osteoporose é considerada mundialmente um problema de saúde pública, levando-se em consideração a longevidade populacional, a grande facilidade de ocorrência de fraturas e os altos custos sociais e financeiros gerados.

A fragilidade óssea representa uma característica patológica comum a ambos os tipos de osteoporose, primária ou secundária, independentemente da causa e dos fatores de risco quando da época da ocorrência da fratura, embora qualquer osso possa ser afetado. Três são os locais afetados com mais frequência pela perda da massa óssea no corpo: coluna vertebral, colo do fêmur e antebraço; em menor incidência, o ombro.

Os principais fatores de risco do desenvolvimento da osteoporose são: idade avançada, peso corpóreo baixo, índice de massa corporal (IMC) menor que 19 kg/m², menopausa precoce, menarca tardia, tabagismo, consumo excessivo de álcool, história de fratura em família, baixa ingestão de cálcio, insuficiência estrogênica, emagrecimento, anorexia, gastrectomia, transplante de órgãos, baixos níveis de atividade física e uso de substâncias que induzem à osteopenia. A falta de contração muscular e sustentação de peso intensificam a atividade osteoclástica e, consequentemente, a reabsorção óssea.

A osteoporose inicia-se com a osteopenia, que é o início da perda gradual da densidade, causada por reabsorção óssea maior do que a formação óssea e por enfraquecimento ósseo moderado. Este, com o passar do tempo, tende a contrair maior perda óssea, com risco de desenvolver osteoporose (Figuras 25.4 e 25.5).

Métodos de avaliação da massa óssea

Um dos grandes desafios em radiodiagnóstico por imagens é detectar modificações precoces dos tecidos mineralizados antes que se tornem clinicamente evidentes, tornando possível a aplicação da melhor conduta terapêutica. Nesse aspecto, a qualidade da imagem é muito importante para a sua avaliação, pois está diretamente relacionada ao grau de exatidão da obtenção da imagem de uma estrutura. Dentre muitos fatores, a qualidade da imagem radiográfica depende do contraste entre as diferenças dos coeficientes de atenuação dos componentes estruturais e as diferenças de espessuras de alta e baixa atenuações.

A perda da massa óssea pode ser observada em um exame radiográfico, observando-se as alterações nos ossos cortical e trabecular como resultado de um equilíbrio entre as atividades osteoclástica e osteoblástica. O osso cortical é constituído de dois tipos de superfície: uma interna, junto à medula óssea, o endósteo; e outra externa, constituída do periósteo. Cada um desses elementos reage de maneira diferente aos estímulos metabólicos.

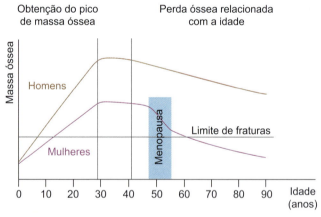

Figura 25.4 Curva de aquisição e perda da massa óssea em relação à idade.

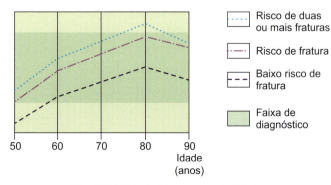

Figura 25.5 Risco de fraturas em relação à idade.

A perda óssea é maior no osso trabecular, pois é metabolicamente mais ativo e tem maior área de superfície. O osso cortical apresenta características de adelgaçamento, com aumento da porosidade, reabsorção intracortical de aspectos lacunares e afinamento progressivo.

A imagem radiográfica convencional pode informar a respeito da osteoporose de maneira quantitativa, por meio de índices, ou qualitativa, por meio de aspectos radiográficos que se apresentam quando há perda de pelo menos 35 a 50% do cálcio ósseo. Série de trabéculas ósseas e espaços medulares oferecem imagens radiográficas de diferentes densidades e radiopacidades.

A avaliação quantitativa pode ser ainda realizada pelo método radiográfico dos ossos metacarpianos, denominado de *radiogrametria*. Ele consiste em medir as espessuras dos ossos corticais em diáfises do segundo metacarpo, obtendo-se as medidas básicas do diâmetro externo do osso, a largura do córtex e a largura do canal medular.

A avaliação da DMO é conhecida como densitometria óssea. Vários métodos são empregados para a sua mensuração, os quais incluem: densitometria óssea de emissão simples de fótons (SPQA), densitometria óssea de dupla energia de raios X (DXA), tomografia computadorizada quantitativa (QCT), tomografia computadorizada quantitativa periférica (pQCT) e ultrassonografia óssea quantitativa (USO). A vértebra lombar, o fêmur, o rádio, o calcâneo e a tíbia são comumente usados para mensuração, já que refletem o metabolismo ósseo e sua mensuração é altamente reprodutível.

Excluindo a ultrassonometria óssea, os métodos citados para a avaliação da massa óssea são pautados no princípio do coeficiente de atenuação da radiação X, que possibilita a quantificação mineral da região estudada. As unidades de medida empregadas são, em geral, expressas em g/cm^2, g/cm^3 ou unidades Hounsfield (HU).

O diagnóstico de osteoporose, de acordo com os critérios da Organização Mundial da Saúde (OMS), é obtido por meio da absorciometria de dupla energia, desenvolvida em 1965 e aplicada a partir de 1980. Ela torna possível análises de coluna lombar, fêmur proximal, mão, antebraço e outros segmentos esqueléticos. Por esse método, determina-se o valor da DMO (g/cm^2) no nível do colo do fêmur (osso cortical) e no nível da coluna lombar (osso trabecular).

Seguindo o conceito sugerido pela OMS (1994), a avaliação da osteoporose tem como base valores absolutos obtidos para calcular o risco de fratura de um indivíduo. Esses valores são encontrados automaticamente em uma curva de referência normalizada por idade e sexo, necessária para a análise de diagnóstico do paciente. O valor da DMO é representado por índices de perda óssea de qualquer parte do esqueleto, resultando no número de desvio-padrão (DP). Os índices de perda óssea considerados são o *T-score* e o *Z-score* (Figuras 25.6 a 25.9). O *T-score* é calculado tomando como referência a DMO média do pico da massa óssea em adultos jovens, conforme explicitado no Quadro 25.1. O *Z-score* é calculado em DP, tomando como referência a DMO média esperada para indivíduos de mesma idade, raça e sexo. Ele também é utilizado para a avaliação da massa óssea em crianças.

Os valores correspondentes a 10% ou mais abaixo da média por idade, geralmente, sugerem uma redução importante da densidade óssea, o que requer testes para excluir possíveis doenças que afetam a DMO. Assim, os recursos para medir a massa óssea podem ser aplicados com finalidade de: identificação de pessoas para intervenção terapêutica; determinação da taxa de perda óssea; acompanhamento das mudanças na massa óssea; aceitação aos tratamentos preventivos; verificação da probabilidade de sofrer fratura no futuro; e monitoramento dos efeitos do tratamento.

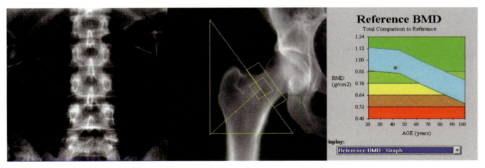

Figura 25.6 Coluna lombar e colo de fêmur: locais para exames de densitometria óssea.

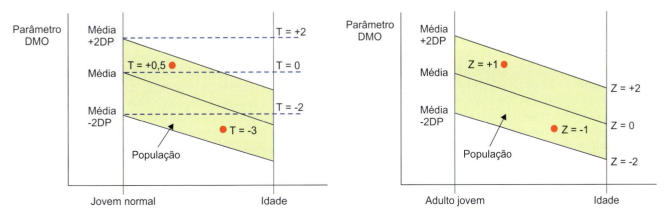

Figura 25.7 Gráfico do cálculo de *T-score*.

Figura 25.8 Gráfico do cálculo de *Z-score*.

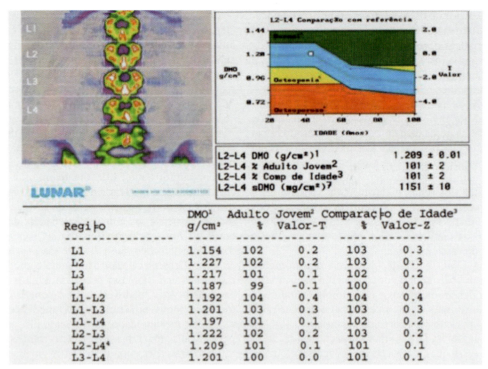

Figura 25.9 Resultado do exame de densitometria óssea da coluna lombar.

Quadro 25.1	Classificação da perda óssea segundo o *T-score*.
T-score	Classificação
> –1	DP normal
Entre –2,5 e –1	Osteopenia ou baixa densidade óssea
Abaixo de –2,5	Osteoporose
Abaixo de –2,5 na ocorrência de fratura	Osteoporose estabelecida

DP: desvio-padrão.

Em odontologia, muitas pesquisas são realizadas com o objetivo de avaliar qualidade e quantidade ósseas do complexo maxilomandibular, no sentido de analisar a influência da reparação óssea em implantes e a possível correlação com as doenças periodontais, além de estimar a relação com osteoporose sistêmica e doenças sistêmicas com manifestações maxilofaciais. No entanto, estudos diferentes têm evidenciado que a DMO pode apresentar desigualdade em segmentos esqueléticos diferentes e, principalmente, nos ossos maxilares.

Em geral, a qualidade estrutural e a densidade dos ossos maxilomandibulares são independentes do restante do esqueleto devido à sua localização e à função mecânica. Isso denota a clara justificativa da necessidade de avaliação da DMO diretamente no local de interesse, como, por exemplo, em implantologia.

O conhecimento da qualidade e do padrão do trabeculado do tecido ósseo das arcadas dentárias, bem como da anatomia radiográfica, é indispensável para o planejamento, o acompanhamento durante o tratamento e a preservação. Na maxila, predominam o osso cortical fino e os espaços medulares amplos; na mandíbula, a cortical mais espessa e os espaços medulares reduzidos. Para muitos autores, o osso cortical da maxila é mais fino e poroso que o da mandíbula, e as trabéculas do osso esponjoso são mais finas e menos densas nas regiões posteriores das arcadas dentárias.

A perda progressiva do rebordo mandibular prejudica a possibilidade de reabilitação efetiva da função oral e, frequentemente, resulta na deficiência orgânica de mastigação. Além de fatores anatômicos e mecânicos da cavidade bucal, aspectos biológicos podem ser considerados significativos na redução progressiva do processo alveolar em mandíbulas edêntulas, tais como sexo, idade e equilíbrio hormonal. Todavia, a reação do osso mandibular à pressão varia de um indivíduo para o outro. Diferenças qualitativas dos tecidos ósseos devido a vários fatores biológicos poderiam explicar essa perda óssea, até mesmo em rebordos alveolares edêntulos não apoiados por próteses totais.

Metodologias e meios para medir a DMO têm sido desenvolvidos rapidamente durante as últimas duas décadas. Diversos estudos foram publicados associando a diminuição total de massa óssea ao índice de reabsorção do rebordo ósseo mandibular, indicando que a situação geral da osteoporose afeta a velocidade da reabsorção do rebordo ósseo. As pesquisas indicam também que a massa óssea cortical da mandíbula diminui com a idade; entretanto, a porção trabecular mostra variação individual acentuada, independentemente da idade.

Osteoporose e doença periodontal

Uma vez que a osteoporose se caracteriza como uma doença esquelética, tem sido questionada sua importância em relação à diminuição da massa óssea na maxila e na mandíbula, além de seu possível efeito na progressão da doença periodontal e na perda dos dentes. Osteoporose e doença periodontal são os principais problemas de saúde que afetam milhões de pessoas no mundo inteiro, apresentando alguns fatores em comum: ambas têm causas múltiplas, envolvem perda da massa óssea e provocam enfraquecimento, diminuindo a qualidade de vida.

Muitos estudos que associaram osteoporose e doença periodontal examinaram a DMO como medida para a osteoporose, e a perda dental como medida para a doença periodontal. Foi, então, encontrada correlação entre perda dos dentes e diminuição da

DMO sistêmica; além disso, em mulheres em tratamento com reposição hormonal, foi observada redução da perda óssea alveolar, bem como perda de inserção clínica dos dentes.

Um estudo publicado pela Academia Americana de Periodontia (1999) demonstrou que o uso de suplemento de estrógeno em mulheres na menopausa diminui a progressão da doença periodontal. Os pesquisadores opinam que a deficiência de estrógeno e a osteopenia e/ou osteoporose aumentam a progressão de perda óssea bucal durante a menopausa, o que poderia levar à perda dentária. O estudo também concluiu que a reposição com estrógeno é capaz de reduzir a inflamação gengival e a perda de inserção (destruição das fibras e do osso que suportam os dentes) em mulheres com sinais de osteoporose.

Sabe-se que a perda óssea é influenciada por fatores locais e sistêmicos, e as doenças periodontais e a osteopenia/osteoporose têm fatores de risco considerados comuns: ambas passam a exibir seus efeitos após os 35 anos de idade, sendo que há um esclarecimento biológico de que parte da perda óssea periodontal poder estar relacionada à reabsorção óssea sistêmica.

Classificação do padrão ósseo dos maxilares

Há várias classificações do padrão ósseo dos maxilares, as quais são muito semelhantes entre si. Linkow (1970) apresenta três tipos de estrutura óssea:

- Estrutura óssea classe I: tipo de osso ideal que consiste de pouco espaço esponjoso e uniformidade das trabéculas ósseas
- Estrutura óssea classe II: osso com maior espaço esponjoso e menor uniformidade na estrutura óssea
- Estrutura óssea classe III: apresenta espaço medular maior entre as trabéculas ósseas.

Lekholm e Zarb (1985) citam quatro tipos de densidade óssea encontrados nas arcadas dentárias:

- Qualidade 1: arcada formada por osso compacto e bastante homogêneo
- Qualidade 2: representada por osso compacto envolvendo as trabéculas densas
- Qualidade 3: presença de uma camada fina de osso cortical envolvendo osso trabecular denso
- Qualidade 4: apresenta uma camada fina corticalizada envolvendo as trabéculas de pouca densidade.

Taguchi et al. (1997) classificam o osso trabecular em cinco tipos:

- Grau 1: Trabéculas ósseas não visíveis
- Grau 2: Trabeculado ósseo escasso, delgado e irregular
- Grau 3: Trabeculado ósseo observado em osso alveolar normal
- Grau 4: Trabéculas espessas ocupando parcialmente os espaços da medula óssea
- Grau 5: Osso denso sem trabeculado ósseo visível.

Misch (1998) relaciona cinco grupos de densidade óssea dos maxilares, independentemente da região da arcada dentária, fundamentados em características macroscópicas ósseas cortical e trabecular, comparando e associando com diferentes materiais utilizados em implatodontia. A qualidade do trabeculado ósseo é um fator importantíssimo para a estabilidade primária, para o período de reorganização óssea e para a cicatrização após a colocação dos implantes.

O conteúdo mineral ósseo é um dos aspectos que reflete a qualidade e resistência do osso mandibular, o qual tem sido mensurado por meio de fotodensitometria óptica, fotonabsorciometria e tomografia computadorizada (TC). Outros métodos para avaliar a osteopenia da mandíbula incluem o uso de paquímetros, densitômetros ópticos, análise fractal e a histomorfometria das trabéculas. Desses métodos, a TC pode ser considerada mais útil, pois é a única que possibilita a avaliação dos ossos cortical e trabecular individualmente e, ao mesmo tempo, oferece informações da anatomia tridimensional dos maxilares. Contudo, a disponibilidade da TC para os cirurgiões-dentistas é limitada, e doses de radiação são consideravelmente mais altas que em uma radiografia convencional.

Pesquisas demonstram que as radiografias panorâmicas podem ser um dos recursos úteis na identificação de indivíduos com baixa densidade óssea, *turnover* ósseo alto, ou alto risco de sofrer fraturas. Uma vez que elas são frequentemente solicitadas pelos cirurgiões-dentistas para um diagnóstico inicial dos dentes e estruturas anexas, as informações obtidas podem ser utilizadas para identificar pessoas que não têm conhecimento de sua baixa densidade óssea e que poderiam se beneficiar fazendo exames mais apurados da mesma.

Índice panorâmico mandibular

Obtido por meio da radiografia panorâmica para quantificar o osso com osteopenia, o índice panorâmico mandibular (IPM) foi descrito por Benson et al., em 1991. Ele identifica a menor distância entre a borda inferior da mandíbula e a margem inferior do forame mentual, sendo a espessura do córtex mandibular medida abaixo do forame, em ambos os lados da mandíbula.

Índice de cortical mandibular

Klemetti e Kolmakow (1997) utilizaram a classificação morfológica da margem endóstea do córtex mandibular em radiografias panorâmicas, aplicando os critérios descritos a seguir:

- C1: margem endóstea do córtex igualmente nítida em ambos os lados (Figura 25.10)
- C2: margem endóstea com espaços semilunares (reabsorção lacunar) com resíduos do córtex de uma a três camadas, formando córtex com erosão moderada (Figura 25.11)
- C3: claramente porosa, a camada endóstea é formada por fortes resíduos corticais, demonstrando erosão acentuada (Figura 25.12).

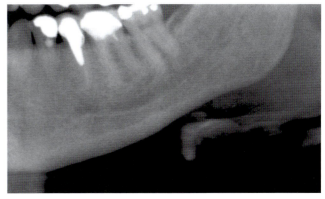

Figura 25.10 Classe I (C1). Margem endóstea da cortical da base mandibular apresenta-se contínua e regular (normal).

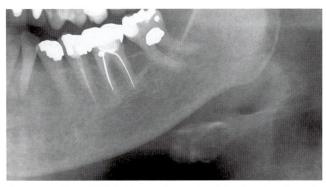

Figura 25.11 Classe II (C2). Defeitos semilunares (cavidades de reabsorção moderada [osteopenia]).

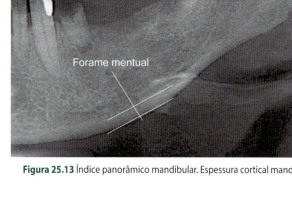

Figura 25.13 Índice panorâmico mandibular. Espessura cortical mandibular.

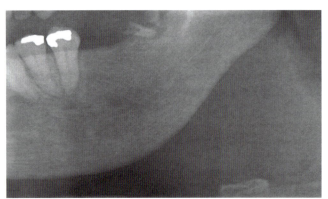

Figura 25.12 Classe III (C3). Cortical fina e claramente porosa, com resíduos e erosão grave (osteoporose).

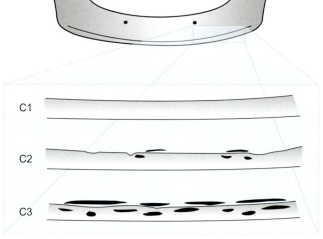

Figura 25.14 Esquema de perda óssea endóstea do córtex inferior da mandíbula em radiografia panorâmica. Morfologia da cortical mandibular.

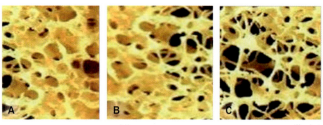

Figura 25.15 Trabécula normal (**A**), trabécula osteopênica (**B**) e trabécula osteoporótica (**C**).

Essa classificação foi subsequentemente empregada por Klemetti, Taguchi e Kolmakow, relacionando a osteoporose e a DMO da cortical mandibular, correlacionando a massa óssea mandibular pela determinação da espessura cortical mandibular (ECM) na região do forame mentual em radiografias panorâmicas e verificando a relação com idade, sexo e número de dentes presentes (Figuras 25.13 e 25.14).

Estudos realizados por Roldan et al. (1998) por meio de pQCT XCT 3.000 mostraram a composição mineral dos ossos trabeculares e corticais de mandíbulas em indivíduos saudáveis, com valores de densidades minerais tridimensionais em medições volumétricas expressas em mg/cm^3. Foram obtidos os valores médios para os ossos trabeculares normais de 450 mg/cm^3, 300 mg/cm^3 para as trabéculas osteopênicas e 150 mg/cm^3 para as trabéculas osteoporóticas. Já para os ossos corticais, encontraram-se os valores de 1.200 mg/cm^3; 1.000 mg/cm^3 e 800 mg/cm^3, respectivamente (Figura 25.15).

Vários pesquisadores demonstraram que a observação precoce da densidade óssea mandibular pode predizer o estágio da osteoporose em outros locais do esqueleto, e que a DMO difere significativamente entre o estado normal, osteopênico e osteoporótico, assim como a espessura do córtex mandibular em mulheres.

Dentre as modalidades de tratamento para a osteoporose, pode-se citar o uso de bisfosfonatos, que inibem a reabsorção óssea e podem ser usados em tratamentos de outras doenças, tais como doença de Paget e mieloma múltiplo. Seu mecanismo de ação atua basicamente nos osteoclastos, inibindo a quimiotaxia e a multiplicação deles, o que, consequentemente, diminui suas atividades e induz apoptose.

No entanto, sabe-se que o uso de bisfosfonatos pode levar a osteonecrose, e nenhum tratamento específico para tal doença é conhecido; portanto, a prevenção é importante. Os cirurgiões-dentistas devem atentar-se a tais fatos nos procedimentos cuja abordagem envolva direta ou indiretamente o tecido ósseo, principalmente nos pacientes candidatos a receber implantes dentários. Nesse sentido, é necessário que o profissional mantenha-se atualizado em relação aos estudos para a prevenção da osteonecrose.

As manifestações bucais da osteoporose podem ser consideradas potenciais contraindicações para a inserção de implantes dentários nos maxilares; contudo, estudos mostram que não há diferenças nos índices de osteointegração quando comparados grupos de pacientes sadios e portadores de osteoporose. Portanto, não se considera a osteoporose uma contraindicação para pacientes candidatos a receber implantes dentários. Nesse aspecto, os locais específicos para a avaliação da DMO são delineadores importantes no planejamento de tratamento, assim como no sentido preventivo.

Em estudos direcionados à implantodontia, foi observado que a absorção média da mandíbula é 0,4 mm ao ano; no entanto, em geral, o homem tem maior massa óssea constitutiva que as mulheres e, portanto, índice de fraturas mais baixo.

Não existe consenso quanto à definição da qualidade óssea. Fatores como DMO, espessura das corticais e densidade trabecular têm sido sugeridos por diversos autores. Em pacientes portadores de osteoporose, o processo de reparação pode ser mais demorado, e tal fato pode ter como motivo a diminuição no número de células mesenquimais indiferenciadas com o avanço da idade. O processo de reparação tecidual ocorre basicamente da mesma maneira, independentemente do desenho ou tratamento de superfície do implante. Porém, o tempo necessário para que haja uma interface entre implante e osso apropriada para receber cargas mastigatórias pode ser diferente quando se trata do desenho do implante e, principalmente, do leito receptor.

A diminuição na formação óssea, comum em pacientes idosos, portadores ou não de osteoporose, sugere um período de cicatrização maior, pois a carga precoce pode causar micromovimentação do implante, que é um dos fatores para a não osteointegração do implante ao osso.

Como os exames imaginológicos fazem parte da rotina dos procedimentos odontológicos, os cirurgiões-dentistas devem ter um padrão de técnica, processamento das imagens, arquivamento e interpretação radiográfica, visando ter um acompanhamento do padrão ósseo do paciente que possibilite o diagnóstico de indícios de mudanças biológicas. Além disso, ele deve tomar cuidados adicionais, além de informar ao paciente os riscos envolvidos.

Independentemente do sexo e da idade do indivíduo, algumas medidas para prevenir a osteoporose podem e devem ser adotadas, tais como: alcançar o pico máximo da massa óssea durante a infância e adolescência até chegar à fase adulta, manter essa densidade mineral na meia-idade e minimizar a perda óssea no decorrer do envelhecimento, para garantir a qualidade de vida.

Bibliografia

Bulgarelli AF, Silva ABM, Arita ES et al. Osteoporose: um foco de estudo na Odontologia. Rev Pós-grad. 2002;9(4):379-82.

Camargo AJ, Arita ES, Fernandez MCC et al. Comparación de dos métodos radiológicos para evaluación de densidad ósea en mujeres posmenopáusica. International Journal of Morphology (Print). 2015;33:732-6.

Consensus Development Conference: diagnosis, prophylaxis, and treatment of osteoporosis. Am J Med. 1993;94:646-50.

Choi IGG, Munhoz L, Arita ES. Assessment of osteoporotic alterations in Brazilian postmenopausal women: a retrospective study. J Clin Diagnostic Res. 2018;12(5):ZC34-ZC37.

Deguchi T, Yoshihara A, Hanada N et al. Relationship between mandibular inferior cortex and general bone metabolism in older adults. Osteoporos Int. 2008;19:935-40.

Devlin H, Allen PD, Graham J et al. Automated osteoporosis risk assessment by dentists: Bone. 2007;40:835-42.

Drozdwska B, Pluskiewicz W, Tarnawska B. Panoramic-based mandibular indices in relation to mandibular bone mineral density and skeletal status assessed by dual energy X-ray absortiometry and quantitative ultrasound. Dentomaxillofac Radiol. 2002;31(6):361-7.

Espallargues M, Sampietro-Colom L, Estrada MD et al. Identifying: bone-mass-related risk factors for fracture to guide bone densitometry measurements: a systematic review of the literature. International Osteoporosis Foundation. Osteoporos Int. 2001;12:811-22.

Geraets WG, van der Stelt PF. Fractal properties of bone. Dentomaxillofac Radiol 2000;29(3):144-53.

Gulsahi A, Yüzügüllü B, Imirzalioglu P et al. Assessment of panoramic radiomorphometric indices in Turkish patients of different age groups, gender and dental status. Dentomaxillofac Radiol. 2008;37:288-92.

Hohlweg-Majert B, Schelzeisen R, Pfeifer BMS. Significance of osteoporosis in canimocillofacial surgery: a review of literature. Osteopors Int. 2006;17:167-79.

Jonasson G, Kankvall G, Kiliarlds S. Estimation of skeletal bone mineral density by jeans of trabecular pattern of the alveolar bone, its interdentalthikness, and the bone mass of the mandible. Oral Surg Oral Med Oral Pathol Oral Radiol Endod. 2001;92(3):346-52.

Krejci CB. Osteoporosis and periodontal disease: is there a relationship? J West Soc Periodontol Periodontal Abstr. 1996;44(2):37-42.

Krejci CB, Bissada NF. Periodontitis-the risks for its development. Gen Dent. 2000;48(4):430-6.

Miliuniene E, Vidmantas A, Vytaute Tamulaitiene PM. Relationship between mandibular cortical bone height and bone mineral density of lumbar spine. Maneliene Stomatologija, Baltic Dental and Maxillofacial Journal. 2008;10:72-5.

Mohammad AR, Hooper DA, Vermilyea SG et al. An investigation of relationship between systemic bone density and clinical periodontal status in postmenopausal Asia-American women. Int Dent J. 2003;53(3):121-5.

Munhoz L, Abdala Júnior R, Abdala R et al. Bone mineral density and mandibular osteoporotic alterations in type 2 diabetes. Brazilian Dental Science. 2018;21(2):220-9.

Munhoz L, Aoki EM, Cortes ARG et al. Osteoporotic alterations in a group of different ethnicity Brazilian postmenopausal women: an observational study. Gerodontology. 2018;35(2):101-9.

Munhoz L, Cortes AR, Arita ES. Assessment of osteoporotic alterations in type 2 diabetes: a retrospective study. Dentomaxillofacial Radiology. 2017;46:1-5.

Nakamoto T, Taguchi A, Ohtsuka M et al. A computer-aided diagnosis system to screen for osteoporosis using dental panoramic radiographs. Dentomaxillofac Radiol. 2008;37:274-81.

Persson RE, Hollender LG, Powell LV et al. Assessment of periodontal conditions and systemic disease in older subjects I. Focus on osteoporosis. J Clin Periodontol. 2002;29(9):796-802.

Philipov G, Phillips PJ. Skeletal site bone mineral density heterogeneity in women and men. Osteoporos Int London. 2001;12(5):362-5.

Sutthiprapaporn P, Taguchi A, Nakamoto T et al. Diagnostic performance of general dental practitioners after lecture in identifying post-menopausal women with low bone mineral density by panoramic radiographs. Dentomaxillofac Radiol. 2006;35:249-52.

Szejnfeld VL. Composição e organização do osso. In: Szejnfeld VL (org.). Osteoporose: diagnóstico e tratamento. São Paulo: Sarvier; 2000.

Taguchi A, Asano A, Ohtsuka M et al. International collaborative group 1: observer performance in diagnosing osteoporosis by dental panoramic radiographs. Results from the osteoporosis screening project in dentistry (OSPD). Bone. 2008;43:209-13.

Taguchi A, Ohtsuka M, Tsuda M et al. Risk of vertebral osteoporosis in post-menopausal women with alterations of the mandible. Dentomaxillofac Radiol. 2007;36:143-8.

Taguchi A, Suei Y, Ohtsuka M et al. Relationship between bone mineral density and tooth loss in elderly Japanese women. Dentomaxillofac Radiol. 1999;28(4):219-23.

Wactawski-Wende J. Periodontal disease and osteoporosis: association and mechanisms. Ann Periodontol. 2001;6:197-208.

Watanabe PCA, Monteiro SAC, Lacerda SA et al. Interrelation of two quality indicators for osteoporosis research in panoramic X-Rays of Brazilian Women. Rev Bras Estomat. 2004;1(3):200-6.

World Health Organization Study Group 1994. Assessment of fracture risk and its application to screening for postmenopausal osteoporosis. WHO Tech Rep Ser. 1994;843:94-101.

Zarb G, Lekholm U, Albreketssonm T et al. Aging, osteoporosis and dental implants. Chicago: Quintessence; 2002. 260 p.

Tomografia Computadorizada

26

Marcelo Cavalcanti e Denise Takehana dos Santos

Introdução

A tomografia computadorizada (TC) é o método de diagnóstico por imagem que mais se desenvolveu nos últimos anos, e sua aplicabilidade na odontologia vem aumentando com fins de diagnóstico e planejamento e acompanhamento de tratamento. A procura de um exame de TC e o desenvolvimento de trabalhos na área bucomaxilofacial está se tornando uma realidade entre os cirurgiões-dentistas. Por isso, neste capítulo, serão abordados os dois tipos de TC utilizados por eles: a tomografia computadorizada espiral (TCE) e a tomografia computadorizada por feixe cônico (TCFC), esta última de maior acesso e aplicabilidade.

Esses tipos de TC consistem em uma técnica volumétrica, ou seja, que possibilita observar uma estrutura tridimensionalmente. As imagens são geradas por raios X, que, por sua vez, atravessam os tecidos e são captados por receptores que codificam as informações recebidas pelo tomógrafo e as enviam para um computador interligado, transformando as informações em imagens. A TC pode fornecer cortes axiais ou coronais de uma região de interesse, a qual, por exemplo, pode ser a da mandíbula, o terço médio da face ou até toda a cabeça. A partir desses cortes axiais iniciais, podem-se obter reconstruções em segunda dimensão, denominadas também reconstruções multiplanares (RMP), da mesma região de interesse, sem a necessidade de expor o paciente a novo exame e facilitando a interpretação radiográfica. Essas reconstruções são imagens utilizadas quando é preciso obter uma visualização simultânea em diferentes planos de uma estrutura anatômica. Outra grande vantagem consiste na obtenção de imagens de reconstruções em terceira dimensão (3D) por meio da TC, que torna possível a visualização de estruturas anatômicas tridimensionalmente em uma única imagem.

Histórico e evolução

A palavra "tomografia" foi usada antes de 1920, quando alguns cientistas desenvolveram um método denominado "radiografia seccional do corpo" e "estratigrafia" (do grego *stratum*, que significa camada). Em 1935, Grossman refinou a técnica e a denominou tomografia (do grego *tomos*, seção). Em 1937, Watson desenvolveu outra técnica em que as seções eram transversas, denominando-a tomografia axial transversa. Entretanto, essas imagens perdiam detalhes e não apresentavam uma definição suficiente para serem utilizadas rotineiramente.

Paralelamente aos estudos das radiografias seccionais, técnicas de reconstrução das imagens obtidas por projeções também foram desenvolvidas. Um dos estudos que serviu de base para o aprimoramento delas foi o do matemático austríaco Radon, em 1917, que provou ser possível reconstruir ou construir uma imagem em duas ou três dimensões a partir de grande número de projeções em diferentes direções. Desde então, esse procedimento tem sido utilizado em várias áreas, encontrando aplicação clínica, inclusive, em medicina nuclear em 1963, com pesquisas de Allan MacLeod Cormack (desenvolveu soluções matemáticas para os problemas em TC). Em 1967, Godfrey Newbold Hounsfield desenvolveu uma nova metodologia em que a transmissão de raios X era realizada em múltiplos ângulos, e os valores de absorção dos tecidos eram traduzidos e calculados pelo computador, o qual, por sua vez, reconstruía a imagem em "fatias". Essa técnica foi primeiramente denominada "escaneamento computadorizado transverso axial" (tomografia). O autor relatou o processo de formação da imagem, no qual a fonte de raios X e dois detectores giravam em torno da cabeça do paciente, colocada de maneira imóvel, com uma estrutura plástica flexível contendo água ao redor da cabeça. Essa estrutura era responsável pela manutenção do posicionamento da cabeça, eliminando o ar entre ela e a máquina, pois se acreditava que isso diminuiria interferências durante a produção da imagem. Após a aquisição dos cortes, as imagens eram obtidas em duas etapas: na primeira, os detectores mediam a intensidade dos raios X absorvidos pelos diferentes tecidos, calculando, por meio de um coeficiente de absorção, a densidade de cada um deles; na segunda, o computador construía uma matriz de 80.380 pixels com a imagem de cada corte reconstruída, gravada e armazenada em um disco dentro do próprio computador acoplado à máquina. Uma vez finalizadas essas duas etapas, outro corte era realizado em um tempo hábil de 5 a 6 min para cada imagem.

Nesse trabalho o autor ressaltou que a decodificação do coeficiente de absorção de cada estrutura para feixes de raios X de 120 quilovoltagem (kV) resultou na elaboração de uma escala de cores utilizada até os dias de hoje, variando da cor preta (–1000 HU), que corresponde ao ar, passando por tonalidades de cinza (0 HU), que se relaciona à água e a líquidos corpóreos, até finalizar em branco (+1000 HU), correspondente ao osso ou a tecidos calcificados. Segundo Hounsfield, essa técnica poderia abrir um novo capítulo para o diagnóstico radiográfico, em que tecidos e estruturas poderiam ser identificados e diferenciados com uma exposição de 1,9 R (Röntgen) para o exame de seis cortes, equivalente ao exame convencional de raios X.

Após a apresentação desse novo sistema de aquisição de imagens, James Ambrose, do Hospital Atkinson-Morley (1971), descreveu as aplicações clínicas da tomografia (escaneamento transverso axial). Naquele trabalho, o autor relatou detalhadamente as alterações de densidade traduzidas pelo computador, tais como aumento, que podem ocorrer devido à intensidade da vascularização ou o depósito de cálcio em tumores ou outras lesões. Menores densidades foram encontradas em tecidos necrosados, edemas, formações císticas e hemorrágicas. O autor relatou que essa densidade tecidual pode ser intensificada artificialmente pela injeção intravenosa de substâncias contendo átomos "largos", como o sódio, que pode intensificar uma variedade de tumores. Tecidos cerebrais foram descritos e correlações com o coeficiente de absorção foram realizadas, nas quais o córtex foi observado com densidade de 19 a 23, em branco; a dura-máter apresentou densidade de 13 a 17 (cinza), e o fluido apresentou densidade de 7 a 8 (preto). Tecidos contendo cálcio variaram de 20 a 200, dependendo da concentração no tecido, correspondendo a tecidos tumorais, e em algumas lesões não havia alteração da intensidade do cálcio. Limitações da técnica foram apontadas pelo autor e relacionadas à movimentação do paciente durante o exame, provocando grandes defeitos e aberrações, principalmente em exames de base de crânio.

Em decorrência desses estudos, Hounsfield e Cormack receberam o Prêmio Nobel de Medicina em 1979, abrindo um novo campo para técnicos, radiologistas, médicos, engenheiros e outros.

O processamento dos dados é realizado a partir de princípios matemáticos que ocorrem em três passos. Primeiro, as informações adquiridas sofrem correções, ou seja, é realizada uma reformatação daquelas obtidas pelos detectores localizados no anel do tomógrafo. Em seguida, esses dados escaneados, com diferentes graus de atenuação, são convertidos em imagem digital por meio de procedimentos matemáticos, em que cada número (coeficiente de atenuação) representa a menor unidade de um tomograma computadorizado (*picture element*), formando a imagem do objeto em duas dimensões (x, y), denominada *pixel*. O conjunto de *pixels* forma a matriz da imagem, e sua representação gráfica nos permite a visualização do volume do objeto (eixos x, y, z), o que é denominado *voxel*. Esses valores têm uma variação de tons em uma escala de cinza na qual o contraste e o brilho também são levados em consideração. Essa correlação numérica com a escala de tons é chamada de janela. Como terceiro passo, é realizada a reconstrução digital da imagem, que envolve ainda a manipulação e o armazenamento em CD/DVD-ROM, discos ópticos ou no próprio tomógrafo. Os trabalhos pioneiros foram seguidos pela introdução de uma quarta geração de tomógrafos, desenvolvidos a partir de 1974.

Os tomógrafos computadorizados podem ser classificados, conforme suas diretrizes técnicas, em: técnica convencional e técnica espiral (helicoidal) *multislice* e por feixe cônico, esta última com maior aplicabilidade na odontologia.

A TC espiral foi inicialmente introduzida em 1990, com o objetivo de evitar diversas limitações da TC convencional. Assim, diminuiu-se o grande tempo em que esta processava as imagens e, com isso, reduziu-se a exposição do paciente à radiação. Entretanto, a primeira geração da TC utilizava um único anel de detectores (cortes simples – *single slice*), o que não eliminava os possíveis artefatos provenientes de restaurações metálicas dentárias ou de movimentos respiratórios voluntários do paciente. Isso porque o cone de raios X apresentava uma grande colimação para ser compatível com o anel único de detectores, o que resultava em pequena porcentagem de raios X emitidos pelo tubo sendo utilizados no processamento da imagem. Mais tarde, em uma tentativa de minimizar interferências na qualidade final da imagem, criou-se um anel duplo de detectores (duplo corte – *dual slice*), reduzindo em 50% o tempo de escaneamento do paciente e mantendo a qualidade da imagem.

A TC denominada *multislice* é o que há de mais moderno em se tratando da técnica espiral. Foi introduzida no final do ano de 1998 e pode utilizar múltiplos cortes ao mesmo tempo. Os atuais sistemas adquirem 4, 8, 16, 32, 64 e 128 cortes simultâneos em uma única aquisição de 0,5/0,4 segundo. Esses equipamentos utilizam cortes de 0,5 mm de espessura, com intervalos de reconstrução de até 0,1 mm. As imagens podem ser monitoradas em tempo real, ou seja, as reconstruções são obtidas ao mesmo tempo em que o paciente é escaneado. Com isso, é possível obter uma considerável melhoria na qualidade da imagem nas reconstruções multiplanares (reconstruções em planos coronal e sagital), assim como naquela em 3D, em que, quanto menores forem a espessura de corte e o intervalo de reconstrução, melhor será a qualidade da imagem e o produto final, reduzindo sensivelmente o tempo de trabalho comparado à TC espiral da geração anterior.

O protocolo para a região da face, incluindo exames para diagnóstico de trauma, planejamento de implantes dentários, lesões ósseas e anomalias de desenvolvimento, pode ser de 0,5 mm de espessura de corte por 0,3 mm de intervalo de reconstrução.

Anatomia seccional e reconstrução da imagem

A formação da imagem original pode ser axial ou coronal, dependendo da região de interesse. Pode-se também realizar reconstrução da imagem a partir da axial (ou da coronal), denominada RMP (sagital e/ou coronal), ou ainda reconstrução em 3D. Os cortes axiais trazem detalhes anatômicos importantes, vistos pelo ângulo superoinferior. Imagens em coronal são particularmente utilizadas para complementar as informações obtidas com os cortes axiais, com grande valia na investigação de soalho de órbita e de outros comprometimentos vistos de modo anteroposterior. Reconstruções sagitais não são rotineiramente utilizadas; entretanto, podem se tornar importante ferramenta complementar, tanto no estudo de afecções patológicas como no de fraturas. Comumente a associação das imagens axiais, coronais e sagitais é empregada para facilitar o estudo da área de interesse, somando informações que irão propiciar o melhor planejamento do tratamento a ser seguido.

Reconstrução em terceira dimensão

Este é um método que possibilita a reconstrução em 3D das imagens geradas originalmente (região escaneada) por meio de cortes 2D da TC. Ela pode ser obtida diretamente no próprio console do tomógrafo ou em uma estação de trabalho independente (*workstation*).

A utilização de programas específicos possibilita a obtenção da reconstrução em 3D das estruturas craniofaciais. Nessas imagens, os tecidos moles e suas relações com estruturas ósseas adjacentes podem ser também visualizados (Figura 26.1). A reconstrução em 3D via computação gráfica tem sido estudada com o aperfeiçoamento da qualidade da imagem, a eficiência e a versatilidade em diferentes aplicações envolvendo o complexo maxilomandibular. Em outras, porém, a reconstrução em 3D via computação gráfica vem facilitando a visualização e o detalhamento da relação dos tumores com estruturas adjacentes; com isso, a reconstrução em 3D torna-se um importante instrumento do radiologista, do clínico e do cirurgião para melhor avaliação dessas lesões.

A intrínseca relação com a reconstrução em 3D faz com que o uso da computação gráfica possibilite a procura de novos mecanismos que darão aos profissionais resultados mais precisos. Por meio da TC em 3D, é possível reconstruir a face do indivíduo ou ainda visualizar uma lesão sob diferentes planos. A diversificação de cores proporciona a diferenciação de tecido muscular do adiposo. Isso é possível por meio de propriedades específicas do *software* de obter volume em 3D e, por conseguinte, a segmentação da lesão. É possível mensurar a área comprometida, conseguindo medidas em três dimensões e por diferentes ângulos.

Existem duas maneiras de realizar a reconstrução em 3D: uma diretamente de um console do próprio tomógrafo computadorizado, e a outra enviando os dados originais (imagens axiais, por exemplo) para uma estação de trabalho independente. Para isso, é importante o conhecimento de alguns fatores fundamentais que envolvem essa metodologia de imagem:

- *Workstation* e aplicação de *softwares* (características e propriedades)
- Aplicabilidade de uma metodologia científica para a melhoria da qualidade da imagem e da obtenção de dados quantitativos. Método de validação por medidas lineares, volumétricas e angulares em 3D.

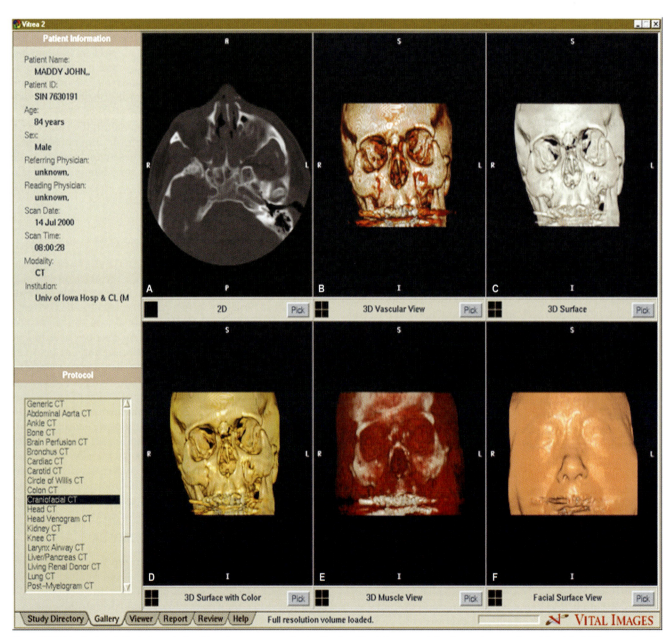

Figura 26.1 Estação de trabalho independente utilizando um programa de visualização volumétrica, no qual são observados os cortes axiais originais (**A**) e os protocolos específicos do programa, com reconstruções em 3D seguindo protocolo vascular (**B**), protocolo ósseo pela técnica de superfície (**C**), protocolo ósseo pela técnica de volume (**D**), protocolo muscular (**E**) e protocolo tegumentar (**F**).

O emprego de programas em associação com *workstation* utilizando a computação gráfica tem sido um grande avanço na área da radiologia. Sua utilização independente com uma conexão via *network* com o tomógrafo computadorizado tem possibilitado rapidez e versatilidade na obtenção de imagens de melhor qualidade, o que possibilita um reprocessamento dessas imagens para melhor diagnóstico e, consequentemente, um planejamento de tratamento mais adequado.

Aplicabilidade clínica no complexo maxilofacial

A TC tem sido bastante utilizada para diagnóstico e planejamento de tratamento de anomalias, disfunções da articulação temporomandibular (ATM), traumatologia e afecções dos maxilares, além do planejamento de implantes dentários. Isso porque ela possibilita a melhor visualização da região craniana, tornando-se essencial para intervenções cirúrgicas e na evolução do tratamento dessas anormalidades. A TC com reconstruções em 2D e 3D tem grande aplicabilidade na prática odontológica, e suas indicações serão abordadas a seguir.

Implantodontia

Inúmeros trabalhos científicos demonstram sua utilização clínica no que se refere à qualidade da imagem e à avaliação quantitativa da acurácia e da precisão de medidas lineares relativas à mandíbula e à maxila. Em geral, o protocolo utilizado para implantes consiste em cortes axiais de 1 mm de espessura, com incremento de mesa e intervalo de reconstrução de 1 mm (Figuras 26.2A e 26.3A). Entretanto, quando se utiliza o *multislice*, pode-se obter a espessura de corte de 0,5 por 0,3 mm de intervalo de reconstrução, o que significa uma considerável melhoria na visualização e na localização do canal mandibular e do próprio trabeculado ósseo, o que facilita a obtenção das respectivas mensurações. Os dados são transferidos para uma estação de trabalho independente (*workstation*), e um programa específico para implantes dentários é aplicado, o qual pode ser também instalado na própria TC; assim, utiliza-se o console do tomógrafo. Esse protocolo consiste na obtenção de imagens parassagitais a partir das imagens axiais (Figuras 26.2B a E e 26.3B). Por exemplo, após se obter o corte axial, em cada ponto é feito um corte parassagital, que geralmente consiste em 1 mm de espessura. Assim, é possível observar a distância vestibulolingual e inferossuperior simultaneamente, promovendo uma visualização importante de profundidade e altura para o planejamento do implante dentário em relação às estruturas vitais, como seios maxilares, fossas nasais (Figura 26.2B a E), canal mandibular e forame mentual da mandíbula (Figura 26.3B). Após a obtenção do corte axial original, o programa automaticamente fornece os cortes parassagitais, que são numerados de acordo com a extensão da mandíbula ou maxila do paciente. Por conseguinte, essas reconstruções parassagitais são numericamente dispostas, acompanhando a prévia numeração na

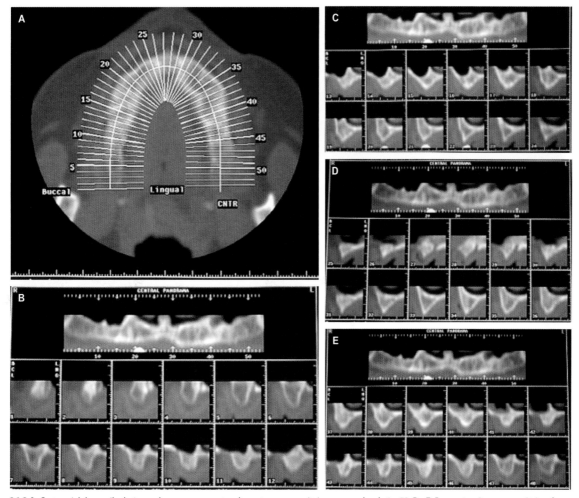

Figura 26.2 A. Corte axial da maxila de 1 mm de espessura contendo cortes parassagitais enumerados de 1 a 53. **B** a **E.** Reconstruções parassagitais sobre o corte axial com 1 mm de intervalo entre eles. É possível observar distâncias vestibulolingual e inferossuperior simultaneamente, o que possibilita mensurações de altura e profundidade da crista alveolar em relação aos seios maxilares e às fossas nasais.

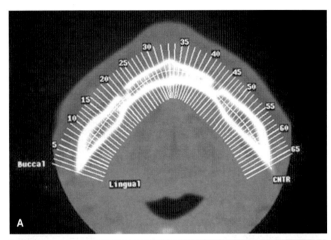
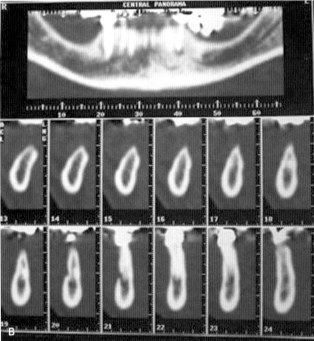

Figura 26.3 A. Corte axial da mandíbula de 1 mm de espessura contendo cortes parassagitais numerados de 1 a 66. **B.** Reconstruções parassagitais de 1 mm de espessura demonstrando as distâncias vestibulolingual e inferossuperior simultaneamente e evidenciando o canal mandibular e o forame mentual, o que torna possível mensurações em relação à crista alveolar.

imagem do corte axial. Com isso, torna-se fácil a visualização e a localização da região de interesse em todas as dimensões (largura, altura e profundidade).

Traumatologia

Em relação à traumatologia bucomaxilofacial, a TC torna-se imprescindível utilizando reconstruções multiplanares e em 3D, principalmente na interpretação de fraturas complexas, como as de Le Fort I, II, III e tripoidal. Inúmeros trabalhos vêm demonstrando a real viabilidade de se obter a reconstrução em 3D, aprimorando a qualidade da imagem e sua aplicabilidade na área da traumatologia. Estudos relativos à avaliação quantitativa, como o desenvolvido por Cavalcanti et al. (1999), têm demonstrando a validade desse método para o planejamento cirúrgico e a evolução do tratamento, utilizando uma estação de trabalho independente em que a imagem em 3D é processada e manipulada para uma visualização mais clara e, portanto, melhor interpretação da fratura.

Geralmente, o protocolo utilizado é o seguinte: 2 mm de espessura dos cortes axiais e coronais para 2 mm de incremento de mesa e 1 mm de intervalo de reconstrução (Figura 26.4). Atualmente, com o próprio avanço tecnológico da TC, é possível se obterem parâmetros mais eficientes quando se trata de protocolo para pacientes com trauma de face. Utilizando o *multislice* TC, pode-se obter 0,5 mm de espessura dos cortes axiais com 0,25 mm de intervalo de reconstrução em um tempo de apenas 0,5 s, incluindo toda a região de interesse. Isso tudo somado à utilização de versáteis estações de trabalho independente, onde se aplicam programas associando imagens axiais, reconstruções multiplanares e a técnica de volume em 3D (Figuras 26.5 e 26.6). Desse modo, processos de segmentação da imagem da região envolvida, transparência para melhor visualização de regiões complexas, como base de crânio, e simulações cirúrgicas podem ser obtidas com muito grande praticidade e eficácia (Figura 26.6).

Nota-se, também, a grande vantagem em diminuir o tempo em que o paciente fica exposto ao exame da TC, pois, dependendo do trauma, outras partes vitais do corpo podem estar bastante comprometidas. Por exemplo, um exame que envolva a base da mandíbula até a região do seio frontal pode ser realizado em um tempo total de, no máximo, 40 s, com o intervalo de reconstrução de 0,25 mm e *multislice* de 16 cortes por 0,5 segundo. O mais importante e vantajoso é que, enquanto o paciente está sendo levado para o centro de tratamento, em poucos segundos essas imagens são enviadas para *workstations*, e, simultaneamente, reconstruções multiplanares e em 3D são obtidas com alta resolução de imagem final.

Patologia

Uma análise apropriada e criteriosa da TC faz com que o radiologista adicione todas as informações obtidas e realize uma interpretação radiográfica de acordo com as inúmeras condições patológicas, o que, definitivamente, possibilita um diagnóstico por imagem mais específico. A TC é o exame radiográfico mais indicado para o estudo de afecções dos maxilares, pois define anormalidades como expansão e destruição de corticais, assim como para a determinação do grau de invasão e infiltração da lesão para os tecidos moles adjacentes. Entretanto, é importante que se conheçam características inerentes a doenças inflamatórias, neoplasias benignas e malignas. Ressalta-se que a TC fornece um real espectro dos componentes da lesão e de seu envolvimento com estruturas ósseas, bem como de tecidos moles envolvidos, tornando-se um exame mais completo em relação às radiografias convencionais, já que fornece maiores informações, o que amplia definitivamente a abordagem quanto à interpretação final. Entretanto, a TC não é indicada para a visualização de elementos dentários ou regiões adjacentes, como periodonto e periápice. Somente nesses pontos a radiografia dentária tem suas vantagens em relação à TC, o que, em específicas ocasiões, pode justificar sua utilização como complemento.

Lesões como pólipos nos seios paranasais, mucocele, cistos e neoplasias benignas tendem a expandir a área de origem devido ao seu crescimento lento e à pressão gradual, provocando atrofia e destruição de corticais ósseas. Um cisto ou tumor odontogênico (cisto dentígero [Figura 26.7]; mixoma [Figura 26.8]; ameloblastoma [Figura 26.9]), por exemplo, quando observado em uma TC, pode expandir a cortical, provocando sua destruição e expandindo, inclusive, o tecido muscular associado. Contudo, o exame histopatológico ainda é aquele que define a natureza da lesão, e a TC fornece sua real localização, seus componentes e a manifestação das lesões relativas às áreas anatômicas envolvidas.

26 | Tomografia Computadorizada | 241

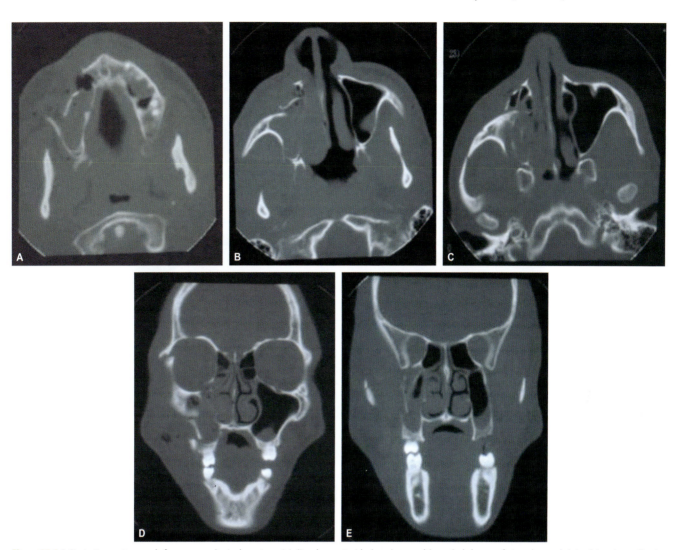

Figura 26.4 A. Paciente com trauma de face em sequência de cortes axiais (janela para tecido ósseo), na qual é possível observar fratura da parede lateral do seio maxilar do lado direito. Nota-se, ainda, a fratura das paredes anterior, medial e posterior do seio maxilar direito (**B** e **C**), com velamento do seio maxilar direito e da fossa nasal direita, além de fratura do arco zigomático direito. Em cortes coronais (janela para tecido ósseo), são evidentes fratura frontozigomática, soalho de órbita e paredes medial e lateral do seio maxilar do lado direito estendendo-se para a parede posterior do mesmo, com velamento dessas cavidades (**D** e **E**), bem como velamento parcial inferoanterior e posterior do seio maxilar do lado esquerdo.

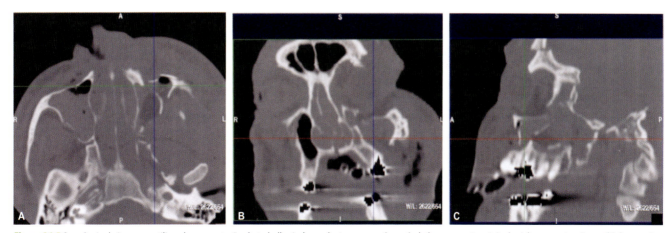

Figura 26.5 Sequência de imagens utilizando uma estação de trabalho independente, em que é possível observar corte original axial e reconstruções multiplanares (sagital e coronal) em janela para tecido ósseo simultaneamente. Pode-se utilizar uma ferramenta específica do programa, denominada *guia*, para localizar o mesmo ponto de fratura nos três planos. **A.** Corte axial. Observa-se fratura das paredes anterior, lateral e posterior do seio maxilar esquerdo, do processo pterigoide do mesmo lado e da parede lateral do seio maxilar do lado direito, com velamento total dos mesmos e velamento das fossas nasais. **B.** Reconstrução coronal. É observada a fratura de soalho anterior da órbita esquerda e da parede medial e inferior do seio maxilar, com velamento total do antro maxilar esquerdo. Também é evidente a fratura da parede lateral do seio maxilar direito, com velamento parcial do mesmo. **C.** Reconstrução sagital. Verificam-se fraturas de osso frontal, soalho de órbita, paredes posterior e inferior do seio maxilar e seio esfenoidal.

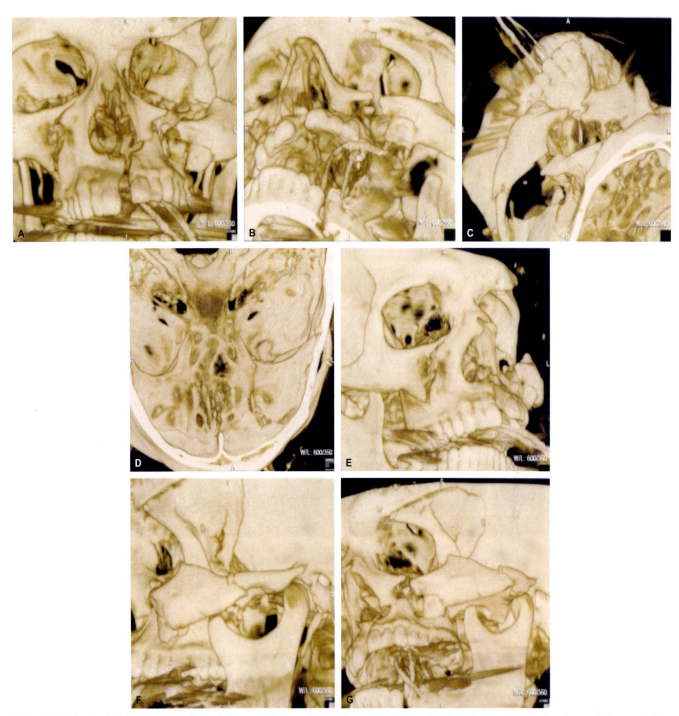

Figura 26.6 A. Sequência de imagens em 3D. Protocolo ósseo com fraturas evidentes de osso zigomático, soalho da órbita e maxila bilateralmente, com deslocamento dos segmentos. **B.** Fratura de mandíbula e extensão da fratura orbitária para região mais posterior e superior. **C.** Após rotação da imagem, é possível observar fratura de suturas frontozigomática, zigomático-maxilar e zigomático-temporal, caracterizando uma fratura tripoidal. **D.** Ao segmentar a imagem, observa-se a fratura estendendo-se ao teto da órbita, correspondente, nesta imagem, à extensão do osso esfenoide (base de crânio). **E**, **F** e **G.** É possível verificar o aspecto cominutivo da fratura com deslocamento do osso zigomático em fratura em soalho de órbita e arco zigomático.

Outro grupo bastante específico é o das lesões fibro-ósseas. De acordo com a literatura, a displasia fibrosa é bem diferenciada pelas medidas, que variam de 70 a 130 HU na escala de Hounsfield, em contraste com outras lesões, geralmente de 20 a 40 HU. Imagens em TC demonstram lesões hiperdensas, com aparência homogênea, regular e uniforme (Figura 26.10).

Autores relataram ser possível distinguir o fibroma ossificante da displasia fibrosa pela diferença na radiodensidade, na arquitetura da lesão e na característica das suas bordas. Na TC, o fibroma cemento-ossificante apresenta um aspecto expansivo, heterogêneo, osteolítico, contendo calcificações irregularmente espalhadas e provocando um aspecto multilocular com característica de não continuidade das lojas (Figura 26.11). Internamente, apresenta-se como um misto de densidades, cujo padrão dependerá da quantidade e da forma do material calcificado. Autores relatam o comportamento da lesão semelhante ao de um tumor, com crescimento concêntrico e expansão óssea em todas as direções, o que pode

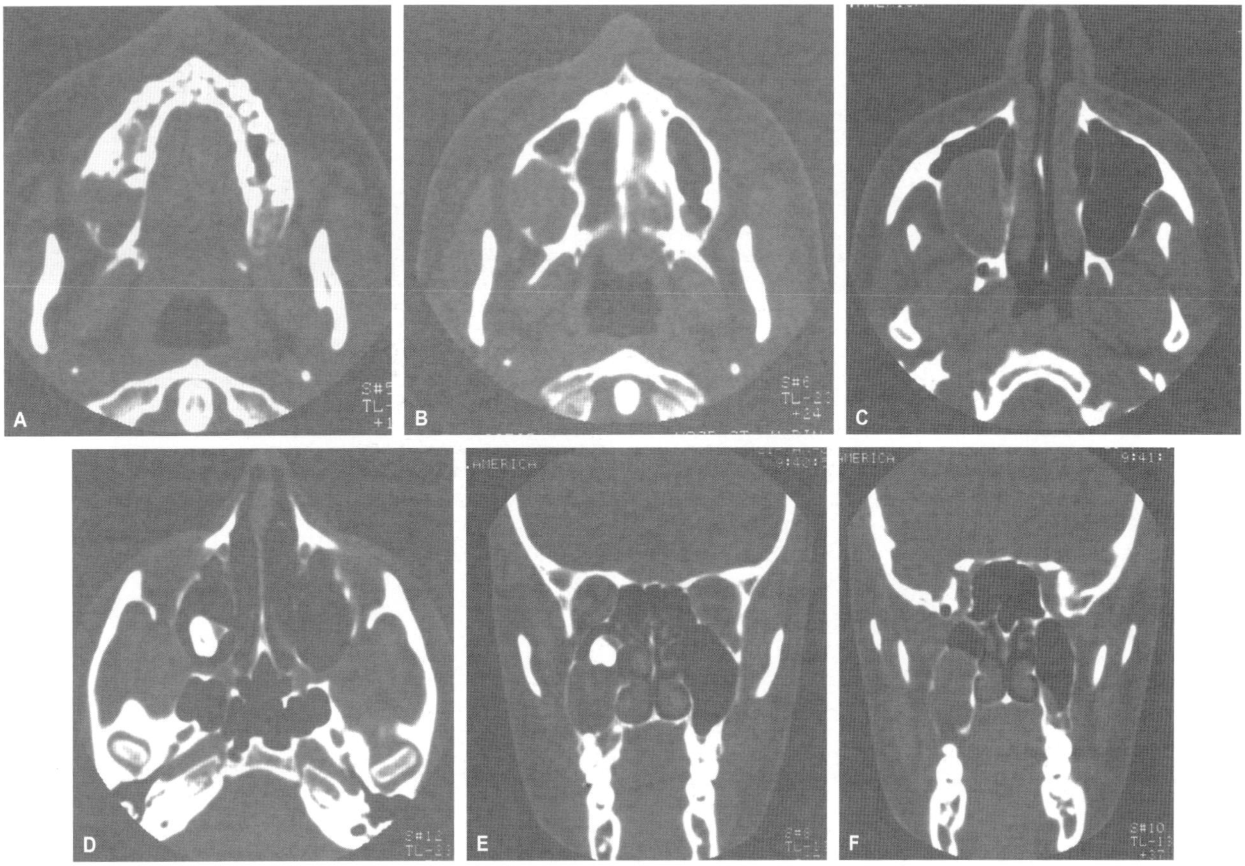

26 | Tomografia Computadorizada 243

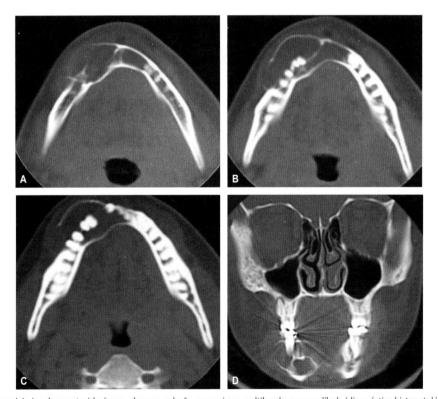

Figura 26.7 Lesão de natureza expansiva, de aspecto compatível com cisto (diagnóstico histopatológico de cisto dentígero), é observada em cortes axiais em janela para tecido ósseo, localizada na parte do rebordo alveolar, estendendo-se para o seio maxilar inferossuperior do lado direito (**A**, **B**), com destruição da cortical vestibular. Nota-se a lesão se estendendo mais para a região superior do seio maxilar, contendo a coroa de um dente não exteriorizado (**C**, **D**). Os cortes coronais, em janela para tecido ósseo, demonstram o envolvimento do dente com a lesão e uma destruição da parede lateral do seio maxilar, ambos mais para posterior (**E**, **F**).

Figura 26.8 A a **C.** Em cortes axiais, janela para tecido ósseo, observa-se lesão expansiva e multilocular na mandíbula (diagnóstico histopatológico de mixoma odontogênico), osteolítica na cortical vestibular e na medular, compatível com lesão benigna, contendo trabéculas ósseas residuais finas e estendendo-se do molar do lado direito à região de canino do lado esquerdo. **D.** No corte coronal, observa-se destruição de cortical vestibular, assim como o aspecto uniforme das lojas ósseas, com expansão de ambas as corticais.

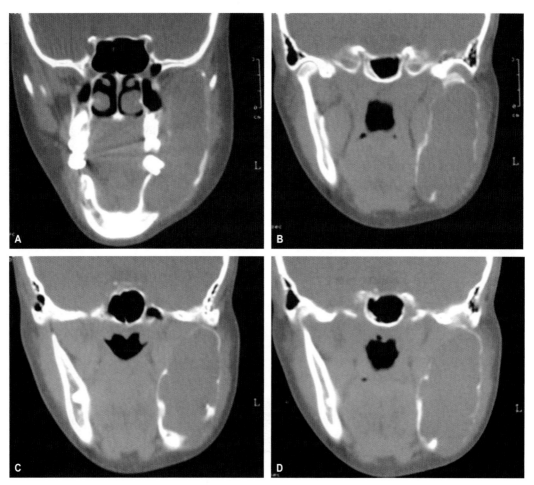

Figura 26.9 Imagens coronais demonstrando uma extensa lesão unilocular (diagnóstico histopatológico de ameloblastoma) na mandíbula do lado esquerdo, expansiva no sentido inferossuperior até a região de côndilo e vestibulolingual envolvendo corpo, ângulo e ramos ascendentes.

resultar em deslocamento dos dentes ou do canal alveolar, ou de outras corticais.

Segundo a literatura, a aplicação da computação gráfica 3D e a utilização de propriedades como rotação, translação, segmentação e navegação pelo interior das imagens tridimensionais torna possível a completa visualização, para que se possa avaliar determinada lesão em relevantes pontos anatômicos. Aplicando recursos de reconstrução em 3D pela técnica de volume por meio da computação gráfica, podem ser obtidas medidas lineares e volumétricas, implementando a análise quantitativa por meio de um refinamento do processamento de imagens utilizando a computação gráfica. O desenvolvimento desse método facilita a visualização interativa e as análises qualitativas e quantitativas para planejar o tratamento, pois a associação de protocolos denominados ósseos e vasculares, por exemplo, possibilita a localização da atuação de determinada patologia pela sua vascularização (Figura 26.12).

Cavalcanti et al. (2001) demonstraram a utilização do protocolo vascular em 3D como auxiliar no diagnóstico e no plano de tratamento, localizando a lesão e obtendo medidas lineares desta para planejamento cirúrgico. Esse protocolo que utiliza a computação gráfica foi aplicado em pacientes com diversas neoplasias maxilofaciais que receberam substância de contraste durante o exame de TC, e foi observada uma evidenciação de coloração vermelha no local onde se concentrava a substância de contraste (vascularização; ver Figura 26.12).

Segundo a literatura, houve elevada compatibilidade da intensidade da vascularização encontrada ao exame histopatológico. Com isso, é importante salientar que esse protocolo é um adjunto importante na imagem em 3D para estruturas ósseas, pois ajuda a localizar a lesão em 3D, melhorando a visualização em relação a outras estruturas adjacentes que possam estar envolvidas direta ou indiretamente com a lesão.

Para que essa metodologia promova confiabilidade nos resultados, alguns cuidados devem ser tomados. Estudos têm demonstrado uma íntima dependência entre a qualidade da imagem tridimensional e a técnica empregada para a aquisição da imagem. Fatores como protocolo de aquisição das imagens, injeção ou não de substância de contraste e utilização de um aparelho capacitado a realizar cortes finos em poucos segundos devem ser criteriosamente avaliados, pois são imprescindíveis para se obter RMP e reconstruções em 3D fidedignas do objeto escaneado.

De acordo com a literatura, a TC tem um importante papel tanto na avaliação pré como no pós-operatório de patologias bucais. Essas imagens têm permitido excelente avaliação de lesões de tecido mole, bem como da invasão óssea, adicionando a isso a possibilidade de avaliar a anatomia em planos coronal e sagital evidenciada pelas imagens originais (cortes axiais) sem a exposição adicional do paciente a nova radiação, facilitando a análise de modificações morfológicas resultantes de lesões malignas ou benignas da cavidade bucal, com excelente redução dos artefatos. Desse modo, a TC tem sido a técnica recomendada com grande confiabilidade como modalidade primária de diagnóstico de neoplasias malignas.

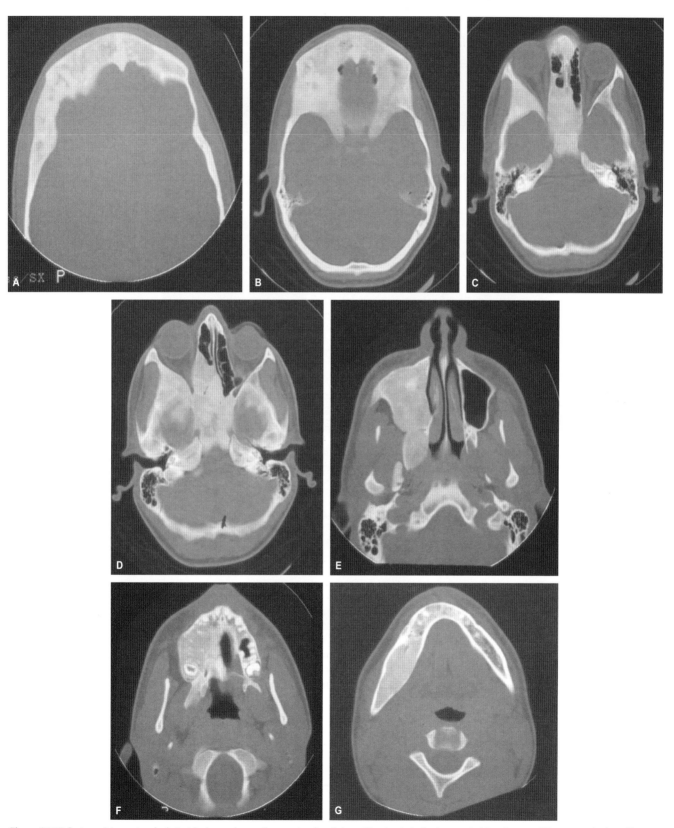

Figura 26.10 Cortes axiais, em janela de tecido ósseo, da porção superior do crânio, evidenciando lesão de aspecto hiperdenso na TC, com aparência uniforme e homogênea característica de displasia fibrosa. **A** e **B**. Nota-se envolvimento dos ossos e seios frontais bilateralmente, bem como do osso temporal direito. **C** e **D**. Nota-se, também, o comprometimento dos ossos nasais, esfenoide, seios esfenoidais, fossa nasal direita, células etmoidais e células mastóideas, assim como um abaulamento da parede posterolateral da cavidade orbitária. **E**. Observa-se o comprometimento total do seio maxilar direito pela lesão, com envolvimento do processo pterigoide do osso esfenoide direito, da maxila direita (**F**) e da mandíbula direita (**G**). Não há evidências de destruição óssea.

246 Fundamentos de Odontologia | Radiologia Odontológica e Imaginologia

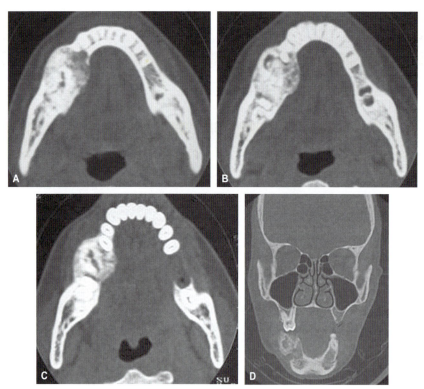

Figura 26.11 A a C. Em cortes axiais, janela para tecido ósseo, observa-se lesão expansiva na mandíbula no lado direito, com aspecto osteolítico e com a presença de calcificações características de fibroma cemento-ossificante. **D.** Nos cortes coronais, janela para tecido ósseo, observa-se expansão de corticais e erosão na cortical vestibular na região de molar. São comuns as áreas osteolíticas alternadas com áreas de deposição óssea, como se pode claramente observar em todas as imagens.

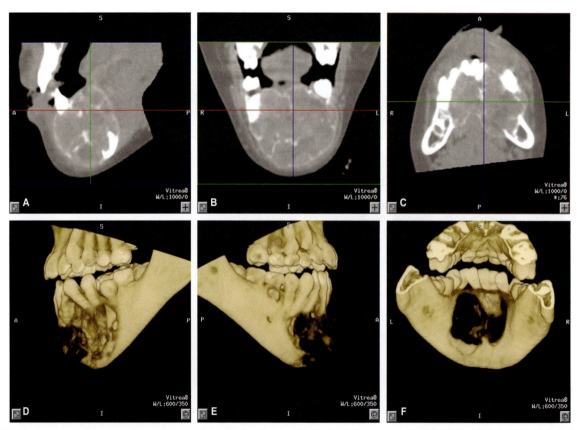

Figura 26.12 A a C. Corte axial e reconstruções multiplanares (sagital e coronal), em janela para tecido ósseo, com uma extensa lesão (diagnóstico histopatológico de lesão central de células gigantes) envolvendo a mandíbula (de molares do lado esquerdo a pré-molares do lado direito), predominantemente osteolítica, expansiva, multilocular, com lojas não uniformes e de contorno heterogêneo. Foi utilizado um recurso do programa (guia) para localizar o maior diâmetro da lesão nos três planos simultaneamente e, assim, dimensionar melhor a imagem. **D a H.**

(continua)

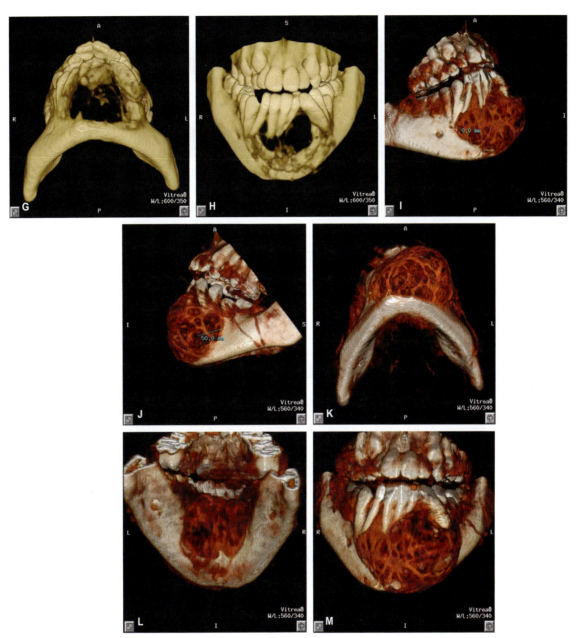

Figura 26.12 (*continuação*) **D** a **H.** A reconstrução em 3D em protocolo ósseo, com segmentação da imagem, possibilita a verificação do grau de destruição óssea provocado pela lesão em todas as corticais. Fica evidente o afastamento das raízes dos dentes anteriores, porém sem evidências de reabsorção radicular. **I** a **M.** A reconstrução em 3D em protocolo vascular demonstra o padrão característico vascular da lesão central de células gigantes, com vasos calibrosos provocando a expansão dos tecidos adjacentes, adjunto este para um diagnóstico diferencial, como também na localização exata da lesão.

Durante o exame tomográfico para o diagnóstico de neoplasias malignas, é de fundamental importância a utilização de contrastes radiográficos intravenosos. Isso porque a ação da neoplasia na angiogênese dos tecidos adjacentes ao tumor faz com que haja maior concentração do contraste em áreas de mais atividade metabólica, com rica vascularização, possibilitando melhor visualização dos tecidos moles envolvidos e viabilizando, assim, o delineamento da lesão, como também o trajeto da neoplasia e o próprio planejamento de um tratamento radioterápico. A avaliação do realce da imagem provocado pela injeção de contrastes radiográficos nos exames de TC também possibilita inúmeras informações sobre o padrão do fluxo de vascularização naquela região, auxiliando a identificação de linfonodos, o envolvimento de tecido muscular e glândulas salivares e o padrão infiltrativo inerente à lesão neoplásica, assim como a visualização do envolvimento de forames por onde passam artéria e veias. A TC é de fundamental importância no acompanhamento de metástases e recidivas por meio de atenuação pelo contraste intravenoso, com a facilidade de localizar e dimensionar a atuação da lesão (Figuras 26.13 e 26.14).

A indicação correta de determinada técnica radiográfica, bem como a associação de várias modalidades de obtenção de imagem, possibilita um diagnóstico precoce e preciso, além de um acompanhamento periódico do tratamento com custo acessível. A associação de métodos que somem a informação anatômica (TC) à informação metabólica (tomografia por emissão de pósitrons [PET]) é amplamente utilizada nos dias atuais, especialmente porque, muitas vezes, há grande dificuldade em monitorar a resposta ao tratamento de determinadas patologias, como tumores ósseos, por exemplo. O principal problema com a radiologia convencional e a TC é que na mesma lesão pode haver componente de destruição e reparação, o que propicia diferentes padrões radiográficos a serem encontrados.

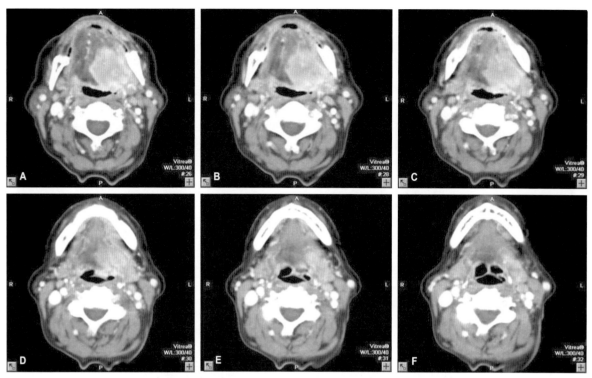

Figura 26.13 Sequência de cortes axiais, em janela de tecido mole, demonstrando um carcinoma epidermoide (diagnóstico histopatológico) de língua, no qual se nota massa infiltrativa de grande dimensão na base da língua, com margens definidas pela concentração da substância de contraste, estendendo-se inferior e posteriormente ao assoalho bucal, ao espaço parafaríngeo e à glândula submandibular esquerda. Nota-se a obliteração dos planos gordurosos normais dos músculos circunjacentes, além de linfonodomegalia regional.

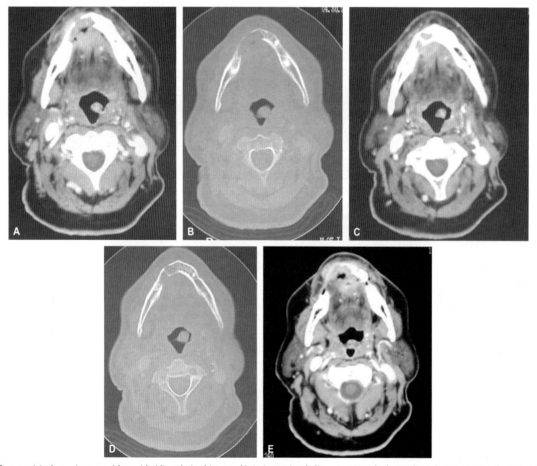

Figura 26.14 Cortes axiais de carcinoma epidermoide (diagnóstico histopatológico) anterior de língua, em janela de tecido mole (**A** a **C**) e janela de tecido ósseo (**B**, **D**). Observa-se uma massa atenuada pela solução de contraste intravenoso na porção anterior da língua, infiltrando anterior e lateralmente para o músculo bucinador (**A**, **C**, **E**) e causando a destruição das corticais lingual, vestibular e medular (**B**, **D**).

Desse modo, empregando exames como o PET associado aos sistemas de planejamento computadorizado que possibilitam a fusão de imagens entre o PET e a TC, a definição do volume-alvo torna-se melhorada, aumentando a precisão do planejamento cirúrgico/radioterápico (Figuras 26.15 a 26.17). Combinar informações anatômicas e funcionais em um único exame, como a PET, pode ser extremamente vantajoso, e a interpretação da imagem fica facilitada, especialmente porque as lesões malignas apresentam células ávidas por certos substratos empregados, o que fica claramente evidenciado em casos de hipercaptação fisiológica (músculos, glândulas salivares e membrana mucosa).

Diferentes métodos para se obter essa fusão de imagens têm sido desenvolvidos nos últimos anos, incluindo técnicas de registro espacial com métodos interativos ou automáticos que utilizem pontos anatômicos previamente marcados. Um dos caminhos comumente utilizado é o emprego das informações da TC apenas como um guia topográfico, proporcionando simples orientação anatômica e algumas informações adicionais quanto à localização espacial. A segunda maneira é utilizar a TC de rápida transmissão como uma ferramenta diagnóstica para maximizar a qualidade da imagem, usando parâmetros para aperfeiçoar a aquisição da imagem e meios de contraste oral e intravenoso. No segundo caso são empregados aparelhos que não sejam híbridos e que permitam combinar a informação obtida por meio da PET com a adquirida por meio da TC *multislice*, possibilitando um mapeamento topográfico metabólico bastante fidedigno.

No entanto, a qualidade da imagem nesse tipo de exame depende do preparo do paciente e da qualidade técnica da aquisição dos dados. Assim, o indivíduo deve ser instruído a não falar durante o exame e retirar próteses metálicas intraorais removíveis, para minimizar artefatos de movimento ou por metal. As próteses fixas produzem um defeito de emissão da imagem, e esses artefatos podem parecer pequenas lesões no

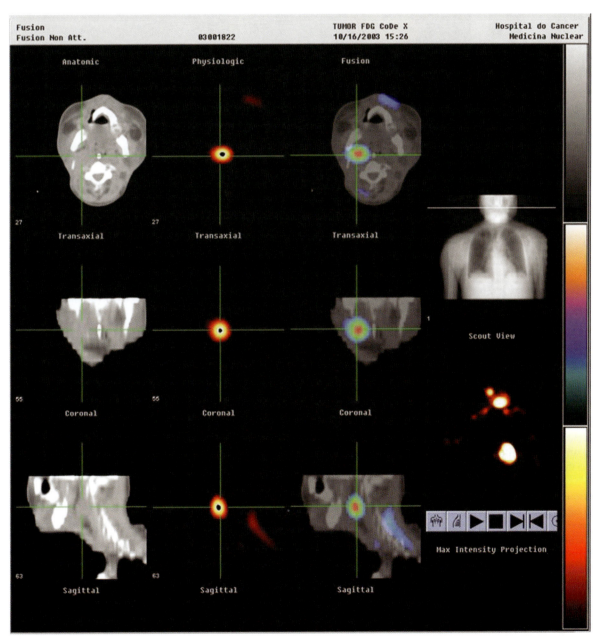

Figura 26.15 Imagens da TC, imagens fisiológicas (PET) e fusão de ambas (PET + TC) em axial, coronal e sagital de um paciente com carcinoma espinocelular (CEC) em região lateroinferior da mandíbula e lateral da glote, demonstrando hipercaptação do substrato ao centro da lesão, representada pela escala de cores no *lado direito*.

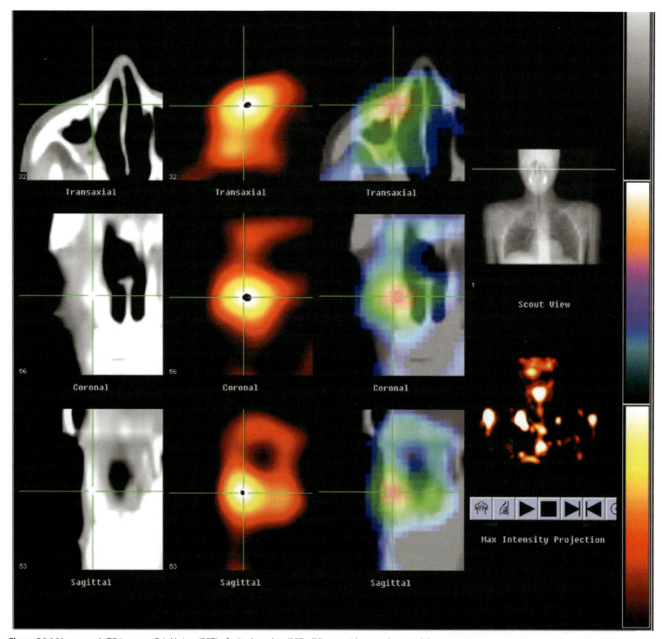

Figura 26.16 Imagens da TC, imagens fisiológicas (PET) e fusão de ambas (PET + TC) em axial, coronal e sagital de um paciente com carcinoma espinocelular (CEC) na região da parede anterior do seio maxilar direito, demonstrando hipercaptação do substrato ao centro da lesão, representada pela escala de cores no *lado direito*.

espaço periodontal, produzindo dados inconsistentes para a interpretação e, até mesmo, causando falso-negativos.

Equipamentos híbridos com capacidade de realizar exames de medicina nuclear e TC em um único exame foram desenvolvidos na década de 1990, e Bocher et al. (2000) descreveram um estudo do desempenho dos exames de PET com detecção em coincidência e do *single photon emission computed tomography* (SPECT) utilizando um aparelho com essa propriedade, denominado GEMS Millenium VG *gamma camera* (GE Medical System®). Segundo os autores, um sistema de raios X semelhante à terceira geração da TC é utilizado, composto de um anel de 384 detectores localizados no *gantry*, que gira ao redor do paciente. Do centro de rotação até os detectores há um espaço de aproximadamente 1,2 mm, possibilitando a reconstrução dos cortes transaxiais em alta resolução. A espessura do corte é fixada em 10 mm, e para cada corte há um gasto de 14 s, aproximadamente. Esse aparelho opera em 140 kV e 2,5 miliamperes (mA), e foi calibrado de maneira a realizar a mesma correção de atenuação dos tecidos da TC justificada pela existência de um tubo policromático e detectores dependentes de energia.

Articulação temporomandibular

A TC tem sido muito utilizada no estudo da anatomia e no auxílio ao diagnóstico e acompanhamento da evolução do tratamento de diversas anormalidades ósseas da ATM (Figura 26.18).

Fraturas do côndilo podem ser classificadas como intracapsulares (da cabeça) e extracapsulares. Uma fratura não diagnosticada e, por conseguinte, não tratada pode causar sequelas desagradáveis e até de difícil reabilitação. Deslocamentos da fratura nos sentidos anteroposterior e mediolateral têm sido nitidamente observados na TC. Desse modo, o corte axial é de grande valia para a observação da posição anterior do côndilo, e cortes coronais possibilitam melhor avaliação dele na fossa articular no sentido mediolateral. Esse corte também possibilita a visualização superomedial do côndilo e da fossa articular.

Por meio de uma *workstation* independente e utilizando determinados programas, é possível reconstruir simultaneamente a imagem axial original em planos sagital e coronal (reconstruções multiplanares), e em 3D. Assim, podem ser visualizados os diferentes cortes da região da ATM e diferentes planos se complementando com a imagem em 3D simultaneamente, possibilitando a observação da anatomia da região e das áreas anatômicas adjacentes. Assim, a elaboração de um plano de tratamento cirúrgico em casos de afecções patológicas ou fraturas torna-se precisa e acurada.

Neste capítulo, foi demonstrado que o emprego da TC é importante e fundamental em diversas especialidades, desde que tenha uma indicação correta, visando ao diagnóstico, ao planejamento e ao acompanhamento do tratamento. Em determinadas situações, esse exame é contraindicado, especialmente para avaliar elementos dentários impactados (em termos de localização vestibular ou lingual), observar lesões periodontais e reabsorções alveolares, realizar odontometrias e avaliar tratamentos endodônticos; também não é indicado para o estudo de anomalias dentárias ou para analisar adaptação de próteses e restaurações. Para esses fins, valem os métodos radiográficos convencionais, os de localização e, em alguns casos, a TCFC.

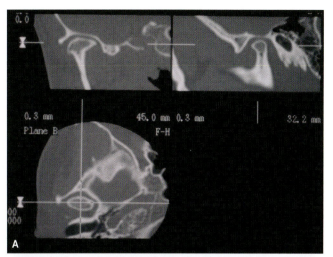

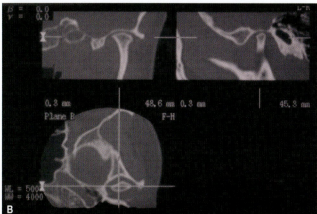

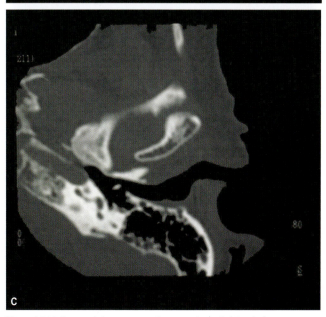

Figura 26.18 Cortes axiais e reconstruções coronal e sagital, janela óssea, para melhor visualização da relação intrínseca do côndilo com a cavidade articular e região adjacente, em que se observam o lado direito normal (**A**) e o lado esquerdo com hipoplasia condilar (**B**). Corte axial, janela óssea em *zoom*, demonstrando uma imagem hiperdensa na porção anteromedial do côndilo, caracterizando presença de osteófito (**C**).

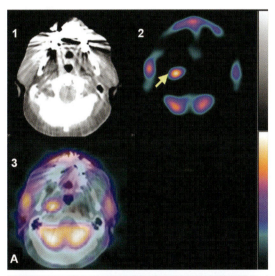

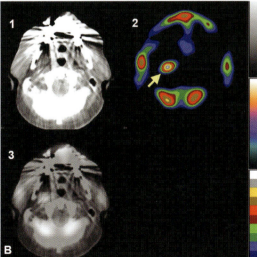

Figura 26.17 Imagens de TC (1), imagens fisiológicas (PET; 2) e fusão de ambas (PET + TC; 3) em vista axial de um paciente com carcinoma espinocelular (CEC) em região lateroinferior da mandíbula e lateral de glote, demonstrando a lesão com a mesma hipercaptação utilizando diferentes escalas de cores (*setas amarelas*).

Tomografia computadorizada por feixe cônico

A TCFC é um exame de imagem volumétrico que, assim como a TC espiral *multislice*, fornece análise tridimensional. É uma técnica de obtenção de imagens originais e reconstruções diferentes da tomografia espiral apresentada anteriormente, com ampla aplicabilidade dentro da odontologia, cujas características peculiares, como menores doses de radiação e menor custo, estimulam mais sua utilização, notoriamente aumentada nos últimos anos.

Nessa técnica, o feixe de radiação assume um formato cônico, com largura suficiente para abranger a região de interesse, de acordo com o sensor tridimensional dos tomógrafos. A imagem é formada como um todo, sendo posteriormente pós-processada pelo programa do computador, que realiza as reconstruções multiplanares em planos axial, coronal e sagital. Ela é obtida pelo princípio de aquisição e conformação do feixe de radiação, o que resulta em *voxels* anisotrópicos (dimensões diferentes nos eixos x, y e z). No entanto, as imagens só permitem uma excelente visualização de estruturas ósseas; logo, existe uma limitação quanto à visualização adequada dos tecidos moles. Isso ocorre pela reduzida miliamperagem fornecida pela ampola, o que torna inviável a perfeita diferenciação entre os sutis coeficientes de atenuação dos tecidos moles, pois os *voxels* obtidos apresentam valores muito próximos, tornando uniformes as áreas preenchidas por esses tecidos. Assim, a análise e interpretação de uma TCFC deve ser sempre para estruturas ósseas.

Apesar dessas limitações da técnica, seu emprego crescente está diretamente relacionado à diminuição da dose de radiação pela colimação do feixe primário (escala média variando de 36,9 a 50,3 milisievert), ao tempo de varredura acelerado (5 a 40 s) e à redução de artefatos de imagem em comparação com a TC helicoidal, em função do uso de algoritmos de supressão de artefatos e do aumento do número de projeções.

Durante a aquisição das imagens no exame de TCFC, o tubo de raios X e o detector rotacionam em torno da cabeça do paciente. As imagens são denominadas projeções-base ou imagens-base e são prontamente reconstruídas pelo *software* do equipamento, originando o volume tridimensional. O número total de imagens-base adquiridas dependerá do tempo, da velocidade e do grau de rotação (ângulo de escaneamento) de rotação do aparelho. Em alguns tomógrafos de feixe cônico acontece uma rotação completa do tubo de raios X (360°) ou uma parcial de 180°. A literatura afirma que, em exames realizados com uma rotação parcial de 180°, há uma diminuição no número de imagens-base adquiridas e uma redução pela metade da dose efetiva de radiação ao paciente.

A aquisição é realizada por meio da seleção de protocolo de cada tomógrafo, de acordo com a razão do exame. Nesse protocolo, deve constar a espessura do *voxel*, o tamanho do campo de visão (FOV, do inglês *field of view*), o número de projeções e o tempo de aquisição original. O *voxel* consiste na espessura em que a imagem será reconstruída, como, por exemplo: 0,12 mm, 0,15 mm, 0,25 mm, 0,30 mm. O FOV é a região que será reconstruída nas reconstruções multiplanares (p. ex., 5 × 5 cm, 8 × 8 cm, 6 × 16 cm) e de acordo com o sensor (tridimensional) da máquina. O *voxel* e o FOV devem ser sempre diretamente proporcionais; assim, menor FOV, menor *voxel*; maior FOV, maior *voxel*. Ressalta-se que o tempo de reconstrução das imagens depende do protocolo original da aquisição; desse modo, quanto maior for o número de imagens com menor tamanho de *voxel* e maior quantidade e projeções, maior será o tempo de reconstrução e, consequentemente, uma possível dose maior de radiação.

A melhor resolução espacial deverá ser a combinação desses fatores, em especial dentro da razão do exame solicitado, sempre levando em consideração a dose de radiação e o benefício de uma aquisição com o correto protocolo de cada máquina. Logo, não se comparam protocolos de máquinas diferentes. mas sim os de uma mesma máquina. No mercado nacional, existem os tomógrafos dedicados (que obtêm somente a TC) e aqueles que podem obter imagens de tomografia e radiografia panorâmica, assim como de tomografia, radiografia panorâmica e telerradiografia (mais comuns e mais comercializados; Figura 26.19).

À medida que o desenvolvimento de tomógrafos com ajustes e melhorias em parâmetros de aquisição da imagem aumentou, foram realizadas inúmeras pesquisas relacionadas ao tamanho do FOV, ao *voxel* e ao grau de rotação do aparelho, para a detecção e avaliação de fraturas radiculares e reabsorções alveolares periodontais e a mensuração de níveis ósseos alveolares. A escolha do tamanho do *voxel* (diretamente relacionado à quantidade de detalhe na imagem) está condicionada a um equilíbrio entre a resolução requerida para o diagnóstico e a dose de radiação envolvida. Em alguns tomógrafos, quanto menor o tamanho do *voxel* selecionado, maiores o tempo de exposição e a dose de radiação fornecida ao paciente.

De acordo com a literatura, do ponto de vista quantitativo, *voxels* de 0,20 e 0,30 mm não interferem diretamente nas mensurações do nível ósseo periodontal. Além disso, a redução do grau de rotação leva a uma diminuição no número de imagens-base adquiridas, o que reduz a dose de exposição do paciente à radiação. Algumas pesquisas demonstraram que esse procedimento não influenciou na obtenção de medidas lineares no planejamento de implantes na mandíbula. Elas também não verificaram diferenças significativas nas mensurações lineares (largura da câmara pulpar, mensuração do espaço do ligamento periodontal, tamanho da câmara pulpar) realizadas em imagens de TCFC obtidas com 180 e 360° de rotação. Já as doses de radiação, segundo os estudos, poderiam ser 40% menores, quando comparadas aos protocolos com rotação completa. Assim, são necessários esforços no intuito de reduzir a exposição do paciente à radiação, quando da realização de exames de TCFC. Ademais, sempre que possível, deve-se optar por protocolos com menor dose de radiação, desde que essa redução na dose não resulte em diminuição da qualidade de diagnóstico da imagem.

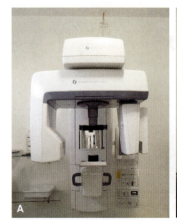
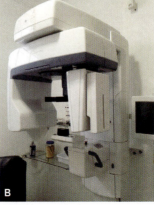

Figura 26.19 Aparelho que possibilita aquisição em tomografia computadorizada por feixe cônico (TCFC), radiografia panorâmica e telerradiografia.

Clinicamente, pode-se afirmar que a escolha de protocolos adequados está relacionada diretamente à finalidade do exame. Protocolos que utilizem o tamanho do *voxel* de 0,30 mm e rotação parcial do tubo possibilitam mensurações e quantificações da perda óssea com qualidade semelhante àquelas obtidas com o protocolo que utiliza o mesmo tamanho de *voxel* com 360° de rotação. Caso a qualidade da imagem seja de fundamental importância (planejamento de casos complexos de cirurgia periodontal, seios maxilares, avaliação de enxertos, visualização de defeitos periodontais e lesões de furca), deve-se selecionar o protocolo tomográfico com a combinação do menor tamanho de *voxel* com a rotação completa do tubo (360°).

A implantodontia envolve planejamento e avaliação da quantidade de osso disponível, possibilitando a escolha de possíveis áreas doadoras de enxerto ósseo e detectando com precisão e acurácia a localização de estruturas nobres, como canal mandibular, forames mentuais, seios maxilares e fossas nasais (Figuras 26.20 a 26.22).

A análise de estruturas ósseas da ATM e suas regiões adjacentes com estudos funcionais (em boca aberta e fechada) serve para verificar a assimetria quando da abertura da boca, como a relação da cabeça da mandíbula com o tubérculo articular, e em repouso para quaisquer outras alterações ósseas (como degenerações, pseudocistos, osteófitos, anquilose e alterações morfológicas) e dos espaços

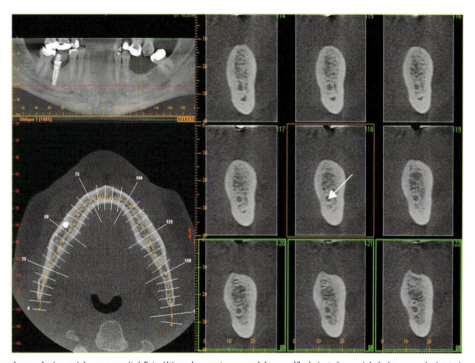

Figura 26.20 Corte coronal panorâmico, axial e parassagital. Este último demonstra o canal da mandíbula (*seta branca*) do lado esquerdo, junto à parede interna da cortical vestibular, e um canal acessório, que pode representar uma bifurcação do canal da mandíbula, localizado superiormente ao canal principal.

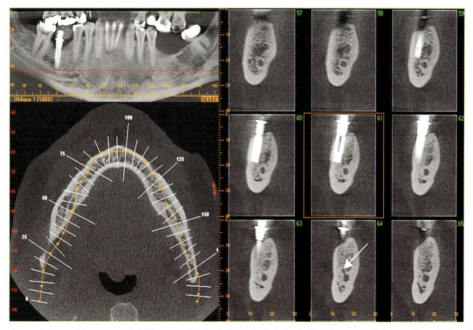

Figura 26.21 Corte coronal panorâmico, axial e parassagital. Observa-se implante dentário do lado direito, sobre a parede interna da cortical vestibular, e respeitando os limites do teto do canal da mandíbula. Na imagem parassagital, também se verifica a presença de um prolongamento superior do canal da mandíbula desse lado (*seta branca*).

articulares (Figura 26.23). É importante relatar que a análise de um exame da ATM deve ser bilateral, ou seja, sempre comparando os lados direito e esquerdo. Além disso, o disco articular deve ser sempre analisado por meio de imagens de ressonância magnética.

Para afecções do complexo maxilofacial, é evidente a capacidade da TCFC em demonstrar inúmeras lesões ósseas, além de determinar a expansão e destruição de corticais e a relação da lesão com estruturas vitais e com o canal da mandíbula, o canal nasopalatino, o forame mentual, os seios maxilares e as fossas nasais (Figuras 26.24 e 26.25).

A TCFC tem grande aplicabilidade em: detecção de reabsorções alveolares, fraturas dentárias e alveolares e posicionamento

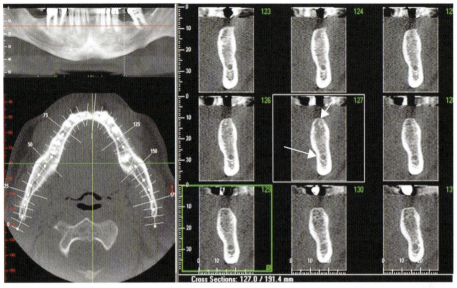

Figura 26.22 Corte coronal panorâmico, axial e parassagital. Este último demonstra o canal da mandíbula e o rebordo alveolar (*setas brancas*) do lado esquerdo, na região correspondente ao dente 36.

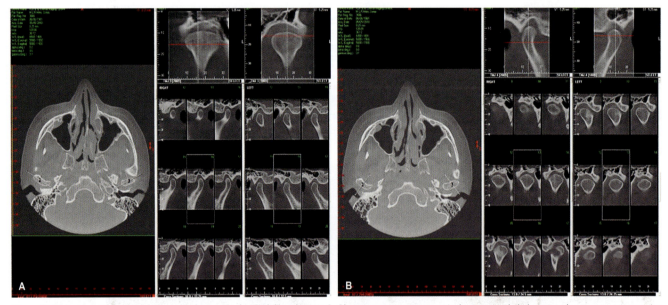

Figura 26.23 Cortes axial e sagital demonstrando a região da ATM bilateralmente. **A.** Observa-se que o espaço articular superior do lado esquerdo encontra-se em maior dimensão do que o do lado direito. **B.** As estruturas ósseas encontram-se dentro dos limites de normalidade.

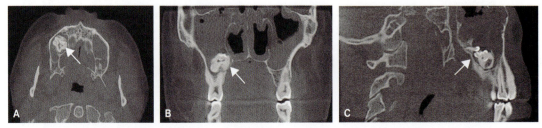

Figura 26.24 Reconstruções multiplanares (imagens axial, coronal e sagital) demonstrando a presença de uma imagem hiperdensa, com densidades semelhantes em esmalte e dentina, podendo representar um odontoma (*setas*). Este se localiza no interior do seio maxilar, na região de assoalho em contato com a cortical da parede medial. Observa-se a obliteração total do seio maxilar.

de dentes inclusos supranumerários e terceiros molares impactados, de modo a avaliar a relação da porção apical com o canal da mandíbula (Figuras 26.26 e 26.27).

Em cirurgia ortognática, pode ser usada para verificar valores quantitativos de rotação e deslocamento da cabeça da mandíbula antes e após cirurgia, comparando as modificações ósseas ocorridas. Para isso, programas específicos de computação gráfica possibilitam a simulação do tratamento ortodôntico/ortopédico, incluindo mensurações em 2D e em 3D com a confiabilidade demonstrada pela literatura mundial.

Em avaliações em endodontia e periodontia, a TCFC tem maior precisão para análise de fraturas e lesões endoperiodontais, avaliação do envolvimento da região de furca e materiais fraturados, como possíveis alterações anatômicas de canais acessórios não observadas em uma radiografia periapical. A preocupação em minimizar a presença dos artefatos de imagem referentes ao pino intrarradicular e aos materiais obturadores dentro do conduto é crescente e constante. Assim, a TCFC ajuda a verificar hipodensidades ou a fragilidade do tecido mineral, ou ainda avaliar o preenchimento de condutos e a hipodensidade na face palatina da raiz (Figuras 26.28 a 26.33).

Segundo a literatura, a TCFC tem ampla eficácia na detecção de fraturas radiculares, proporcionando ao profissional uma imagem em 3D de alta definição, com acurácia e precisão quanto a visualização, localização e extensão da região de interesse. Entretanto, deve-se ressaltar que a TCFC é um exame por imagem e, portanto, complementar. Além disso, a dificuldade de localizar uma fratura radicular é eminente, mesmo sem a interferência dos artefatos citados anteriormente. Com a presença deles, a dificuldade de intepretação para detecção de fraturas torna-se maior, podendo, geralmente, ser confundidas com artefatos, visto que a densidade e os aspectos são bem semelhantes.

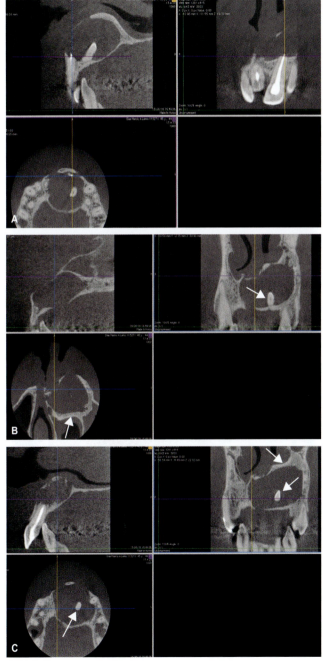

Figura 26.25 Reconstruções multiplanares (imagens axial, coronal e sagital) demonstrando uma imagem hipodensa, compatível com cisto periapical. O dente 21 encontra-se com reabsorção apical e material obturador intracanal. A lesão provoca expansão e rompimentos das corticais vestibular e palatina, bem como da cortical do assoalho da fossa nasal. Verifica-se ainda a existência de um dente supranumerário no interior da lesão, além do aumento da espessura e densidade das corticais da fossa nasal e do assoalho do seio maxilar (*setas*), que pode representar osteoesclerose reacional.

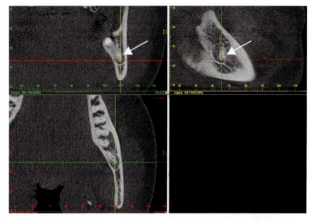

Figura 26.26 Reconstruções multiplanares (imagens axial, coronal e sagital) demonstrando uma imagem hiperdensa, compatível com raiz mesial do dente 38 (*seta*), que se encontra envolvida pelo canal da mandíbula.

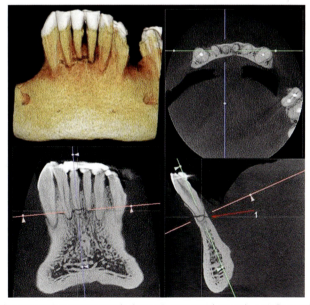

Figura 26.27 Reconstruções multiplanares (imagens axial, coronal e sagital) e em 3D (aspecto ilustrativo) demonstrando uma imagem compatível com fratura dentoalveolar, na porção apical do dente 41, a qual envolve a região pela cortical vestibular, pela face vestibulolingual e até a cortical lingual. A fratura estende-se também, no processo alveolar, nas regiões mesial e distal do dente 41 e distal do 42.

Figura 26.28 Em cortes sagitais, observa-se hipodensidade apical (rarefação óssea) e tênue linha hipodensa na distal do dente 15, em seu terço médio, com hipodensidade ou rarefação óssea justaposta, compatível com solução de continuidade ou traço de fratura radicular. No dente 13, verifica-se hipodensidade apical (rarefação óssea) com rompimento da cortical vestibular e perda de tecido mineral em face palatina. No dente 11, nota-se coroa metálica e núcleo, com redução da inserção das corticais vestibular e palatina.

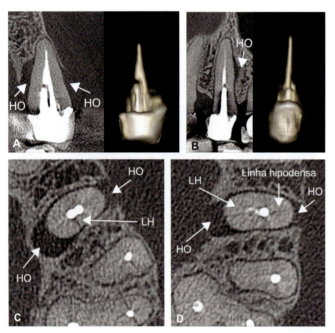

Figura 26.29 Em estudo do dente 14, nota-se o conduto parcialmente obturado na reconstrução coronal e a existência de discretas linhas hipodensas ou solução de continuidade em terço médio da raiz, com redução da inserção das corticais, compatível com traços de fratura (oblíquas), evidenciadas em reconstrução sagital.

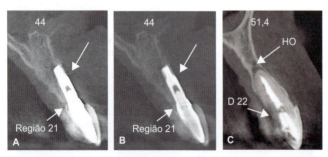

Figura 26.30 No estudo de um implante em região do dente 21, foram realizadas reconstruções sagitais, nas quais se observa a presença do implante inserido em cortical vestibular com hipodensidade adjacente (rarefação óssea peri-implantar). Aplicando-se um filtro de redução do artefato metálico, há uma suavização da hipodensidade justaposta ao metal do implante. No dente 22, nota-se hipodensidade apical (rarefação óssea) e hipodensidade na cervical por palatina, com redução da inserção da cortical.

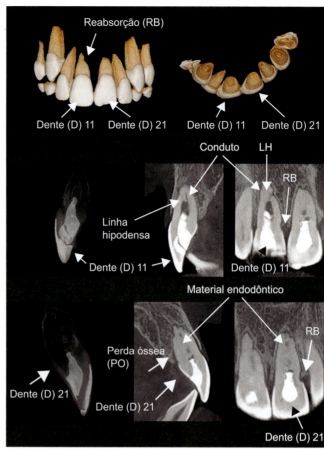

Figura 26.31 Em estudo dos dentes 11 e 21, nota-se o conduto parcialmente obturado nas reconstruções coronal e sagital, além de reabsorção radicular externa e discreta linha hipodensa, ou solução de continuidade em terço inferior da raiz do dente 11, compatível com traço de fratura (oblíqua), evidenciada nas reconstruções sagital e em 3D, em vista lateral com supressão óssea. Em reconstrução sagital do dente 21, observa-se reabsorção alveolar oblíqua na cortical palatina e reabsorção radicular externa irregular, demonstrada nas reconstruções sagital e em 3D, em vista lateral com supressão óssea.

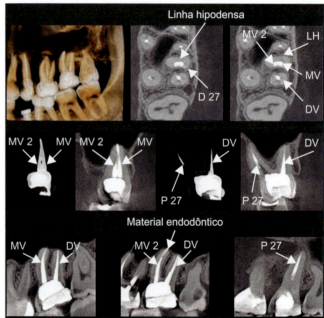

Figura 26.32 Em estudo do dente 27, nota-se o preenchimento dos condutos nas reconstruções axiais, com reconstruções em 3D demonstrando o material obturador. Observam-se também o excesso de material endodôntico da raiz mesiovestibular 2 (reconstrução sagital) e uma discreta linha hipodensa na mesial (cortes axiais), achados compatíveis com traço de trinca ou fratura.

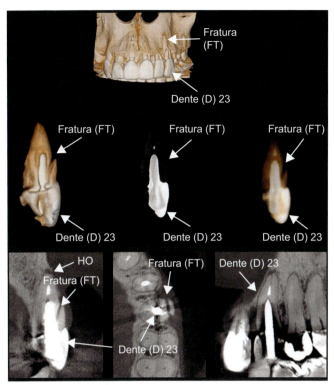

Figura 26.33 Em estudo do dente 23, nas reconstruções sagitais, notam-se: conduto com material obturador aquém do limite apical, presença de hipodensidade apical (rarefação óssea) e solução de continuidade na região vestibular, com disjunção do fragmento e redução da inserção da cortical vestibular, achados compatíveis com traço de fratura (oblíqua), evidenciados em reconstruções em 3D (vista lateral).

Bibliografia

Abrahams JJ. Anatomy of the jaw revisited with a dental CT software program. Am J Neuroradiol. 1993;14(4):979-90.

Albuquerque MAP, Cavalcanti MGP. Computed tomography assessment of apert syndrome. Braz Oral Res. 2004;18:35-9.

Alder ME, Deahl T, Matteson SR. Clinical usefulness of two-dimensional reformatted and three-dimensional rendered computerized tomographic images: literature review and a survey of surgeon's opinions. J Oral Maxillofac Surg. 1995;53(4):375-86.

Ariji E, Moriguchi S, Kuroki T et al. Computed tomography of maxillofacial infection. Dentomaxillofac Radiol. 1991;20(1):147-51.

Besimo C, Lambrecht JA, Nidecker A. Dental implant treatment planning with reformatted computed tomography. Dentomaxillofac Radiol. 1995;24(4):264-7.

Beyer T, Townsend DW, Brun T et al. A combined PET/CT scanner for clinical oncology. J Nucl Med. 2000;41:1639-79.

Bocher M, Balan A, Krauz Y et al. Gamma camera-mounted anatomical X-ray tomography: technology, system characteristics and fist images. Eur J Nucl Med. 2000;27:619-27.

Bodner L, Bar-Ziv J, Kaffe I. CT of cystic jaw lesions. J Comput Assist Tomogr. 1994;18(1):22-6.

Carls FR, Schuknecht B, Sailer HF. Value of three-dimensional computed tomography in craniofacial surgery. J Craniofac Surg. 1994;5(5):282-8.

Carvalhosa AA, Nunes FD, Pinto Jr. DS et al. Cisto odontogênico epitelial calcificante (cisto de Gorlin): relato de caso. Correlação histopatológica e radiográfica. RPG ver Pós-Grad FOUSP. 2004;11:257-63.

Cavalcanti MGP. CBCT imaging: perspective, challenges and the impact of near-trend future applications. J Caniofac Surg. 2012;23:279-82.

Cavalcanti MGP. Diagnóstico por imagem da face. Santos; 2008. 394 p.

Cavalcanti MGP. Diagnóstico por imagem da face. 2.ed. Rio de Janeiro: Guanabara Koogan; 2012. 524 p.

Cavalcanti MGP. Tomografia computadorizada por feixe cônico: interpretação e diagnóstico para o cirurgião-dentista. Santos; 2010. 228 p.

Cavalcanti MGP. Tomografia computadorizada por feixe cônico: interpretação e diagnóstico para o cirurgião-dentista. 2.ed. Rio de Janeiro: Guanabara Koogan; 2010. 324 p.

Cavalcanti MGP, Antunes JLF. 3D-CT imaging processing for qualitative and quantitative analysis of maxillofacial cysts and tumors. Pesq Odontol Bras. 2002;16(3):189-94.

Cavalcanti MGP, Haller JW, Vannier MW. Three-dimensional computed tomography landmark measurement in craniofacial surgical panning: experimental validation in vitro. J Oral Maxillofac Surg. 1999;57(6):690-4.

Cavalcanti MGP, Panella J, Vannier MW et al. Interpretation of craniofacial fractures using multislice CT: establishing a protocol. Computer Assisted Radiology and Surgery. 2004;1258:1215-9.

Cavalcanti MGP, Rocha SS. Craniofacial measurements based on 3D-CT volume rendering. Implications for clinical applications. Dentomaxillofac Radiol. 2004;33:1-9.

Cavalcanti MGP, Ruprecht A, Bonomie JM et al. Accuracy and precision of spiral CT in the assessment of neoplastic lesions associated with the mandible. Acad Radiol. 2000;7(2):94-9.

Cavalcanti MGP, Ruprecht A, Quets J. Evaluation of maxillofacial fibrosarcoma using computer graphics and spiral computed tomography. Dentomaxillofac Radiol. 1999;283:145-51.

Cavalcanti MGP, Ruprecht A, Quets J. Progression of squamous cell carcinoma evaluated using computer graphics of spiral computed tomography. Dentomaxillofac Radiol. 1999;28(4):238-44.

Cavalcanti MGP, Ruprecht A, Vannier MW. 3D volume rendering using multislice CT for dental implants. Dentomaxillofac Radiol. 2002;31(4):218-23.

Cavalcanti MGP, Ruprecht A, Vannier MW. 3D-CT vascular setting protocol using computer graphics for the evaluation of maxillofacial lesions. Pesqui Odontol Bras. 2001;15(3):229-36.

Cavalcanti MGP, Santos DT, Perrella A et al. CT-based analysis of malignant tumor volume and localization: a preliminary study. Braz Oral Research. 2004;18:338-44.

Cavalcanti MGP, Vannier MW. Measurement of the volume of oral tumors by three-dimensional spiral computed tomography. Dentomaxillofac Radiol. 2000;29(1):35-40.

Cavalcanti MGP, Vannier MW. Quantitative analysis of spiral computed tomography for craniofacial clinical applications. Dentomaxillofac Radiol. 1998;27(6):344-50.

Cavalcanti MGP, Vannier MW. The role of three-dimensional spiral computed tomography in oral metastases. Dentomaxillofac Radiol. 1998;27(4):203-9.

Cavalcanti MGP, Vannier MW. Three-dimensional spiral computed tomography for maxillofacial tumors: quantitative assessment by computer graphics-aided system. RPG Rev Pos-Grad. 2000;7(3):199-204.

Cavalcanti MGP, Yang J, Ruprecht A et al. Accurate linear measurements in the anterior maxilla using orthoradially reformatted spiral computed tomography. Dentomaxillofac Radiol. 1999;28(3):137-40.

Cavalcanti MGP, Yang J, Ruprecht A et al. Validation of spiral computed tomography for dental implants. Dentomaxillofac Radiol. 1998;27(6):329-33.

Close LG, Burns DK, Merkel M et al. Computed tomography in the assessment of mandibular invasion by intraoral carcinoma. Ann Otol Rhinol Laryngol. 1986;95(4pt1):383-8.

Cortes AR, No-Cortes J, Cavalcanti MG et al. An alternative approach to extruding a vertically impacted lower third molar using an orthodontic miniscrew: a case report with cone-beam CT follow-up. Imaging Sci Dent. 2014;44(2):171-5.

Cortes AR, Pinheiro LR, Cavalcanti MG et al. Sinus floor bone failures in maxillary sinus floor augmentation: a case-control study. Clin Implant Dent Relat Res. 2015;17(2):335-42.

Cortes AR, Pinheiro LR, Umetsubo OS et al. Assessment of implant-related treatment with edited three-dimensional reconstructed images from cone-beam computed tomography: a technical note. J Oral Implantol. 2014 Dec;40(6):729-32.

Costa e Silva APA, Antunes JLF, Cavalcanti MGP. Interpretation of mandibular condyle fractures using 2D-CT and 3D-CT. Braz Dent Journal. 2003;14(3):203-8.

Costa FF, Pinheiro LR, Umetsubo OS et al. Influence of conebeam computed tomographic scan mode for detection of horizontal root fracture. J Endod. 2014;40(9):1472-6.

Curtin HD, Ishwaran H, Mancuso AA et al. Comparison of CT and MR imaging in stating of neck metastases. Radiology. 1994;207(1):124-30.

Dafnner RH. Computed tomography of fibrous dysplasia. Am J Roentgenol. 1982;139(11):943.

Delbalso AM, Greiner FG, Licata M. Role of diagnostic imaging in evaluation of the dental implant patient. Radiographics. 1994;14:699-719.

Fagelman D, Huang AB. Prospective evaluation of lesions of the mandible and maxilla: findings on multiplanar and three-dimensional CT. Am J Neuroradiol. 1994;163(3):693-8.

Fonseca LC, Freitas JB, Maciel PH et al. Temporal bone involvement in cherubism. Braz Dent Journal. 2004;2:75-8.

Fox L, Vannier MW, West CO et al. Diagnostic performance of CT, MPR, 3DCT imaging in maxillofacial trauma. Comput Med Imaging Graph. 1995;19(5):385-95.

Gaia BF, Pinheiro LR, Umetsubo OS et al. Accuracy and reliability of linear measurements using 3-dimensional computed tomographic imaging software for Le Fort I Osteotomy. Br J Oral Maxillofac Surg. 2014;52(3):258-63.

Gaia BF, Pinheiro LR, Umetsubo OS et al. Comparison of precision and accuracy of linear measurements performed by two different imaging software programs and obtained from 3D-CBCT images for Le Fort I osteotomy. Dentomaxillofac Radiol. 2013;42(5):201-78.

Gaia BF, Pinheiro LR, Umetsubo OS et al. Validity of three-dimensional computed tomography measurements for Le Fort I osteotomy. Int J Oral Maxillofac Surg. 2014;43(2):197-203.

Hacking JC, Dixon AK. Spiral versus conventional CT in soft tissue diagnosis. Eur J Radiol. 1992;15(3):224-9.

Harold E, Logan B, Dixon A. Anatomia seccional humana. 2.ed. São Paulo: Santos; 2001.

Heiken JP, Brink JA, Vannier MW. Spiral (helical) CT. Radiology. 1993; 189(3):647-56.

Huntley TA, Busmanis I, Desmond P et al. Mandibular invasion by squamous cell carcinoma: a computed tomographic and histological study. Br J Oral and Maxillofac Surg. 1996;34(1):69-74.

Kalavrezos ND, Gratz KW, Sailer HF et al. Correlation of imaging and clinical features in the assessment of mandibular invasion of oral carcinomas. Int J Oral Maxillofac Surg. 1996;25(6):439-45.

Kalender WA, Polacin A, Suss C. A comparison of conventional and spiral CT: an experimental study on the detection of spherical lesions. J Comput Assist Tomogr. 1994;18(2):167-76.

Kalender WA, Seissler W, Klotz E et al. Spiral volumetric CT with a single breath hold technique. Continuous transport, and continuous scanner rotation. Radiology. 1990;176(1):181-3.

Kato A, Ziegler A, Utsumi M et al. Three dimensional imaging analysis of internal tooth structures: applications in dental education. J Oral Biosci. 2016;58:100-11.

Levy RA, Edwards WT, Meyer JR et al. Facial trauma and 3D reconstructive imaging: Insufficiencies and correctives. AJNR. 1992;13(3):885-92.

Lew D, De Witt R, Hicks RJ et al. Osteomas of the condyle associated with Gardner's syndrome causing limited mandibular movement. J Oral Maxillofac Surg. 1999;57(8):1004-9.

Lucignani G, Jereczek-Fossa BA, Orechia R. The role of molecular imaging in precision radiation therapy for target definition, treatment planning optimisation and quality control. Eur J Nucl Med Mol Imaging. 2004;31:1059-63.

Luka B, Brechtelsbauer D, Gellrich NC et al. 2D and 3D CT reconstructions of the facial skeleton: an unnecessary option or a diagnostic pearl? Int J Oral Maxillofac Surg. 1995;24(2):76-83.

Madison MT, Remley KB, Latchaw RE et al. Radiologic diagnosis and stating of head and neck squamous cell carcinoma. Radiol Clin North Am. 1994;32(1):163-81.

Melo ESA, Kawamura JY, Alves CAF et al. Imaging modality correlations of an odontogenic keratocyst in the nevoid basal cell carcinoma syndrome. A family case report. Oral Surg Oral Med Oral Pathol Oral Radiol Endodont. 2004;98:232-6.

Millesi W, Prayer L, Helmer M et al. Diagnostic imaging of tumor invasion of the mandible. Int J Oral Maxillofac Surg. 1990;19(5):294-8.

Mohammadi-Araghi H. Fibro-osseous lesions of craniofacial bones. Radiol Clin North Am. 1993;31(1):121-34.

Neves FS, Freitas DQ, Campos PSF et al. Evaluation of cone-beam computed tomography in the diagnosis of vertical root fractures: the influence of imaging modes and root canal materials. J Endod. 2014;40(10):1530-6.

Park PS, Kim KD, Perinpanayagam II et al. Three dimensional analysis of root canal curvature and direction of maxillary lateral incisiors by using cone-beam computed tomography. J Endod. 2013;39:1124-9.

Pereira AC, Cavalcanti MGP, Tossato OS et al. Análise de carcinomas epidermoides por meio de radiografia panorâmica e tomografia computadorizada. Pesqui Odontol Bras. 2001;16(4):320-6.

Perrella A, Albuquerque MAP, Antunes J et al. Volumetric and linear assessment of maxillary sinuses using computed tomography. Bulletin Group International Research Stomatology. 2004;46:8-14.

Perrella A, Rocha SS, Cavalcanti MGP. Quantitative analyses of maxillary sinus using computed tomography. J Apllied Oral Sciences. 2003;1(3):229-33.

Petrikowski CG. Radiographic differentiation of osteogenic sarcoma, osteomyelitis, and fibrous dysplasia of the jaws. Oral Surg Oral Med Oral Pathol. 1995;80(6):744-50.

Ray CE, Mafee MF, Friedman M et al. Applications of three-dimensional CT imaging in head and neck pathology. Radiol Clin North Am. 1993;31(1):181-94.

Rezende Barbosa GL, Sousa Melo SL, Alencar PNB et al. Performance of an artefact reduction algorithm in the diagnosis of in vitro vertical root fracture in four different root filling conditions on CBCT images. Int Endod J. 2016;49(5):500-8.

Salineiro FCS, Pinheiro LR, Santos Junior O et al. Detection of horizontal root fracture using four different protocols of cone-beam computed tomography. Braz Oral Res. 2015;29(1):1-6.

Santos DT, Armond MC, Panella J et al. Aplicação da 2D-TC para diagnóstico e planejamento cirúrgico de lesões fibro-ósseas. Rev APCD. 2003;57(3):185-90.

Santos DT, Cavalcanti MGP. Osteosarcoma of the temporomandibular joint: report of two cases. Oral Surg Oral Med Oral Pathol Oral Radiol Endod. 2002;94(5):641-7.

Santos DT, Costa e Silva APA, Cavalcanti MGP. Validity of multislice computed tomography for diagnosis of maxillofacial fractures using an independent workstation. Oral Surg Oral Med Oral Pathol Oral Radiol Endodont. 2004;98:210-6.

Santos DT, Miyazaki O, Cavalcanti MGP. Clinical-embryological and radiological correlations of oculo-auriculo-vertebral spectrum using 3D-CT. Dentomaxillofac Radiol. 2003;32(1):8-14.

Seeram E. Computed tomography: physical principles, clinical applications and quality control. 2.ed. Philadelphia: Saunders; 2001.

Sigal R, Zagdanski AM, Schwaab G et al. CT and MR imaging of squamous cell carcinoma of the tongue and floor of the mouth. Radiographics. 1996;16(4):787-810.

Silva AC, Cavalcanti MGP. Análise de diferentes tipos de displasia fibrosa por meio da tomografia computadorizada em 3D. RPG Rev Pós-Grad. 2001;8(3):209-16.

Silva PRD, Albuquerque MAP, Cavalcanti MGP. Aplicabilidade da tomografia computadorizada na avaliação da atrofia hemifacial progressiva. Relato de caso clínico. Rev APCD. 2004;58:285-9.

Som PM, Bergeron RT. Head and neck imaging. 3.ed. St Louis: Mosby; 1995.

Spreer J, Krahe T, Jung G et al. Spiral versus conventional CT in routine examinations of the neck. J Comput Assist Tomogr. 1995;19(6):905-10.

Suojanen JN, Mukherji SK, Dupuy DE et al. Spiral CT in the evaluation of head and neck lesion: Work in progress. Radiology. 1992;183(1):281-3.

Taguchi K, Aradate H. Algorithm for image reconstruction in multislice helical CT. Med Phys. 1998;25(4):550-61.

Utumi ER, Dib LL, Chojniak R et al. Tomografia computadorizada na avaliação de hemangiomas intraósseos. RPG Rev Pós-Grad. 2003;10(1):37-46.

Uzun I, Gunduz K, Celenk P et al. Comparing the effect of different voxel resolutions for assessment of vertical root-fracture of permanent teeth. Iran J Radiol. 2015;12(2):1-7.

Valizadeh S, Vasegh Z, Rezapanah S et al. Effect of object position in cone beam computed tomography field of view for detection of root fractures in teeth with intra-canal posts. Iran J Radiol. 2015;12(4).

Valvassori GE, Mafee MF, Carter BL. Radiographic evaluation of the mandible and maxilla (cysts, benign and malignant tumors). In: Verlag GT (ed.). Imaging of the head and neck. Stuttgart: Thieme Medical Publishers; 1995. p. 510-26.

Vidigal BML, Abreu SGA, Silva FA et al. Uso da tomografia cone beam na avaliação de fraturas radiculares. Rev Bras Odontol. 2014;71(2):152-5.

Vogl TJ, Balzer J, Mack M et al. Diagnóstico diferencial por imagem da cabeça e pescoço. Rio de Janeiro: Revinter; 2003.

Wanzeler AMV. Análise dos softwares gratuitos para tomografia computadorizada de feixe cônico de interesse aos cirurgiões-dentistas. Rev Bras Odontol. 2015;72:51-5.

White SC, Pharoah MJ. Oral radiology: principles and interpretation. 4.ed. St. Louis: Copyright; 2000.

Wiegand DA, Page RB, Channin DS. The surgical workstation: surgical planning using generic software. Otolaryngol Head Neck Surg. 1993;109(3):434-40.

Yang J, Cavalcanti MGP, Ruprecht A et al. 2-D and 3-D reconstructions of spiral computed tomography in localization of the inferior alveolar canal for dental implants. Oral Surg Oral Med Oral Pathol Oral Radiol Endod. 1999;87(3):369-74.

Zimny M, Nowak B, Di Martino E et al. Hybrid PET vs. conventional imaging in the diagnosis of head and neck tumors. J Nucl Med. 2000;41:292P.

Ressonância Magnética

27

Claudio Costa, Marcio Yara Buscatti e
Felipe Varoli

Introdução

A ressonância magnética (RM) é uma modalidade de exame em diagnóstico por imagem capaz de produzir imagens de diferentes partes do corpo humano, em qualquer plano, sem a exposição do paciente à radiação ionizante. Suas imagens são produzidas pela interação dos átomos de hidrogênio presentes no corpo com um campo magnético de alta energia e pulsos de radiofrequência (RF).

Nos exames radiográficos convencionais e na tomografia computadorizada (TC), as imagens resultam das diferentes quantidades de radiação ionizante que são absorvidas pelas estruturas do corpo, ou seja, dependem dos diferentes coeficientes de atenuação dos tecidos. Como esses coeficientes correspondem grosseiramente à densidade dos tecidos, pode-se dizer que quanto mais denso o tecido, mais "branca" sua imagem, e quanto menos denso, mais cinza e até "preta" sua imagem.

O que dificulta a compreensão das imagens de RM é que as regras para explicar a escala de cinza não são tão simples e diretas; afinal, a mesma estrutura anatômica ou alteração patológica pode aparecer "branca" em algumas imagens e "preta" em outras. Assim, o aspecto das imagens depende não só de propriedades inerentes aos tecidos, mas também de aspectos técnicos, tais como as sequências de pulso ou fatores de tempo que forem escolhidos. Além disso, propriedades inerentes aos tecidos são influenciadas e podem alterar-se com as variações dos equipamentos, como a potência do campo magnético.

Para compreender a formação das imagens em RM e interpretá-las, é preciso entender alguns de seus princípios físicos, desde as propriedades magnéticas dos átomos, passando pelo comportamento coletivo dos núcleos quando excitados por ondas de rádio, bem como os equipamentos e técnicas utilizados para a aquisição e diferenciação dos tecidos nas imagens.

Revisão de literatura

Observando o comportamento da luz em um campo magnético, Wolfgang Pauli descobriu as propriedades magnéticas do núcleo em 1924. Em 1933, Otto Stern conseguiu observar e medir as propriedades magnéticas de núcleos de hidrogênio.

Isidor Isaac Rabi projetou um aparelho que mostrava o comportamento de uma molécula em um campo magnético de RF que se alternavam, o que lhe rendeu, em 1944, um Prêmio Nobel. Em 1946, dois físicos, Bloch e Purcell, mediram o sinal de RM em materiais, trabalho que lhes resultou, em 1952, um Prêmio Nobel de física.

Durante as décadas de 1950 e 1960, a RM foi utilizada simplesmente como uma ferramenta analítica para os químicos e físicos no estudo da estrutura, da configuração e dos processos de reação química. A primeira aplicação em humanos foi proposta em 1967, por Jasper Johns, que mediu sinais de RM provenientes de animais vivos. No entanto, foi na década de 1970 que alguns pesquisadores, como Damandian e Lauterbur, aprimoraram e descreveram a aplicação clínica da RM.

A partir do desenvolvimento da técnica e com a construção dos primeiros equipamentos de RM, foi rapidamente reconhecida sua melhor qualidade na produção de imagens de tecidos moles com contraste superior ao obtido por outras técnicas.

A primeira referência do estudo da articulação temporomandibular (ATM) por RM foi em 1984, com Helms. A partir de então, vários autores, como Katzberg, Robert, Laurel, Drace, Bernasconi, entre outros, desenvolveram protocolos para estudo da ATM, definindo as posições e características das imagens que melhor auxiliariam na avaliação.

Ressonância magnética e seus componentes

Os equipamentos de RM podem ser divididos em três tipos, de acordo com a característica do campo magnético:

- Campo fechado: o magneto envolve todo o paciente
- Campo aberto: o magneto envolve apenas parte do paciente (o aparelho é utilizado em pacientes que sofrem de claustrofobia)
- Extremidades: magneto semelhante ao Gantry, da TC (somente são realizados exames das extremidades do corpo humano).

Os principais componentes de qualquer sistema de RM são: o magneto principal, as bobinas de homogeneidade (*shim coils*), as bobinas de gradiente (*gradient coils*), as bobinas receptoras e transmissoras de RF e um sistema de computadores e processadores de imagens (Figura 27.1).

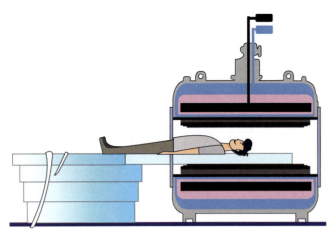

Figura 27.1 Esquema em corte de um equipamento de campo fechado.

Magneto principal

O magneto principal é usado para produzir um campo magnético intenso e uniforme, suficientemente potente para induzir magnetização nos tecidos, de modo que se tornem mensuráveis, e determinar a "frequência de Larmor" (frequência com que o átomo descreverá o movimento de precessão). A potência do campo magnético é medida em Tesla (T), e os aparelhos para uso clínico variam de 0,3 a 3,0 T (30.000 Gauss). Como comparação, o campo magnético da Terra corresponde a 0,5 Gauss. Sabe-se que, quanto mais alto o campo, maior a magnetização e, portanto, maior o sinal; porém, o contraste diminui com o aumento do campo (Lederman e Yamashita, 1997). A equação de Larmor é definida como:

$$\omega_0 = \gamma B_0$$

Em que ω_0 = frequência de precessão (em Hz ou MHz), γ = constante giromagnética e B_0 = intensidade do campo magnético em Tesla (T).

Campos magnéticos secundários

Bobinas de homogeneidade (*shim coils*) são bobinas eletromagnéticas menores e responsáveis pela "sintonia fina" do magneto principal, tornando-o o mais homogêneo possível em seu centro, onde as imagens são adquiridas.

Bobinas de gradiente (*gradient coils*) são bobinas eletromagnéticas de apenas uma pequena fração do campo magnético principal. São utilizadas para variar o campo magnético principal em seu centro de maneira deliberada, ao longo das três direções perpendiculares (X, Y e Z). Essas bobinas são ligadas e desligadas rapidamente durante a aquisição das imagens, e sua principal função é localizar o sinal espacialmente. Para a obtenção de gradientes em orientações oblíquas, basta fazer uma combinação de dois ou três gradientes simultaneamente (Shannon e Roemer, 1990).

As bobinas de RF são de dois tipos: transmissoras e receptoras. São sintonizadas na frequência de Larmor, e suas funções são transmitir e receber sinais de RF (Boutin et al., 1993). As bobinas transmissoras são utilizadas para excitar os núcleos a partir de pulsos de RF aplicados em intervalos precisamente determinados. As bobinas receptoras medem o sinal emitido pelos tecidos e variam desde grandes bobinas de corpo até pequenas de superfície. Estas últimas são colocadas o mais próximo possível da região de interesse, pois assim a captação do sinal é melhor, obtendo-se imagens mais detalhadas.

Sistema de computadores e processadores de imagens

Os computadores são utilizados para o armazenamento de dados, o processamento e a demonstração das imagens. Por isso, rapidez e capacidade de memória são requisitos básicos devido à natureza do sinal de RM, sua quantidade e agilidade no cálculo dos valores de sinais para a produção da imagem.

Princípios físicos da ressonância magnética

A imagem por RM consiste basicamente de fazer o mapeamento dos núcleos de hidrogênio dentro do corpo (Bellon et al., 1986; Foester, 1997; Lederman e Yamashita, 1997) quando submetidos a três tipos de campos magnéticos: campo estático ou principal, campo eletromagnético de radiofrequência e um conjunto de gradientes de campo (Panepucci, 1997). Ela se origina a partir do sinal emitido dos núcleos dos átomos.

Todo átomo tem um núcleo constituído de nêutrons e prótons. Os prótons apresentam carga positiva e giram ao redor do próprio eixo. Esse giro é chamado de *spin* e, por ter carga positiva, forma um campo magnético ao redor do núcleo, o qual é denominado *spinning*. É esse campo magnético que interage com o campo magnético do equipamento (Figura 27.2).

O hidrogênio foi o átomo escolhido, por apresentar três características importantes para o fenômeno da RM: um único próton, um campo magnético poderoso (mais sensível à RM) e abundância no organismo. Situados fora do alcance de um campo magnético, os átomos de hidrogênio de um paciente giram em torno do próprio eixo e são orientados ao acaso no tecido (Azevedo e Panepucci, 1997). Quando o paciente é conduzido para dentro do magneto, seus prótons alinham-se na direção do campo magnético. Partes desses prótons ficam alinhadas paralelamente ao eixo de menor energia do campo magnético, e outra parte, ligeiramente menor que a primeira, fica alinhada no eixo antiparalelo desse campo principal (Schild, 1990; Figura 27.3). Esse alinhamento no sentido do

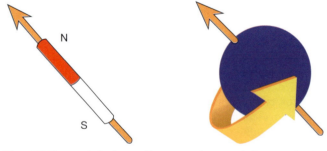

Figura 27.2 Representação de um próton comparado com um ímã e seu movimento ao redor do próprio eixo (*spin*).

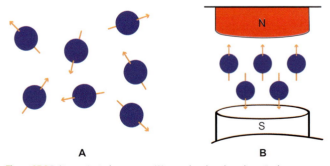

Figura 27.3 Prótons orientados ao acaso (**A**), quando colocados sob a ação de um campo magnético, orientam-se paralela e antiparalelamente ao campo magnético (**B**).

campo magnético dá origem a uma resultante denominada magnetização longitudinal (Schild, 1990). Esse movimento dos prótons, quando induzidos por um campo magnético, é semelhante ao de um peão cambaleante, girando ao redor do próprio eixo. Ele é denominado movimento de precessão, cuja frequência é proporcional à intensidade do campo magnético.

Nesse momento, o objetivo maior do sistema de ressonância é fazer com que essa resultante magnética mude de orientação dentro do campo e, preferencialmente, vá para o plano transversal, onde a antena (bobina) estará pronta para receber o sinal por meio de uma corrente elétrica induzida. Para que isso aconteça, é necessária a aplicação de um pulso de RF, na qual alguns prótons recebem uma carga de energia e "saltam" para o eixo de maior energia, o que diminui o vetor de magnetização longitudinal. Ao mesmo tempo acontece outro fenômeno, em que os prótons passam a precessionar em fase, surgindo outra resultante magnética (agora obtida nos eixos X e Y), conhecida por magnetização transversal (Schild, 1990; Figura 27.4 A). Quando os pulsos de RF são interrompidos, os prótons perdem a energia recebida e voltam para sua posição inicial. Esse fenômeno é chamado de relaxação e ocorre de duas maneiras (Figura 27.4 B).

Imagens ponderadas em T1, T2 e densidade de prótons

T1 é o tempo constante para a magnetização longitudinal da amostra tecidual retornar ao equilíbrio após a aplicação de um pulso de RF de 90°. Cessado o pulso de RF, o gradiente de leitura, representado pela bobina, lê o sinal de ressonância emitido pelos prótons no momento de relaxação, então ocorre a formação da imagem. Esta aparecerá em hipossinal (imagem escura) ou hipersinal (imagem clara), a depender da proporção da relaxação e da intensidade do sinal, estas condicionadas aos parâmetros tempo de repetição (TR), tempo de eco (TE) e número de excitações (NEX) (Shannon e Roemer, 1990). Esse tipo de imagem é chamado de "imagem anatômica", por se tratar da relação próton/tecido. Se é aplicado um novo pulso de RF, suficiente para gerar um torque de 180°, ele leva à magnetização longitudinal para o plano transversal (eixos X e Y). A partir de então, esses *spins* entram em fase com os *spins* de maior energia, ponto em que é lido o sinal T2.

T2 é o tempo gasto para a magnetização transversal voltar ao estado de menor energia, ou seja, retornar ao vetor de magnetização longitudinal, após a aplicação de um pulso de RF de 180°. Tecido com relaxação longa em T2 terá um sinal brilhante (hipersinal), enquanto aquele tecido com T2 curto terá um sinal escuro (hipossinal) (Palacios et al., 1990; Vidoto, 1997; Yamashita, 1992). Esse tipo de imagem é chamado de "imagem patológica", por se tratar da relação próton/próton dentro dos tecidos.

Geralmente, as imagens produzidas com TE e TR curtos são consideradas ponderadas em T1, enquanto TE e TR longos originam uma imagem com ponderação em T2 (Lederman e Yamashita, 1997).

Densidade de prótons (DP), ou *protons density* (PD), é um tipo de imagem cuja formação é caracterizada pela DP presentes nos núcleos dos átomos, com características intermediárias entre T1 e T2. Dependendo do equipamento e do protocolo utilizado pelo serviço de diagnóstico por imagem, o disco articular fica bastante visível nesse tipo de imagem (Figura 27.5).

Sequências de aquisição de imagem

A sequência Spin-Eco é uma das mais utilizadas e é caracterizada por apresentar um pulso de 90° e outro de 180°, pois o sinal adquirido apenas com o pulso de 90° é muito fraco, e o pulso de 180° melhora sua intensidade. Depois do pulso de 90°, os prótons saem de fase devido à falta de homogeneidade dos campos magnéticos interno e externo; então, o de 180° volta a colocar em fase os prótons defasados, obtendo-se um sinal mais intenso (Schild, 1990).

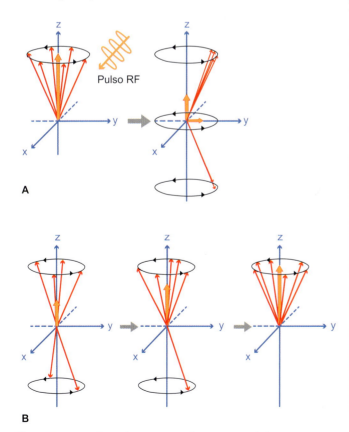

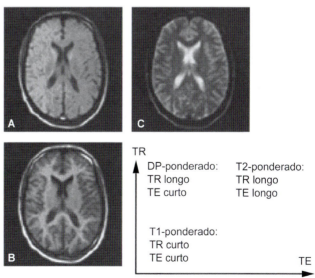

Figura 27.4 A. A resultante de magnetização longitudinal muda de orientação para o plano transversal com a aplicação de um pulso de radiofrequência. **B.** Após a interrupção dos pulsos de radiofrequência, há retorno da magnetização longitudinal dos prótons (fenômeno de relaxação).

Figura 27.5 Esquema mostrando imagens nas ponderações T1, T2 e DP. **A.** T1: observação da anatomia. **B.** T2: observação de processos inflamatórios, efusões e como comparativo. **C.** DP: observação do disco articular. Cortesia da Siemens Medical System.

De acordo com as estruturas ou tecidos avaliados e o tempo de relaxação escolhido (T1 ou T2), a intensidade de sinal da RM pode ser classificada em: ausência de sinal; sinal hipointenso, ou hipossinal (imagem escura); sinal isointenso, ou isossinal; e sinal hiperintenso, ou hipersinal (imagem clara; Quadro 27.1).

As intensidades de sinal com base na DP emitidas pelos tecidos podem ser graduadas, segundo D'Ippolito (1991), em ordem decrescente, da seguinte maneira: gordura, medula óssea, substância branca, substância cinzenta, vísceras sólidas, músculos, líquor, sangue com fluxograma, osso compacto e cortical, calcificações, ar.

De maneira geral, a física envolvida no processo de formação da imagem por RM pode ser descrita deste modo: em um campo magnético externo (equipamento), os polos norte e sul dos núcleos do corpo alinham-se com a direção desse campo. Quando um pulso de RF (onda de rádio) passa através do corpo, alguns desses "ímãs" ou "magnetos nucleares" absorvem a energia da RF e mudam de direção. Os campos dos "ímãs nucleares" podem ser somados para criar um campo magnético em rede (em conjunto), que induz uma corrente em uma bobina ou antena receptora. Quando o pulso de RF é removido, os átomos soltam a energia absorvida e retornam à sua posição original (alinhados com o campo magnético externo estático [supercondutor]), fazendo com que a corrente induzida na antena vá diminuindo até desaparecer. Esse sinal, então, é enviado a um computador para a criação de uma imagem anatômica.

Artefatos em imagem por ressonância magnética

As imagens por RM podem sofrer interferências por motivos relacionados com o paciente, o equipamento ou o sistema utilizado, dificultando a obtenção de imagens de qualidade. Diante disso, Yamashita (1992) classificou os artefatos de modo a possibilitar seu fácil reconhecimento e provável etiologia.

Os artefatos ou interferências relacionados com o paciente podem ser:

- Movimentos fisiológicos periódicos: respiratórios, cardiovasculares e do líquido cefalorraquidiano
- Movimentos fisiológicos não periódicos
  - Incontroláveis: peristalse intestinal, doenças cerebrais e tiques
  - Controláveis: deglutição e movimentos dos olhos
- Objetos ferromagnéticos portados pelo paciente
  - Itens esquecidos na cabeça, como grampos
  - Clipes neurocirúrgicos metálicos
  - Sangramentos antigos com depósito de hemossiderina
  - Aparelhos ortodônticos
  - Próteses dentárias.

Os artefatos ou interferências relacionados com o equipamento ou sistema utilizado são:

- Efeitos das interfaces teciduais
  - Deslocamento químico
  - Fenômeno da suscetibilidade magnética
  - Troncatura ou fenômeno de Gibbs
  - Dobramento da imagem (*aliasing*)
- Problemas ligados à *performance* do equipamento
  - Sinais heterogêneos ou assimétricos
  - Distorção geométrica da imagem por queda momentânea do gradiente
  - Interferências sobre as ondas de RF
  - Pseudoartefatos: problemas de processamento do filme
  - *Eddy currents* (correntes parasitas).

Indicações clínicas em odontologia

Em odontologia, a RM é indicada em:

- Estudo das disfunções da ATM
  - Diagnóstico de alterações internas, principalmente deslocamento do disco articular, fundamentado no exame clínico
  - Tratamento das disfunções temporomandibulares (DTM) sintomáticas
  - Pesquisa de doenças inflamatórias com envolvimento capsular e/ou do ligamento posterior
  - Diagnóstico e tratamento de artrites (infecciosa, reumatoide ou degenerativa)
  - História de traumatismo na região da cabeça da mandíbula (deslocamento, fratura ou anquilose)
  - Estadiamento local de neoplasias
- Avaliação de tumores ósseos e em partes moles
- Estudo das cavidades paranasais
- Estudo de glândulas salivares
- Estudo da anatomia normal e suas variações.

A RM em odontologia é utilizada, principalmente, no estudo das disfunções da ATM. Para isso, utilizam-se imagens nos planos sagital e coronal em aquisições nas posições de intercuspidação (boca fechada) e abertura máxima (boca aberta). Aquisições em posições de abertura intermediária também são usadas quando no estudo dinâmico da ATM ou quando solicitadas pelo profissional. Elas são realizadas nas sequências ponderadas para T1, T2 e DP, de acordo com o protocolo utilizado pelo serviço de diagnóstico por imagem, sendo necessária apenas uma aquisição em máxima abertura, pois o objetivo dessa imagem é localizar espacialmente o disco articular quando da abertura da boca (Figuras 27.6 a 27.12).

Na área da odontopediatria, realizaram-se estudos em crianças com apneia obstrutiva do sono (AOS) por RM, avaliando a relação entre volume da língua e volume da mandíbula. Essa relação pode ser uma variável apropriada para avaliar o risco de AOS, representando o equilíbrio entre a morfologia esquelética e a dos tecidos moles no complexo craniofacial.

Na periodontia, o primeiro projeto com aplicação de RM em uma população geral com problemas dentários foi publicado em 2018, com o objetivo de esclarecer a associação entre os terceiros molares impactados ou irrompidos e a patologia periodontal. A aplicação da RM possibilitou associar a presença de terceiros molares irrompidos com um aumento da doença periodontal de molares adjacentes.

Quadro 27.1	Características das imagens dos principais tecidos humanos, do ar e de outros materiais nas ponderações T1 e T2.	
Tecidos	**Ponderação T1**	**Ponderação T2**
Ar	Hipossinal	Hipossinal
Líquido	Hipossinal	Hipersinal
Sólido	Hipo/isossinal	Hipo/isossinal
Gordura	Hipersinal	Iso/hipersinal
Sangue	Hipersinal	Hipo/iso/ hipersinal
Calcificação/metal	Ausência de sinal	Ausência de sinal

27 | Ressonância Magnética   263

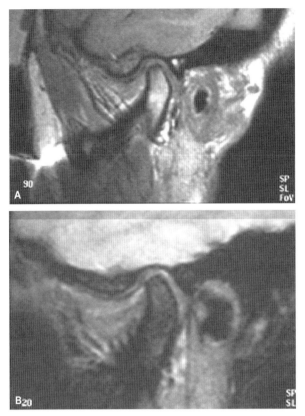

Figura 27.6 Cortes sagitais em posição de boca fechada da ATM em T1 (**A**) e T2 (**B**). Disco articular normoposicionado com hipossinal. Observa-se evidenciação do líquido sinovial na imagem ponderada em T2.

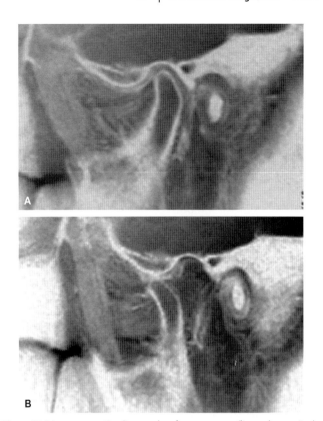

Figura 27.8 Imagem negativa. Recurso de *software* como auxílio na observação da anatomia da ATM. Cortes sagitais em posição de boca fechada (**A**) e abertura máxima (**B**) da ATM em DP. Disco articular normoposicionado em boca fechada e com recaptura em abertura máxima.

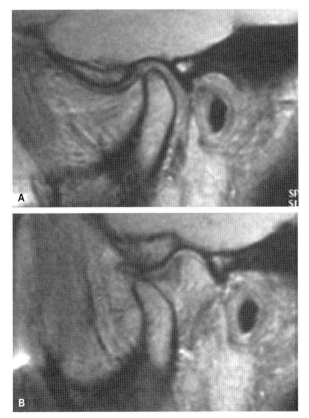

Figura 27.7 Cortes sagitais em posição de boca fechada (**A**) e abertura máxima (**B**) da ATM em DP. Disco articular normoposicionado em boca fechada e com recaptura em abertura máxima. Observa-se melhor contraste do disco articular com hipossinal na imagem em DP.

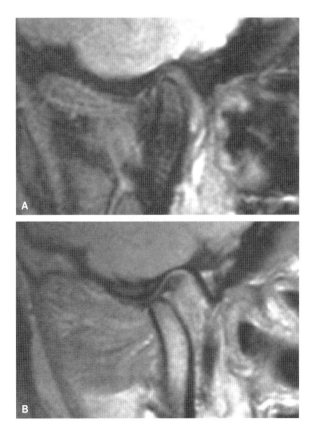

Figura 27.9 Cortes sagitais em posição de boca fechada (**A**) e abertura máxima (**B**) da ATM em DP. Disco articular normoposicionado em boca fechada e com limitação de abertura em abertura máxima.

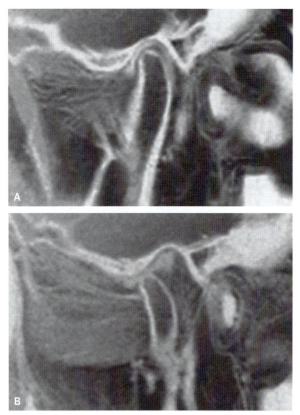

Figura 27.10 Imagem negativa. Cortes sagitais em posição de boca fechada (**A**) e abertura máxima (**B**) da ATM em DP. Disco articular normoposicionado em boca fechada e com limitação de abertura em abertura máxima.

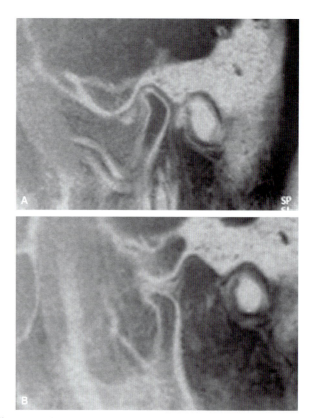

Figura 27.12 Imagem negativa. Cortes sagitais em posição de boca fechada (**A**) e abertura máxima (**B**) da ATM em DP. Disco articular anteriorizado, com forma alterada em boca fechada e com recaptura em abertura máxima. Alteração na morfologia do côndilo mandibular.

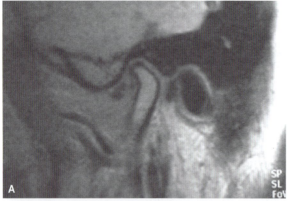
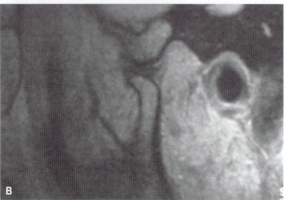

Figura 27.11 Cortes sagitais em posição de boca fechada (**A**) e abertura máxima (**B**) da ATM em DP. Disco articular anteriorizado, com forma alterada em boca fechada e com recaptura em abertura máxima. Alteração na morfologia do côndilo mandibular.

Contraindicações e efeitos biológicos da ressonância magnética

São consideradas contraindicações para a realização do exame de RM:

- Clipes de aneurismas e hemostáticos (desde que não compostos por metais paramagnéticos)
- Próteses auriculares
- Marca-passos cardíacos
- Corpos estranhos em zonas nobres, como a região cerebral ou intraocular
- Implantes otológicos
- Grávidas com menos de 12 semanas (segundo orientação da Food and Drug Administration [FDA]).

No entanto, em muitas situações, é possível realizar exames nesses pacientes, dependendo do modelo do dispositivo, devendo-se avaliar se a necessidade é maior que o risco (Shellock e Crues, 1988; Rupp et al., 1993; Devge et al., 1997).

Dentre os efeitos biológicos causados pela RF, pode-se destacar que os campos de RF também induzem correntes elétricas no corpo. Isso resulta em produção de calor, devido à resistência dos tecidos, o qual deve ser dissipado pelo sistema metabólico do corpo. Para isso, é preciso registrar o peso correto do paciente para garantir que a taxa de absorção específica (SAR, *specific absorption rate*) da força de RF não exceda o nível de dissipação de calor do organismo.

Vantagens e desvantagens da ressonância magnética

Algumas vantagens e desvantagens do exame de RM, quando comparado com outros, como TC e as técnicas radiográficas convencionais, podem ser:

- Vantagens:
  - Ausência de radiação ionizante
  - Caráter não invasivo
  - Alta resolução na avaliação de tecidos moles
  - Aquisição de imagens multiplanares (axial, sagital e/ou coronal)
  - Observação direta das estruturas da ATM, incluindo disco articular
  - Detecção de lesões não visíveis pelos raios X
  - Definição mais precisa da medula óssea, conferindo informações sobre a fisiologia do tecido ósseo
  - Realização de estudos dinâmicos
- Desvantagens:
  - Alto custo do equipamento
  - Alto custo do exame
  - Diagnóstico inconclusivo de perfuração do disco articular
  - Tempo de duração do exame
  - Necessidade de sedação em pacientes com claustrofobia
  - Interferência em marca-passos cardíacos, clipes de aneurisma, hemostáticos ou qualquer outra contraindicação já citada
  - Necessidade de mais experiência do profissional.

Conforme apresentado, o exame de RM tem grande utilidade em odontologia, devendo sua indicação estar pautada nas necessidades de diagnóstico das alterações da ATM e de lesões de tecido mole, muscular ou glandular.

Bibliografia

Arita ES, Kishi K. Ressonância magnética. In: Freitas A, Rosa JE, Souza IF. Radiologia odontológica. 6.ed. São Paulo: Artes Médicas; 2004.

Azevedo ER, Panepucci HC. Efeito do movimento em imagens por ressonância magnética nuclear. Curso de Especialização em Ressonância Magnética, realizado pelo Departamento de Radiologia da Faculdade de Medicina da USP – Instituto de Física de São Carlos da Universidade de São Paulo. São Carlos: 1997. 33 p.

Bellon EM, Haacke EM, Coleman PE et al. MR artifacts: a review. AJR. 1986;147(1):1271-81.

Boutin RT, Briggs JE, Williamson MR. Injuries associated with MR imaging: survey of safety records and method used to screen patients for metallic foreign bodies before imaging. AJR. 1994;162(1):189-94.

D'Ippolito SFM. Ressonância magnética da articulação temporomandibular (Monografia de Especialização). São Paulo: Faculdade de Odontologia da Universidade de São Paulo; 1997.

Devge C, Tjellström A, Nellström H. Magnetic resonance imaging in pacients with dental implants: a clinical report. Int J Oral Maxillofac Implants. 1997;12(3):354-9.

Foester B. Técnicas de aquisição rápida em tomografia por ressonância magnética nuclear. Apostila do Curso de Especialização em Ressonância Magnética, realizado pelo Departamento de Radiologia da Faculdade de Medicina da USP – Instituto de Física de São Carlos da Universidade de São Paulo. São Carlos; 1997. 27 p.

Franco AA, Cevidanes LHS, Vigorito JW et al. Influência dos acessórios ortodônticos na aquisição da imagem por ressonância magnética. Rev SPO. 1999;32(2):15-31.

Hotwani K, Sharma K, Jaiswal A. Evaluation of tongue/mandible volume ratio in children with obstructive sleep apnea. Dental Press J Orthod. 2018;23(4):72-8.

Kindler S, Holtfreter B, Koppe T et al. Third molars and periodontal damage of second molars in the general population. J Clin Periodontol. 2018;45(11):1365-74.

Lederman HM, Yamashita HK. Futuro da ressonância magnética. Apostila do Curso de Imagem por Ressonância Magnética realizado pelo Departamento de Diagnóstico por Imagem – Universidade Federal de São Paulo/Escola Paulista de Medicina. São Paulo; 1997. p. 4.

Lederman HM, Yamashita HK. Princípios físicos, protocolos e técnicas de exame. Apostila do Curso de Imagem por Ressonância Magnética, realizado pelo Departamento de Diagnóstico por Imagem – Universidade Federal de São Paulo/Escola Paulista de Medicina. São Paulo; 1997. 89 p.

Mendonça RA, Cattani CAM, Gomes ACP et al. Fundamentos da ressonância magnética. Apostila do Curso de Imagem por Ressonância Magnética, realizado pelo Departamento de Diagnóstico por Imagem – Hospital Beneficência Portuguesa de São Paulo. São Paulo; 1996. 271 p.

Palacios E, Valvassori GE, Shannon M et al. Magnetic resonance of the temporomandibular joint. New York: Thieme; 1990.

Panepucci HC. Princípios físicos da imagem por ressonância magnética. Apostila do Curso de Especialização em Ressonância Magnética, realizado pelo Departamento de Radiologia da Faculdade de Medicina da USP – Instituto de Física de São Carlos da Universidade de São Paulo. São Carlos; 1997. 22 p.

Philips. Princípios básicos de imagens por RM. Manual de aplicação da Philips.

Rupp R, Ebraheim NA, Savolaine ER et al. Magnetic resonance imaging evaluation of the spining with metal implants: general safety and superior imaging with titanium. Spine. 1993;18(3):379-85.

Schild HH. MRI Made easy (...well almost). Berlin: Berlimed; 1990.

Shannon M, Roemer RC. Physical and imaging principles of magnetic resonance. In: Palacios E, Valvassori GE, Shannon M et al. Magnetic resonance of the temporomandibular joint. New York: Thieme; 1990.

Shellock FG, Crues JV. High-field-strength MR imaging and metallic biomedical implants: an ex vivo evaluation of deflection forces. AJR. 1988;151(1):389-92.

Vidoto ELG. Princípios básicos da instrumentação na formação da imagem por ressonância magnética. Apostila do Curso de Especialização em Ressonância Magnética, realizado pelo Departamento de Radiologia da Faculdade de Medicina da USP – Instituto de Física de São Carlos da Universidade de São Paulo. São Carlos; 1997. 34 p.

Whaites E. Essentials of dental radiography and radiology. 2.ed. New York: Churchill Livingstone; 1996.

Yamashita HK. Artefatos nas imagens de ressonância magnética adquiridas com a sequência Spin-Eco. Avaliação de 147 exames em um equipamento de 1,5 Tesla (Dissertação de Mestrado). São Paulo: Faculdade de Medicina da Escola Paulista de Medicina; 1992.

28 Radiografia Digital

Israel Chilvarquer, Jorge Elie Hayek, Lilian Waitman Chilvarquer, Mário Sérgio Saddy, Michel Lipiec e Marlene Fenyo-Pereira

Introdução

A radiografia é um exame complementar que auxilia no estabelecimento do diagnóstico, colabora no plano de tratamento e orienta e acompanha qualquer manobra terapêutica. A radiografia digital, por sua vez, representa um grande avanço tecnológico que potencializa o papel da imagem no processo de diagnóstico, com recursos indisponíveis nas técnicas convencionais.

A utilização de sistemas digitais apresenta vantagens quando comparados com a imagem analógica, sendo a maior delas a eliminação do uso do filme e do processamento radiográfico, o que possibilita uma redução de até 90% na dose de exposição ao paciente.

Após a obtenção da imagem digital, é possível modificá-la por meio de diversas ferramentas disponíveis em *softwares*, de modo a auxiliar e ampliar o processo diagnóstico a partir da manipulação da imagem, favorecendo a sua interpretação de acordo com a finalidade da investigação.

A radiografia digital pode ser dividida em radiografia digitalizada e radiografia digital propriamente dita. A primeira é obtida pela captura da imagem do filme radiográfico por *scanner*, máquina fotográfica digital ou câmera de vídeo ou do celular. A segunda pode ser obtida de maneira direta, pelo sistema *charge couple device* (CCD) ou *complementary metal oxide semiconductor* (CMOS), e indireta, pelo sistema de armazenamento de fósforo. Ambos permitem que a imagem seja editada e armazenada em computadores.

Formação da imagem

A menor unidade de uma imagem digital é denominada *pixel* (*picture element*), que está disposta em colunas e linhas em uma radiografia, formando a matriz da imagem. Cada um dos *pixels* contém informações que determinam as suas características.

O *pixel* é usado como unidade de medida para descrever a dimensão geométrica de uma imagem. Assim, quanto mais *pixels* por polegada tiver uma imagem, melhor será sua qualidade ou resolução. Cada *pixel* também carrega a informação sobre a cor ou o nível de cinza que ele representa.

A resolução espacial de uma imagem digital descreve a sua qualidade e está relacionada com a quantidade de *pixels* que formam a matriz. Desse modo, quanto menor o tamanho do *pixel* e maior a quantidade de *pixels* formadores da matriz, maior será a resolução espacial da imagem e melhor será sua qualidade (Figura 28.1).

A resolução espacial de uma imagem pode ser expressa em *pixels* por milímetro (*pixels*/mm) ou em *dots per inch* (dpi), que, traduzido, significa pontos por polegada (equivalente a 2,54 cm).

Já a resolução de contraste é a diferença de tom entre duas regiões vizinhas de uma imagem. À medida que ela é reduzida, o valor do contraste diminui; logo, quanto menor o contraste, mais difícil é diferenciar regiões vizinhas.

A resolução de uma imagem pode ser expressa em pares de linhas por milímetro (lp/mm, do inglês *line pairs per milimeter*), quando se observa a imagem de uma sequência de linhas claras e escuras alternadas, de modo a produzir altos valores de contraste (Figura 28.2).

Os primeiros pares de linhas são facilmente distinguíveis. Ao caminharem para a direita, eles se tornam cada vez mais próximos, ou seja, aumenta o seu número por unidade de comprimento, tornando-se mais difícil distinguir uma linha escura da próxima linha escura, com ganhos na interpretação de sutis alterações na imagem. A resolução de contraste de um filme convencional varia de 14 a 18 lp/mm. Atualmente, os sistemas digitais apresentam resolução de contraste maior que a do filme convencional, variando de 17 a mais de 24 lp/mm.

As impressoras, sejam de jato de tinta (papel fotográfico) ou a *laser* (películas radiográficas), de maneira geral, necessitam de um número bem maior de pontos por polegada para poderem

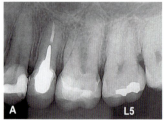 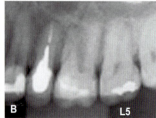

Figura 28.1 Radiografia periapical pela técnica do paralelismo. **A.** Alta resolução espacial. **B.** Baixa resolução espacial.

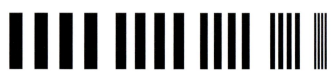

Figura 28.2 Resolução de contraste em pares de linha por milímetro.

imprimir com qualidade semelhante uma imagem mostrada em um monitor de vídeo, além da possibilidade de menor qualidade devido a erros de calibração dos equipamentos. Sendo assim, a avaliação das imagens diretamente em um monitor de vídeo, via de regra, aumenta o potencial de diagnóstico quando comparada à mesma imagem impressa.

É importante ressaltar que o valor de pares de linha traduz a qualidade espacial de um sistema; porém, é apenas um dos fatores responsáveis pela qualidade da imagem radiográfica; afinal, aspectos inerentes ao aparelho de raios X (tamanho da área focal, quilovoltagem-pico [kVp], miliamperagem [mA] e tempo de exposição), bem como a técnica empregada (posicionamento/angulações), afetam a produção da imagem. A quantidade de ruídos nas imagens, o contraste e o brilho em conjunto formam a imagem básica, a qual poderá ser modificada pelas ferramentas do *software*.

Desenvolvimento dos equipamentos comerciais

Radiografia digitalizada

Na chamada forma digitalizada, a captura das imagens de radiografias convencionais é feita por meio de *scanners*, câmeras de vídeo, máquina fotográfica digital e celulares (Figura 28.3).

Radiografia digital direta

A radiografia digital direta utiliza sensores de CCD ou CMOS (atualmente mais utilizados), que são *chips* sensíveis à luz ou aos raios X, com uma disposição bidimensional (2D) de elementos binários (*pixels*).

Os sensores de CCD convertem diretamente os fótons de raios X em carga elétrica para a formação da imagem final. Eles são caracterizados por terem um fio condutor acoplado com a função de fazer sua conexão ao restante do equipamento e, ainda, por apresentarem tamanhos diferentes. Após a exposição aos raios X, o sensor capta a imagem e, por meio de um conversor analógico/digital, envia o sinal para o computador, que irá armazená-lo como figuras numéricas e exibirá a imagem quase que instantaneamente por meio de monitor ou impressora (Figura 28.4).

Durante a conversão digital, a informação contida na imagem é decomposta em *bits*, e o brilho de cada *pixel* do monitor é a representação direta do número de elétrons aprisionados em cada uma dessas unidades de informação da imagem, sendo que esse aprisionamento é proporcional à quantidade de energia incidente sob a forma de fótons de raios X ou luz. Portanto, após a exposição, cada *pixel* assume um valor digital correspondente a uma tonalidade de cinza, e é o número de tons de cinza disponíveis na radiografia digital que fornece o contraste da imagem, obedecendo a uma amplitude que vai de zero (o radiolúcido máximo) até 255 (a radiopacidade máxima). A principal vantagem no sistema CMOS é que a visualização da imagem é imediata.

Radiografia digital indireta

O sistema de armazenamento de fósforo utilizado para a obtenção da imagem digital indireta apresenta um sensor que se traduz em uma placa óptica de sais de fósforo e caracteriza-se por não ter fio acoplado e contar com dimensões similares às do filme periapical convencional (Figura 28.5).

Quando o sistema de armazenamento de fósforo é exposto à radiação, determinada quantidade de energia é armazenada na superfície do sensor, criando uma imagem latente nos *pixels* da sua face ativa. O processamento da imagem é realizado depois, em um *scanner* apropriado, que inicialmente faz a pré-leitura da imagem, estimando a quantidade de radiação recebida. Então, a imagem é calibrada para uma produção de ótima qualidade, e, por meio de uma varredura a *laser*, a energia latente é liberada da placa e convertida em uma série de sinais digitais, que são enviados ao computador para a exibição e o armazenamento da imagem. Após a leitura, se existir

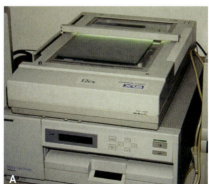
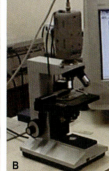
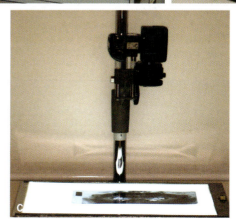

Figura 28.3 Imagem digitalizada: **A.** *Scanner*. **B.** Câmera de vídeo. **C.** Máquina fotográfica digital.

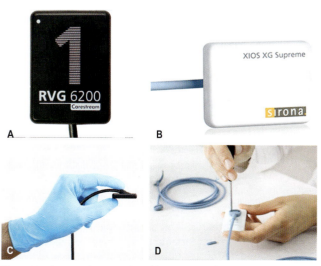

Figura 28.4 Sensores do sistema digital direto encontrados no mercado. **A** e **C**. RVG 6200 (Carestream Dental). **B** e **D**. Xios XG (Sirona).

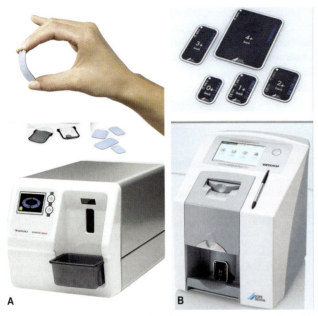

Figura 28.5 Sistema digital indireto (placa de fósforo). **A.** Digora Optime (Soredex). **B.** VistaSca Mini View (Durr Dental).

ainda alguma energia residual no sensor, esta é descarregada por meio do brilho intenso de uma luz halogenada, sendo possível reutilizá-lo inúmeras vezes.

As vantagens do sistema digital indireto sobre os sistemas CCD são as similaridades da placa de fósforo com o filme padrão no que diz respeito à forma fotográfica de registro de raios X e ao fato de o sensor não ter fios conectados, sendo mais confortável ao paciente. Isso confere mais liberdade de movimento em relação à localização dos equipamentos digitais e aparelhos de raios X, além da facilidade dos procedimentos de biossegurança.

Aplicação da imagem digital

A influência que a maioria dos parâmetros exerce no controle de qualidade da imagem na radiografia convencional não ocorre na técnica digital. Isso porque, no filme convencional, o borramento da imagem está relacionado ao tamanho dos grãos de halogenetos de prata, enquanto, na imagem digital, isso se dá pela resolução da matriz. Desse modo, a capacidade de um ajuste digital da densidade e do contraste da imagem pode resultar em menor número de exames e repetições, resguardando o paciente em relação à dose, já que radiografias com baixa densidade podem ser manipuladas, tendo ganho suficiente de contraste. Além disso, uma radiografia de determinada densidade pode ter seu brilho e seu contraste ajustados de acordo com a conveniência da tarefa específica de diagnóstico.

Ademais, o uso de sistemas de análise de imagens de radiografias realizadas por computador propicia maior capacidade de detectar alterações ósseas em relação às técnicas radiográficas convencionais.

Como principais vantagens da imagem digital, podem ser citadas as descritas a seguir:

- Redução de aproximadamente 90% da dose de exposição aos pacientes. É importante ressaltar que os aparelhos de raios X que devem ser utilizados para obter esse benefício têm um microprocessador para o ajuste do tempo de exposição curto

- Possibilidade de ajuste de contraste e brilho da imagem, aumentando o potencial de diagnóstico (Figura 28.6)
- Conversão da imagem dental em positivo pela mudança das estruturas radiolúcidas em radiopacas, e vice-versa (a imagem original é negativa), realizada com a ferramenta de inversão. Isso contribui para o potencial da imagem digital no diagnóstico de alterações periodontais (Figura 28.7)
- Ampliação da imagem, fácil arquivamento e compartilhamento (Figura 28.8)
- A utilização da imagem digital em ortodontia, ortopedia e cirurgia ortognática atualmente abrange várias possibilidades, dentre elas: modelos digitais e modelos prototipados obtidos por meio de escaneamento intraoral; execução de traçados cefalométricos computadorizados provenientes de radiografias extraorais digitais e/ou dos dados da tomografia computadorizada *cone beam* (TCCB), também chamada de tomografia computadorizada de feixe cônico, da face (Figuras 28.9 a 28.11)
- Obtenção de diferentes reformatações e estudos (em *softwares* específicos) por meio de imagens digitais obtidas de TC, o que possibilita uma análise mais criteriosa das alterações esqueléticas e dentárias, colaborando para o plano de tratamento (Figuras 28.12 a 28.16).

Subtração radiográfica

O conceito de subtração radiográfica digital é que de uma imagem processada pelo computador podem ser subtraídas todas as estruturas sem alterações, por meio de um par de radiografias realizadas. A subtração digital de imagens de uma região

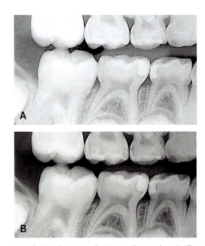

Figura 28.6 A manipulação dos tons de cinza, alterando o brilho e o contraste na imagem, facilita a interpretação e o diagnóstico de imagens radiolúcidas sugestivas de cárie.

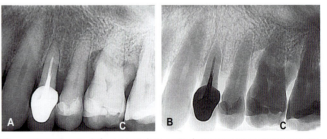

Figura 28.7 Utilização da ferramenta de inversão da imagem em pacientes com grave perda óssea. **A.** Imagem negativa (radiografia convencional). **B.** Imagem positiva (inversão dos tons de cinza).

sem alterações de densidade deve apresentar, preferencialmente, um cancelamento perfeito das estruturas. Além disso, cada *pixel* deve ter um valor de nível de cinza igual a 128, que corresponde ao centro da faixa estabelecida pelas escalas logarítmicas de cinza de 8 *bits* (256 tons de cinza). Na análise das imagens, áreas com níveis de cinza menores que 128 na subtração aparecem escuras, demonstrando perda de densidade, enquanto áreas com níveis maiores que 128 aparecem claras, indicando aumento de densidade.

Para a realização do método de subtração radiográfica digital, são necessárias radiografias executadas em épocas diferentes e que sejam padronizadas, ou seja, com a mesma projeção geométrica e mesma densidade radiográfica. Suas vantagens são: isolamento da área com alteração de densidade; superposição dessa área na radiografia inicial, para facilitar a visão da região alterada; e quantificação da alteração ocorrida em termos de massa. Suas principais aplicações em odontologia têm sido na pesquisa de cáries e no controle do nível e/ou da massa óssea.

O diagnóstico radiográfico da perda óssea tem indicado o estágio e a progressão da doença periodontal, apesar da baixa sensibilidade do método radiográfico convencional. Por meio da interpretação visual de pares de radiografias realizadas em épocas diferentes, cerca de 30 a 50% da perda óssea mineral podem ocorrer antes de a lesão tornar-se detectável.

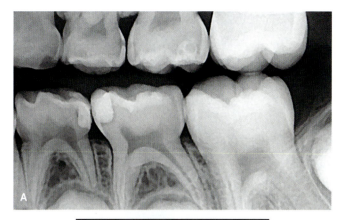
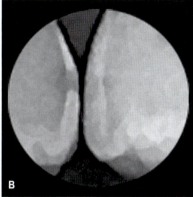

Figura 28.8 A. Radiografia interproximal de molares decíduos do lado esquerdo para a pesquisa de imagem sugestiva de cárie. **B.** Ampliação para uma melhor interpretação da imagem radiolúcida localizada na face interproximal dos elementos 64 e 65.

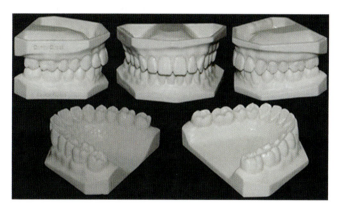

Figura 28.11 Modelos ortodônticos impressos (protótipos).

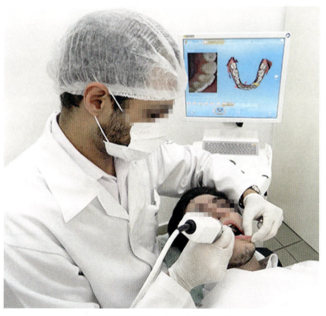

Figura 28.9 Escaneamento intraoral.

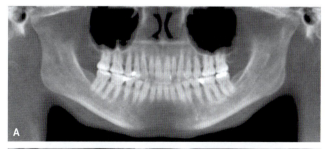
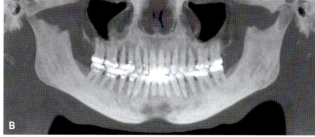

Figura 28.12 A. Reformatação panorâmica obtida da tomografia. **B.** Reformatação panorâmica (MIP).

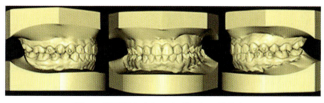

Figura 28.10 Modelos ortodônticos digitais.

A falta de sensibilidade do método convencional tem sido atribuída à presença de estruturas anatômicas projetadas na região, com provável alteração na densidade radiográfica. Diante disso, a subtração radiográfica aumenta a sensibilidade, uma vez que cancela as estruturas anatômicas semelhantes, sendo possível detectar alterações ósseas com cerca de 5% de perda ou ganho.

Por meio da subtração digital, também é possível realizar estudos longitudinais, o que ajuda a detectar mudanças em torno de 5% da massa mineral óssea por unidade de volume. Em contrapartida, a interpretação tradicional das radiografias requer mudanças de pelo menos 30% da massa mineral para ser diagnosticada (Figura 28.17).

Tomografia computadorizada *cone beam* e prototipagem

Os tomógrafos de TCCB têm como base uma aquisição volumétrica utilizando matriz 2D de sensores de área, o que proporciona superfície de detecção, combinada com o uso de um feixe de raios X volumétrico (3D). A técnica de TCCB envolve

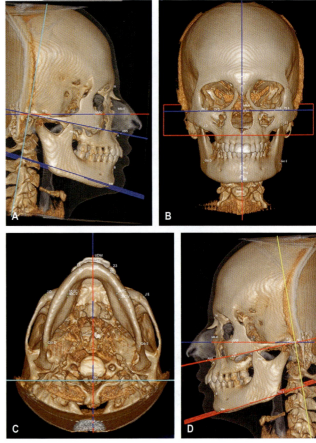

Figura 28.14 Planos de referências analisados em imagens tridimensionais.

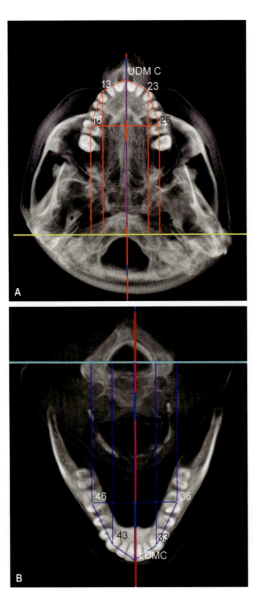

Figura 28.13 Avaliação de simetria pentagonodentária. **A.** Arco superior. **B.** Arco inferior.

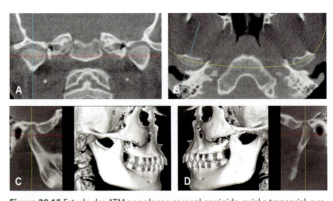

Figura 28.15 Estudo das ATM nos planos coronal corrigido, axial e transaxial, e reconstrução tridimensional. **A** e **C**. ATM direita. **B** e **D**. ATM esquerda.

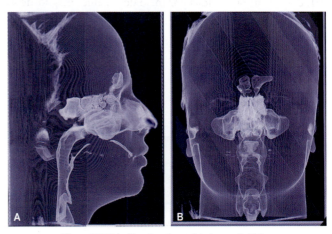

Figura 28.16 Análise do volume das vias respiratórias.

28 | Radiografia Digital 271

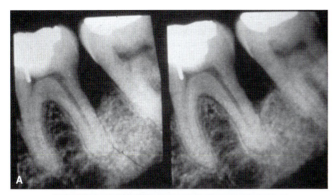

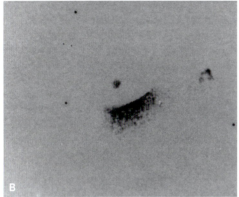

Figura 28.17 Subtração radiográfica. **A.** Par de radiografias prospectivas. **B.** Resultado da subtração radiográfica evidenciando a perda óssea.

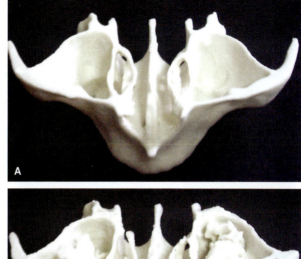

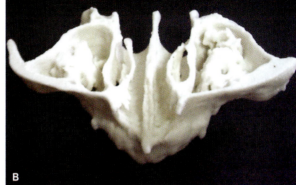

Figura 28.18 Protótipos pré e pós-operatórios. Cortesia do Dr. Pedro Carvalho dos Santos.

uma única varredura de 360°, em que a fonte de raios X e o *flat panel* se movem em sincronia ao redor da cabeça do paciente, que se encontra estabilizada no suporte de cabeça.

O volume total da área escaneada apresenta um formato cilíndrico, de tamanho variável de acordo com a marca do aparelho e segundo o protocolo utilizado.

A TCCB não possibilita uma boa visualização dos tecidos moles nas reconstruções odontológicas; porém, torna possível a exportação dos dados *digital imaging and communications in medicine* (DICOM) para *softwares* com recursos e ferramentas mais sofisticados.

A prototipagem é um processo de obtenção de modelos por meio da integração de diversas tecnologias, como a obtenção de imagens diagnósticas, sistemas de tratamento de imagens, sistemas *computer assisted design* (CAD) e a própria prototipagem rápida. Esse processo viabiliza a materialização, em escala real 1:1, das estruturas obtidas por meio dos exames diagnósticos, como a TC.

As informações encontradas no exame são armazenadas em qualquer mídia disponível, desde que tenha capacidade de guardar grandes volumes de dados, sendo então interpretadas em um programa de tratamento de imagem que a reconstrói de um modelo 3D, o qual orienta a confecção do biomodelo (Figura 28.18).

A TCCB é um importante recurso auxiliar na prática endodôntica, e suas principais indicações são: identificação de alterações patológicas e suas relações com as estruturas vizinhas; verificação da extensão das reabsorções radiculares; localização e morfologia dos canais radiculares; acompanhamento de tratamentos; presença de raiz supranumerária ou canal acessório; traumas; diagnóstico de trincas; e fraturas radiculares. Atualmente, vem ocorrendo um interesse na utilização de *softwares* para manipulação de dados DICOM obtidos pela TCCB e pela tecnologia de confecção de guias prototipadas para a endodontia.

A possibilidade de individualizar as imagens nos visualizadores da tomografia para cada conduto radicular (com o intuito de detectar atresias, perfurações ou reabsorções radiculares, auxiliar no diagnóstico de alterações periapicais, trincas e fraturas radiculares, bem como investigar condutos e/ou canais acessórios; Figuras 28.19 e 28.20) aumenta e evidencia exponencialmente as informações obtidas pelo exame, quando comparadas às interpretação de filmes impressos ou imagens estáticas (formato JPG ou PDF).

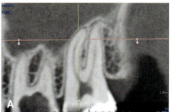 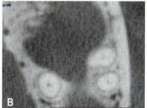

Figura 28.19 Tomografia do elemento 27 com finalidade de pesquisa da existência de canal acessório (mesiopalatino). Observação dos cortes nos planos sagital e axial.

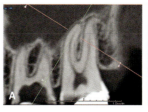 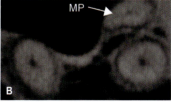

Figura 28.20 Tomografia do mesmo elemento 27. A correta inclinação para o terço apical da raiz mesiovestibular, a concomitante manipulação dos tons de cinza e a ampliação da imagem possibilitaram a identificação do canal acessório (mesiopalatino). Observação das imagens nos planos sagital e axial.

As ferramentas comumente empregadas no estudo endodôntico são: ampliação da imagem, alterações de brilho e contraste, e mensurações. Já as maiores utilizações dos guias prototipados são para o acesso de condutos com acentuada atresia e/ou mineralização, a remoção de pinos intrarradiculares de fibra de vidro e as cirurgias paraendodônticas (Figura 28.21). Juntamente à realização do exame tomográfico, é necessário o escaneamento intraoral do arco de interesse do paciente. Após essa etapa, os dados são enviados para centros que contam com o serviço de confecção de guias prototipadas para o planejamento em *softwares* específicos, facilitando a execução de casos difíceis devido à complexidade e variabilidade anatômica, e aumentando a previsibilidade do tratamento (Figuras 28.22 a 28.25).

Ultrassom

Conceitualmente, a ultrassonografia utiliza as ondas sonoras maiores que 20.000 ciclos/segundo (Hertz [Hz]). Na área médica, utilizam-se frequências de 1 a 20 megaHertz (mHz). Essa alta frequência é obtida por um material cerâmico especial, o cristal pizoelétrico, que é submetido a uma carga elétrica de baixa voltagem. Tal conjunto devidamente isolado recebe o nome transdutor, o qual é acoplado a um computador que decodifica os sons em um sinal digital, que pode ser visualizado no monitor e pode ter escala de cinzas ou escala colorida. Quando essa alta frequência afeta os tecidos que apresentam resistências acústicas diferentes, as ondas são refletidas e captadas.

Os tecidos serão classificados em hiper ou hipoecóicos, conforme reflitam mais ou menos as ondas sonoras, respectivamente. O tecido ósseo é um exemplo de hiperecoide, enquanto os tecidos moles são considerados hipoecoides. Devido aos recentes avanços tecnológicos, uma imagem 3D pode ser obtida por vários cortes de um órgão.

O ultrassom representa uma metodologia altamente sensitiva, não invasiva e de custo relativamente baixo. Sua aplicação mais frequente em odontologia é o emprego da ultrassonografia de alta resolução na avaliação da anatomia, da topografia e das alterações das glândulas parótida, submandibular e sublingual (Figuras 28.26 e 28.27).

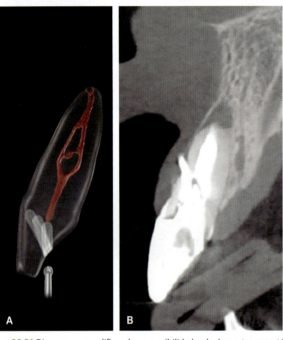

Figura 28.21 Diagrama exemplificando as possibilidades de desgastes operatórios exagerados, especialmente em casos de atresia da câmara pulpar e conduto radicular. Corte tomográfico (transaxial) evidenciando a interrupção da parede vestibular (terço médio) do elemento 11, sugestiva de perfuração/trepanação.

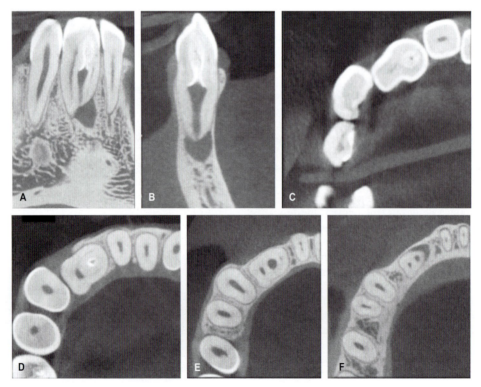

Figura 28.22 Tomografia do elemento 42 demonstrando anomalia de forma coronária e radicular, profunda invaginação do esmalte dentário para o interior do conduto radicular, sugestiva de *dens invaginatus*, e extensa rarefação óssea periapical. **A.** Corte coronal. **B.** Corte transaxial. **C** a **F.** Cortes axiais.

28 | Radiografia Digital | 273

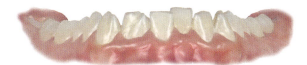

Figura 28.23 Imagem do escaneamento intraoral do elemento 42, necessária para a construção da guia endodôntica prototipada.

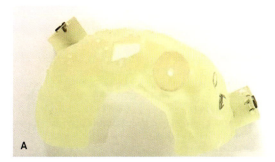
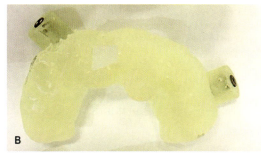
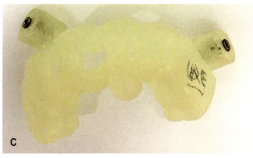

Figura 28.24 Fotografia clínica de três guias prototipadas para o acesso aos condutos distal, central e mesial do elemento 42.

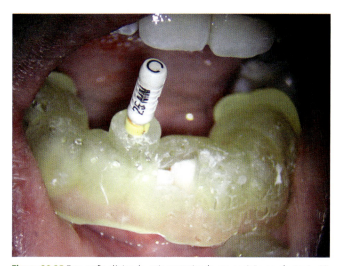

Figura 28.25 Fotografia clínica do guia prototipado em posição no elemento 42. Cortesia do Prof. Dr. José Eduardo de Oliveira Pereira.

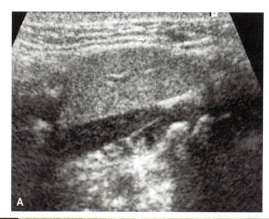
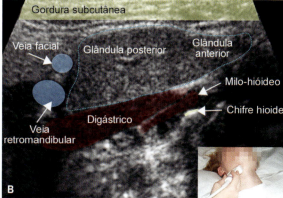

Figura 28.26 Resultado de um corte sagital (paralelo à base da mandíbula) ultrassonográfico da glândula submandibular, com aspecto normal. Pode-se observar a glândula submandibular, as veias retromandibular e facial, o músculo digástrico e o milo-hióideo.

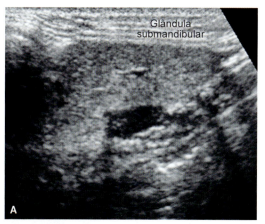
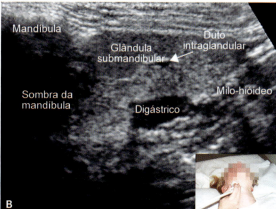

Figura 28.27 Resultado ultrassonográfico de uma glândula submandibular em corte transversal à base da mandíbula, onde são visualizados glândula submandibular, ducto intraglandular e músculos digástrico e milo-hióideo.

Bibliografia

Backer SR, Gaylord GM, Lantos G et al. Emergency skull radiography: the effect of restrictive criteria on skull radiography and CT use. Radiology. 1985;156:409-13.

Baxes GA. Digital image processing. Englewood Cliffs: Prentice-Hall; 1984. p. 187.

Baxes GA. Digital image processing, principles and applications. New York: John Wiley & Sons; 1994. 452 p.

Brägger U. Digital imaging in periodontal radiography: a review. J Clin Periodontol. 1988;15(9):551-7.

Brägger U, Burgin W, Lang N P et al. Digital subtraction radiography for the assessment of changes in peri-implant bone density. Int J Oral Maxillofac Implants. 1991;6(2):160-6.

Chilvarquer IC. A radiologia e seus avanços contemporâneos. Rev Assoc Paul Cir Dent. 1993;47(2):1001-4.

Chilvarquer IC. Odontologia em imagem. Rev Assoc Paul Cir Dent. 1996;50(3):218-28.

Chilvarquer IC. Radiologia na implantodontia osseointegrada. In: Freitas A, Rosa JE, Souza IF. Radiologia odontológica. 4.ed. São Paulo: Artes Médicas; 1998. p. 632-46.

Chilvarquer IC, Chilvarquer LW. Imagenologia da osseointegração moderna. In: Gomes LA. Implantes osseointegrados. São Paulo: Santos; 2002.

Chilvarquer IC, Chilvarquer LW. Tecnologia de ponta em imagenologia. In: Módulos de atualização, secção 9 – radiologia. CIOSP. 2001;19:413-31.

Ettinger GJ, Gordon GG, Goodson JM et al. Development of automated registration algorithms for subtraction radiography. J Clin Periodontol Copenhagen. 1994;21(8):540-3.

Hausmann E. Digital subtraction radiography: then (1983) and now (1998). J Dent Res Copenhagen. 1999;78(1):7-10.

Ikuta CRS, Salzedas LMP. Comparação clínica de dois sistemas digitais de radiografias intraorais. Arch Health Invest. 2018;7(6):213-6.

Jeffcoat MK. Radiography methods for the detection of progressive alveolar bone loss. J Periodontal Res Copenhagen. 1992;63(4):367-72.

Jeffcoat MK, Reddy MS. Digital subtraction radiography for longitudinal assessment of peri-implant bone change: method and validation. Adv Dent Res Washington. 1993;7(2):196-201.

Lierde CV, Huysmans T, Depreitere B et al. Curvature accuracy of RP skull models. Phidias Rapid Protyping in Medicine. 2002;8:1-5.

Mazzonetto R, Moreira RWF, Moraes M et al. Uso de modelos estereolitográficos em cirurgia bucomaxilofacial. Rev Assoc Paul Cir Dent. 2002;56(2).

Rothman SLG. Dental applications of computerized tomography. Surgical planning for implant placement. Chicago: Quintessence; 1998. 346 p.

Silva JVL et al. Rapid prototyping: concepts, applications and potential utilization in Brazil. 15th International Conference in CAD/CAM Robotics and Facories for Future. 1999.

Vale IS, Bramante AS, Bramante MC. Fator de distorção da placa ótica do sistema de imagem digital Digora. Rev Assoc Paul Cir Dent 1998;52(4):280-3.

Van Der Stelt PF. Digital radiology using the Digora registration technic. Rev Belge Med Dent. 1996;51(2):93-100.

Wenzel A. Influence of computerized information technologies on image quality in dental radiographs. Danish Dent J.1991;95(12):527-59.

Radiologia nas Especialidades Odontológicas

29

Emiko Saito Arita e Marcelo Dutra

Introdução

As características radiográficas das diferentes técnicas empregadas nas especialidades odontológicas possibilitam abordagens específicas quanto a: indicação, estudo local anatômico, comportamento de doenças do complexo dentomaxilofacial, avaliação pré e pós-tratamento e reconhecimento em âmbito forense, dentre outras.

O sistema estomatognático é composto de estruturas que envolvem funções complexas e, muitas vezes, passíveis de comprometimentos oriundos de doenças sistêmicas. Em função disso, atualmente, o cirurgião-dentista dispõe de inúmeras informações geradas por meio de imagens de aparelhos dotados de *softwares*, além das técnicas convencionais intra e extraorais, bem como radiografias digitais, tomografias, ressonância magnética nuclear, cintilografia, ultrassonografia e outras.

Nesse contexto, as exigências fundamentam-se em conhecimentos prévios em relação à solicitação do exame e, principalmente, à capacidade de interpretação das imagens, sempre buscando maior número de informações. Assim, o radiologista assume um papel muito importante diante das especialidades odontológicas em relação aos resultados imaginológicos adquiridos. Destarte, segue a aplicabilidade dos métodos e técnicas radiográficas nas especialidades odontológicas.

Patologia e semiologia

O uso das imagens originárias das diversas técnicas radiográficas e de outros exames imaginológicos, tais como a tomografia computadorizada, a ressonância magnética nuclear, a cintilografia, a ultrassonografia e os demais exames contrastados, representa um mecanismo importante no auxílio à caracterização de doenças e/ou síndromes que afetam o complexo craniofacial, sejam elas primárias ou secundárias em relação ao início do processo. A decisão da indicação das imagens depende de diferentes fatores, principalmente da necessidade diagnóstica das manifestações assintomáticas e das variações anatômicas e patológicas, incluindo o ato de acompanhar o tratamento.

Em seu curso evolutivo, as alterações podem apresentar dados que as classifiquem quanto ao padrão dos tecidos ósseos e moles, possibilitando a interpretação correta, além de dados adicionais, como idade, sexo, etnia, início da alteração e aspectos clínicos gerais. Podem também fornecer informações da área ou região específica, como: índice de radiolucidez ou radiopacidade; extensão do comprometimento; bordas e corticais adjacentes à formação; conteúdo interno; e limites com as estruturas anatômicas envolvidas (Figura 29.1). É recomendada a execução radiográfica das peças cirúrgicas antes do procedimento de cortes para o exame anatomopatológico, com a finalidade de se obterem imagens de melhor qualidade, evitando as sobreposições de estruturas (Figuras 29.2 e 29.3).

Técnicas radiográficas de interesse em patologia e semiologia

Radiografias periapicais, oclusais, panorâmicas e extraorais

Os estágios iniciais das alterações locais em decorrência de um processo patológico ou uma doença óssea podem ser reconhecidos, muitas vezes, por radiografias com dimensões restritas, como as intraorais. Um simples aumento do espaço pericementário, a ausência da lâmina dura ou a morfodiferenciação de um dente ou grupo de dentes quanto a esmalte (p. ex., amelogênese imperfeita), dentina (p. ex., dentinogênese imperfeita) e cemento podem revelar um desvio da normalidade. Além disso, esclerose óssea, pequenas radiolucências ou perdas ósseas com ou sem

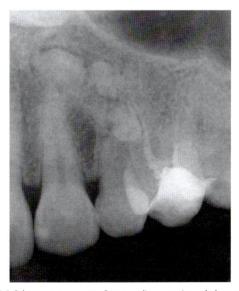

Figura 29.1 Odontoma composto. Corpos radiopacos circundados por um halo radiolúcido.

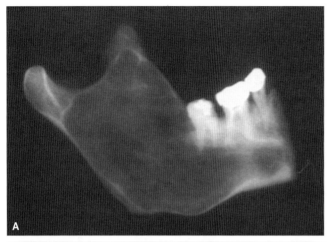

Figura 29.2 Imagens radiográficas de peça cirúrgica após hemimandibulectomia.

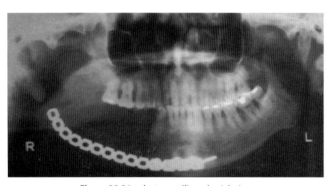

Figura 29.3 Implante metálico pós-cirúrgico.

envolvimento radicular e reabsorções irregulares das cristas alveolares (p. ex., periodontites graves, carcinomas gengivais) são quadros passíveis de interpretação, em condições incipientes, por meio de radiografias periapicais. A avaliação radiográfica da qualidade óssea é por vezes difícil, sendo importante a análise das áreas que revelam reações ósseas de acordo com diversos estímulos.

Radiograficamente, as imagens podem ser classificadas como: radiolúcida (osteolítica), um quadro de destruição óssea; mista (radiolúcida e radiopaca); e radiopaca (osteogênica). Os limites da lesão podem ser definidos ou corticalizados, de aspecto unilocular ou multilocular, assim como podem apresentar limites difusos ou esfumaçados, caracterizando o comportamento agressivo da lesão e impedindo a reação óssea circunvizinha de maneira eficiente, muitas vezes havendo reação óssea desorganizada em forma de espículas. O crescimento de uma lesão pode comprometer os dentes da região dependendo da sua localização, deslocando-os ou reabsorvendo-os. Estruturas anatômicas também podem ser afetadas por ações das lesões; assim, o assoalho ou as corticais dos seios maxilares, as corticais da órbita, as cavidades nasais e o canal mandibular podem ser deformados, deslocados ou invadidos e reabsorvidos, dependendo da agressividade da lesão.

Nos exames oclusal e panorâmico, as entidades patológicas, ou mesmo as manifestações de doenças sistêmicas, são registradas regionalmente devido ao comprometimento de outros sítios nas proximidades, abrangendo um volume maior de tecido ósseo (p. ex., displasias ósseas, cistos e tumores de diferentes etiopatogenias). O exame radiográfico oclusal é indicado como complementar aos achados das técnicas periapicais.

A técnica panorâmica possibilita a comparação entre um lado e outro em uma mesma película e a definição de limites no arcabouço maxilomandibular. Isso porque produz imagens de regiões específicas, como das articulações temporomandibulares (ATM), em diferentes planos e posições (p. ex., artrite reumatoide, hiperplasia e hipoplasia condilares). Muitas vezes, entretanto, as imagens não são decisivas, devendo-se sempre considerar a projeção de estruturas tridimensionais em um único plano, que apresenta apenas altura e largura, além da ampliação inerente.

As técnicas extraorais seguem a indicação de acordo com a área afetada e o comprometimento propriamente dito. Assim, a incidência para os seios maxilares (posteroanterior [PA] de seios maxilares – Waters) é indicada em situações de sinusopatias com etiologias diferentes (irritativas, odontogênicas, tumorais, comunicação bucoantral, corpos estranhos, fenômenos de retenção, poliposes etc.) ou desenvolvimento de tecidos anormais dentro das cavidades orbitárias.

A técnica PA para os seios frontais e maxilares é indicada em casos de sinusopatias, polipose grave e exacerbações de doenças cefálicas. As incidências laterais, PA e anteroposteriores para mandíbula são orientadas para o estudo referente a doenças em diferentes níveis que possam afetar sínfise, corpo, ângulo, ramo e cabeça da mandíbula, tais como formações delimitadas do tipo ameloblastoma, cisto ósseo aneurismático e cisto traumático. Podem também ser indicadas para lesões de aspectos irregulares, como carcinomas espinocelulares e mucoepidermoides, sarcomas, histiositose X e síndromes de comportamento osteolítico ou osteogênico desorganizado.

A incidência axial, ou Hirtz, pode indicar alterações na base do crânio, como: tumores extensos na hipófise; formações extensas afetando as cabeças mandibulares e mastoides; arcos zigomáticos; velamentos dos seios esfenoidal e maxilares, entre outras. É possível salientar que, em situações nas quais sejam verificadas mudanças nas condições da densidade e/ou morfologia do tecido ósseo devido a um processo patológico, os exames radiográficos poderão ser complementados por uma ou mais técnicas, de acordo com a extensão e o volume alterados.

Exames de melhor resolução | Tomografias, ressonância magnética nuclear, cintilografia

Esses tipos de obtenção de imagens estão vinculados principalmente aos estudos segmentados de regiões específicas, com alto índice de definição em relação ao tecido ósseo quanto aos tecidos moles (músculo, cartilagem, vasos etc.) e ao nível de comprometimento destas em relação às prováveis formações que possam estar presentes e suas características de evolução.

A cintilografia (pautada na medicina nuclear) possibilita o mapeamento de áreas em atividade metabólica intensa, tais como tecidos inflamatórios ou tumorais dos maxilares em fases iniciais e alterações fisiológicas e metastáticas não detectáveis em exames convencionais. A imagem utilizando radioisótopos ou raios gama (γ) viabilizam a avaliação da função de tecidos, proporcionando identificação ou monitoramento da doença pela quantificação da modificação bioquímica. Os radioisótopos mais empregados são tecnécio-99m (Tc^{99m}), iodo (^{131}I), gálio (^{67}Ga) e selênio (^{74}Se), os quais atuam como marcadores, que são capturados por câmaras de cintilação para aquisição de dados para a formação de imagens. Na região craniofacial, a técnica é aplicada para avaliar atividade metabólica óssea, hiperplasias, atividades glandulares e metástases ósseas.

As tomografias tornam possível a reprodução de imagens sem sobreposição de estruturas e reconstruções múltiplas, facilitando o reconhecimento da alteração e o real envolvimento do trabeculado ósseo e cortical local em cortes milimétricos. As imagens computadorizadas ainda contam com ferramentas que facilitam a classificação das alterações de acordo com a densidade tomográfica, pois os níveis ou *janelas* da imagem podem ser manipulados, indicando a tendência ao predomínio de um tipo específico de tecido malformado.

Em odontologia, o papel da ressonância magnética nuclear está, em grande parte, vinculado aos problemas da ATM, em particular do disco e da musculatura mastigatória. Devido à capacidade de identificar estruturas de baixa densidade, tal qual nos tecidos moles (quadros inflamatórios, derrames intra e extracapsulares, deslocamentos do disco, alterações de fibras musculares, entre outras), esse exame é de fundamental indicação. Em particular, as neoplasias relacionadas às glândulas salivares (p. ex., adenoma pleomórfico, síndrome de Sjögren, doença de Mikulicz) também são bem definidas nesse tipo de exame, além daqueles com o uso de substâncias de contraste (Figuras 29.4 e 29.5).

Odontopediatria e ortodontia

Os diferentes estágios que caracterizam o desenvolvimento dentomaxilofacial em crianças podem ser identificados com o auxílio de técnicas radiográficas intra e extraorais. Elas são indicadas para a evidenciação de: cáries incipientes; mudanças de oclusão; alterações de sequência e cronologia de erupção dos dentes; processos traumáticos dentários e/ou alveolodentários; modificações de morfologia, número e posição; caracterização de síndromes ou doenças sistêmicas compatíveis com a infância; estudo do crescimento; alterações do periodonto; e avaliação dos limites apicais, dentre outras possibilidades.

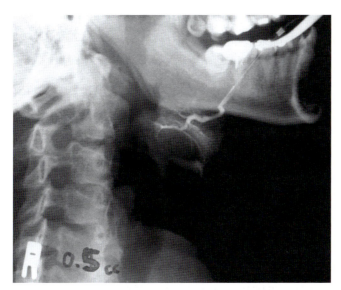

Figura 29.4 Sialografia da glândula parótida; adenoma pleomórfico. Sistema de ducto deslocado pela pressão do tumor.

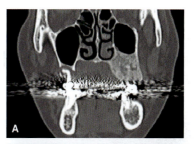
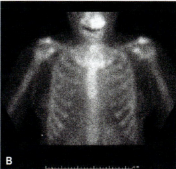

Figura 29.5 Cintilografia da glândula parótida, lado direito. Adenoma pleomórfico. **A.** Imagem de tomografia computadorizada coronal de uma displasia fibrosa da maxila do lado esquerdo. Pode-se observar uma expansão óssea no sentido vestibulolingual. **B.** Cintilografia da maxila do lado esquerdo evidenciando displasia fibrosa com captação aumentada.

Técnicas radiográficas de interesse em odontopediatria e ortodontia

Radiografias periapicais da bissetriz, do paralelismo, interproximal e cefalométrica

Em crianças no início da idade escolar (6 a 7 anos), são utilizadas as técnicas periapicais com cilindro localizador longo ou curto. O exame completo é representado por 10 radiografias – seis para a região anterior e quatro para a região posterior –, considerando a possibilidade de adquirir as imagens por meio de filmes intraorais infantis. O uso de posicionadores deve estar de acordo com a aceitação da criança.

O exame radiográfico interproximal recebe algumas modificações em comparação ao realizado em adolescentes e adultos. Um único filme é dobrado em seu menor eixo, colocando-se uma lâmina de chumbo entre as partes, o que torna possível expor os lados direito e esquerdo das regiões dos molares. Outra possível modificação pode ser realizada para radiografar a região dos molares inferiores em crianças, dobrando-se o filme em 1/3 do seu tamanho em comprimento e interpondo um rolete de algodão, que serve de apoio de mordida no plano oclusal.

A radiografia cefalométrica possibilita executar comparações dimensionais válidas em um mesmo indivíduo em dois ou mais momentos diferentes, ou em um grupo populacional. Os dados obtidos das medições resultantes podem ser apresentados de diversas maneiras, ajudando a esclarecer e analisar as transformações do crescimento, assim como a medir as alterações nas posições dentais e nos maxilares oriundas do crescimento, desenvolvimento e também do tratamento ortodôntico realizado. As análises radiográficas esclarecem os casos de má oclusão resultantes de relações maxilares e auxiliam no diagnóstico e no planejamento, além de orientar e fazer acompanhamento do tratamento.

A análise cefalométrica ajuda também a dimensionar tecidos moles faringeanos, identificando anormalidades que podem causar apneia obstrutiva do sono, um estreitamento do espaço aéreo superior do palato mole.

O conhecimento do crescimento e desenvolvimento craniofacial é de fundamental importância quando se requer o diagnóstico de problemas dessa ordem. Desse modo, as imagens tomográficas são melhores para observar detalhes de deformidades e alterações esqueléticas, de modo a se estabelecer uma possível etiologia e o tratamento das anomalias craniofaciais.

Métodos radiográficos de localização aplicados em odontopediatria e ortodontia

O método de Clark é indicado em casos de localização de um dente supranumerário em posição palatina ou vestibular, principalmente na região anterior da maxila. Os métodos de Donovan, Miller-Winter, Parma e Simpson são importantes para localizar os terceiros molares inferiores, antecedendo o início do tratamento ortodôntico, quando for necessário o ganho de espaço.

Radiografias panorâmicas e oclusais

O exame panorâmico é extremamente utilizado e solicitado por profissionais das especialidades de odontopediatria e ortodontia. Isso porque os aparelhos atuais possibilitam a análise específica do complexo maxilomandibular de crianças e adolescentes com quantidade de raios X diminuída, evitando exposição desnecessária. O traçado de pantomogramas em estudos de crescimento e a digitalização dessas imagens são pertinentes, principalmente, em casos com abordagem simultânea para a avaliação ortodôntica. Os traçados cefalométricos adquiridos de cefalogramas em normas lateral e axial representam uma fonte importante de informações para o planejamento e o controle no tratamento ortodôntico. O estudo do índice carpal determina estimativas de crescimento e idade óssea observando previamente pontos de ossificação verificados em radiografias da mão e do punho. A idade óssea ou esqueletal pela radiografia carpal constitui um aspecto importante nas avaliações de saúde e crescimento como um registro da idade biológica.

A técnica oclusal realizada em crianças em idade pré-escolar (até 6 anos) pode ser realizada dobrando-se o filme em duas metades e interpondo uma lâmina de chumbo entre elas, expondo a maxila em um dos lados e a mandíbula no outro. Mais particularmente, a radiografia em bebês não é realizada com frequência; entretanto, a técnica descrita por Mannkopf preconiza a colocação do filme periapical ao encontro do rebordo gengival, estando a criança deitada no colo de um adulto (Figuras 29.6 a 29.10).

O exame radiográfico tem como objetivo auxiliar no diagnóstico de rotina de um consultório odontológico, assim como na avaliação da cronologia de erupção dos dentes e na pesquisa da eventual existência de anomalias ou alterações de desenvolvimento craniofacial.

Periodontia, dentística restauradora e prótese

As alterações do periodonto envolvem as bases de sustentação, estendendo-se desde a gengiva livre até o osso alveolar. Porém, em função da ausência de registro dos tecidos moles, as características radiográficas resumem-se nas perdas ósseas

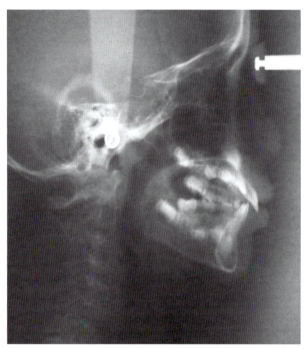

Figura 29.7 Radiografia cefalométrica lateral para a obtenção de traçados.

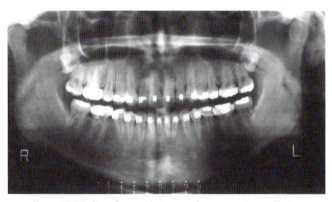

Figura 29.8 Radiografia panorâmica para documentação ortodôntica.

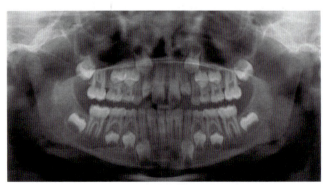

Figura 29.6 Radiografia panorâmica. Avaliação da dentição mista.

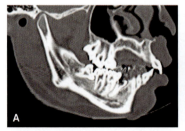 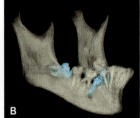

Figura 29.9 Dente não irrompido transverso. **A.** Imagem de tomografia computadorizada sagital de dentes impactados, lado direito. **B.** Imagem de renderização volumétrica demonstrando dentes impactados, lado direito.

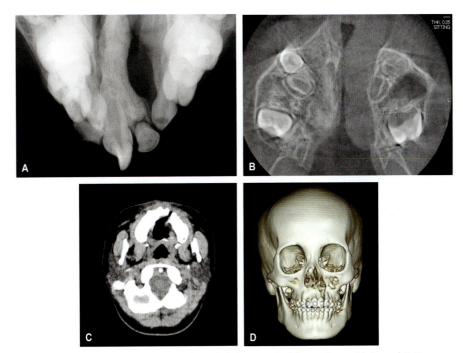

Figura 29.10 Radiografia oclusal evidenciando fenda palatina. **A.** Fenda palatina do lado esquerdo deformando a cavidade nasal. **B.** Mesmo caso da Figura 29.10 A em imagem de tomografia computadorizada de feixe cônico (TCFC), corte axial; fenda palatina do lado esquerdo. **C.** Tomografia computadorizada. Corte axial em janela do tecido mole, demonstrando fenda palatina do lado esquerdo. **D.** Tomografia computadorizada com reconstrução volumétrica, demonstrando fenda palatina do lado esquerdo (mesmo caso da Figura 29.10 C).

ou do trabeculado que aloja o dente. A análise da altura do nível ósseo normal é estabelecida pelo limite amelocementário, identificando a ausência de reabsorções das cristas alveolares, bem como a integridade da lâmina dura ao longo do segmento radicular.

A presença de cálculos supra e infragengivais nos espaços interproximais, as rarefações ósseas ou reabsorções das cristas alveolares dos tipos vertical e horizontal, as fenestrações e o envolvimento das regiões de bi ou trifurcações por tecido inflamatório, determinando perda de substância mineral, são alguns dos quadros que ocasionam modificações registradas por meio de radiografias.

Muitas das afecções que acometem as estruturas periodontais são provenientes de restaurações e/ou reconstruções protéticas mal adaptadas, que invadem as ameias ou os espaços proximais, causando dificuldade de higienização e a consequente formação de tecido inflamatório.

As desmineralizações incipientes e a possível infiltração marginal são condições passíveis de serem avaliadas por meio de técnicas radiográficas, que, na maioria das vezes, mostram situações não verificadas durante a abordagem clínica.

Técnicas radiográficas de interesse em periodontia, dentística restauradora e prótese

Radiografias periapicais da bissetriz e do paralelismo

Essas técnicas são métodos auxiliares importantes na avaliação das condições do periodonto, principalmente a do paralelismo. Isso porque possibilita a padronização das imagens e dimensões com melhor proporção dos limites da altura das cristas alveolares e das reabsorções dos tipos horizontal e vertical. Ambas também são de largo emprego antes dos procedimentos de dentística e protéticos, para estipular as proporções dentinopulpares e o volume de tecido dentário remanescente.

A qualidade do suporte alveolar deverá ser analisada para todos os dentes presentes, assim como a existência de osso remanescente das áreas desdentadas e o grau de implantação óssea dos dentes que serão os pilares de uma prótese. Por isso, o conjunto de 14 radiografias é bastante indicado, podendo ser complementado por outras técnicas específicas para cada situação.

Radiografias interproximal e oclusal

Certamente, a técnica radiográfica interproximal, desde que não se tenha necessidade de observações dos segmentos radiculares médios e apicais, é muito solicitada nessas especialidades como complemento de exame radiográfico principal, em função da correlação direta dos tecidos anatômicos com os espaços proximais (Figura 29.11). De fácil execução, é o método ideal para detectar cáries nas superfícies interproximais, adaptação marginal de restaurações com faltas ou excessos e lesões periodontais, como destruição da crista óssea alveolar. É possível que essas aquisições sejam realizadas por meio de radiografias digitais fornecidas por sensores e, posteriormente, manipuladas a critério profissional. Em especial, a técnica oclusal é extremamente importante na avaliação do remanescente ósseo em edêntulos totais, bem como a possível presença de raízes ou lesões residuais.

Radiografias panorâmicas

Apesar de amplamente empregado, a radiografia panorâmica tem suas limitações, quando são necessárias avaliações pormenorizadas dos espaços interdentais (devido à inerente sobreposição das estruturas) e fatores de ampliações mais efetivas no sentido horizontal. Entretanto, em condições exacerbadas envolvendo estruturas dentárias e demais áreas anexas, o exame panorâmico torna-se mais apropriado (Figura 29.12).

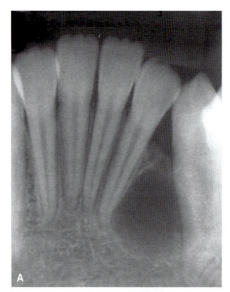

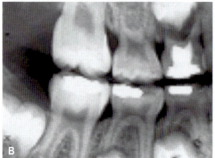

Figura 29.11 Radiografias periapical (**A**) e interproximal (**B**).

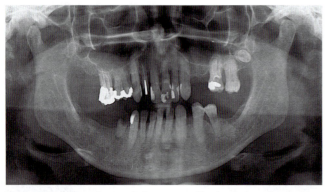

Figura 29.12 Radiografia panorâmica para a análise dos dentes e das estruturas anexas.

Endodontia

Parece indiscutível a importância das informações em imagens radiográficas dos componentes que constituem o complexo anatômico dental e das possíveis variações provocadas em função de doenças ou processos traumáticos incidentes nesses locais, assim como em cada passo dos procedimentos operatórios, como o reconhecimento da anatomia e as possíveis variações do número de condutos ou mudanças no trajeto do eixo axial das raízes e a disposição.

Na maioria dos casos, as chamadas pericementites e os abscessos agudos não evidenciam imagens características imediatas, em função da rápida evolução; entretanto, formações crônicas de desenvolvimento lento, como as lesões ou rarefações circunscritas (granulomas apicais e cistos periodontais apicais), promovem imagens osteolíticas definidas envolvendo a região do periápice de um dente.

Técnicas radiográficas de interesse em endodontia

Radiografias periapicais da bissetriz e do paralelismo

É reconhecida a indicação dessas tomadas para avaliações prévias, durante e após a abordagem endodôntica, principalmente no controle de lesões características que acometem a região do periápice e suas adjacências.

O uso de posicionadores facilita a padronização das imagens em épocas distintas, aumentando as condições de efeito comparativo. Esses métodos também podem estar representados por radiografias digitais, que possibilitam a manipulação das imagens inserindo medidas virtuais, bem como variações de densidade, contraste, *zoom* e inversões, entre outras ferramentas de programas existentes.

Particularmente, a técnica interproximal é interessante para o estudo de: extensões dos cornos pulpares; assoalho da cavidade pulpar; orifício de entrada dos condutos; presença de mineralizações ou calcificações pulpares; e proximidade de processos traumáticos ou cariosos em relação à polpa coronária.

A técnica do paralelismo modificada, preconizada por Aun e Bernabé, resulta na colocação de um dispositivo mais alto para mordida no posicionador, viabilizando tomadas na presença de isolamento absoluto.

Radiografias oclusais e panorâmicas

Apesar de não representar a principal fonte de informações para a especialidade, essas técnicas radiográficas são indicadas em situações generalizadas de processos patológicos extensos, facilitando o reconhecimento anatômico e as extensões da alteração em si. Essas limitações se fundamentam no inerente sobreposicionamento de estruturas em relação à região do periápice.

Métodos radiográficos de localização aplicados em endodontia

Em algumas circunstâncias, é necessário o emprego de modificações da posição habitual do filme, bem como das angulações determinadas. O método de Clark, pautado na dissociação de imagens ou no princípio da *paralaxe*, é indicado em casos de sobreposição de raízes e/ou condutos radiculares. O método de Le Master preconiza a colocação de um rolete de algodão entre o filme e o dente, com o propósito de eliminar a sobreposição do processo zigomático da maxila em relação às raízes ou ápices radiculares dos molares superiores.

Cirurgia e traumatologia

Os procedimentos cirúrgicos realizados em odontologia envolvem inúmeros aspectos em relação a: conhecimento das técnicas intervencionistas; topografia e anatomia locais; semiotécnica e os aspectos apresentados em imagens radiográficas convencionais e exames de maior resolução em função das possíveis alterações envolvendo processos patológicos; doenças sistêmicas com manifestação bucal; traumatismos em diferentes níveis e extensão; corpos estranhos; fraturas e estudos no planejamento de manipulações ortognáticas etc.

Técnicas radiográficas de interesse em cirurgia e traumatologia

Radiografias intraorais | Periapicais da bissetriz e do paralelismo, interproximal, oclusal e métodos de localização

Proporcionam informações de áreas pequenas e intermediárias, em geral auxiliando em: identificação de alterações em estágios iniciais ou de dimensão menor; soluções de continuidade com envolvimento de dentes, alvéolos e tecido ósseo adjacente, ou o somatório dessas condições; disjunções; presença de corpos estranhos; comunicações bucoantrais; presença de sialólitos ou flebólitos; sequestros ósseos etc. Destaca-se a grande utilização da técnica oclusal para o procedimento de avulsão de dentes não irrompidos na maxila, principalmente o canino.

Em relação aos métodos de localização, parece clara a importância antecedendo qualquer procedimento cirúrgico, sendo possível citar os métodos de Donovan, Parma, Miller-Winter e Simpson para a localização dos terceiros molares inferiores em posições desfavoráveis, assim como o de Clark na avaliação de dentes retidos deslocados em direção à face vestibular ou palatina. Essas técnicas são indicadas para análise e estudos de áreas anatômicas ou entidades patológicas presentes em locais extensos, obedecendo à incidência e às angulações que as caracterizam.

Assim, a radiografia PA para seios maxilares (Waters) é indicada na avaliação dessas cavidades em sua anatomia habitual e em processos patológicos, como cistos, pólipos, tumores e fraturas. A PA para mandíbula está indicada para o estudo de crescimento e em fraturas que incidem nos diferentes segmentos desse osso, em especial as cabeças mandibulares e os ramos ascendentes.

As radiografias laterais de corpo, ramo e ângulo desse osso são também muito utilizadas em situações de politraumatismos e demais alterações dessa região. A projeção axial, também conhecida como Hirtz, realizada na aquisição de imagens de mesmo nome, é indicada principalmente na determinação de fraturas do arco zigomático e em traçados cefalométricos para observações dos ângulos e inclinações das cabeças mandibulares.

As técnicas indicadas em abordagens das ATM (laterais – transcranianas e transfaciais – e anteroposteriores; Figura 29.13), em termos de imagem convencional, são realizadas em casos de fraturas condilares, mudanças de volume, padrão das corticais locais e planejamento pré e pós-cirúrgico.

Procedimentos invasivos com substâncias de contraste, como a artrografia, delimitam as posições do disco articular e suas variações. Entretanto, com o advento da tomografia computadorizada e da ressonância magnética nuclear (Figura 29.14), a qualidade de imagens em relação ao tecido mole e ao osso, em sequência de planos, tem possibilitado estudos detalhados de diferentes tecidos envolvidos.

Nessa especialidade em questão, a radiografia panorâmica tem representado uma grande fonte de informações, graças à sofisticação dos aparelhos de última geração, apresentando várias posições em segmentações determinadas, tais como para os seios maxilares, PA e laterolaterais das ATM em posições diferentes, facilitando a interpretação e o planejamento cirúrgico (ver Figuras 29.13 e 29.14).

Métodos de imagem com mais resolução

O princípio tomográfico, seja por meio de raios X ou ressonância magnética nuclear, permite, com mais acurácia e precisão, a identificação de áreas pré-cirúrgicas. Isso se deve aos vários planos de incidência e à possibilidade de reconstruções em planos diferentes e abordagens de modificações em tecido mole (Figuras 29.15 a 29.23).

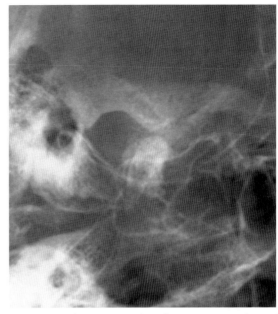

Figura 29.13 Radiografia transcraniana, boca aberta, para o exame da articulação temporomandibular.

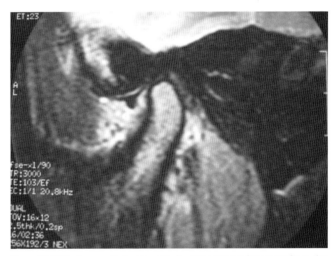

Figura 29.14 Deslocamento do disco articular para anterior e demais tecidos moles adjacentes e musculatura mastigatória anexa. Imagem em ressonância magnética nuclear, vista sagital.

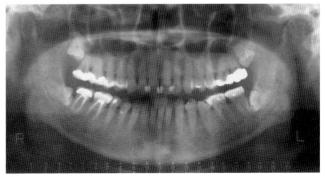

Figura 29.15 Terceiros molares não irrompidos.

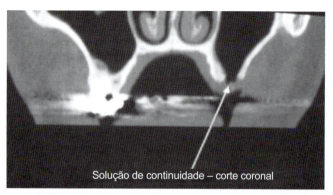

Figura 29.16 Radiografia panorâmica. Miniplacas e parafusos de fixação para contenção óssea.

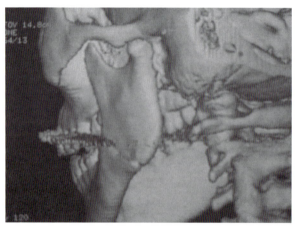

Figura 29.17 Fratura na região do ângulo da mandíbula. Imagem em 3D. Cortesia do Centro de Diagnósticos Brasil.

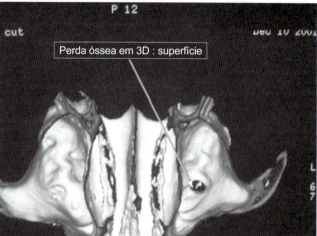

Figura 29.19 Comunicação bucoantral. **A.** Corte coronal em tomografia coputadorizada. **B.** Imagem em tomografia computadorizada em 3D. Cortesia do Centro de Diagnósticos Brasil.

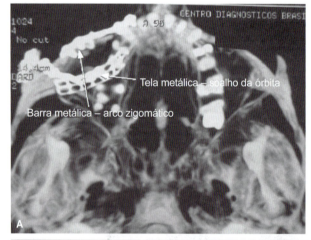

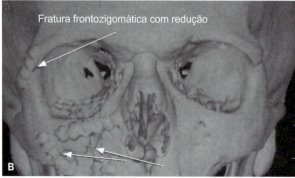

Figura 29.18 Reduções múltiplas de fraturas; peças metálicas. **A.** Imagem em 3D. **B.** Imagem em 3D-*surface*. Cortesia do Centro de Diagnósticos Brasil.

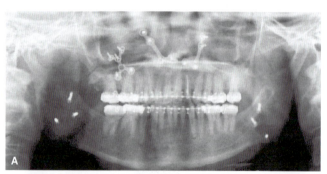

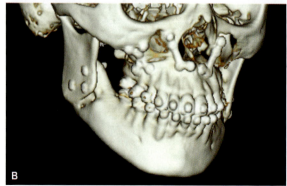

Figura 29.20 **A.** Radiografia panorâmica. Miniplacas, parafusos e fixação para contenção óssea. **B.** Imagem em tomografia computadorizada com reconstrução volumétrica demonstrando miniplacas, parafusos e fixação para contenção óssea.

29 | Radiologia nas Especialidades Odontológicas 283

Implantodontia

Pode-se dizer que, em implantodontia, a radiologia participa de modo imprescindível na obtenção do sucesso do tratamento, aplicada integralmente em diversas fases da intervenção, tendo a cada fase uma função importante que não deve ser de nenhum modo descartada.

Os métodos de imagem representam uma das principais etapas no planejamento e acompanhamento para elaboração de implantes, podendo-se considerar as fases pré-operatória, pós-operatória e de reabilitação protética como a sequência mais comum na aquisição das imagens radiográficas convencionais e tomográficas.

A qualidade e a quantidade de tecido ósseo remanescente podem determinar os passos seguintes, direcionados de acordo com as características locais. A avaliação da densidade óssea local é importante para estabelecer o plano de tratamento, pois a região de densidade óssea alterada ou muito baixa pode influenciar na estabilidade primária dos implantes. Também é extremamente importante avaliar o volume ósseo necessário e o disponível, bem como a quantidade mínima necessária determinante para indicações cirúrgicas.

Técnicas radiográficas de interesse em implantodontia

Radiografias periapical, do paralelismo e oclusal

São técnicas que possibilitam a avaliação de pequenos locais em relação a dimensão, qualidade óssea, pequenas doenças preexistentes e limites anatômicos de reparos importantes. Destaca-se que a do paralelismo é mais bem indicada, devido às suas características físicas de obtenção das imagens e à proporcionalidade. Em particular, o fator geométrico de ampliação das imagens está sempre presente e deve ser considerado na questão dimensional. Além disso, a técnica é útil para avaliação

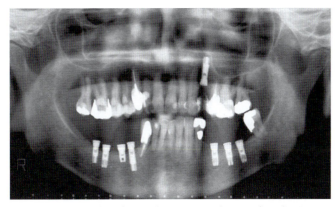

Figura 29.21 Radiografia panorâmica para estudo em implantodontia.

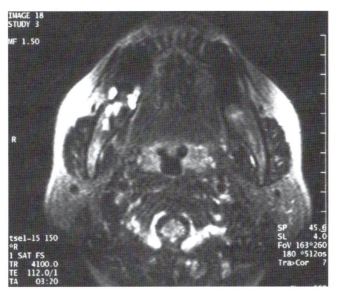

Figura 29.22 Imagem em ressonância magnética axial exibindo áreas com sinais de alta intensidade no lado direito.

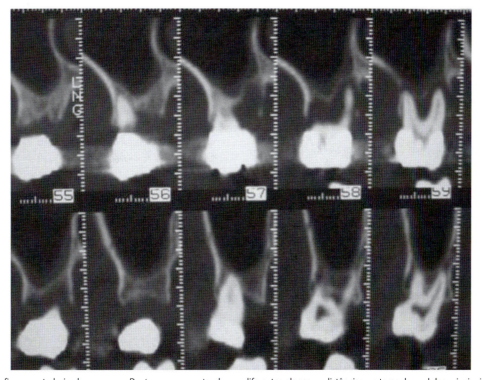

Figura 29.23 Tomografia computadorizada: programa *Dentascan* apresentando, em diferentes planos, as distâncias em tamanho real dos principais reparos anatômicos. Cortesia do Centro de Diagnósticos Brasil.

pós-operatória da integração da interface óssea, assim como para a observação de reabsorções ósseas peri-implantares.

Na técnica oclusal, as indicações feitas restringem-se basicamente a estudos pré-cirúrgicos na região da sínfise mandibular e na anterior da maxila em edêntulos, as quais podem apresentar variações do volume ósseo cortical e alveolar no sentido vestibulopalatino ou vestibulolingual.

Radiografias panorâmicas

As imagens panorâmicas do complexo maxilomandibular permitem a elaboração, por meio de traçados, do reconhecimento anatômico para estabelecimento do plano de colocação de implantes. Entretanto, condições físicas do movimento do aparelho devem sempre ser consideradas, pois a ampliação inerente, tanto no sentido vertical quanto no horizontal, determina medidas virtuais, mesmo quando é estabelecida uma média em valores absolutos.

Em algumas ocasiões, em função do sobreposicionamento intenso de estruturas adjacentes, o reconhecimento pleno de reparos anatômicos, como o canal mandibular, os forames mentuais e o incisivo, apresenta-se indefinido. Situações como a diminuição do coeficiente de mineralização do trabeculado ósseo, principalmente em quadros osteoporóticos, e a perda acentuada de volume devido a reabsorções intensas, algumas vezes oferecem condições desfavoráveis de evidenciação em radiografias panorâmicas. Contudo, representam um importante instrumento de informação e de complemento para outros exames indicados e de grande emprego nas fases pré e pós-operatórias em períodos distintos.

Tomografias

Atualmente, os exames tomográficos representam a melhor fonte de dados quantitativos e qualitativos referentes aos aspectos corticais e medulares de determinada área previamente definida para receber um ou mais implantes.

A diferenciação fundamental está em possibilitar o dimensionamento da largura ou espessura óssea, tanto no sentido vestibulopalatino quanto no vestibulolingual, além da altura e da individualização anatômica de reparos importantes, como a trajetória do canal mandibular e nasopalatino, entre outros.

A definição da imagem tomográfica está vinculada ao tipo de movimento que o aparelho descreve em relação à área a ser estudada, tornando-se o melhor padrão quanto mais complexa for essa movimentação.

Tomografia convencional

Os princípios que caracterizam esse tipo de exame se baseiam na aquisição direta das imagens em filmes radiográficos, obtidas por meio de aparelhos que apresentam angulação e espessura de cortes predeterminadas, tal qual nos panorâmicos de gerações recentes. Tomógrafos convencionais propiciam resultados com menos sobreposição de estruturas ou interferência de artefatos, de acordo com o tipo de movimento realizado dentro da camada de corte; entretanto, existem diferentes índices de magnificação ou aumento do tamanho da imagem final. Assim, inúmeros fatores de conversão fornecidos pelos fabricantes devem ser considerados para a obtenção de medidas em lateralidade e altura.

Essas imagens podem também ser manipuladas após digitalização, aplicando-se ferramentas contidas em programas específicos que evidenciam a área de recepção do implante a ser inserido, bem como medidas, reparos anatômicos adjacentes e outros tipos de apresentação ilustrativa na interface do computador.

Tomografia computadorizada

Também é conhecida como tomografia axial, adquirida por meio de fótons de raios X multidirecionais incidentes em uma região ou segmento, captados por meio de sensores que transformam em impulsos elétricos (conversão matemática logarítmica) as milhares de informações na camada de corte.

Devido a inúmeros dados, uma série de manipulações e reconstruções em várias dimensões e planos pode ser executada, tornando as características do local receptor do implante extremamente precisas em termos de quantidade de tecido ósseo, padrão do trabeculado e corticais, distâncias em relação a reparos anatômicos próximos à região determinada e, principalmente, possibilidade de variação da *janela* em níveis compatíveis com tecidos mole e ósseo, além dos valores intermediários entre os extremos, aumentando a confiabilidade dos dados obtidos.

Diversos programas viabilizam mensurações na proporção 1:1 diretamente nos filmes, beneficiando o cirurgião na escolha do tamanho, da espessura e da angulação do implante a ser colocado, assim como as relações com regiões nobres da maxila e da mandíbula. Uma série de cortes reformatados possibilita um estudo pormenorizado e milimetrado de todo o trabeculado ósseo alveolar de ambos os maxilares, quantificando e qualificando o padrão ósseo.

Odontologia legal e social

Nessas especialidades, os métodos de imagem propiciam inúmeras identificações, representadas por estudos antropométricos, inclusive em âmbito forense, associados a uma série de outras informações pertinentes a aspectos pessoais do indivíduo ou de um grupo previamente definido. Para as finalidades estabelecidas, qualquer técnica radiográfica de aplicação em odontologia pode ser empregada, dependendo das necessidades e das regiões a serem examinadas; contudo, a mais indicada é a radiografia panorâmica.

Bibliografia

Choi IGG, Cortes ARG, Arita ES et al. Comparison of conventional imaging techniques and CBCT for periodontal evaluation: a systematic review. Imaging Science in Dentistry. 2018;48:79-86.

Delbaso AM. Maxillofacial imaging. Philadelphia: Saunders; 1999. 799 p.

Faraman AG, Farman TT. A status report on digital imaging for dentistry. Oral Radiol. 2004;20:9-14.

Freitas A, Rosa JE, Souza IF. Radiologia odontológica. 6.ed. São Paulo: Artes Médicas; 2004. 833 p.

Fujita M, Yanagi Y, Cortes RG et al. A case of sublingual adenoid cystic carcinoma involving the mandible presenting as a skip lesion. Oral Radiol. 2018;34:281-7.

Hanif A, Qureshi S, Sheikh Z et al. Complications in implant dentistry. Eur J Dent. 2017;11:135-40.

Hayashi T, Ito J, Tanaka R et al. The prevalence of erosive osseous changes of the articular eminence in the temporomandibular joint in patients with mandibular prognatism without internal derangement; MR and helical CT findings. Oral Radiol. 2002;18:9-13.

Higashi T, Siba JK, Ikuta H. Atlas de diagnóstico oral por imagens. São Paulo: Santos; 1991. 269 p.

Hisatomi M, Munhoz L, Asaumi J et al. Palatal bone defect mimicking a chronic periapical lesion: a case report emphasizing the importance of the use of a three-dimensional radiographic examination. CLRD. 2017;1-6.

Ikarashi F, Tsuchimochi M. Nuclear medicine of salivary gland tumor – sialoscintigraphy of Warthin tumor. Dental Radiology. 2003;43(4):215-9.

Ingle JI, Beveridge EE. Endodontia. 2.ed. Rio de Janeiro: Interamericana; 1989. 745 p.

Issáo M, Guedes-Pinto AC. Manual de odontopediatria. 10.ed. São Paulo: Pancast; 1999. 323 p.

Kashima M, Honda K, Arai Y et al. Arthrographic examination for temporomandibular joint limited cone bean X-CT for dental use (Orto-CT). Dental Radiology. 2000;40(2):155-60.

Kim JH, Arita ES, Pinheiro LR et al. Computed tomographic artifacts in maxillofacial surgery. J Craniofac Surg. 2018;29:1-3.

Lindhe J. Tratado de periodontologia clínica. 2.ed. Rio de Janeiro: Guanabara Koogan; 1992. 493 p.

Munhoz L, Arita ES, Cortes AR. Assessment of osteoporotic alterations in type 2 diabetes: a retrospective study. Dentomaxillofac Radiol. 2017;46:1-5.

Neville BW, Damm DD, Allen CM et al. Patologia bucal. Rio de Janeiro: Guanabara Koogan; 2004. 798 p.

Nishimura DA, Aoki EM, Abdala JR et al. Comparison of pixel values of maxillary sinus grafts and adjacent native bone with cone-beam computed tomography. Implant Dent. 2018;27:1-2.

Paiva JG, Antoniazzi JH. Endodontia – bases para a prática clínica. 2.ed. São Paulo: Artes Médicas; 1988. 886 p.

Palacios E, Valvassor GE, Shannon M. Magnetic resonance of temporomandibular joint. New York: Thieme; 1990. 132 p.

Rosa JE, Tavares D. Métodos radiográficos especiais para o dentista clínico. Rio de Janeiro: Epume; 1988. 145 p.

Rothman SLG. Dental applications of computerized tomography: surgical planning for implant placement. Illinois: Quintessence Publishing; 1998. 246 p.

Sakamoto M. MR imaging of the salivary gland tumor. Dental Radiology. 2003;43(14):206-10.

Salazar CF, Gonçalves JR, Guimarães AS. Artrocentese da articulação temporomandibular: indicações e evidências. J Bras Oclusão, ATM & Dor Orofacial. 2004;4(16):128-41.

Vasconcelos AG, Silva AR, Silva ACB. Implantes osseointegrados – aplicações intraorais. São Paulo: Pancast; 2000. 314 p.

Vogl TJ, Balzer J, Mack M et al. Differential diagnosis in head and neck imaging. Stuttgart, New York: Thieme; 1999. 381 p.

Wood NK, Goaz PW. Differential diagnosis of oral and maxillofacial lesions. 5.ed. St. Louis: Mosby; 1996. 656 p.

Diagnóstico por Imagem em Implantodontia

30

Israel Chilvarquer, Lilian Waitman Chilvarquer,
Jorge Elie Hayek, Michel Lipiec e Claudio Costa

Introdução

O número de pacientes submetidos a terapia com implantes vem em uma crescente constante. O procedimento se torna atrativo pelas alternativas que possibilita ao tratamento reabilitador e como meio auxiliar em outras especialidades, como, por exemplo, ancoragem em movimentações ortodônticas. Além disso, a longevidade dos implantes do tipo osteointegrados já foi comprovada por diversos estudos clínicos e por longos períodos de tempo.

Após a anamnese e o exame clínico inicial, a precisa indicação de um exame radiográfico adequado otimiza o resultado de um implante, minimizando os casos de insucesso e evitando surpresas desagradáveis. As técnicas inovadoras cada vez mais possibilitam a reabilitação de casos para os quais, há poucos anos, restariam como tratamento o uso de próteses totais, se isso ainda fosse possível.

A radiologia também evoluiu muito, possibilitando aos profissionais recursos diversificados, desde uma radiografia intraoral periapical digital para controle pós-operatório de implantes até os protocolos de tomografia computadorizada com reconstruções odontológicas e tridimensionais, bem como a utilização de guias prototipadas. Para isso, a interação multiprofissional, com maior aproximação entre o implantodontista e o radiologista, é fundamental para uma indicação precisa dos exames de diagnóstico por imagem.

Exames radiológicos

Didaticamente, os exames radiológicos podem ser classificados em: analógicos ou digitais e bidimensionais ou tridimensionais. Exames complementares analógicos são aqueles em que a imagem é obtida por meio de filmes radiográficos; os digitais são capturados por sensores especiais, que convertem o sinal analógico em um sinal digital, codificado por um computador, que reproduz a imagem no monitor. Os exames bidimensionais são exames analógicos ou digitais que formam imagens que podem ser avaliadas em dois planos, como as radiografias intraoral e panorâmica e as radiografias extraorais; os tridimensionais são necessariamente exames digitais, os quais tornam possível fazer reconstruções dos dados adquiridos em diferentes planos e reformatações, possibilitando ainda a formação da imagem tridimensional por meio da utilização de programas de manipulação de imagens. Como exemplos desses exames tridimensionais, podem ser citadas a tomografia volumétrica, a tomografia computadorizada e a ressonância magnética.

Radiografias intraorais

As radiografias intraorais podem ser utilizadas em associação com a radiografia panorâmica para execução do planejamento inicial. A técnica possibilita uma avaliação das alterações no leito ósseo do implante e uma observação em detalhes do trabeculado ósseo, que pode indicar a presença de reabsorções ou condensações ósseas e reabsorções da lâmina dura, demonstrando um processo ativo de doença periodontal local.

A técnica radiográfica periapical do paralelismo é a mais indicada por apresentar menor distorção em relação à técnica da bissetriz. Porém, não é recomendado qualquer tipo de mensuração na radiografia periapical, pois, devido aos princípios de formação de imagem, pode ocorrer ampliação do tamanho da mesma.

Na proservação dos implantes osteointegrados, essas radiografias adquirem maior importância. Segundo Chilvarquer e Chilvarquer (2002), seus principais objetivos são:

- Diagnosticar lesões patológicas com ou sem sinais e sintomas clínicos
- Verificar a adaptação entre o cilindro e a conexão
- Verificar a adaptação entre a conexão e a prótese
- Avaliar alterações no implante e seus componentes
- Avaliar o osso circunvizinho ao implante e suas variações ao longo do tempo
- Avaliar a interface osso-implante, que pode indicar uma falha na osseointegração
- Diagnosticar lesões circunvizinhas que venham comprometer a longevidade das reabilitações.

Para que esses objetivos sejam alcançados, é preciso que as radiografias periapicais sejam executadas respeitando os conceitos originais da técnica do paralelismo, isto é, com o uso de posicionadores. A finalidade é garantir um paralelismo entre o objeto (implante) e o filme, com o feixe central dos raios X incidindo perpendicularmente ao objeto e ao filme (Figura 30.1). Quando esse princípio não é respeitado, ocorrem deformações nas espiras dos implantes. O ângulo vertical diminuído provoca uma deformação nas espiras do lado esquerdo (Figura 30.2 A), e um ângulo vertical aumentado provoca uma deformação das espiras no lado direito. Essa regra de deformação da imagem das espiras é válida para ambos os arcos, superior e inferior.

Portanto, se o objetivo da realização da radiografia intraoral for a verificação da osteointegração, será fundamental a avaliação com nitidez das espiras. Quando estas estiverem difusas do lado direito, será necessária a repetição da tomada radiográfica, reduzindo o ângulo vertical em cerca de 10°; se a deformidade estiver no lado esquerdo, será indicado aumentar a angulação vertical (Figura 30.2 B).

Com a correta observação das espiras dos implantes nas radiografias pós-operatórias, é possível avaliar a região da crista alveolar mesial e distal com maior exatidão, sendo que, nos casos que necessitem de maior detalhe (avaliação por vestibular e lingual) ou em que clinicamente ainda restem dúvidas, pode ser preciso utilizar a técnica tomográfica volumétrica.

Para sobrepor estas dificuldades, radiografias individuais para cada um dos implantes podem ser realizadas, a fim de individualizar a angulação vertical e melhorar o resultado final.

As radiografias periapicais com padronização de técnica e densidade podem ser utilizadas para controle longitudinal das alterações ósseas perimplantares. Realizamos estudo em dez pacientes tratados por Vasconcelos et al. com implantes na maxila e submetidos à função oclusal imediata por meio de radiografias periapicais padronizadas e digitalizadas nas quais os resultados obtidos demonstraram coincidência com os resultados da análise da frequência de ressonância e confirmaram o aspecto compatível com osseointegração dos implantes com função imediata na maxila (Hayek et al., 2006).

Radiografia panorâmica

As radiografias panorâmicas devem ser a técnica de eleição para o planejamento inicial do tratamento odontológico. Isso porque, além de serem indicadas para uma avaliação qualitativa da situação óssea do paciente, possibilitam uma avaliação da maxila, da mandíbula e das estruturas circunvizinhas como um todo em uma única tomada radiográfica, com baixa dose de exposição e custo acessível.

A imagem da radiografia panorâmica é formada com os princípios da tomografia, em que há dois objetos unidos entre si (tubo de raios X e filme) que se movimentam em direções opostas; em determinado momento, quando não há movimentação, forma-se uma camada de imagem. As estruturas que estiverem contidas nesta camada de imagem ficarão nítidas, e as estruturas fora da camada de imagem aparecerão distorcidas ou não aparecerão.

Uma radiografia panorâmica ideal deve apresentar dentes e estruturas circunvizinhas nítidas, os lados direito e esquerdo simétricos e uma curva da linha de oclusão suave, entre outros fatores (Figura 30.3). Entretanto, essa técnica não permite uma avaliação quantitativa por ser suscetível às distorções, que podem variar de 20 a 40%, dependendo do equipamento, da região estudada e do posicionamento do paciente. Este último compromete diretamente a imagem a ser formada; as estruturas que estiverem posicionadas à frente da camada de imagem terão maior distorção no sentido vertical, e as posicionadas atrás da camada de imagem terão maior distorção no sentido horizontal (Figura 30.4).

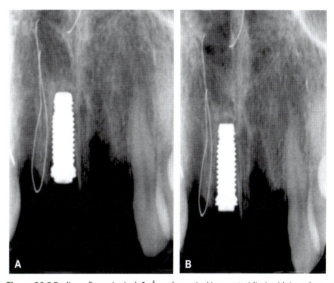

Figura 30.2 Radiografia periapical. **A.** Ângulo vertical incorreto (diminuído) e subsequente imagem das espiras difusas no lado esquerdo. **B.** Correção do ângulo vertical (aumentado em 10°) e melhoria da imagem das espiras.

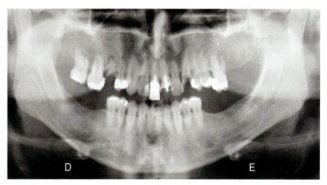

Figura 30.3 Exemplo de radiografia panorâmica tecnicamente correta.

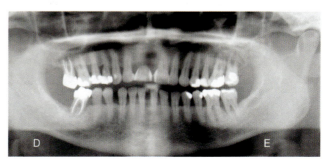

Figura 30.4 Paciente posicionado incorretamente com os dentes atrás da camada de imagem e com a cabeça para cima, provocando uma maior distorção no sentido horizontal na região anterior da maxila.

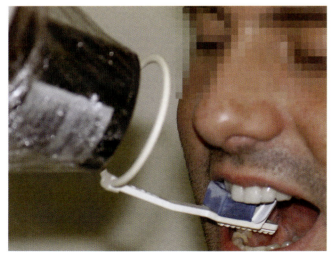

Figura 30.1 Foto clínica da obtenção de radiografia periapical por meio da técnica do paralelismo.

Tomografia volumétrica

A tecnologia da tomografia volumétrica, também chamada de tomografia volumétrica de feixe cônico ou tomografia computadorizada *cone beam*, teve seu desenvolvimento voltado especificamente para a área odontológica, por ter menor custo de equipamento em relação à tomografia computadorizada e possibilitar a obtenção de imagens digitais por meio da captura do volume ósseo do paciente.

Os tomógrafos de tomografia volumétrica são baseados em uma aquisição volumétrica, utilizando uma matriz bidimensional (2D) de sensores de área, o que proporciona uma superfície de detecção, combinada com o uso de um feixe de raios X volumétrico (3D). A técnica envolve uma única varredura de até 360°, na qual a fonte de raios X e o *flat panel* se movem em sincronia ao redor da cabeça do paciente, que se encontra estabilizada no suporte de cabeça, podendo o indivíduo estar sentado ou em pé, dependendo do modelo do equipamento.

À medida que o aparelho realiza o movimento de rotação, uma única projeção, conhecida como imagem "base", é adquirida em vários intervalos. O uso de *softwares* sofisticados que incorporam algoritmos específicos é aplicado a esses dados para se obter um conjunto de dados volumétricos (em 3D), que são usados para fornecer reconstruções primárias nos três planos ortogonais (axial, sagital e coronal) e, posteriormente, gerar os arquivos *digital imaging and communications in medicine* (DICOM).

Um dos maiores problemas na interpretação de imagens de tomografia volumétrica é a existência de artefatos, dentre os quais se destaca o fenômeno de *beam hardening*, visto na presença de metais como os implantes e as coroas metálicas. Esse artefato é representado pela formação de um halo de baixa densidade que pode ser confundido com rarefações ósseas e/ou reabsorções (Figura 30.5). Os tomógrafos de tomografia volumétrica podem ser ajustados para registrar uma pequena área de varredura [(FOV, do inglês *field of view*) reduzido] ou um arco completo (FOV estendido), de acordo com a necessidade (Figuras 30.6 e 30.7).

Na interpretação da tomografia volumétrica, é fundamental ter em mente que estão sendo interpretadas fatias delgadas, de cerca de 0,1 a 2 mm de espessura, com distância entre si (espaçamento) variando de 1 a 2 mm; portanto, não se trata de uma única imagem, mas sim de um conjunto de imagens. As imagens das reconstruções são geradas por cálculos matemáticos a partir dos dados brutos, podendo ser utilizados *softwares* específicos para a odontologia (Figura 30.8).

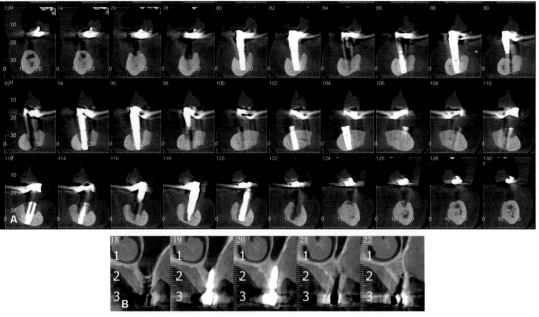

Figura 30.5 Tomografia volumétrica realizada para controle de implante. **A.** Área radiolúcida perimplantar compatível com rarefação óssea. **B.** Área radiolúcida ao redor do implante compatível com artefato (*beam hardening*).

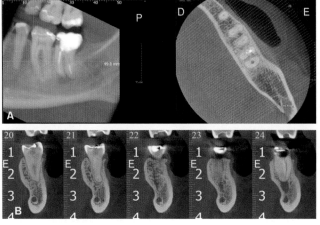

Figura 30.6 Tomografia volumétrica de pequeno volume (pequeno FOV) abrangendo parcialmente a hemimandíbula esquerda. **A.** Mesial. **B.** Distal. **C.** Cortes transaxiais de 1 em 1 mm.

30 | Diagnóstico por Imagem em Implantodontia 289

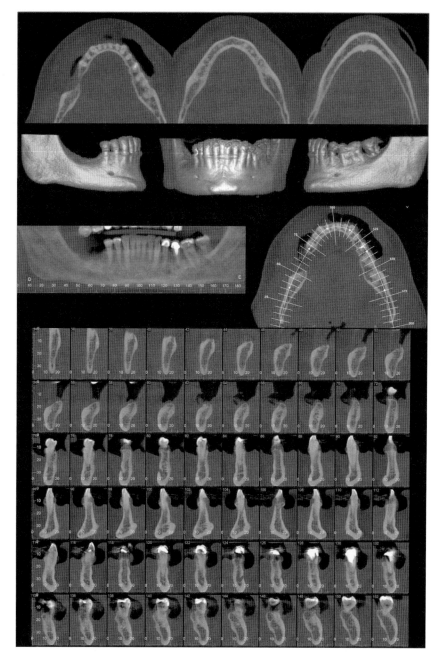

Figura 30.7 Tomografia volumétrica de médio volume (médio FOV) englobando o arco completo da mandíbula (cortes axiais e transaxiais; reformatação panorâmica e reconstruções tridimensionais).

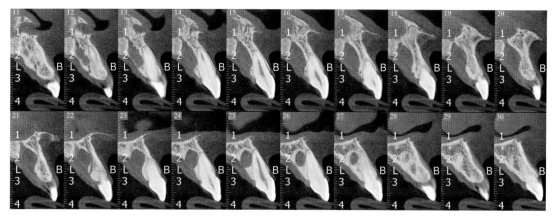

Figura 30.8 Tomografia volumétrica com cortes transaxiais de 1 mm entre cada corte (espaçamento). Na região do elemento 11 (corte transaxial 15), nota-se o canal incisivo. Com a correta interpretação de todos os cortes, detectou-se aumento dos limites do canal incisivo compatível com cisto do canal incisivo (nasopalatino).

Planejamento virtual

O planejamento virtual, ou cirurgia virtual, é a simulação de instalação dos implantes nas regiões indicadas para a resolução do caso. É realizado no computador, por meio de um programa específico. Os *softwares* de planejamento cirúrgico possibilitam várias simulações virtuais de planos de tratamento, oferecendo alternativas aos pacientes e aumentando a segurança do ato cirúrgico. A utilização desses programas também propicia previsibilidade de localização, posição e tamanho ideais dos implantes a serem utilizados, além de favorecer a troca de informações com diferentes profissionais por meio do envio eletrônico do planejamento realizado, contribuindo para maior segurança no ato operatório. Ademais, o planejamento virtual facilita a comunicação com o paciente devido à observação da simulação do plano de tratamento.

Os programas utilizam os dados DICOM obtidos pela tomografia e podem ser visualizadores do próprio tomógrafo, comumente com ferramentas para a mensuração da altura e espessura ósseas, de processamento (brilho/contraste) e *zoom*. Como exemplos de *softwares* oriundos do próprio tomógrafo, podem ser citados: ICat-vision (Kavo®), One Volume Viewer (i-Dixel Morita®), Prexion 3D viewer (PreXion®) e OMS (Carestream®). Além disso, diversos programas com os mais variados recursos podem ser utilizados na implantodontia, como: DentalSlice (Bioparts®), ImplantViewer (AnneSolutions®), Invivo 3D (Anatomage®), Mimics (Materialise®), NobelClinician (NobelBiocare®) e Simplant (Sirona®).

Alguns desses programas, como DentalSlice (Bioparts) necessitam da conversão dos dados DICOM na própria clínica de radiologia para gerar um visualizador, servindo apenas para este exame. Outros *softwares*, como o ImplantViewer (AnneSolutions), possibilitam a importação dos dados DICOM de diferentes pacientes (Figura 30.9).

Prototipagem rápida

A possibilidade de duplicar a morfologia das estruturas anatômicas por meio da confecção de biomodelos tem demonstrado uma série de vantagens. A prototipagem rápida é um processo de obtenção de modelos tridimensionais por meio da integração de diversas tecnologias, como a obtenção de imagens diagnósticas, os sistemas de tratamento de imagens, os sistemas *computer assisted design* (CAD) e a própria prototipagem rápida. O processo possibilita a materialização, em escala real 1:1, das estruturas obtidas por meio dos exames diagnósticos, como, por exemplo, a tomografia computadorizada ou o escaneamento intraoral. Os dados gerados no exame são interpretados em um programa de tratamento de imagem, que a reconstrói de um modelo tridimensional, sendo orientado pela base de dados para a confecção do biomodelo.

Existem diversas tecnologias para obtenção dos biomodelos, e as mais utilizadas são apresentadas a seguir.

Esteriolitografia

O método de esteriolitografia (SLA) é pioneiro e constrói modelos tridimensionais a partir de polímeros líquidos que se solidificam quando expostos à radiação de um feixe de *laser* ultravioleta. Suas maiores vantagens são: maior precisão geométrica e maior resolução (percepção das "linhas", característica da tecnologia de impressão 3D), propiciando um biomodelo com o melhor acabamento superficial e maior velocidade de impressão. É a tecnologia de maior exatidão, mas o custo operacional é o fator limitante de seu uso.

Sinterização seletiva a *laser*

A sinterização seletiva a *laser* (SLS) utiliza pó termoplástico espalhado por um rolo na superfície de execução do protótipo. Um feixe de *laser* é aplicado sobre a superfície desse pó,

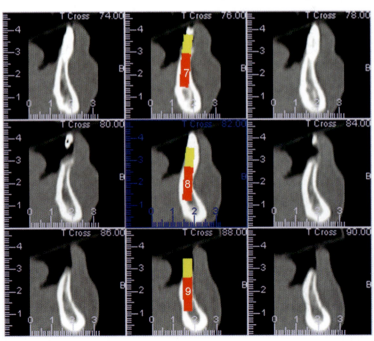

Figura 30.9 Planejamento de implantes observado em reconstrução tridimensional, plano axial, plano coronal e plano sagital (DentalSlice).

firmemente comprimido para fundir e ligar seletivamente, formando uma camada do objeto. Essa tecnologia fornece modelos de alta resistência e precisão excelente, além de possibilitar a coloração de estruturas anatômicas (como canal mandibular e dentes) e a transparência das estruturas obtidas (Figura 30.10).

Impressão tridimensional

O processo de impressão tridimensional (3D *printer*) utiliza camadas de material em pó, nas quais um rolo distribui e comprime esse pó na mesa da câmara de fabricação. Então, uma cabeça injetora deposita um adesivo líquido em um traçado bidimensional na camada do pó para dar forma a um objeto. Esse sistema apresenta uma sutil perda de detalhamento superficial do modelo em relação ao original. Ainda assim, é a tecnologia mais utilizada, pois apresenta um custo operacional extremamente acessível (Figura 30.11).

Na implantodontia, a impressão tridimensional auxilia o planejamento, diminuindo o tempo cirúrgico e aumentando as possibilidades de sucesso no resultado. Além disso, a avaliação anatômica com estudo de áreas para enxertos ósseos (doadoras ou modelagem), a confecção de guias cirúrgicas e guias de transferência, e até mesmo a realização de uma simulação cirúrgica são algumas das aplicações da prototipagem nessa especialidade da odontologia (Figuras 30.12 a 30.14).

Para a obtenção do modelo, o especialista deve solicitar um exame de tomografia computadorizada e os dados DICOM (em mídia gravável ou e-mail), a fim de que possam ser enviados para uma empresa que confecciona os protótipos.

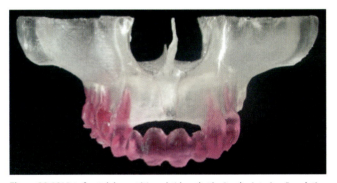

Figura 30.10 Vista frontal de protótipo obtido pela técnica de sinterização seletiva a *laser* evidenciando os dentes superiores.

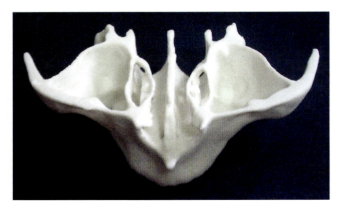

Figura 30.11 Vista axial de protótipo obtido pela técnica de impressão tridimensional (3D *printer*).

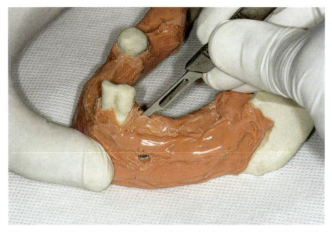

Figura 30.12 Prototipagem na implantodontia. Protótipo (visão lateral esquerda) feito por tecnologia 3D *printer*, com planejamento da incisão no protótipo.

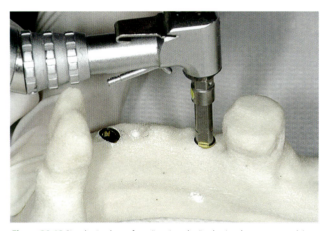

Figura 30.13 Simulação da perfuração e instalação dos implantes no protótipo.

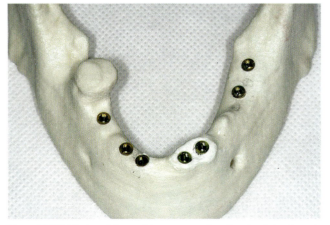

Figura 30.14 Visão frontal do protótipo com as perfurações planejadas. Cortesia do Prof. Dr. Sérgio J. Jayme.

Guias prototipados

O guia cirúrgico prototipado possibilita ao profissional a transferência do planejamento virtual dos implantes realizado no *software*, auxiliando no correto posicionamento dos implantes no ato cirúrgico. Pode ser suportado em tecido ósseo, por mucosa e elementos dentários, sendo fixado ao rebordo por meio de pinos de ancoragem planejados previamente na simulação. O guia mal estabilizado ou mal posicionado põe em risco todo o projeto, pois os implantes podem ficar fora da posição planejada virtualmente (Figura 30.15).

Quando o paciente apresenta dentes na cavidade bucal, o guia cirúrgico é parcial e confeccionado a partir da combinação da tomografia computadorizada e dos modelos digitais obtidos por escaneamento intraoral. Já para os casos de pacientes edêntulos, o guia cirúrgico é obtido com a realização de duas tomografias: da prótese e do paciente com a prótese.

A cirurgia é realizada sem a abertura de retalho, diminuindo o tempo cirúrgico e o sangramento, e acelerando a cicatrização (Figuras 30.16 e 30.17).

Como desvantagem da técnica podem ser citados: a limitação de abertura de boca, principalmente quando o planejamento do implante é na região posterior; a dificuldade da irrigação do leito ósseo, com o risco do aquecimento do alvéolo cirúrgico; e o custo financeiro.

A utilização do guia prototipado na ortodontia/implantodontia se refere à instalação de mini-implantes ortodônticos, os quais, apesar da facilidade na técnica cirúrgica, requerem um minucioso planejamento, devido à possibilidade de falta de espaço inter-radicular. O correto posicionamento dos mini-implantes pode ser facilitado pelo planejamento prévio no *software*, avaliando também a espessura do osso cortical da região de interesse (Figuras 30.18 e 30.19).

Outra possibilidade de utilização do escaneamento intraoral realizado na clínica de radiologia para a implantodontia é para a confecção da coroa protética sobre implantes. Desse modo, é realizado o escaneamento intraoral do paciente já reabilitado com implante, utilizando jig (*scan body*); depois, os arquivos obtidos são enviados para laboratórios, que, por meio de *softwares* específicos, fazem o reconhecimento automático do sistema de implante e conexão, diminuindo as etapas em comparação com moldagens tradicionais de implantes para a confecção da coroa protética (Figuras 30.20).

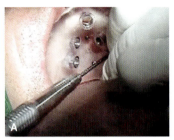
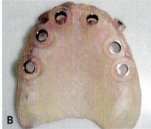

Figura 30.17 Exemplos de guias prototipadas: posicionada na cavidade bucal (**A**) e observada no pré-operatório (**B**).

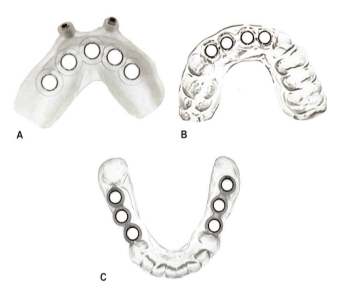

Figura 30.15 Guias prototipadas: mucossuportada (**A**), com planejamento virtual da remoção dos elementos anteriores superiores (**B**) e dentossuportada – Anatomage™ (**C**).

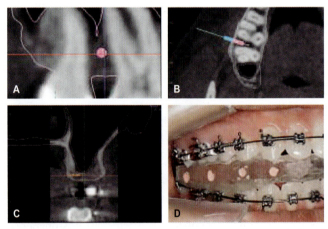

Figura 30.18 Planejamento virtual de mini-implante: cortes parassagital (**A**), axial (**B**) e transaxial (**C**). Tomografia do paciente com o guia tomográfico (marcações de guta-percha; **D**)

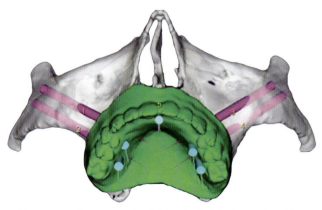

Figura 30.16 Planejamento virtual da instalação de implantes zigomáticos.

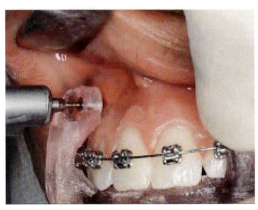

Figura 30.19 Guia prototipado para mini-implante em posição.

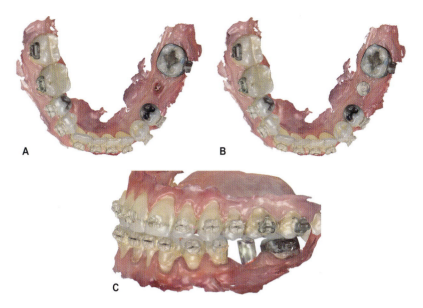

Figura 30.20 Imagens do *software* do *scanner* intraoral: escaneamento da região do implante para obter os tecidos gengivais (**A**); escaneamento com o *scan body* (*jig*) posicionado (**B**), escaneamento do arco antagonista – imagem final após escanear a oclusão (**C**).

Considerações finais

A validade de um exame é diretamente proporcional à quantidade de informações que ele oferece, mas o domínio de sua interpretação faz parte da curva de aprendizado. Para fins didáticos, será descrito o passo a passo do protocolo de uma boa interpretação dos procedimentos de imagens realizadas para o planejamento cirúrgico protético da terapia de implantes.

Os primeiros procedimentos são a anamnese do paciente e a execução da radiografia panorâmica digital. Esta última precisa obedecer aos critérios mínimos de boa qualidade, posicionamento, contraste e densidade média, além de ter mínima distorção. Posteriormente, é realizado o traçado dessa radiografia panorâmica, delineando-se os reparos anatômicos mais importantes, como cavidade nasal, espinha nasal anterior, pilar canino, palato ósseo, seio maxilar, forame mentual e canal da mandíbula (Figura 30.21).

Depois disso, é realizada a tomografia volumétrica, que possibilita um perfeito método de localização pré e pós-operatório para implantes, evidenciando altura e espessura ósseas de qualquer região anatômica e suas verdadeiras correlações com estruturas nobres, como canal mandibular, forame mentual e seio maxilar.

Por meio dessa técnica, é possível obter e reformatar os dados capturados em 20 segundos em cortes coronais (vestíbulo, lingual e palatino) de 2 em 2 mm (deve estar descrito na metodologia utilizada), de modo a otimizar as possíveis áreas que poderão ser utilizadas como sítios de implantes.

Devido ao fato de os novos recursos (*softwares*) terem habilidade para remover artefatos metálicos, podem-se reconstruir com precisão matemática as áreas que têm restaurações, núcleos intrarradiculares e implantes previamente instalados sem que ocorram degradações da imagem final (Figura 30.22).

Os pontos altos da tomografia volumétrica são a baixa dose de exposição e a excelente resolução de contraste. Assim, são obtidos resultados de alta qualidade dos tecidos odontogênicos (esmalte e dentina), além de ótima identificação dos tecidos ósseos (padrão medular e cortical). Ela também é a técnica de escolha quando se pretende avaliar um só sítio anatômico, devido a simplicidade, rapidez e conforto oferecidos ao paciente, especialmente àqueles portadores de distúrbios neurológicos e/ou psicológicos, como síndrome do pânico e claustrofobia.

Após a reformatação executada na estação de trabalho, realiza-se a impressão em filme tomográfico na escala real 1:1; assim, com os resultados obtidos, são feitas as mensurações das áreas eleitas para colocação dos implantes, utilizando um *template* com as características de um implante osseointegrável (Figura 30.23).

Na radiografia panorâmica, por meio do traçado, são identificados os números correspondentes aos cortes transaxiais referentes ao sítio central de cada região ou elemento dentário. Posteriormente, representa-se a medida tridimensional de uma fixação, determinando a maior dimensão possível em altura e espessura no respectivo sítio anatômico. A verificação é identificada em ordem alfabética no filme tomográfico na região sugerida para colocação do implante (Figura 30.24).

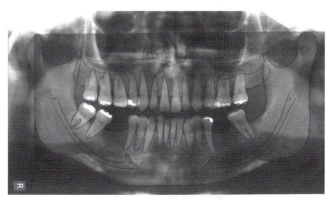

Figura 30.21 Radiografia panorâmica com traçado.

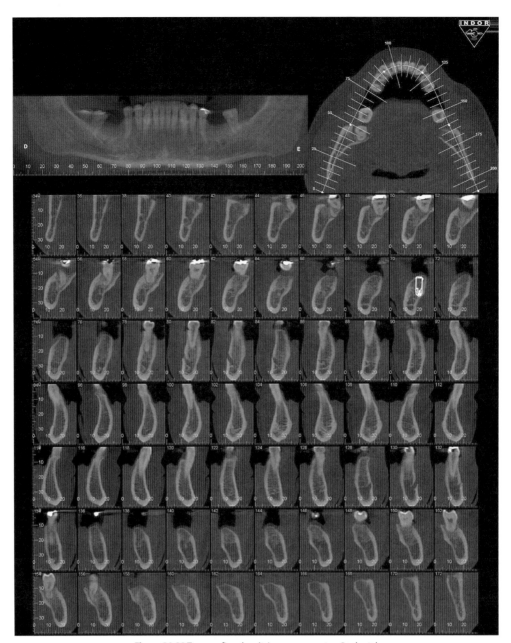

Figura 30.22 Tomografia volumétrica com reconstrução dental.

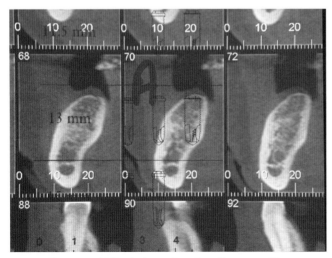

Figura 30.23 Utilização do *template* sobre o filme tomográfico.

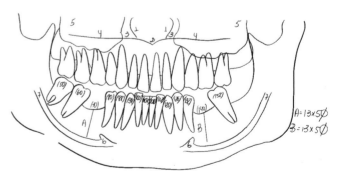

Figura 30.24 Resultado transferido para o traçado da panorâmica. 1. Fossa nasal. 2. Espinha nasal anterior. 3. Pilar canino. 4. Palato duro. 5. Seio maxilar. 6. Forame mentual. 7. Canal mandibular.

Bibliografia

Bianchi SD, Lojacono A. 2D e 3D images generated by cone beam computed tomography (CBCT) for dentomaxillofacial investigations. In: Lemke HU, Vannier MW, Inamura K et al (eds). Computer Assisted Radiology and Surgery CAR'98. New York: Elsevier; 1998. p. 792-7.

Bioparts. Prototipagem biomédica [homepage]. Disponível em: www.bioparts.com.br. Acesso em: 14 mai 2020.

Chilvarquer I, Chilvarquer LW. Imagenologia da osseointegração moderna. In: Gomes LA. Implantes osseointegrados. São Paulo: Santos; 2002.

Chilvarquer I, Chilvarquer LW, Hayek JE et al. Aplicação da radiologia e imaginologia bucomaxilofacial na ortodontia e ortopedia funcional dos maxilares. In: Rode SM, Gentil SN. Atualização em odontologia (odontopediatria). 23º Congresso Internacional de Odontologia de São Paulo. São Paulo: Artes Médicas; 2005.

Chilvarquer I, Hayek JE, Azevedo B. Tomografia: seus avanços e aplicações na Odontologia. Revista da ABRO. 2008;9:3-9.

Hayek JE. Avaliação da densidade ótica peri-implantar cervical em controle longitudinal (Dissertação de Mestrado). São Paulo: Faculdade de Odontologia da Universidade de São Paulo; 2002.

Hayek JE. Avaliação da densidade ótica peri-implantar cervical em controle longitudinal de implantes com função oclusal imediata em maxila (Tese de Doutorado). São Paulo: Faculdade de Odontologia da Universidade de São Paulo; 2005.

Hayek JE, Vasconcelos LW, Fenyo-Pereira M et al. Avaliação da densidade ótica peri-implantar cervical em implantes com função oclusal imediata em maxila. Implant News. 2006;3(2):138-42.

Indor. Imaginologia odontológica [homepage]. Disponível em: www.indor.com.br. Acesso em: 14 mai 2020.

Lierde CV, Huysmans T, Depreitere B et al. Curvature accuracy of RP skull models. Phidias Rapid Protyping in Medicine. 2002;8:1-5.

Mazzonetto R, Moreira RWF, Moraes M et al. Uso de modelos estereolitográficos em cirurgia bucomaxilofacial. Rev da APCD. 2002;56(2).

Morea C, Hayek JE, Oleskovicz C et al. Precise insertion of orthodontic miniscrews with a stereolithographic surgical guide based on cone beam computed tomography data: a pilot study. Quintessence. 2011;26(4):860-5.

Rothman SLG. Dental applications of computerized tomography: surgical planning for implant placement. Chicago: Quintessence; 1998. 346 p.

Silva JVL et al. Rapid prototyping: concepts, aplications and potential utilization in Brazil. 15th International Conference in CAD/CAM Robotics and Facories for Future; 1999.

Vasconcelos LW. Avaliação clínica, pelo método da frequência de ressonância, de implantes instalados por meio de técnica modificada na maxila e submetidos à função oclusal imediata (Tese de Doutorado). Araçatuba: Faculdade de Odontologia da Universidade Estadual Paulista; 2004.

Índice Alfabético

A

Abfração, 126
Abrasão, 125
Abscesso
– apical agudo, 140
– periapical crônico, 140
Acidificante, 33
Ácido acético, 33
Agente(s)
– absorventes de choque, 33
– conservador, 32
– endurecedor, 33
– fixadores, 33
– reveladores, 32
Alcalinos, 32
Alterações
– dimensionais, 143
– estruturais, 152
– gengivais, 133
– irruptivas, 158
– morfológicas, 145
– nas corticais ósseas, 209
– quantitativas, 149
– topográficas, 156
Alto contraste, 27
Alúmen de potássio, 33
Ameloblastoma, 210
Amelogênese
– do tipo
– – hipocalcificado, 154
– – hipomaturado, 154
– imperfeita, 152
Ampolas, 5, 8
Anatomia
– radiográfica
– – craniofacial, 110
– – dentomaxilomandibular, 98
– seccional e reconstrução da imagem, 237
Ângulo
– da mandíbula, 114, 115, 117, 119
– de incidência do feixe de raios X, 44
– e ramo de mandíbula com filme oclusal, 64

Ânodo, 9
Anodontia, 151
Anomalias dentárias de desenvolvimento, 143
Anquilose, 129
Aparelho(s)
– da marca Panoramax, 82
– de processamento químico automático, 33
– de raios X, 5 x, 8
– – panorâmico, 78
– odontológicos, 9
– radiográfico, 16, 38
Ápice nasal, 115
Apreensão do filme, 53
Arco zigomático, 111, 117, 119, 121
Área focal, 9
Articulação temporomandibular, 87, 250
– técnicas digitais de rotina para a, 93
Asa
– maior do osso esfenoide, 115, 117, 119
– menor do osso esfenoide, 117, 119
Aspectos radiográficos das lesões
– do órgão dentário, 124
– do periápice, 140
– do periodonto, 132
Assoalho
– da cavidade nasal, 111, 115
– do seio maxilar, 115
Atenuação
– da imagem, 28
– geométrica, 29
Atrição, 125
Avaliação da massa óssea, 230
Aventais plumbíferos, 17
Axial
– de Hirtz, 62
– direta, 62
– invertida, 63

B

Baixo contraste, 27
Base
– da língua, 115
– da mandíbula, 109, 114, 115, 119
– do filme intraoral, 20

Bolsa periodontal, 133
Borda em escova, 162
Bregma-mento, 63
Brometo de potássio, 32

C

Cabeça da mandíbula, 113, 115, 117, 121
Calcificações metastáticas, 196
Câmara escura, 30
– portátil, 31
Campo(s)
– aberto, 259
– fechado, 259
– magnéticos secundários, 260
Canal(is)
– carótico, 121
– da mandíbula, 109, 114, 115
– nutrícios, 105
Canalículos ósseos, 161
Cárie, 124
Catarata, 14
Cavidade nasal, 99, 111, 115, 117, 119
Células
– etmoidais, 115, 117, 119
– mastóideas, 117, 119, 121
Cemento, 99
– radicular, 137
Cementoblastoma, 215
Cementoma gigantiforme, 180
– familiar, 179
Chassi porta-filmes, 23
Cintilografia, 276
Cirurgia, 280
Cisto(s)
– de Gorlin, 183
– dentígero, 201
– – central, 201
– – circunferencial, 201
– – lateral, 201
– do ducto nasopalatino, 206
– dos maxilares, 201
– – de origem epitelial, 201
– – de origem não epitelial, 207
– não odontogênicos, 206
– nasoalveolar, 206
– nasolabial, 206
– odontogênico
– – calcificante, 183, 203
– – de desenvolvimento, 201
– – inflamatório, 204
– ósseo
– – aneurismático, 207
– – simples, 207
– paradental, 205
– periapical, 141
– periodontal lateral, 203
– radicular, 204
– – lateral, 141
– residual, 142, 205

Classificação
– do filme extraoral, 22
– do padrão ósseo dos maxilares, 233
Cloreto de alumínio, 33
Cóanos, 121
Colar plumbífero, 17
Coluna vertebral, 113
Complexo maxilofacial, 239
Composição das telas intensificadoras, 24
Conchas nasais inferiores, 111, 117, 119
Concussão, 130
Côndilo occipital, 121
Condroma(s), 187
– múltiplos, 188
Condrossarcoma, 189
Cones de guta-percha, 75
Constante de Planck, 6
Contraste, 37
– da imagem radiográfica, 27
– da matéria, 27
– do filme, 27
Corpo da mandíbula, 114, 115
Crista, 133
– etmoidal, 117, 119
– zigomaticoalveolar, 119
Cúspide em garra, 147

D

Decaimento nuclear, 6
Defeito(s)
– em "saca-bocado" (*punched-out*), 195
– ósseos
– – de desenvolvimento da mandíbula, 207
– – localização dos, 133
– – morfologia e dimensão dos, 133
– – topografia dos, 132
Definição da imagem, 28
Dens in dente, 146
– coronário
– – atípico, 146
– – típico, 146
– radicular, 146
Densidade, 37
– de prótons, 261
– do objeto, 26, 27
– física, 39
– mineral óssea, 228
– óptica, 27
– radiográfica, 27
Dente(s), 98
– do áxis, 115, 119, 121
– não irrompido, 156
– pré-decíduo, 152
– supranumerário, 152
Dentina, 99
– secundária, 128
Dentinogênese imperfeita, 154

Índice Alfabético 299

Dentística restauradora, 278
Descarte dos produtos, 34
Dilaceração, 149
Displasia
– cemento-ósseas, 177, 178
– – floridas, 179, 180
– cleidocraniana, 152
– dentinária, 155
– fibrosa, 174
– – poliostótica do tipo
– – – Jaffe-Lichtenstein, 176
– – – McCune-Albright, 176
Distância, 39
– focal, 43
Distomolar, 152
Doença(s)
– de Hand-Schuller-Christian, 193, 194
– de Letterer-Siwe, 193, 194
– de Ollier, 188
– de Paget, 173
– de von Recklinghausen do osso, 170
– periodontal, 232
Dosímetros termoluminescentes, 26

E

Ecrans, 23
Ectopia, 157
Efeito(s)
– biológicos, 11, 13
– de Compton, 26
– determinísticos, 13
– estocásticos, 14
– Forrest, 38
– fotoelétrico, 26
– teratogênicos, 15
Elipsopantomografia, 82
Elon, 32
Embalagem do filme intraoral, 21
Emulsão do filme intraoral, 21
Endodontia, 280
Endurecedores, 32
Eritema, 14
Erosão, 125
Esclerose pulpar, 129
Esmalte, 98
Espaço
– biológico periodontal, 133
– pericementário, 99
– periodontal, 136
Espessura, 39
– do objeto, 26
Espinha(s)
– genianas, 109
– nasal
– – anterior, 104, 111, 115, 117, 121
– – posterior, 115
Estatística de Poisson, 28

Esterilidade, 14
Esteriolitografia, 290
Estrutura
– do filme
– – extraoral, 22
– – intraoral, 20
– esfumaçada, 134
Estudo(s) radiográfico(s)
– das fraturas, 219
– dos cistos dos maxilares, 201
– dos corpos estranhos, 219, 224
– dos tumores odontogênicos e não odontogênicos, 209
Exame(s)
– da região
– – de ângulo e ramo da mandíbula pela modificação de Djian, 60
– – de corpo da mandíbula, 59
– – – pela modificação de Djian, 60
– de melhor resolução, 276
– do ângulo e ramo da mandíbula, 64
– do osso nasal, 64
– oclusal
– – de mandíbula, 53
– – de maxila, 53
– para ângulo e ramo da mandíbula, 59
– para região de corpo da mandíbula, 64
– periapical completo, 44
– radiográficos, arquivamento dos, 16
– radiológicos, 286
Exposição, 12
– do filme radiográfico, 26
– Röntgen, 12
Extensão
– alveolar, 105
– anterior, 105

F

Fibroma
– ameloblástico, 214
– cemento-ossificante, 182
– odontogênico, 214
– ossificante juvenil
– – psamomatoide, 182
– – trabecular, 182
Filme(s)
– dosimétrico, 26
– extraoral, 22, 29
– intraoral, 20, 29
– no *screen*, 22
– radiográficos, 20, 41
– – armazenamento dos, 16
– – de maior sensibilidade, 16
– – exposição do, 26
– – processamento químico adequado dos, 16
Física das radiações, 5
Fisiologia óssea, 227
Fissura
– orbital superior, 117
– pterigomaxilar, 113, 115

Fixador, 32
Foco linear, 9
Fog, 41
Forame
– da mandíbula, 114, 115
– espinhoso, 121
– incisivo, 104
– infraorbitário, 111, 117, 119, 121
– lacerado, 121
– magno, 121
– mentual, 109, 114, 115
– oval, 121
– palatino maior, 121
Foramina lingual, 109
Força(s)
– eletrostática, 6
– mecânicas, 137
Formação
– da imagem, 78, 266
– das imagens radiográficas, 40
– do osso, 162
Formato do filme
– extraoral, 23
– intraoral, 21
Fossa
– da mandíbula, 113
– temporal, 117, 119, 121
Fosseta mirtiforme, 104
Fótons, 6
Fóvea submandibular, 109, 114
Fragilidade óssea, 230
Fratura(s)
– cominutiva, 220
– coronária
– – complicada, 129
– – não complicada, 129
– coronorradicular, 129
– dentais, 129
– do terço
– – apical, 129
– – médio, 129
– – – da face, 223
– do tipo
– – "le Fort", 223
– – simples, 220
– em galho verde, 220
– exposta, 220
– incompleta, 220
– radicular, 129
– – cervical, 129
Função das telas intensificadoras, 23
Fusão, 146

G

Geminação, 145
Giroversão, 157

Granuloma
– apical, 140
– eosinofílico, 193, 194
– reparativo de células gigantes, 169
Guias prototipados, 291

H

Hâmulo pterigóideo, 105, 111
Hemangioma, 197, 216
Hidroquinona, 32
Hipercementose, 129
Hiperplasia perióstea inflamatória, 165
Hipoplasia de esmalte, 154
Hipossulfito de sódio, 33
Hirtz
– direta, 62
– indireta, 63
– invertida, 63
Histiocitose de células de Langerhans, 193
Histórico dos raios X, 1

I

Imagem(ns)
– digital, 268
– latente, 26
– ponderadas em T1, T2, 261
– radiográfica(s)
– – características da, 26
– – contraste da, 27
– – da coroa, 124
– – fatores que influenciam na formação da, 37
– – limitações nas lesões do periodonto, 132
– radiopacas de coroa e raiz, 128
Implantodontia, 239, 283, 286
Impressão tridimensional, 291
Incidência(s), 58
– basal, 62
– de base de crânio, 62
– radiográfica extraoral, 23
Incisivo de Hutchinson, 146
Incisura da mandíbula, 113, 115, 117
Índice
– de cortical mandibular, 233
– panorâmico mandibular, 233
Infraoclusão, 158
Integridade alveolodentária, 209
Interpretação radiográfica, 133
Iodeto de potássio, 32
Ionização, 6
Irrupção
– prematura, 158
– retardada, 158

L

Lábio
– inferior, 115
– superior, 115

Índice Alfabético 301

Lacunas de Howship, 162, 227
Lâmina
– cribriforme, 117
– dura, 99, 133
Lateral
– de crânio verdadeira, 58
– de mandíbula para ângulo e ramo, 59
– oblíqua para mandíbula, 59
– para corpo da mandíbula, 59
– simples de crânio, 58
Latitude da imagem radiográfica, 28
Lesão(ões)
– de células gigantes, 169
– – central, 169
– dentais não cariosas, 125
– do periápice, 140
– do periodonto, 132
– fibro-ósseas benignas, 174
– intraósseas e não odontogênicas, 193
– ósseas
– – inflamatórias, 163
– – pseudotumorais, 169
– – tumorais, 182
Limites radiográficos, 209
Linfoma de Burkitt, 218
Linha
– inominata, 117, 119
– milo-hióidea, 109
– oblíqua, 109, 114
– trago-comissura labial, 43
Líquidos processadores, 16
Localização dos defeitos ósseos, 133
Luxação
– extrusiva, 130
– intrusiva, 130
– lateral, 130

M

Macrodontia, 143
Magneto principal, 260
Malformação vascular, 197
Mandíbula, 105, 114, 115, 117, 121, 228
Marcadores de tempo, 17
Massa atômica, 5
Maxila, 99, 111, 115, 228
Meato acústico externo, 113
Medidas de proteção radiológica, 58
Mento, 115, 117
Mento-bregma, 62
Mentonaso-placa, 62
Mesiodente, 152
Metástases, 209
Método(s)
– de avaliação da massa óssea, 230
– de Clark, 67, 278
– de Donovan, 71
– de imagem com mais resolução, 281

– de le Master, 74
– de localização, 281
– de Miller-Winter, 70
– de Parma, 73
– de processamento manual, 30
– radiográficos de localização, 67
– – aplicados em
– – – endodontia, 280
– – – odontopediatria e ortodontia, 278
Microdontia, 144
Mieloma
– endotelial, 196
– múltiplo, 195
Miliamperagem, 38
Mixoma odontogênico, 214
Mobilidade dentária, 133
Modificação de Donovan, 71
Molar em amora, 146
Morfologia e dimensão dos defeitos ósseos, 133
Movimento da fonte de raios X, 29

N

Nariz, 115
Natureza das radiações, 6
Neurofibroma, 198
Nêutrons, 5
Nitidez, 37
Nódulos pulpares, 128, 149
Norma(s)
– axiais, 92, 121
– frontal, 92
– – posteroanterior, 117, 119
– lateral, 115
– – técnica transcraniana, 90

O

Occipitomentual, padrão, 62
Occipitonasal, 62
Odontodisplasia regional, 155
Odontologia
– legal e social, 284
– ressonância magnética, 262
Odontoma, 213
– complexo, 213
– composto, 213
– dilatado, 146
Odontopediatria, 277, 278
Órbita, 111, 115, 117, 119
Ortodontia, 277, 278
Osso(s)
– estrutura do, 160
– etmoide, 115
– frontal, 115
– hioide, 114
– lamelar, 160
– nasal, 115, 119

302 Fundamentos de Odontologia | Radiologia Odontológica e Imaginologia

– occipital, 115, 121
– parietal, 115
– temporal, 115
– zigomático, 115, 117, 119, 121
Osteíte
– alveolar, 166
– condensante, 166
– deformante, 173
– fibrosa cística do hiperparatireoidismo, 170
Osteoblastoma, 184
Osteoblastos, 160
Osteócitos, 161
Osteoclastos, 162
Osteocondroma, 185
Osteoma, 183, 217
– osteoide, 184
Osteomielite, 163
– aguda, 164
– com periostite proliferativa, 165
– crônica, 164
– – multifocal recorrente, 165
– – primária, 163, 164
– – secundária, 163
– de Garrè, 165
– esclerosante
– – difusa, 163, 164
– – focal, 166
Ósteon, 160
Osteonecrose, 167
Osteoporose, 227, 229, 232
Osteorradionecrose, 14, 167
Osteossarcoma, 188, 217

P

PA
– de crânio, 62
– de mandíbula, 62
Padrão ósseo dos maxilares, 227, 233
Palato
– duro, 111
– mole, 111, 115
– ósseo, 115
Pantomografia, 78
Paralaxe, 29
Paramolar, 152
Paratormônio, 171
Parede lateral da cavidade nasal, 121
Parte(s)
– nasal e oral da faringe, 113, 115
– petrosa do osso temporal, 115, 117, 121
Perfil
– da região do osso nasal, 64
– duro de crânio, 58
– mole, 115
Periodontia, 278
Pérola de esmalte, 149

Placa(s)
– antidifusoras, 24
– de Lysholm, 25
– de Potter-Bucky, 25
Planejamento virtual, 290
Planigrafia corrigida, 92
Plano
– coronal, 58
– de Camper, 43
– frontal, 58
– horizontal, 58
– sagital mediano, 43, 58
Plasmocitoma, 195
Polpa, 99
Ponto focal, 29
Posicionamento
– da cabeça do paciente, 43, 52
– do filme
– – oclusal, 52
– – radiográfico, 44
– do paciente para as tomadas radiográficas, 58
Posteroanterior
– de mandíbula, 62
– para seios
– – frontal e etmoidal, 62
– – maxilares, 62, 119
Potássio, 33
Precipitação química, 34
Princípio
– concêntrico, 81
– da paralaxe, 67
– excêntrico, 81
Procedimentos
– cinemáticos, 81
– estáticos, 80
Processamento
– do filme radiográfico, 29
– químico
– – adequado dos filmes radiográficos, 16
– – automático, 33
– – manual, 33
– radiográficos, 20
Processo
– clinoide
– – anterior, 115
– – posterior, 115
– coronoide, 113, 115, 117
– – da mandíbula, 105
– estiloide, 113, 115
– frontal do osso zigomático, 117, 119
– mastoide, 115, 117
– – do osso temporal, 119
– pterigoide do osso esfenoide, 111, 115
– zigomático
– – da maxila, 105, 111, 115
– – do osso frontal, 117, 119
Produção dos raios X, 7

Proteção
– do meio ambiente, 18
– do operador, 18
– do paciente, 16
– radiológica, 58
Prótese, 278
Prototipagem, 270, 271
– rápida, 290
Protuberância mentual, 109

Q

Qualidade da imagem radiográfica, 34
Quanta, 28
Queratocisto odontogênico, 204
Querubismo, 171

R

Radiação(ões)
– ação
– – direta, 11
– – indireta, 11
– Bremsstrahlung, 7
– característica, 7
– eletromagnética, 6
– ionizantes, 11
– secundária, 28, 41
– X em odontologia, 3
Radiodermite, 14
Radiografia
– cefalométrica, 61, 277
– digital, 266
– – direta, 267
– – indireta, 267
– – pelos sistemas direto e semidireto, 18
– digitalizada, 267
– do paralelismo, 277, 279, 281, 283
– em norma
– – axial, 62
– – frontal, 62
– – lateral, 58
– extraorais, 275
– interproximal, 277, 279, 280, 281
– intraorais, 281, 286
– oclusal, 275, 278, 279, 280, 281, 283
– – da mandíbula, 52
– – para a região da sínfise, 53
– panorâmica, 78, 80, 111, 138, 275, 278, 279, 280, 284, 287
– – erros na execução das, 85
– – indicações dos, 84
– – vantagens e desvantagens das, 85
– pantográfica, 78
– periapicais, 275, 283
– – da bissetriz, 277, 279, 280, 281
Radiogrametria, 231
Radioproteção, 11, 15

Raios
– catódicos, 2
– X, 2, 7
– – histórico dos, 1
Raiz(es)
– fusionadas, 148
– residuais decíduas, 158
– supranumerária, 148
Ramo da mandíbula, 113, 115, 117
Reabsorção radicular, 127
– externa, 127, 209
Receptor de imagem, 29
Reconstrução em terceira dimensão, 237
Recuperação
– da prata, 34
– eletrolítica, 34
Região
– de corpo da mandíbula com filme oclusal, 64
– de furcas, 137
Regime de trabalho do equipamento, 57
Remodelação, 162
Reparos anatômicos dentomaxilomandibulares, 104
Ressonância magnética, 96, 259
– artefatos em imagem por, 262
– componentes, 259
– contraindicações e efeitos biológicos da, 264
– indicações clínicas, 262
– nuclear, 276
– princípios físicos da, 260
– vantagens e desvantagens da, 265
Retenção dentária, 157
Revelador, 32
Ruído da imagem radiográfica, 28

S

Sarcoma
– de Ewing, 196, 217
– osteogênico, 217
– pós-irradiação, 197
Seio
– esfenoidal, 115, 119, 121
– frontal, 115, 117, 119
– maxilar, 105, 111, 115, 117, 119, 121
Sela turca, 115
Semiologia, 275
Sensibilidade do filme
– extraoral, 23
– intraoral, 21
Septo
– nasal ósseo, 111, 117, 119
– ósseo, 133
Síndrome
– de Down, 147
– de Gardner, 152
– de Klinefelter, 147
– de Rubinstein-Taybi, 147
Sínfise da mandíbula, 114, 115

304 Fundamentos de Odontologia | Radiologia Odontológica e Imaginologia

Sinterização seletiva a laser, 290
Sistema
– *charge couple device* (CCD), 266
– *complementary metal oxide semicondutor* (CMOS), 266
– de circulação da água, 34
– de computadores e processadores de imagens, 260
– de recirculação, 34
– de transporte, 34
Soluções
– processadoras, 41
– químicas para o processamento, 32
Solventes, 32
Sombra da cartilagem nasal, 104
Subluxação, 130
Submentovértice, 62
Substâncias de contraste, 76
Substituição metálica, 34
Subtração radiográfica, 268
Sulco dos vasos meníngeos, 115
Sulfato de alumínio, 33
Sulfito de sódio, 32
Superoinferior, 63
Supranumerários, 152
Sutura
– coronal, 117
– frontozigomática, 117, 119
– intermaxilar, 104, 121
– lambdóidea, 117
– sagital, 117

T

Tamanho da área irradiada, 12
Tanques de processamento, 31
Taurodontia, 147
Tecido ósseo, 227
– aspectos histofisiológicos, 160
Técnica(s)
– *bite-wing*, 48
– da "isometria", 45
– da bissetriz da mandíbula, 47
– de Caldwell, 62
– de Djian
– – para ângulo e ramo da mandíbula, 60
– – para corpo da mandíbula, 60
– de Hirtz, 121
– de processamento químico, 33
– de Towne, 92
– de Waters, 62
– do cone longo, 45
– extraorais, 58
– intraoral, 43
– panorâmicas convencional e modificada, 90
– periapical
– – da bissetriz, 45
– – do paralelismo, 45
– radiográfica(s), 17
– – conjugadas, 75
– – de interesse em
– – – cirurgia e traumatologia, 281

– – – em endodontia, 280
– – – em implantodontia, 283
– – – em odontopediatria e ortodontia, 277
– – – em patologia e semiologia, 275
– – – em periodontia, dentística restauradora e prótese, 279
– – extraorais, 57
– – – realizadas com filme oclusal, 64
– – intraorais, 43
– – – interproximal, 48
– – – oclusal, 50
– – – periapicais, 44
– – lesões do periodonto, 132
– – para articulação temporomandibular, 87
– transfacial, 90
– transorbital, 92
Telas intensificadoras, 23
Telerradiografia, 61
– frontal, 117
– lateral, 115
Tempo
– de exposição, 38, 43
– do filme exposto à luz de segurança, 30
Teoria de Clark, 67
Tesla (T), 260
Tiossulfato de amônia, 33
Tipo
– de equipamento de raios X utilizado, 57
– de filme radiográfico utilizado, 58
– de filtro, 30
– de órgão, tecido ou célula irradiada, 13
– de radiação e idade, 13
Tomografia, 276, 284
– computadorizada, 93, 236, 284
– – *cone beam*, 138, 270
– – histórico e evolução, 236
– – por feixe cônico, 252
– – volumétrica, 94, 288
– convencional, 284
Topografia dos defeitos ósseos, 132
Traumatologia, 240, 280
Trinca coronária, 129
Túber da maxila, 105, 111
Tubérculo, 113, 114
Tubo(s), 5, 8
– Hittorf-Crookes, 8
Tumor(es)
– benignos
– – fibroma ossificante, 182
– de Pindborg, 183, 212
– malignos, 188
– marrom do hiperparatireoidismo, 170, 171
– metastáticos, 196
– não odontogênicos no complexo maxilomandibular, 216
– odontogênico
– – adenomatoide, 212
– – benignos
– – – epiteliais, 210
– – – mesenquimais, 214
– – epitelial calcificante, 183, 212
– – escamoso, 212

U

Ultrassom, 272
Unidade(s)
– de dose absorvida, 12
– de medida das radiações, 12
– multicelular básica, 162

V

Velamento cervical, 126
Vértebras, 115
Vértice-submento, 63
Vestíbulo nasal, 115
Véu, 41